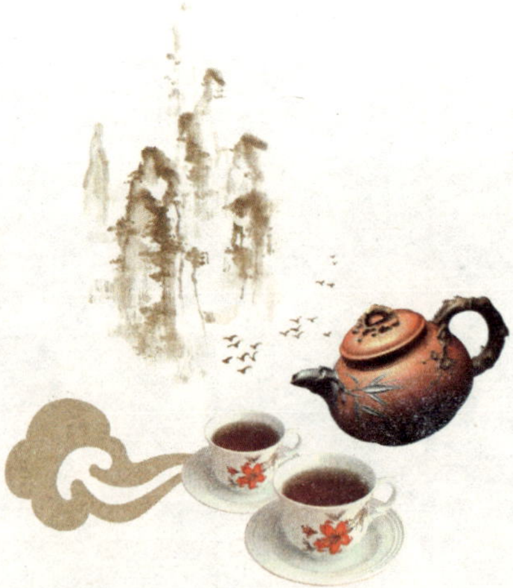

·泡杯好茶不生病·

养生茶饮大全

孙志慧 编著

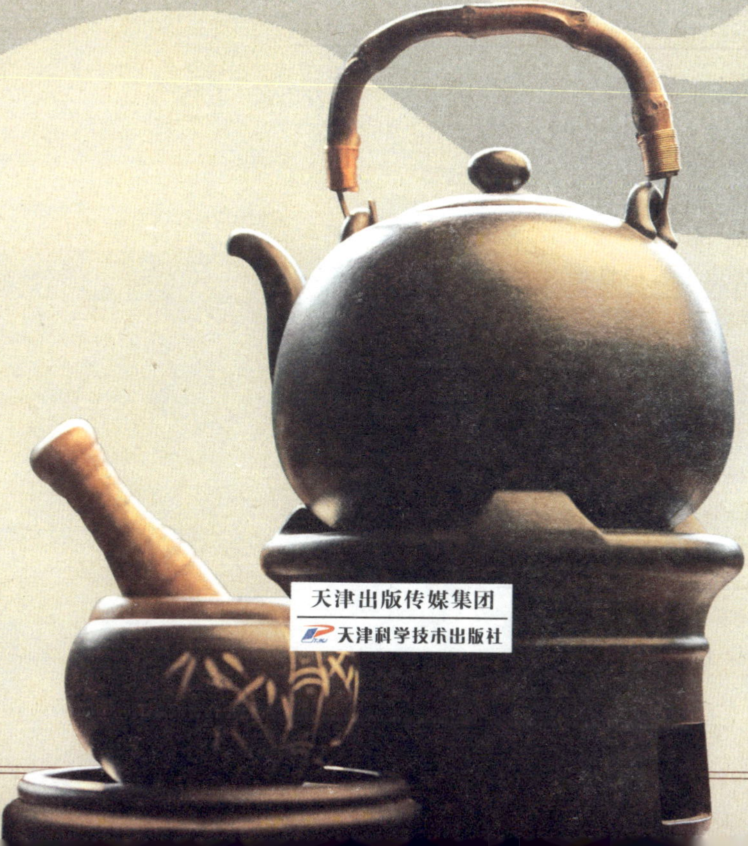

天津出版传媒集团
天津科学技术出版社

图书在版编目（CIP）数据

养生茶饮大全 / 孙志慧编著 . -- 天津：天津科学技术出版社 , 2014.8（2025.5 重印）

ISBN 978-7-5308-8942-8

Ⅰ . ①养… Ⅱ . ①孙… Ⅲ . ① 茶叶－养生（中医）② 保健－茶谱 Ⅳ . ① R247.1 ② TS272.5

中国版本图书馆 CIP 数据核字（2014）第 115045 号

养生茶饮大全

YANGSHENG CHAYIN DAQUAN

策划编辑：杨　譞

责任编辑：孟祥刚

责任印制：刘　彤

出　　版：天津出版传媒集团 / 天津科学技术出版社

地　　址：天津市西康路 35 号

邮　　编：300051

电　　话：（022）23332490

网　　址：www.tjkjcbs.com.cn

发　　行：新华书店经销

印　　刷：三河市华成印务有限公司

开本 720×1020　1/16　印张 20　字数 332 000

2025 年 5 月第 1 版第 4 次印刷

定价：55.00 元

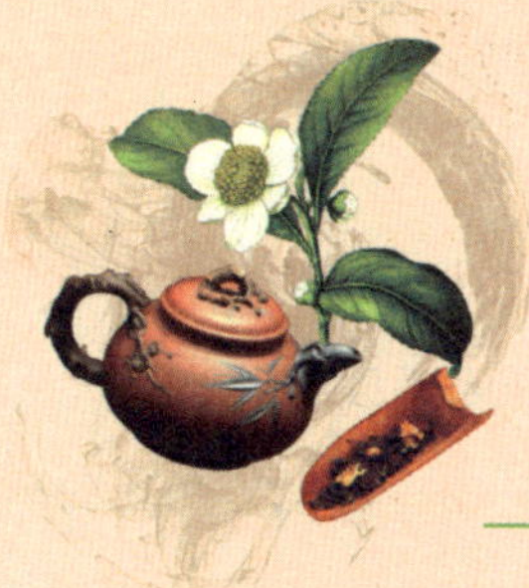

前言

中国人喝茶的历史很悠久。茶在中国，除了是举杯话家常、饭后解油腻的绝佳饮品外，聪明的老祖宗更将它与汉方药草结合，并演变为养生保健的方式之一。关于喝茶，东方人与西方人有所不同。西方人除了喝红茶、绿茶等单味茶外，还有将芳香花草作为茶饮的习惯。对西方人而言，花草茶是以芳香花草为原料所配制的饮料，他们借由喝花草茶来减轻身体较轻微不舒服的症状，其方式就好比中国人用汉方药草入茶来调理身体一般。

由于茶的营养成分非常丰富，各种茶饮也变化多样，因此其受人欢迎程度之高，可谓有目共睹。现代保健茶饮由于分类不同，显得各式各样。其中以植物的各部分入饮者，称为青草茶；以中药材入饮者，称为汉方药草茶；以香草的花、叶、草入饮者，为花草茶；以五谷粮食入饮者，则为五谷茶……而将各式茶饮融入生活当中，其养生功效更是数不胜数为人称道。茶的养生功效主要为：无病防病，增强免疫力；抗菌消炎，治疗疾病；减肥瘦身，降糖降脂；美容养颜，润滋肌肤；抗衰防老，益寿延年等。正如《本草拾遗》所言："诸药为百病之药，茶为万病之药。"茶之养生功效由此可见一斑。

饮茶有益于人的身体健康，已为大众所认可，但饮茶也要因人而异，因人制宜。什么人该饮什么茶是很有讲究的。要根据不同的体质、年龄、工作环境、工作性质等，选择不同种类的茶叶，采用不同的方式饮用。中年人身强力壮者宜饮用红茶或绿茶；老年人多肠胃不好，宜饮用红茶；而女性美容养颜以花茶为好；儿童则以饮用淡绿茶为宜；更年期的女性，以喝花茶最为有益。就工作性质而言，经常接触电脑的人群，宜喝浓绿茶，以减少辐射对身体造成的伤害；上班族也应喝点高级绿茶，以提神醒思，振奋精神……同时，茶的功效还随季节的变化而变化，因此不同的季节里，不同的人宜选用不同性味的茶饮，这样才能对身体更有益。

茶饮不仅能陶冶心情，还能养生、保健、防病。依据不同季节、节气的气候特征，有针对地选用各种茶材日常饮用，有意识地预防各种疾病，保健身体，这也体现了中医“防未病”的理念。茶饮养生，不受时间、场地的限制，既可以在办公室冲泡，还可将食材按照配方制成小茶包，在旅途中也可以享受饮茶的乐趣。

本书介绍了550多道养生茶饮配方及泡饮方法，内容科学严谨、通俗易懂，茶饮制作简单、使用方便，所采用的均是常见食材，可在超市、茶叶店、中药店和网店购得，有传统茶、花草茶、药草茶、五谷蔬果茶，让你依据自身的情况，按一年四季、不同体质、日常保健的需要和所患疾病对症喝出健康来。一道茶饮操作简单，随时随地随手就能冲泡，只需短短几分钟，就能快速地享受到健康天然的茶饮。

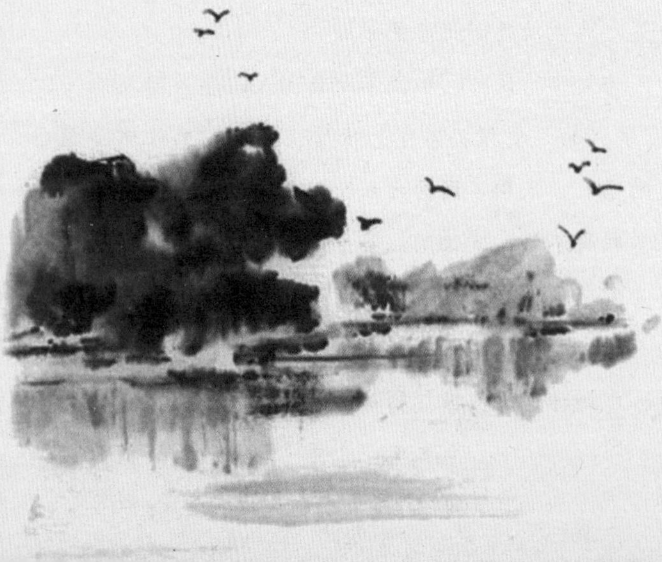

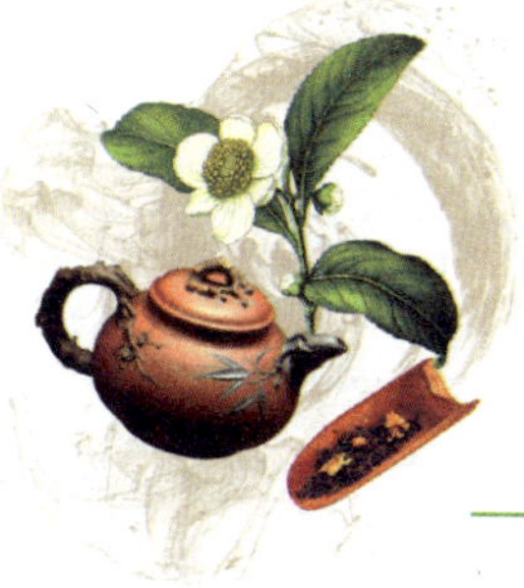

目录

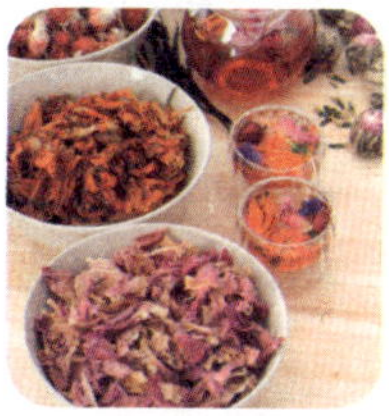

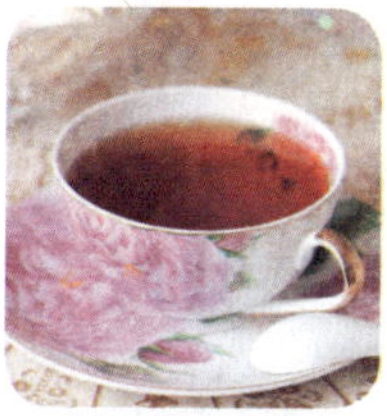

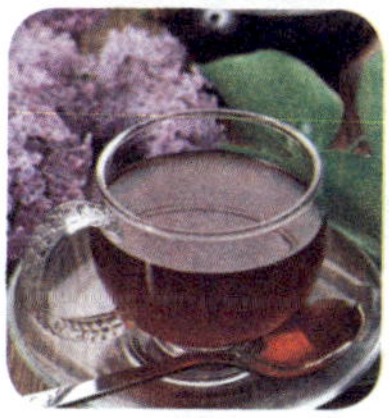

导读 喝对茶饮，为健康加分

第一篇 日常保健茶饮

消暑解渴

增强免疫力

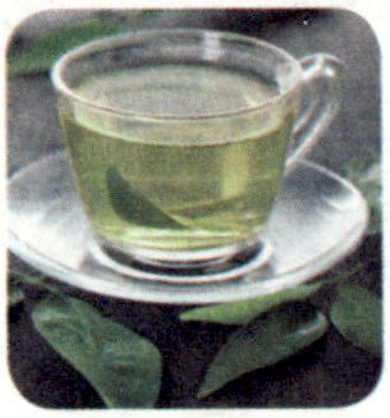
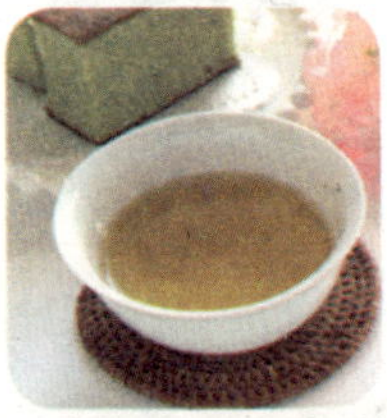
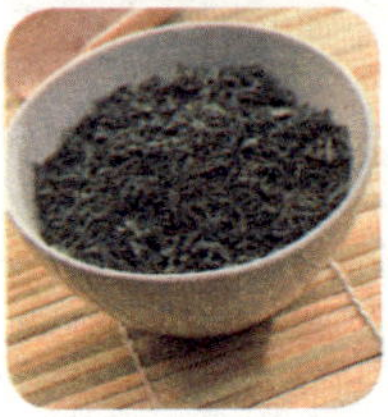

提神健脑

养胃护胃

养心护心

润肺止咳

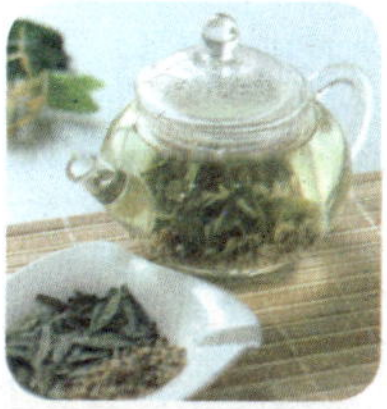

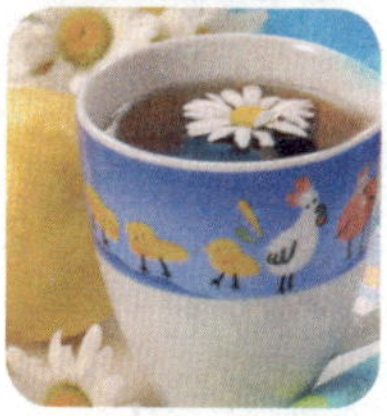

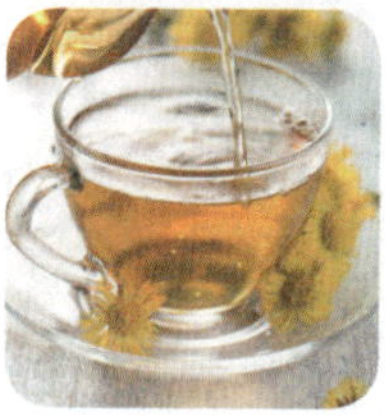

保肝护肾

保护视力

降火祛火

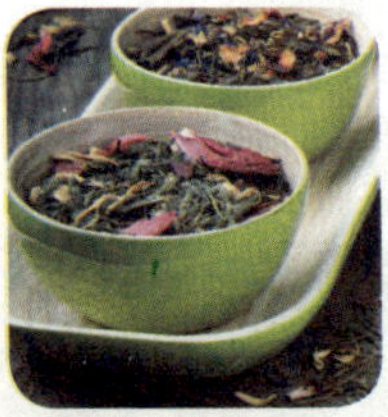
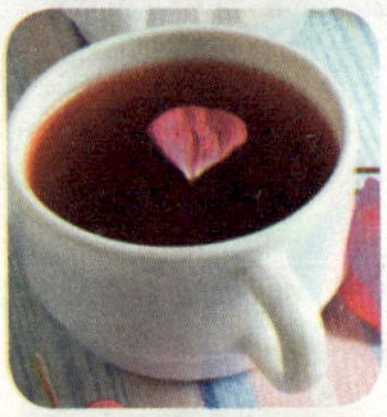
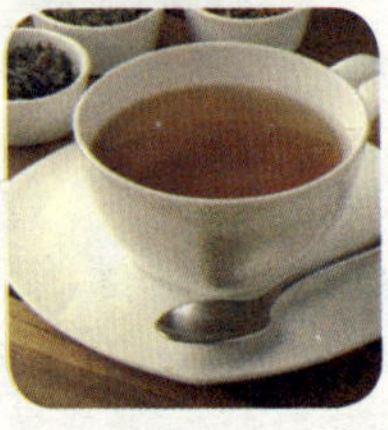

活血化瘀

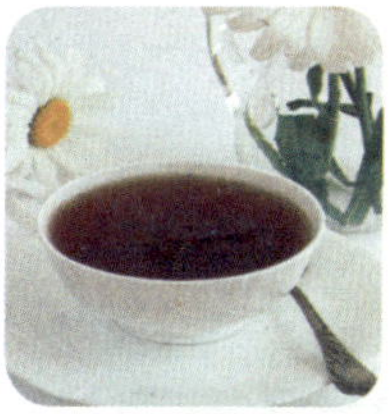
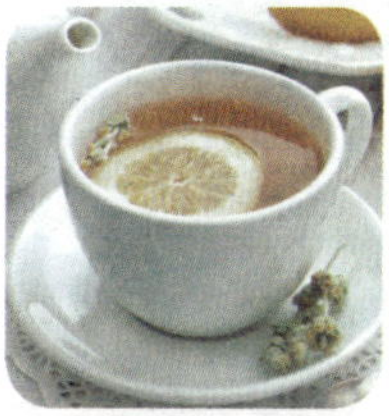
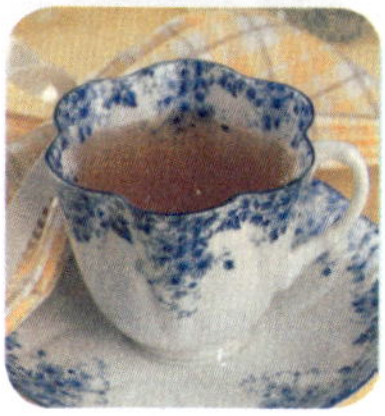

通便利尿

改善睡眠

防治脱发

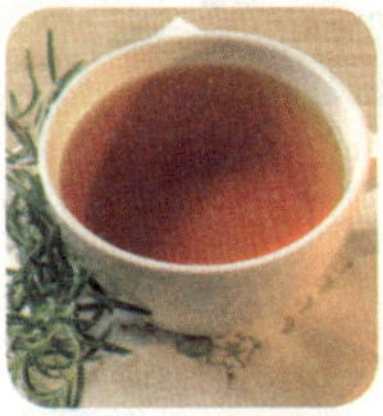
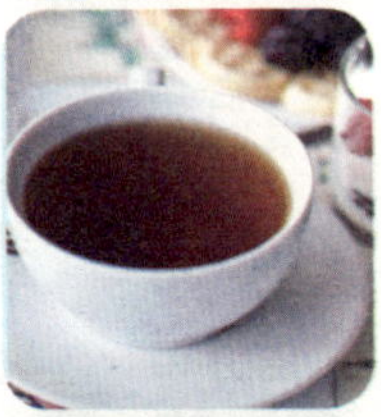
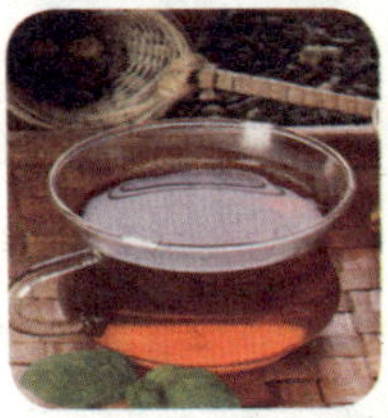

延缓衰老

防癌抗癌

第二篇 不同人群如何选择茶饮

中老年人

儿童健康茶饮

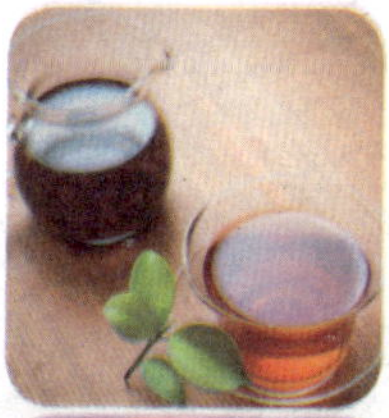

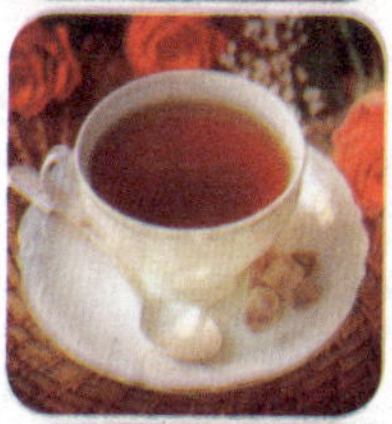

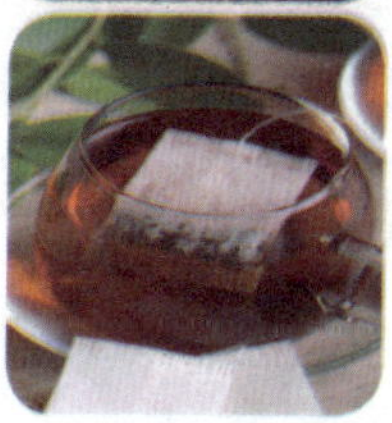

女性养颜茶饮

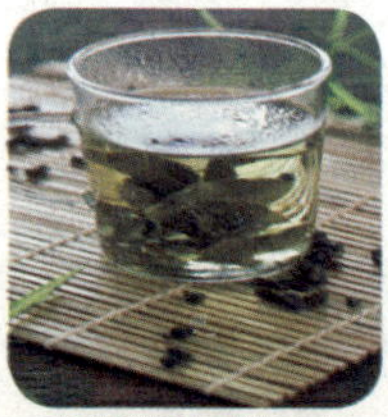

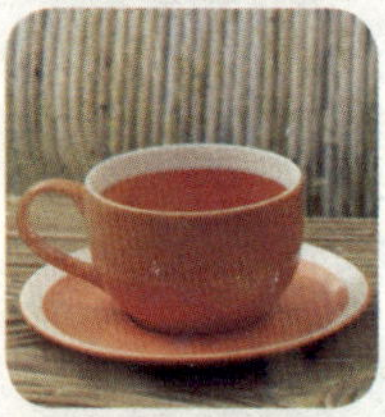

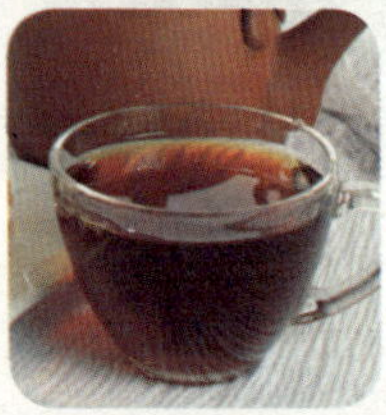

男性茶饮

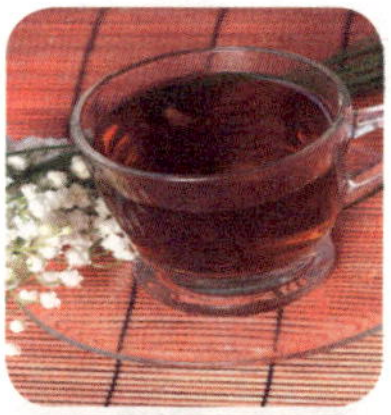

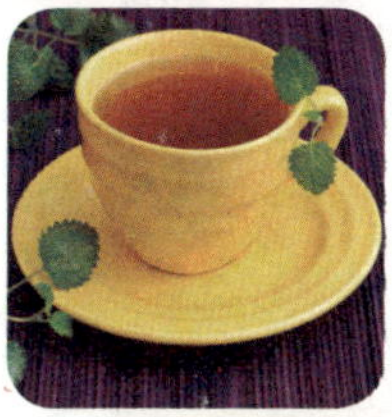

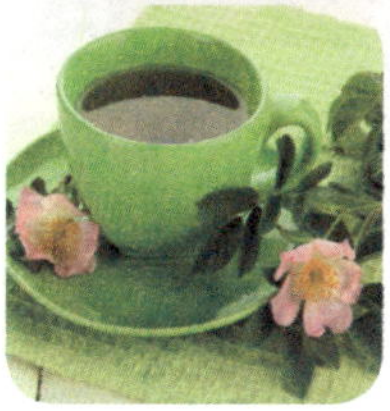

上班族茶饮

第三篇 四季茶饮

春季茶饮

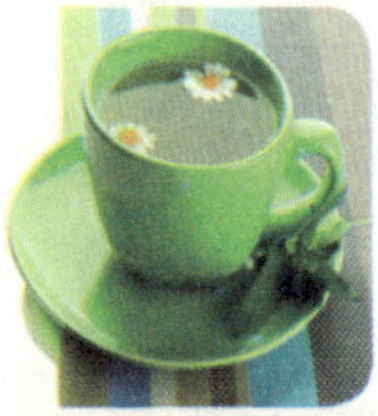
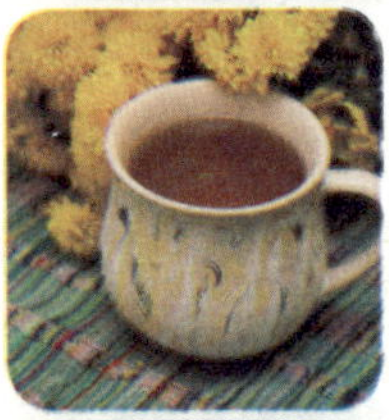
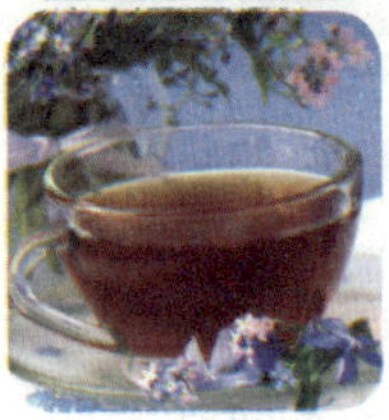

夏季茶饮

秋季茶饮

冬季茶饮

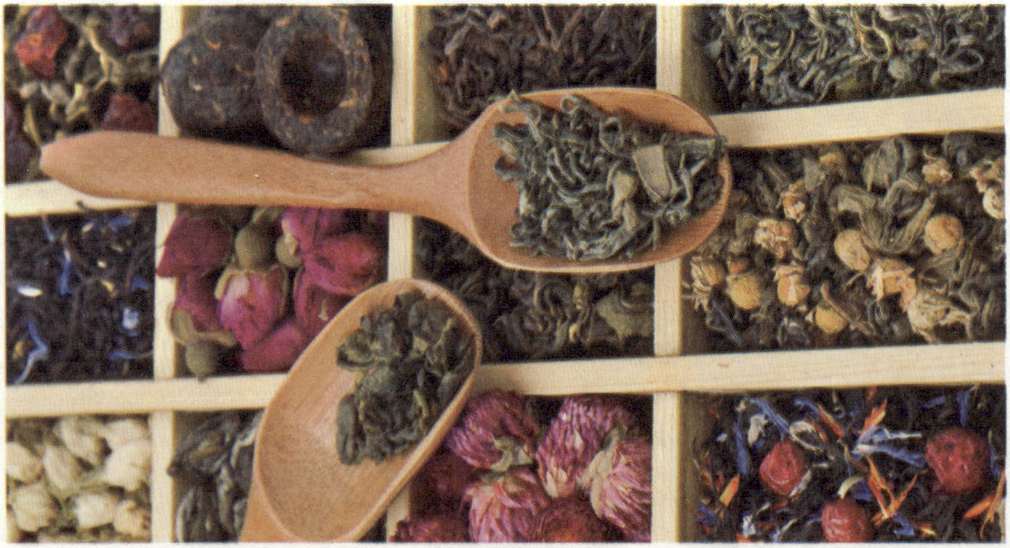

导读

喝对茶饮，为健康加分

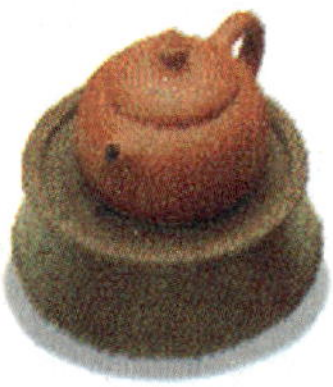

中国人喝茶的历史很悠久。茶在中国，除了是举杯话家常、饭后解油腻的绝佳饮品外，聪明的老祖宗更将它与汉方药草结合，并演变为养生保健的方式之一。

关于喝茶，东方人与西方人又有所不同。西方人除了喝红茶、绿茶等单味茶外，还有将芳香花草作为茶饮的习惯。对西方人而言，花草茶是以芳香花草为原料所配制的饮料，他们借由喝花草茶来减轻身体较轻微、不舒服的症状，其方式就好比中国人用汉方药草入茶来调理身体一般。

那么本篇就将为大家介绍保健茶饮的相关知识。所谓保健茶饮就是对身体健康有助益的茶饮。本篇将主要介绍茶的保健功效，常见茶饮的种类及选购、冲泡、保存知识，如何根据体质选对茶饮，饮茶的宜与忌有哪些，以及常见茶方选材图鉴。

茶的主要成分和保健功效

茶叶的化学成分主要有儿茶素、茶多酚、咖啡因、维生素和微量元素等。其中，儿茶素和茶多酚具有降低血压、稀释血液、预防动脉粥样硬化等功能。唐代有“茶是万病之药”的说法。研究表明，各种茶叶均有阻断亚硝胺产生的作用，如饮用绿茶能大幅降低患胃癌或肝癌的危险性……

1 茶的主要成分

针对和人体健康相关的茶叶药用成分，我们将其分成以下几类来说明。

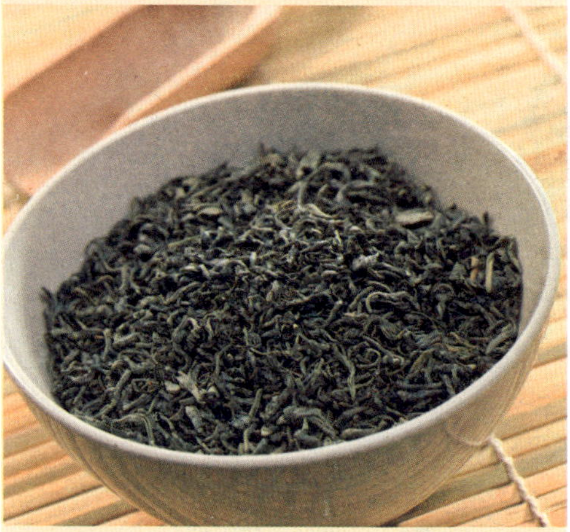

（1）生物碱

茶叶所含的生物碱主要有咖啡因、茶碱和可可碱三种。其中，咖啡因含量较高，它是一种中枢神经兴奋剂，可以提神，且在人体正常饮用剂量下，不会有致病、致癌或突变的危险。

（2）酚类衍生物质

这是一种可溶性化合物，主要由儿茶素类、黄酮类化合物、花青素和酚酸组成。其中又以儿茶素类化合物含量最高，它的功效很多，可防止血管硬化、动脉粥样硬化以及降血脂、消炎抑菌、防辐射、抗癌、抗突变等。

（3）维生素

茶叶的维生素C含量很高，能增强抵抗力、促进伤口愈合、防治坏血病；维生素E则可以阻止人体脂质的过氧化，具有抗衰老功效；而维生素K则可以促进肝脏合成凝血素。要想从茶中摄取足够的维生素其实相当简单，只要每天饮用五杯茶就可以了。

（4）氨基酸

茶叶所含的氨基酸中以茶氨酸的含量最高。氨基酸是人体必需的营养成分，如谷氨酸能降低血氨、治疗肝昏迷，蛋氨酸能调整脂肪代谢等。

（5）矿物质

茶叶含有多种矿物质，且多数对人体健康有益。其中，微量元素氟的含量极高，可有效预防蛀牙。

2 茶的保健功效

茶不仅具有生津解渴的作用，还可以延年益寿、抗老强身。这点从古代茶、医、药三方面的典籍论述中都可以得到证明。而近代，更有研究证明茶对包括恶性肿瘤在内的许多慢性疾病有良好的预防与治疗作用，可以说饮茶对人体健康的功效十分显著。那么，茶的保健功效有哪些呢？下

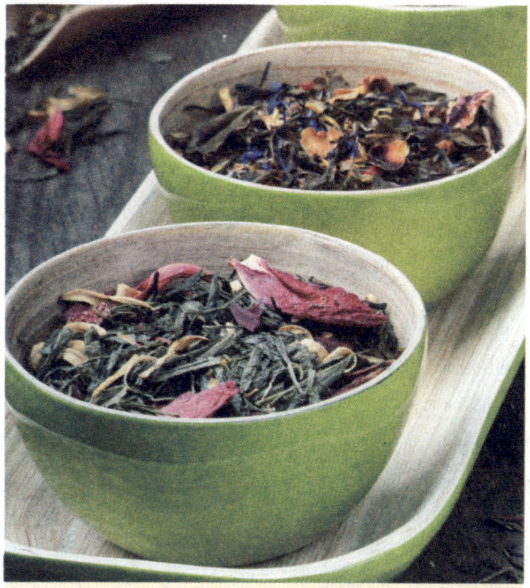

面将为大家一一介绍。

(1) 增强免疫力

人体的免疫防御系统是通过免疫球蛋白体的形成，识别入侵的病原体，再由白细胞和淋巴细胞产生抗体和巨噬细胞对病原体进行“围歼”的。喝茶能够提高人体中白细胞和淋巴细胞的数量和活力，因而能够促进脾脏细胞中白细胞间介素的形成，提高人体的免疫力。

(2) 保护牙齿

茶中含有氟，氟与牙齿的钙质有很大的亲和力，能转化成一种较为难溶于酸的“氟磷灰石”，可提高牙齿防酸能力。

(3) 提神健脑

茶中的咖啡因能促使人体中枢神经兴奋，增强大脑皮层的兴奋过程，起到提神益思、清心的效果。

(4) 预防流感

茶中的儿茶素具有抑制流感病毒活性的作用，坚持用茶水漱口可有效地预防流感。春秋季节是流感易发作的时期，流感病毒主要附着在鼻子和嗓子中突起的黏膜细胞上而且不断增殖而致人生病。经常用茶水漱口，儿茶素能够覆盖在突起的黏膜细胞上，防止流感病毒和黏膜结合并杀死病毒。

(5) 防癌抗癌

饮茶可以抗白血病、抗癌，这是由于茶中的儿茶素可以中和放射性锶，将其排出体外。其次，茶叶含锰、硒等微量元素，而锰可以防癌、抗癌。再次，茶叶对亚硝胺致癌具有对抗性作用，可降低亚硝胺的合成。此外，茶叶还可以提高人体的免疫能力，进而抑制细胞的突变行为，可以直接杀伤癌细胞。

(6) 保护心脏

研究表明，每天至少喝一杯茶可使心脏病发作的危险降低 44%。喝茶之所以有如此的功效，可能是因为茶叶中含有大量类黄酮和维生素等可使血细胞不易凝结成块的天然物质。

(7) 降低胆固醇

喝茶能降低胆固醇主要是因为茶中叶绿素能阻碍胃肠道对胆固醇的消化和吸收，破坏进入肠、肝循环中的胆固醇，使胆固醇的含量降低。

(8) 降低血糖

糖尿病患者的病症是血糖高，口渴、口干，浑身乏力。医学实验表明，饮茶可以有效地降低血糖，有止渴、增强体力的功效。糖尿病患者一般宜饮用绿茶，饮茶量可比正常人稍增多一些。

(9) 防治眼病

饮茶具有“明目”“清头目”的功效，茶所含的维生素类，特别是胡萝卜素、维生素 C、维生素 B_1 等是维持眼睛生理功能必不可缺的元素物质。茶叶中的胡萝卜素含量很高，每克茶中约含 54.6 微克。茶中的胡萝卜素在人体内转化成维生素 A，在眼睛的视网膜和蛋白质合成视紫红质，从而增强视网膜的感光性，能够防治夜盲症，经常喝茶就是在这种物质的作用下“明目”的。

（10）防治肝病

茶中的儿茶素能防止血液及肝脏中胆固醇、中性脂肪的积累，因此饮茶能够清肝。儿茶素还有利于肝脏对烟、酒等的解毒作用，因为肝脏的解毒功能主要取决于蛋白质，而茶叶中的蛋白质含量较高，因此饮茶能在一定程度上加强肝脏的解毒功能，防治肝病。

（11）防治慢性胃炎

幽门螺杆菌是慢性活动性胃炎的直接病因。通过临床研究表明，经常饮茶能减少慢性胃炎感染的机会，饮茶的年数越长和饮茶量越多，患慢性胃炎的概率越低。

（12）防治坏血病

维生素C被称为抗坏血酸。缺乏维生素C时，血管壁的完整性会受到损害，齿龈、黏膜、皮肤及身体其他部位有出血或渗血现象，严重者可危及生命。饮茶有一定的预防和治疗坏血病的作用，主要是茶叶中的维生素对血管壁有保护作用。

（13）防治动脉粥样硬化

血脂增高会引起人体肥胖，血脂沉积在血管壁上易引起动脉粥样硬化等症。目前研究认为，饮茶防治动脉粥样硬化与茶叶中的茶多酚、维生素、氨基酸等成分有关，尤其是茶多酚类对脂肪代谢起到了重要的作用。茶中的多酚类物质能防止血液和肝脏中胆甾醇、烯醇类和中性脂肪的积累，以防止动脉和肝脏硬化。其次茶色素也具有很好的防治动脉粥样硬化的效果。因为茶色素具有对抗纤维蛋白原对血的凝固作用。一定数量的茶色素能使纤维蛋白原失去凝血功能。

再次，茶叶中的甾醇能调节脂肪代谢，从而降低血液中的胆甾醇，防治动脉粥样硬化。此外，茶叶中的维生素C、维生素B_1、叶酸、泛酸、肌醇、蛋氨酸、卵磷脂、胆碱等，都具有防治动脉粥样硬化的作用。

（14）预防脑血管疾病

脑血管病是较常见的疾病，其发病率较高，严重影响人体的健康。主要由于人体血液处于高凝状态，红细胞聚集，血流缓慢，进而形成血栓，或使血管壁的脆性增加，经外界不良因素的刺激，血管破裂而导致出血。

脑血管疾病是可以预防的。近年来经过大量的临床研究证明，长期饮茶可以减少其发病概率。

（15）增强和改善性功能

茶叶的芳香油可使茶水散发出沁人心脾的清香，具有兴奋神经，激发性欲的作用。其次，茶叶中含有许多生物碱，如咖啡因、茶碱和可可碱等，人体吸收后对中枢神经系统有明显的兴奋作用，能提神益智，消除疲劳，提高机体对性刺激的感受能力和反应能力。因此，适量饮茶可增强和改善性功能。

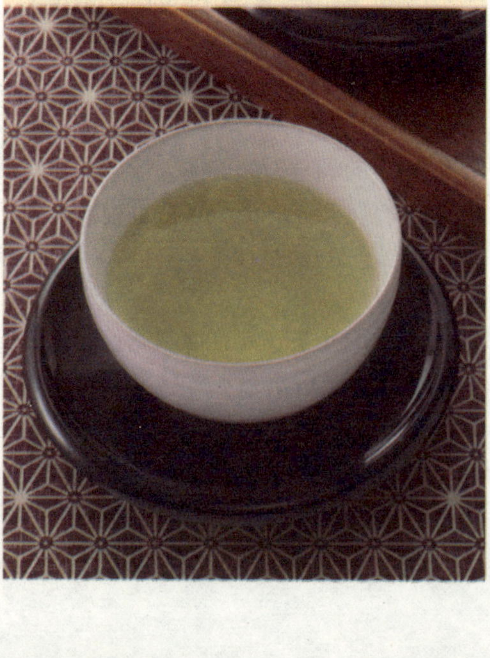

常见茶饮的种类及选购、冲泡、保存知识

从养生保健的角度来说，保健茶饮的种类大致分成汉方药草茶和青草茶、芳香花草茶。冲泡一杯好茶的前提有很多，不仅要选购好的茶饮原料，注重泡茶器具与用水，还应注重茶的冲泡方法。本文将为大家重点介绍汉方药草茶和青草茶、花草茶的选购窍门、冲泡方法及保存方法。

1 汉方药草茶和青草茶

汉方药草茶和青草茶都是以药草成分为主的，其种类繁多，很难细分罗列，差别只在于有无验方（经过验证的药方）和疗方（具有疗效的药方），所以我们将之合并介绍。

汉方药草茶是以汉方药材制作的保健茶，使用的汉方药材不同，茶的功效也不同。例如，有增强自体免疫力的补气抗郁茶、防风甘草茶，养颜美容的人参刺五加茶（不老茶），进补的冬虫夏草茶、野草人参活力茶以及治疗腹泻的悬钩子叶茶等，多不胜数。

青草茶，又称苦茶或百草茶、凉茶，是利用一种或数种新鲜或干燥的药草组合而成的日常饮料。顾名思义，从“青草茶”这三个字，便能轻松辨别此茶的特色。如：称其为青草茶，是因为它是以各式青草为主要成分；称其为苦茶，是因为青草“苦中带甘”的苦涩味是其一大特色；称其为百草茶，是因为它采用多种药草混合煮成；称其为凉茶，是因为青草茶是由具凉性的青草制成的。在炎热的夏天里饮上一杯青草茶，真是沁凉无比。

青草茶多是加水煎煮后放适量的蜂

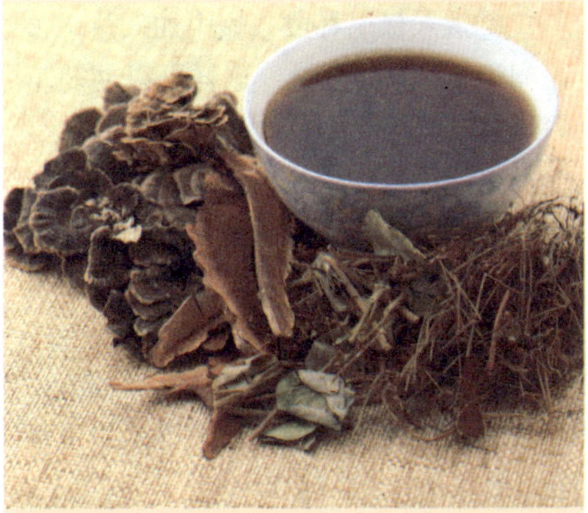

蜜搅拌调味而成，是中国民间流传的自制饮料。在春、夏季以冷饮为主，具有保健养颜、消暑清火之效，秋、冬季则以温热饮用为主，可以防治疾病、强身健体。

青草茶目前所使用的药草种类已经相当繁多。这些草药中，一般家庭多采用凉性或温性的单一味像桔梗、仙鹤草、通天草等来熬煮。而市售的青草药中，比较常见的有车前草、到手香、蒲公英、薄荷等。其中，车前草、鱼腥草、薄荷等，都是青草茶的首选，而像七叶胆和金线莲更有业者推出茶包，可说是家喻户晓。至于保健效果，汉方药草茶和青草茶都是以具有药性成分和疗效为基本特色的茶饮，比起一般茶叶更有优势，堪称养

生治病的首选，不仅可以生津止渴，更可以养生保健，一举数得。

（1）选购窍门

可以去中药店或超市或市场上购买中草药，且应购买干燥、无杂质的中草药。

（2）冲泡方法

①要根据每种药草茶的特性来冲泡或煎煮，一般花、叶类的原料可以直接放入玻璃杯中倒入热开水冲泡，15 ~ 25分钟即可。

②放入保温杯或茶壶中加入热水盖盖闷泡 25　30 分钟，这样可以使药草的药物成分很快地释放出来。

③质地较硬或块状的中药则应煎煮滤茶汤饮用。此类中药可用干净的剪刀将其剪成小段，放入锅中加水煎煮至变色或茶汤变浓。

（3）保存方法

①存放在密封袋中：未用完的中草药可放入密封袋中保存。

②放在阴凉干燥处：未用完的中草药一定要放在阴凉干燥处，并避免阳光照射和受潮。

③贴上标签：未用完的中草药一定要贴上标签，标明茶名、购买日期等信息。

2 芳香花草茶

花草茶一词，源自“草本茶”，是用香草或药草冲泡而成，而不是用茶属植物冲泡。之所以称为“花草茶”，是因为其包装及冲泡方式和一般传统茶叶并无不同的缘故。

花草茶的材料可以是植物的花、叶子、种子或根，新鲜或干燥皆可。其中，种子或根通常必须以炉火煮过后滤掉渣滓才可饮用，但也有一些药草类可以直接用冷水冲服，现今则大部分以水果及花草等植物干燥处理后冲泡饮用。

以饮用方式来说，花草茶可以分为“单方花草茶”及“复方花草茶”两大类。所谓复方，即是以两种以上的植物调和冲泡而成。若依其功效而言，大致又可分为怡情养性茶，如玫瑰花草茶；放松心神茶，如洋甘菊花草茶；提神醒脑茶，如添加薄荷或柠檬的花草茶；治疗抗病茶，如尤加利花草茶、芳香疗养茶、薰衣草花草茶等。其中的玫瑰花草茶又可依玫瑰花的不同品种细分为粉红玫瑰茶、红玫瑰茶、紫玫瑰茶等，各有不同的特色及功效。

除了有清爽顺口与怡情养性两大特色外，花草茶还有另外两大特色：不含咖啡因、不会让人睡不着，长期饮用也不会引起心悸、肠胃不适等症状。而且它所具有的天然植物的香气及维生素成分，总是使人神清气爽。

芳香花草常见的营养成分有水溶性维生素、矿物质、类黄酮、鞣质、芳香油类、苦味素等。不同的花草茶材料成分不同，也会有不同的疗效。例如：花果茶中的果肉含有丰富的维生素和身体

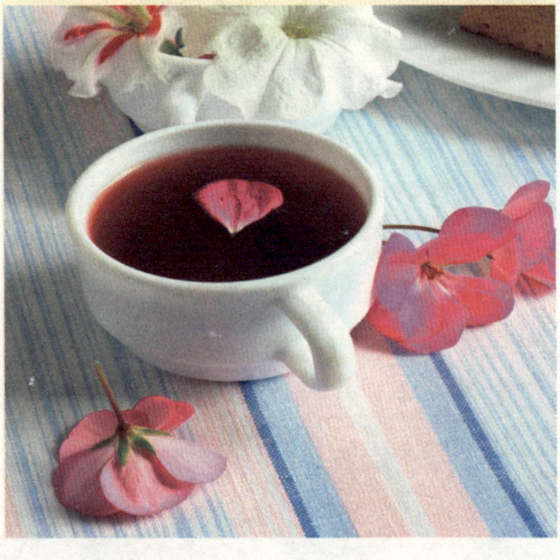

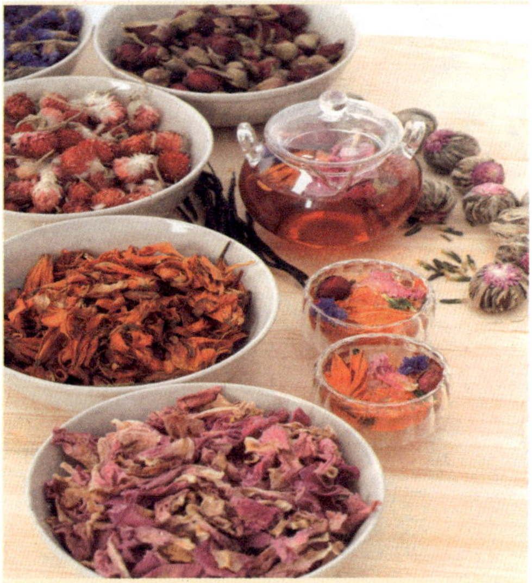

所需的矿物质；柠檬百香草含有丰富的麝香草酚成分，可以促进消化、预防感冒、消除疲劳等；芳香油类成分具有很好的醒脑明目作用；水溶性维生素可以促进消化代谢；类黄酮利尿且可保护心血管，苦味素则有消炎、抗菌之效等。

如果要再深入地剖析花草茶的功效，则可就身体和精神两大部分来讲。就身体方面而言，花草茶含有维生素与膳食纤维，平时饮用除了可以帮助消化、通便、调节生理功能外，亦可养颜美容、帮助睡眠；就精神层面而言，花草茶属于一种温和的芳香疗法，可以缓解日常生活中的紧张情绪，使人精力旺盛、减轻疲劳感。

（1）选购窍门

①观色泽：花朵或叶片色泽鲜明有光泽。

②看花朵：花朵或叶片形状完整。

③查干度：选购时注意花草茶是否干燥。

（2）冲泡方法

①在杯中或壶中倒入一些热水，先将茶壶温热，待壶热了之后，再倒出热水。

②在杯中或壶中放入适量的花草茶，茶量随个人喜欢的浓淡程度决定。

③若几种花草混合冲泡，建议可将细碎的种类放在滤茶器中，而大朵或大块的则可以放在外层，因为如果茶材不能在水中完全舒展开来，则永远泡不出一杯好茶。如此也可以让花草在透明的壶中伸展，让其呈现出不同的视觉效果，又称“茶舞”。

④如使用自来水冲泡花草茶，水煮沸后，建议打开茶壶10分钟让水中的热气先蒸散，并降温至85度，再倒入冲泡最为合适，如此可避免沸水让茶汁变色、变苦。等待约5分钟后，即可倒出饮用。其他如蒸馏水与滚沸太久的水，因为缺乏矿物质会使茶汁味道不佳，或因其他成分含量太高而出现苦味，不建议用来冲泡花草茶。

⑤冲泡后要等茶汤变色后再饮用，可根据个人喜好，酌情加蜂蜜、冰糖等调味。

⑥花茶可回冲至无味为止。

（3）保存方法

①存放在密封罐内：花茶在接触空气的时候会很容易吸收湿气而变质，所以一定要放在密封罐里。有些店家会提供易封袋，但是塑料袋也易让空气透过，所以用密封罐是最好的。

②避免接触强光：经常被阳光照射会使茶材的香气流失，所以要避免强光。

③远离高温：高温也会使茶材变质，所以平时要储放在阴凉的地方，但是开封后没必要特别放在冰箱里，否则取用的时候常常因温差而易凝结水气造成潮湿。

④远离异味：花茶容易吸收其他味道，保存时要单独存放，防止茶味不纯。

根据体质选对茶饮

喝茶要想到茶疗的效果，首先要依照个人体质来对症茶疗。一般而言，体质可分成热性体质、寒性体质、实性体质、虚性体质四种。下面将为大家介绍四种典型的体质及其适合的茶材与不适合的茶材。

1 热性体质

特征：喜欢吃冰凉的食物或饮料，喜爱喝水但仍觉口干舌燥，脸色通红，面红耳赤，脾气差且容易心烦气躁，全身经常发热又怕热，经常便秘或粪便干燥，尿液较少且偏黄。

适合的茶材：寒凉属性的茶材，如人参须、西洋参、决明子、菊花、薄荷、绿豆、薏米、绿茶等。

不适合的茶材：温热、辛辣刺激属性的茶材，如姜、桂圆、肉桂等。

2 寒性体质

特征：不常喝水也不会觉得口渴，常觉得精神虚弱且容易疲劳，脸色苍白、唇色淡，怕冷、怕吹风，手脚冰冷，喜欢喝热饮、吃热食，常腹泻。

适合的茶材：温热属性的茶材，如当归、人参、黄芪、山楂、核桃、红豆、花生、杏仁、姜、桂圆、桑葚等。

不适合的茶材：苦茶、仙草等。

3 实性体质

特征：小便为黄色，尿量少且有便秘现象，声音洪亮，精神佳，身体强壮，心情容易烦躁，会失眠，舌苔厚重，有口干口臭现象，呼吸粗重。对气候适应力强，不喜欢穿厚重衣服。

适合的茶材：苦寒属性的茶材，如薏米、绿豆、仙草、梨子、橘子等。

不适合的茶材：肉桂、松子、姜、桂圆等。

4 虚性体质

虚性体质的特征主要表现为身体久病虚弱，说话有气无力，舌苔少甚至无苔，精神萎靡不振，脉象细而无力。主要可分为阳虚及阴虚体质。

（1）阳虚体质

特征：和寒性体质接近，为阳气不足、有寒象，表现为疲倦怕冷、四肢冰冷、唇色苍白、少气懒言、嗜睡乏力。男性遗精、女性白带清稀。

适合的茶材：宜选补阳的茶材，例如冬虫夏草、人参、核桃、姜等。

不适合的茶材：金银花、蒲公英、白茅根、车前草、苦茶等。

（2）阴虚体质

特征：和实性体质接近，为阴血不足，有热象。表现为经常口渴、喉咙干，形体消瘦，盗汗，手足易冒汗发热，小便黄、粪便硬、常便秘等。

适合的茶材：宜选补阴茶材，如西洋参、百合、芝麻、黑豆等。

不适合的茶材：干姜、肉桂、丁香、桂圆、茴香、核桃等。

饮茶的宜与忌

茶能提神，让人清醒，但饮茶前应多几分清醒。因为茶的优点虽然很多，但并非完美无缺，饮茶要因时因地，因人而异。喝茶的好处有许多，但是哪些人适合喝茶也是有讲究的。本文将为大家介绍适宜喝茶的人群以及饮茶的禁忌。

1 哪些人宜喝茶

（1）糖尿病患者宜多饮茶

糖尿病患者因血糖过高，有口干口渴、身体乏力的症状。饮茶可以有效降低血糖，同时还具有止渴、增强体力的功效。

（2）早晨起床后宜饮淡茶

经过一昼夜的新陈代谢，人体消耗了大量的水分，血液的浓度会增大。此时饮一杯淡茶水，不仅可以补充水分而且还可以稀释血液，降低血压。

（3）腹泻时宜多饮茶

腹泻时会使人脱水，多饮一些较浓的茶，对水分的吸收较快，同时也有杀菌止痢的作用。

（4）吃油腻食物后宜饮茶

茶汁会和脂肪类食物形成乳浊液，有利于食物加快进入肠道，使胃部舒畅。

（5）吃太咸的食物后宜饮茶

吃太咸的食物后饮茶，有利尿的效果，从而排出盐分。

（6）出大汗后宜饮茶

当人们进行过量体力劳动时，会大量排汗，这时通过饮茶能快速补充人体所需的水分，降低血液浓度，加速排泄体内废物，减轻肌肉酸痛，逐步消除疲劳。

（7）辐射环境工作者宜喝茶

采矿工人、从事X射线透视的医生、电脑工作者、长时间看电视者和打印复印店的工作者宜饮茶：因为这一类工作的人会受到一定的辐射，而茶叶中的茶多酚具有抗辐射作用。

（8）脑力劳动者以及夜晚工作者宜饮茶

因为茶叶中含有咖啡因等，有提神醒脑的作用，所以脑力劳动者和夜晚工作者尤其适合饮茶提神。

（9）讲演、说书和演唱者等宜饮茶

长时间用嗓者，常饮茶能够润喉，滋润声带，使发音清脆，也可以减轻咽喉充血肿胀，防止发生咽喉炎。

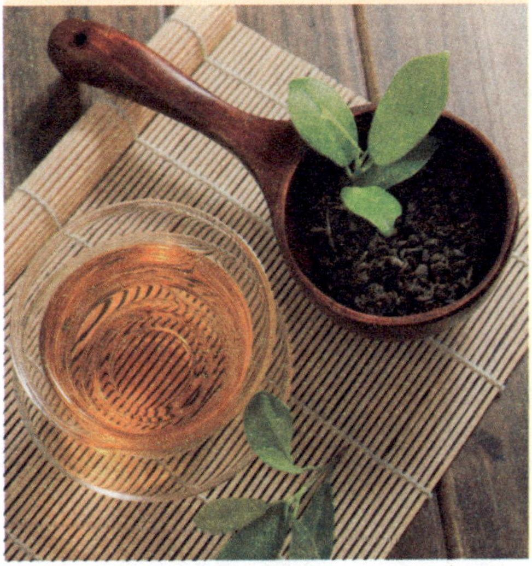

2 喝茶的禁忌

尽管喝茶对人体有很多好处，但喝茶并不是对所有的人都有益，因为茶叶中含有鞣酸和咖啡因，对患有某些疾病的人来说，是利是弊则不确定。

以下几类人群应少饮茶：

①儿童饮茶应适度：茶水对儿童健康是有益的。但每日饮量一般是2～3小杯（每杯用茶量为0.5～2克），尽量在白天饮用，茶汤要偏淡并要温饮。

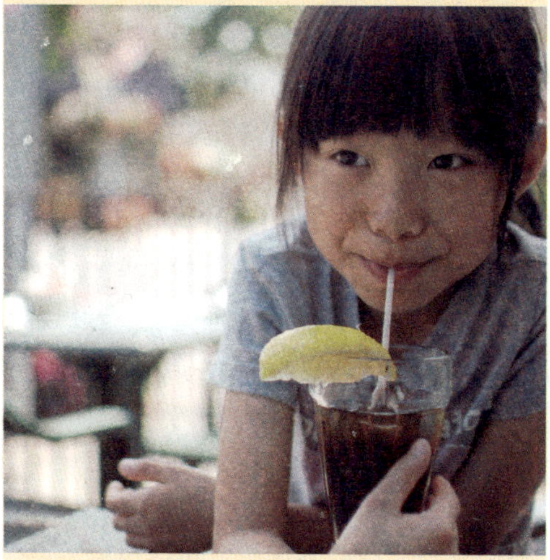

越小的儿童越不能过量，更不要饮浓茶和凉茶。饮茶过多，会使儿童体内水分增多，加重其心肾负担。饮茶过浓，会使孩子过度兴奋，而使心跳加快，小便次数增多，并引起失眠。同时婴儿也不能饮用茶水，这是因为茶中的鞣酸在肠道内可与铁生成不溶性的鞣酸铁盐，不能被机体吸收利用。由于铁的吸收受到影响，使铁的贮藏量降低，长此以往就易出现贫血。

②女性饮茶应避“五期”：女性平时最好饮一般浓度的茶，但处在行经期、妊娠期、临产期、哺乳期、更年期的女性则不宜饮茶，更不能饮浓茶。

行经期：经血中含有比较高的血红蛋白、血浆蛋白和血色素，所以女性在经期或是经期过后要多吃含铁比较丰富的食物。而茶叶中含有鞣酸，它会妨碍肠黏膜对铁元素的吸收。

怀孕期：茶叶中富含咖啡因，饮茶会加剧孕妇的心跳速度，增加孕妇的心、肾负担，不利于胎儿的健康发育。

临产期：这期间饮茶会因咖啡因的作用而导致分娩时产妇无力，造成难产。

哺乳期：茶中的鞣酸被胃黏膜吸收，会影响奶汁的分泌，造成奶汁不足。此外，因为咖啡因有兴奋的作用，使母亲不能得到充分的睡眠，且乳汁中的咖啡因进入婴儿体内，亦会使婴儿发生肠痉挛而啼哭。

更年期：女性45岁开始进入更年期，除了头晕、乏力，有时还会泛起心动过速，易感情冲动，并泛起失眠等症状，常饮茶更会加重这些症状。

③老年饮茶贵在品：老年人饮茶应有选择。有严重的心肾疾病、浮肿病、溃疡病和胃肠功能紊乱等病者饮茶要慎重。贫血和心肌梗死患者应饮用绿茶，腹泻和便秘的老年人不宜饮红茶，胃寒、体质较弱的老年人宜饮红茶。

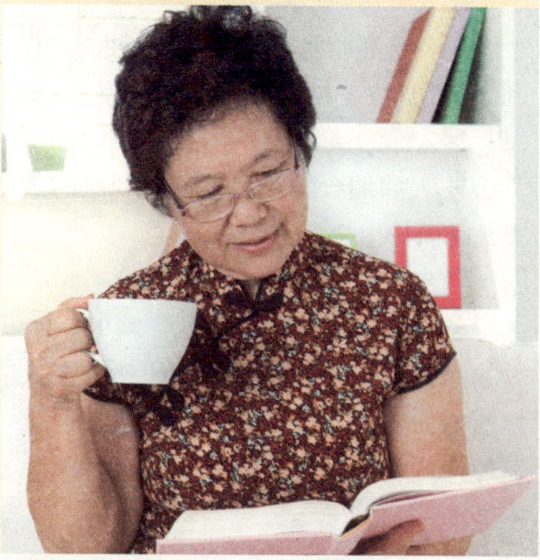

老年人饮茶不要过量。有饮茶习惯的老年人，每次饮茶最好不超过 30 毫升。由于老年人的心肺功能减退，若短期内大量饮茶，较多的水分进入人体的血液循环，会使容量增加，加重心脏的负担。

④感冒发热时不宜饮茶：病人发热是由于细菌、病毒感染或其他多种疾病引起的症状。这种病人，往往皮肤血管扩张，大量出汗，使病体内水分和电解质及营养物质不断消耗，引起口渴多饮。这时饮浓茶，会因为茶叶里茶碱成分能提高人体的温度而加剧发热。

⑤神经衰弱者饮茶要有选择：神经衰弱者不宜饮高级名优茶，因为这些茶的咖啡因含量大，影响神经衰弱者的精神自我调控和睡眠质量。

⑥素食者和体瘦者少饮茶：茶中多酚类会阻碍人体对蛋白质的吸收，长久饮茶容易造成蛋白质吸收障碍，同时也会抑制人体对钙和维生素 B 群的吸收，因此太瘦或饮食缺乏蛋白质的人，最好不要长久或过量喝茶。

⑦溃疡患者少饮茶：胃内有一种名叫二磷酸酯酶的物质，它能抑制胃壁细胞分泌胃酸，而茶叶中的茶碱能抑制二磷酸酯酶的活力二磷酸酯酶的活性受到抑制后，胃壁细胞就会分泌大量胃酸，胃酸一多会影响溃疡面的愈合，加重病情，并产生疼痛等症状.

⑧便秘患者不宜饮茶：因为茶叶中含有大量鞣酸，能减缓肠道蠕动，加重便秘。

⑨缺铁性贫血患者不宜饮茶：因为茶叶中的鞣酸会使食物中的铁形成不被人体吸收的沉淀物，加重贫血。

⑩缺钙和骨折者不宜饮茶：因为茶叶中的生物碱类物质会抑制十二指肠对钙质的吸收，同时还能导致缺钙和骨质疏松，使骨折难以康复。

⑪低血糖患者不能饮茶：因为茶中的儿茶素可以在短时间内快速降低人体血液中的血糖含量，会加重病情。

⑫心血管病人饮茶需谨慎：心血管病患者不应饮高档茶，特别是大叶种等咖啡因及多酚类含量高的茶，也不应喝浓茶和不足一周的新茶。

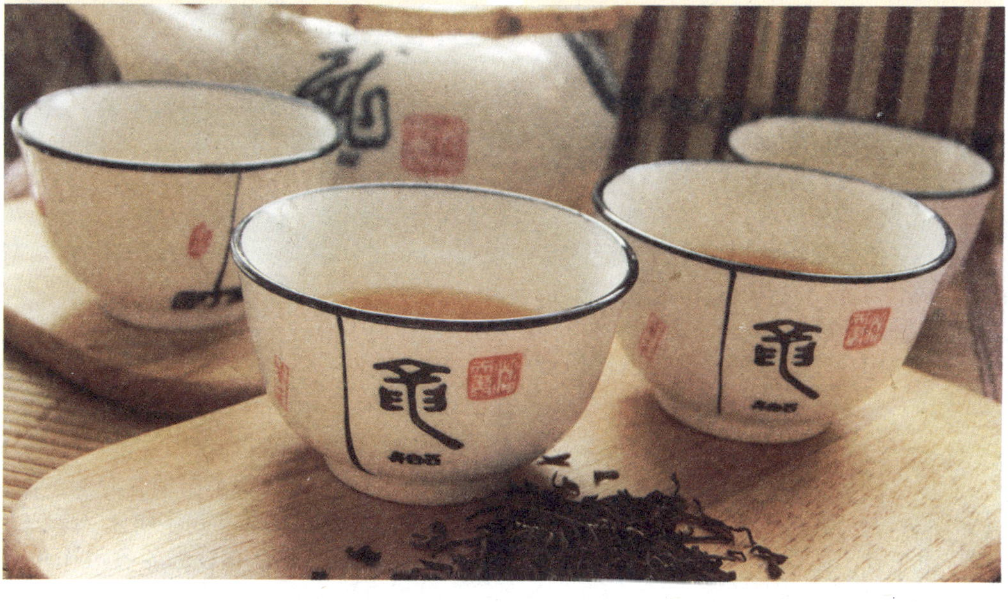

健康茶方常见茶材有哪些

一款健康的茶饮中有一种或多种茶材，那么生活中经常用到的茶材有哪些呢？下面就将为大家介绍常见花草茶材和常见药草茶材的相关知识，如茶材的常用别名、性味归经、营养功效及泡茶后的饮用禁忌等，相信对大家对茶方的选制有所帮助！

1 常见花草茶材

金银花

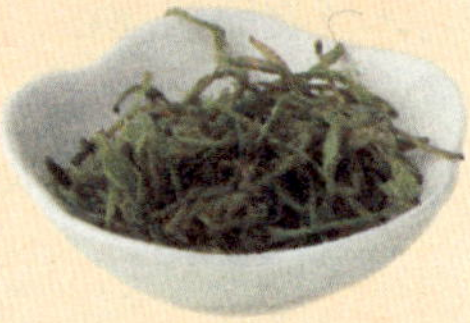

【常用别名】忍冬、金银藤、银藤、二色花藤、二宝藤。

【性味归经】性寒，味甘。归肺、胃经。

【营养功效】清热解毒。可治发热、热毒血痢、痈疡、肿毒、瘰疬、痔漏等一切热毒病症，炎夏常饮银花茶可预防中暑。

【饮用禁忌】脾胃虚寒及气虚疮疡内陷者忌服。

菊花

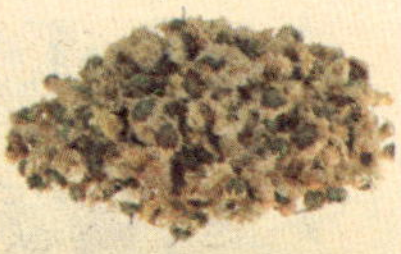

【常用别名】菊华、秋菊、九华、黄花、帝女花、笑靥金、节花。

【性味归经】性微寒，味甘、苦。归肺、肝经。

【营养功效】疏风散热、清肝明目、清热解毒。常用于治疗肝阳上亢引起的头痛、眩晕、目赤、心胸烦热；以及风热感冒、疔疮、肿毒等病症。

【饮用禁忌】气虚胃寒、食少泄泻患者宜少用。

桂花

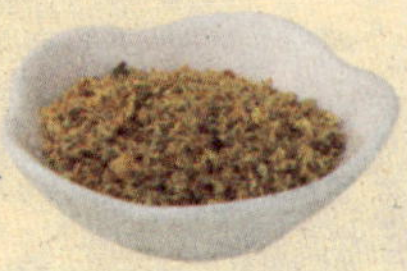

【常用别名】岩桂、木樨、九里香、金粟。

【性味归经】花：味辛，性温。果：味辛、甘，性温。根：味甘、微涩，性平。

【营养功效】花：具有散寒破结、化痰止咳的作用，多用于牙痛、咳喘、痰多、经闭、腹痛。

果：具有暖胃、平肝、驱寒的作用，多用于虚寒胃痛。

根：具有散风祛湿的作用，多用于筋骨疼痛、肾虚牙痛。

【饮用禁忌】一般人群皆可服用桂花，但应适量，切勿过量。

玫瑰花

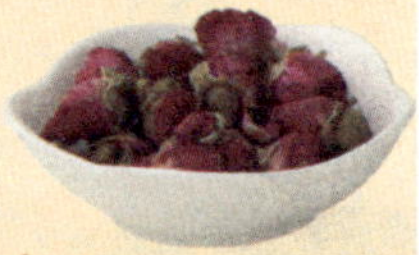

【常用别名】徘徊花、刺客、穿心玫瑰。

【性味归经】味甘、微苦，性温，归肝、脾经。

【营养功效】玫瑰花具有理气解郁、养血止痛的作用，多用于月经不调、跌打损伤、胸膈满闷、乳房胀痛、赤白带下、泄泻痢疾等症。

【饮用禁忌】阴虚火旺者忌服。

迷迭香

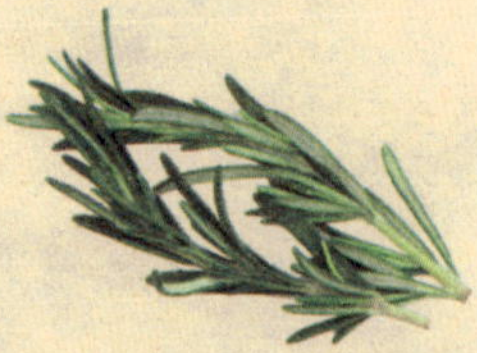

【常用别名】海洋之露。

【性味归经】味甘、苦，性寒，归大肠经。

【营养功效】迷迭香具有消食除胀、提神醒脑、缓解头痛，多用于伤风、腹胀、肥胖等症。迷迭香有较强的收敛作用，能促进血液循环，滋润肌肤，刺激毛发再生。
【饮用禁忌】 孕妇忌服；适量迷迭香能增强记忆力，但过食容易中毒。

玉蝴蝶

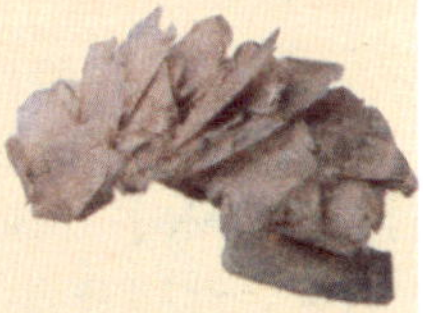

【常用别名】 木蝴蝶、玉蝴蝶、千张纸、白故子、白玉纸、洋故纸。
【性味归经】 味苦，性寒。归肺、肝经。
【营养功效】 玉蝴蝶具有养肺、利咽、疏肝、和胃、润肤、瘦身的作用，多用于风热咳嗽、声音嘶哑、咽喉疼痛、肝胃气痛等症。
【饮用禁忌】 儿童、体质虚弱、脾胃虚寒者忌服。

绞股蓝

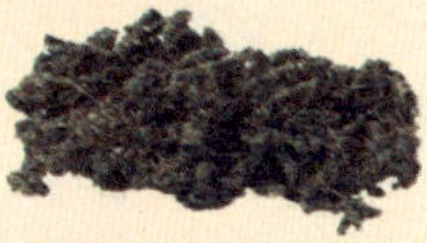

【常用别名】 七叶胆、小苦药、公罗锅底、落地生、遍地生根。
【性味归经】 味苦、微甘，性凉。归肺、脾、肾经。
【营养功效】 绞股蓝具有清除淤积、排毒养颜、滋润五脏、消炎抗菌的作用，多用于高血脂、脂肪肝、肥胖、便秘、失眠、乙肝、慢性呼吸道炎症。
【饮用禁忌】 长期处于疲劳状态者，服之有效。

洋甘菊

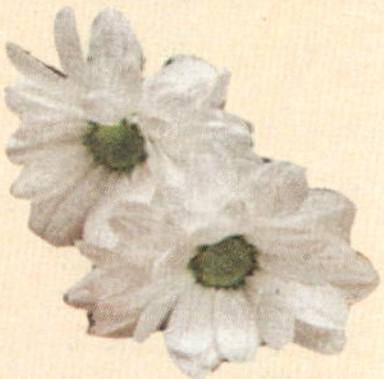

【常用别名】 母菊。
【性味归经】 味微苦、甘，性平。归肝、目经。
【营养功效】 洋甘菊具有提神醒脑、增强记忆力、降低胆固醇、化痰止咳、美容护肤、安神助眠、止痛除倦的作用，多用于失眠、高血压、头痛、便秘、眼睛疲劳、经痛等症。

【饮用禁忌】 孕妇忌服。

杭白菊

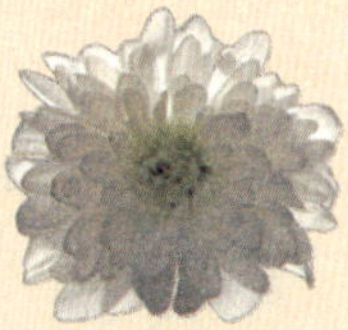

【常用别名】 甘菊、小汤黄、纽扣菊、小白菊。
【性味归经】 味辛、甘、苦，性微寒。归肺、肝经。
【营养功效】 杭白菊具有镇静宁神、清热杀菌、平肝明目、美容养颜的作用，多用于湿热黄疸、胃痛食少、水肿尿少等症。
【饮用禁忌】 一般人群皆可服用。

薰衣草

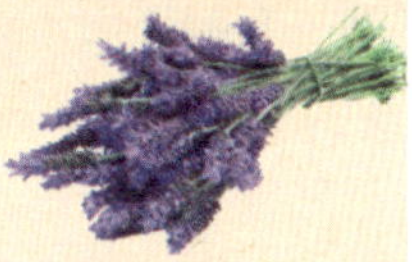

【常用别名】 灵香草、香草、黄香草。
【性味归经】 味甘、淡，性平。归肺、心、胃经。
【营养功效】 薰衣草具有增强脑力、安神助眠、舒缓身心、降压止喘、发汗止痛、清除异味的作用，多用于伤风感冒、腹痛、湿疹、失眠、高血压、鼻喉黏膜炎等症。
【饮用禁忌】 女性怀孕初期应忌服。

金盏花

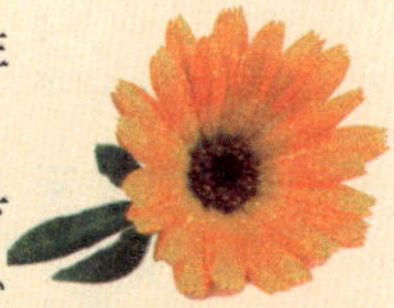

【常用别名】 金盏菊、黄金盏、长生菊、醒酒花、常春花。
【性味归经】 味淡，性平。归肝、大肠经。
【营养功效】 金盏花具有清热降火、镇挛止痛、促进消化、润肤消炎的作用，多用于消化系统溃疡、痛经、感冒发热等症。
【饮用禁忌】 金盏花适宜单独泡茶；儿童忌服。

甜菊叶

【常用别名】 甜草、糖草、糖菊、斯特维亚菊。
【性味归经】 味甘，性凉。归肺、胃经。

【营养功效】 甜菊叶具有消除疲劳、降低血糖、降低固醇、滋润五脏、滋阴生津的作用，多用于高血压、糖尿病、肥胖病、消化不良等症。

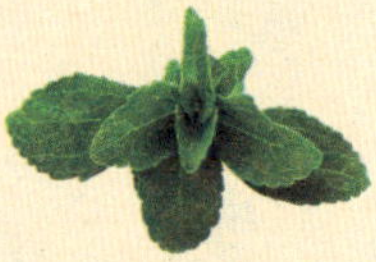

【饮用禁忌】 每天摄入不超过5克。

薄荷

【常用别名】 蕃荷菜、菝蔺、南薄荷、猫儿薄苛、夜息药、仁丹草、见肿消。

【性味归经】 性凉，味辛。归肝、肺经。

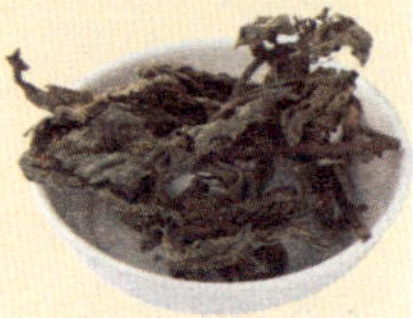

【营养功效】 疏风散热、利咽透疹、清利头目。主治外感风热头痛、目赤、咽喉肿痛、食滞气胀、口疮、牙痛、麻疹不透、风疹瘙痒等。

【饮用禁忌】 肺虚咳嗽、阴虚发热者以及哺乳妇女慎用。

益母草

【常用别名】 益母蒿、益母艾、红花艾、坤草。

【性味归经】 味辛、苦，性微寒。归心、肝、膀胱经。

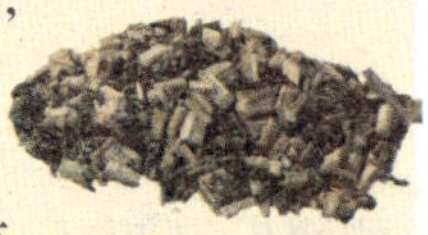

【营养功效】 益母草具有活血疏经、利尿消肿的作用，多用于月经不调、痛经闭经、产后恶露不尽、水肿等症。

【饮用禁忌】 孕妇、无瘀滞及阴虚血少者忌服。

茉莉花

【常用别名】 茉莉、香魂、木梨花。

【性味归经】 味辛、甘，性温。归肝、脾、胃经。

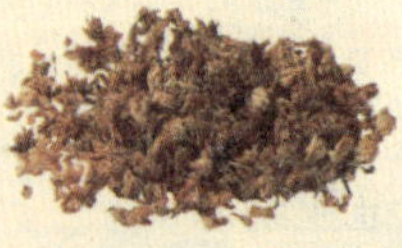

【营养功效】 茉莉花具有清热解毒、抗菌消炎、宽中理气、开郁辟秽的作用，多用于皮肤溃烂、下痢腹痛、目赤肿痛、疮疡肿毒等症。

【饮用禁忌】 一般人群皆可服用。

荷叶

【常用别名】 睡莲、莲叶、荷叶炭。

【性味归经】 味苦，性平。归肝、脾、胃经。

【营养功效】 荷叶具有活血化瘀、抗菌消炎、健脾开胃、降压降脂、消暑解渴的作用，多用于高血压、高血脂、肥胖症、便秘、小便不利等症。

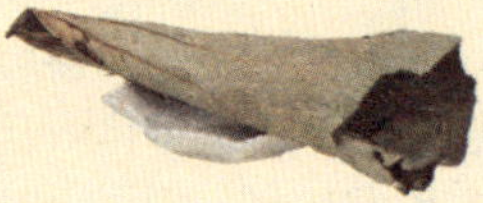

【饮用禁忌】 孕妇忌服。

红花

【常用别名】 草红、刺红花、杜红花、金红花。

【性味归经】 性温，味辛。归心、肝经。

【营养功效】 活血通经、化瘀止痛。主治闭经、死胎、产后恶露不尽、瘀血作痛、痈肿、跌打损伤、目赤红肿等。

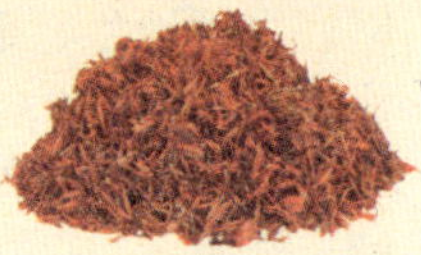

【饮用禁忌】 孕妇，月经过多、有出血倾向者忌用。

紫苏叶

【常用别名】 苏叶。

【性味归经】 性温，味辛。归脾、肺二经。

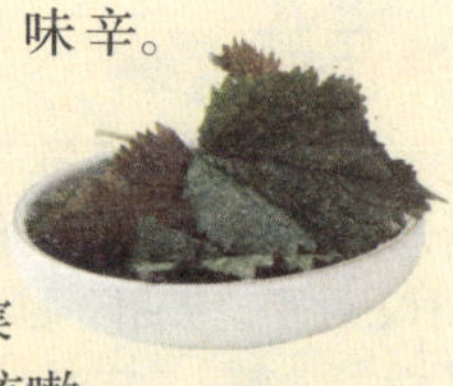

【营养功效】 解表散寒、理气安胎。主治外感风寒、恶寒发热、头痛无汗、咳嗽气喘、脘腹胀闷、呕恶腹泻、胎动不安、食鱼蟹中毒等。

【饮用禁忌】 风热感冒、高热及气弱者忌服。

夏枯草

【常用别名】夕句、乃东、麦穗夏枯草、麦夏枯、铁线夏枯、铁色草、棒柱头花。

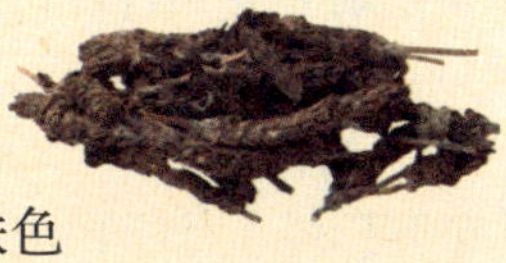

【性味归经】性寒，味苦、辛。归肝、胆经。

【营养功效】清肝明目、散结消肿。常用于治疗甲状腺肿、乳腺炎、乳癌、目赤痒痛、头晕目眩、肺结核、急性黄疸型传染性肝炎等病症。

【饮用禁忌】气虚者、脾胃虚弱者慎用。

鱼腥草

【常用别名】岑草、蕺儿菜、折耳菜、紫蕺、侧耳根、野花麦、九节莲、肺形草、臭菜。

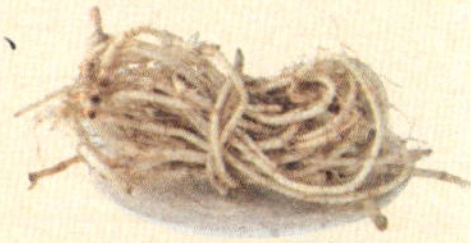

【性味归经】性寒，味辛。归肺、膀胱、大肠经。

【营养功效】清热解毒、排脓消肿。主治肺炎、肺脓肿、热毒痢疾、疟疾、淋病、白带黄赤、痈肿、痔疮、湿疹、疥癣、尿路感染等。

【饮用禁忌】虚寒证及阴性疮疡者忌服。

2 常见药草茶材

莲子

【常用别名】莲肉、莲实、莲米、水芝丹。

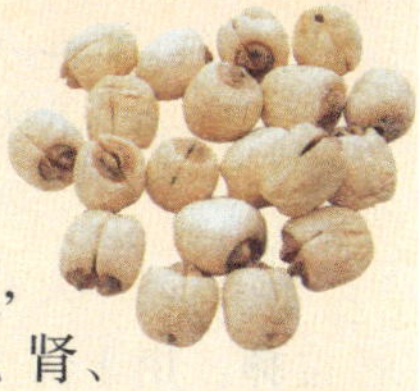

【性味归经】鲜者性平，干者性温，味甘。归脾、肾、心经。

【营养功效】清心安神、补脾止泻、涩精止遗。主治心烦失眠、脾虚久泻、大便溏泻、久痢、男子遗精、妇人赤白带下等症。

【饮用禁忌】中满痞胀及大便燥结者忌服。

枸杞

【常用别名】枸杞红实、甜菜子、西枸杞。

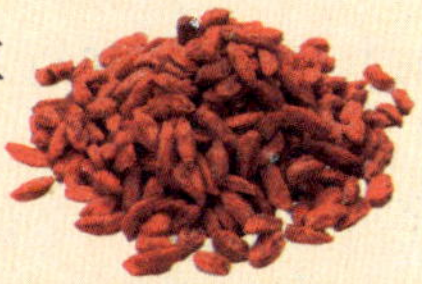

【性味归经】性平，味甘。归肝、肾经。

【营养功效】滋肾润肺、补肝明目。多用于治疗肝肾阴亏、腰膝酸软、头晕目眩、目昏多泪、虚劳咳嗽、消渴、遗精等病症。

【饮用禁忌】外邪实热、脾虚有湿及泄泻者不宜食用。

红枣

【常用别名】大枣、美枣、良枣。

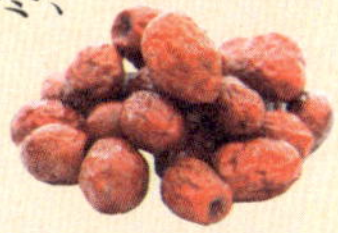

【性味归经】性温，味甘。归脾、胃经。

【营养功效】补脾和胃、益气生津、调营卫、解药毒。常用于治疗胃虚食少、脾弱便溏、气血不足、心悸怔忡等病症。

【饮用禁忌】龋齿疼痛、腹部胀满、便秘、消化不良、咳嗽、糖尿病等患者慎食。

核桃仁

【常用别名】胡桃仁。

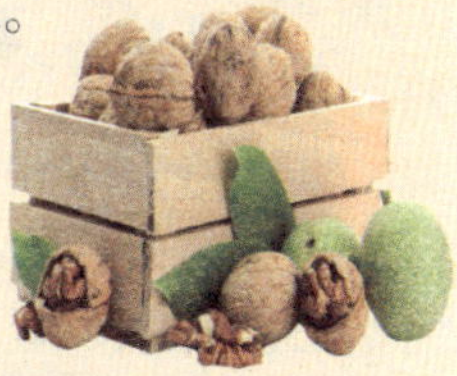

【性味归经】性温，味甘。归肾、肺、大肠经。

【营养功效】温补肺肾、定喘润肠。可用于治疗腰腿酸软、筋骨疼痛、须发早白、虚劳咳嗽、小便频数、便秘等。

【饮用禁忌】阴虚火旺、痰热咳嗽、便溏腹泻者均不宜服用核桃仁。

桂圆肉

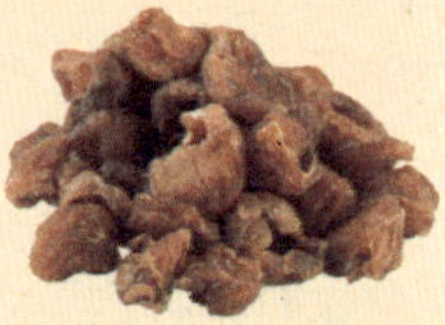

【常用别名】元肉、龙目、比目、圆眼、海珠丛。

【性味归经】性温，味甘。归心、脾经。

【营养功效】补益心脾、养血宁神、健脾止泻。适用于病后体虚、血虚萎黄、气血不足、神经衰弱、心悸怔忡、健忘失眠等病症。

【饮用禁忌】痰多火盛、腹胀，以及患有慢性胃炎的人不宜服用。

葱白

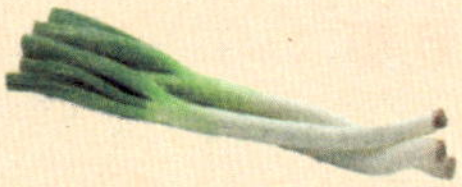

【常用别名】葱、香葱、胡葱、葱叶、葱白头、大葱、火葱、菜伯。

【性味归经】性温，味辛。归肺、胃经。

【营养功效】发汗解表、散寒祛风、通阳解毒。主治风寒感冒、寒热头痛、阴寒腹痛、虫积内阻、二便不通、痢疾、痈肿等症。

【饮用禁忌】表虚多汗、风热感冒者忌服。

干姜

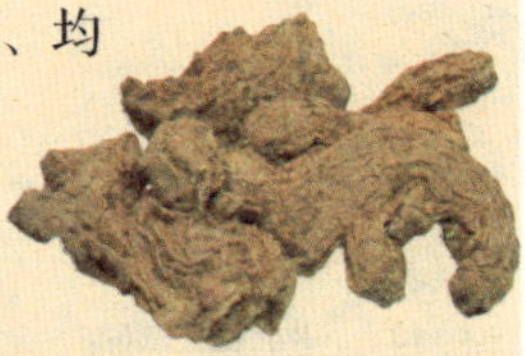

【常用别名】白姜、均姜、干生姜。

【性味归经】性热，味辛。归脾、胃、肺经。

【营养功效】温中逐寒、回阳通脉。主治心腹冷痛、吐泻、肢冷脉微、寒饮喘咳、风寒湿痹、阳虚、吐衄、下血等症。

【饮用禁忌】阴虚内热、血热妄行者忌服。

百合

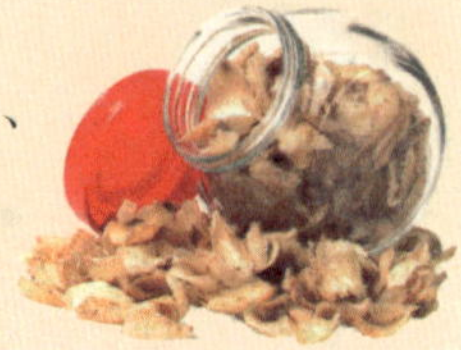

【常用别名】山百合、药百合、野百合、喇叭筒、岩百合。

【性味归经】性平，味甘、微苦。归肺、脾、心三经。

【营养功效】润肺止咳、清心安神。常用来治肺热久嗽、痰中带血、热病后余热未清、虚烦惊悸、神志恍惚等症。

【饮用禁忌】风寒咳嗽、脾虚便溏者忌食。

乌梅

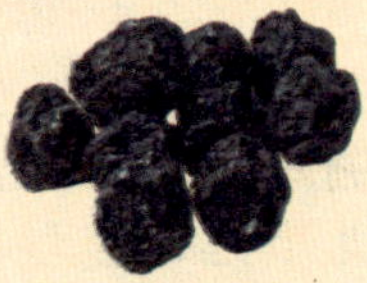

【常用别名】酸梅、黄仔、合汉梅、干枝梅。

【性味归经】性温，味酸。归肝、脾、肺、大肠经。

【营养功效】收敛生津、安蛔驱虫。主治久咳、虚热烦渴、久泻、痢疾、便血、尿血、血崩、蛔厥腹痛、呕吐、钩虫病、牛皮癣等病症。

【饮用禁忌】胃酸过多者、表邪未解者忌用。

人参

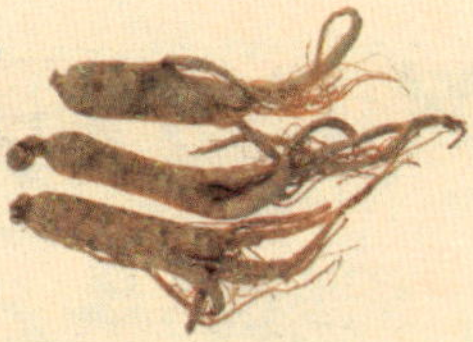

【常用别名】土精、神草、黄参、血参、地精。

【性味归经】性平，味甘、微苦。归脾、肺经。

【营养功效】大补元气、复脉固脱、补脾益肺。用于体虚欲脱、肢冷脉微、脾虚食少、肺虚喘咳、内热消渴、阳痿宫冷等症。

【饮用禁忌】忌与藜芦、五灵脂同服，服药期间忌食萝卜、浓茶。

党参

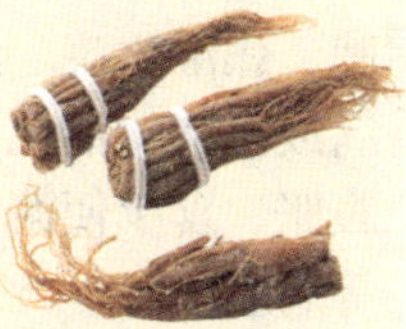

【常用别名】黄参、防党参、上党参、狮头参、中灵草、黄党。

【性味归经】性平，味甘。归脾、肺经。

【营养功效】补中益气、健脾益肺。用于劳倦乏力、气短心悸、食少、虚喘咳嗽、内热消渴、血虚萎黄等症。

【饮用禁忌】忌与藜芦同用；气滞和火盛者慎用，有实邪者忌服。

黄芪

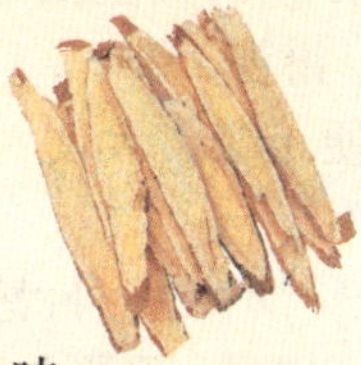

【常用别名】棉芪、绵黄芪、棉黄芪、黄蓍、黄耆、箭芪。

【性味归经】性温，味甘。归肺、脾、肝、肾经。

【营养功效】补中益气、敛汗固表、托毒敛疮。用于内脏下垂、崩漏带下、表虚自汗及消渴（糖尿病）。

【饮用禁忌】高血压病、面部感染和有实证、热证者慎用。

当归

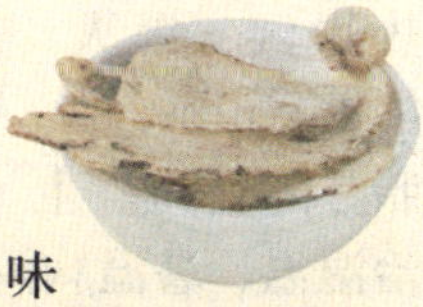

【常用别名】秦归、云归、西当归、岷当归。

【性味归经】性温，味甘、辛。归肝、心、脾经。

【营养功效】补血活血、调经止痛、润燥滑肠。多用于治疗月经不调、经闭腹痛、瘀血、崩漏、血虚头痛、眩晕、跌打损伤等症。

【饮用禁忌】湿阻中满、便溏腹泻以及热盛出血者忌服。

甘草

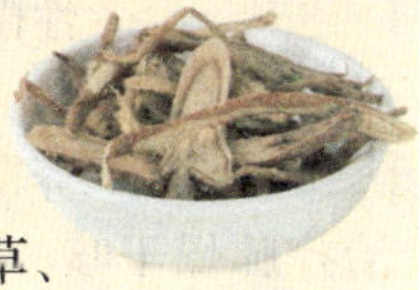

【常用别名】美草、密甘、密草、国老、粉草、甜草。

【性味归经】性平，味甘。归心、肺、脾、胃经。

【营养功效】补脾益气、清热解毒、祛痰止咳。用于脾胃虚弱、心悸气短、咳嗽痰多、痈肿疮毒等，还可缓解药物之毒性、烈性。

【饮用禁忌】湿热中满、呕吐、水肿及高血压患者忌服。

杜仲

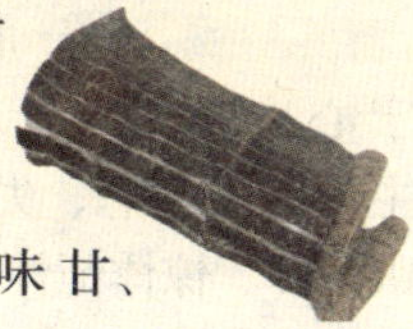

【常用别名】丝楝树皮、丝棉皮、棉树皮、胶树。

【性味归经】性温，味甘、微辛。归肝、肾经。

【营养功效】补肝肾、强筋骨、安胎气、降血压。可治疗腰脊酸疼、肾虚阳痿、足膝痿弱、小便余沥、筋骨无力、妊娠漏血、胎动不安、习惯性流产、高血压病等。

【饮用禁忌】阴虚火旺者慎服。

丹参

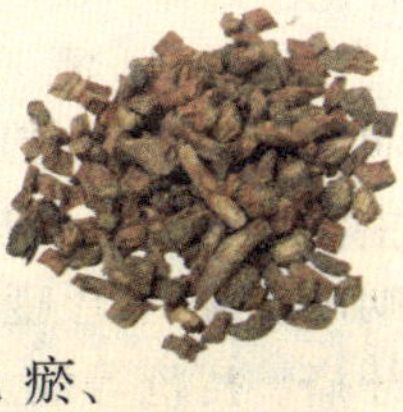

【常用别名】赤参、紫丹参、红根。

【性味归经】性微温，味苦。归心、肝经。

【营养功效】活血化瘀、安神宁心、排脓止痛。主要治疗心绞痛、月经不调、痛经、闭经、血崩带下、血瘀腹痛、骨节疼痛、惊悸不眠等症。

【饮用禁忌】孕妇及出血不停的人慎用。

五味子

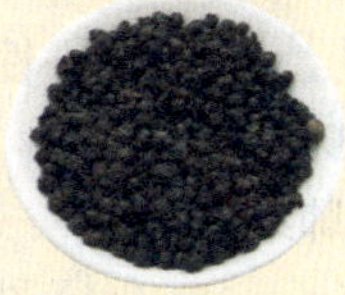

【常用别名】南五味子、香苏、红铃子。

【性味归经】性温，味酸。归肺、心、肾经。

【营养功效】 敛肺生津、滋肾涩精、收汗。用于治疗虚寒喘咳、久泻久痢而属肾虚者，治汗出过多、体倦神疲、失眠健忘等。

【饮用禁忌】 外有表邪、内有实热，或咳嗽初起、痧疹初发者忌服。

酸枣仁

【常用别名】 枣仁、山枣仁、山枣。

【性味归经】 性平，味甘。归心、脾、肝、胆经。

【营养功效】 养肝、宁心安神、敛汗。主治心烦易怒、失眠多梦、惊悸怔忡、烦渴、自汗、盗汗等症。

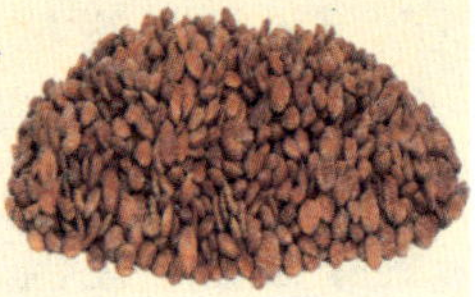

【饮用禁忌】 实邪郁火及患有滑泄症者慎服。

胖大海

【常用别名】 安南子、大洞果、胡大海、大发、通大海、大海榄。

【性味归经】 性凉，味甘、淡。归肺、大肠经。

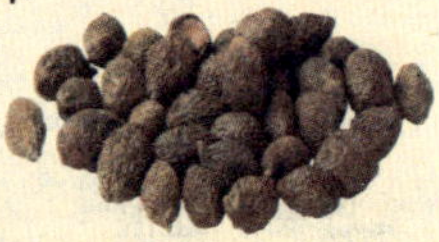

【营养功效】 清热润肺、解毒利咽。主治干咳无痰、口干咽燥、咽喉肿痛、音哑、骨蒸内热、目赤、牙痛、痔疮等症。

【饮用禁忌】 腹泻、脾胃虚寒者不宜服用。

陈皮

【常用别名】 橘皮、贵老、红皮、黄橘皮、广橘皮。

【性味归经】 性温，味苦、辛。归脾、胃、肺经。

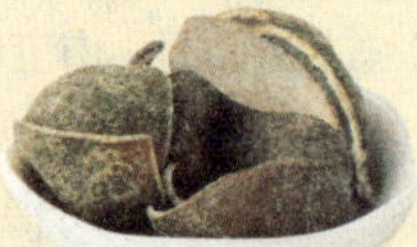

【营养功效】 理气健脾、燥湿化痰。治疗脾胃气滞之脘腹胀满或疼痛、消化不良、湿浊中阻之胸闷腹胀、食少便溏、痰湿阻肺之咳嗽气喘等病症。

【饮用禁忌】 气虚、阴虚燥咳者忌用。

芡实

【常用别名】 鸡头米、鸡头苞、鸡头莲、刺莲藕、肇实、鸡芡实。

【性味归经】 性平，味甘、涩。归脾、肾经。

【营养功效】 固肾涩精、补脾止泻。主治遗精、淋浊、带下、小便不禁、大便泄泻。

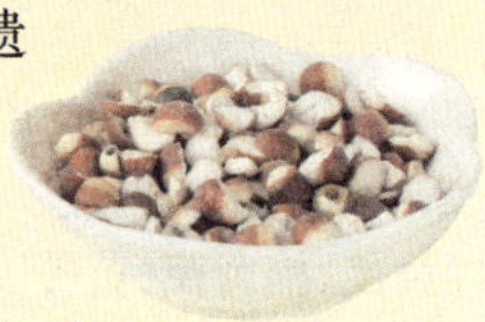

【饮用禁忌】 外感疟痢、痔疮、腹胀食积及产妇皆忌之。

黄芩

【常用别名】 山茶根、土金茶根、大黄芩、下巴子、川黄芩、元芩、腐肠。

【性味归经】 性寒，味苦。归肺、胆、脾、胃、大肠、小肠经。

【营养功效】 清热燥湿、泻火解毒、止血、安胎、降血压。主治湿温、暑温胸闷呕恶、湿热痞满、痢疾泄泻、黄疸、肺热咳嗽、高热烦渴、血热吐衄、痈肿疮毒、胎动不安。

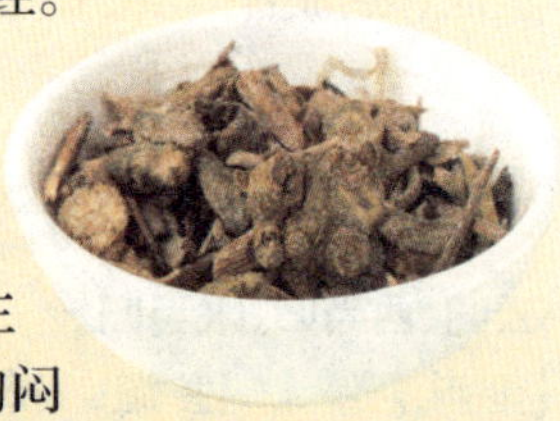

【使用方法】 脾胃虚寒者忌用。

麦冬

【常用别名】 麦门冬、沿阶草、书带草。

【性味归经】 性微寒，味甘、微苦。归心、肺、胃经。

【营养功效】 养阴生津、润肺清心。常治疗肺燥干咳、虚劳咳嗽、心烦失眠、内热消渴、肠燥便秘、咯血吐血、热病津伤等病症。

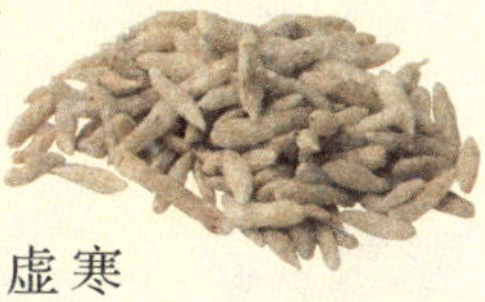

【饮用禁忌】 脾胃虚寒泄泻、内有痰湿者忌服。

天冬

【常用别名】 三百棒、丝冬、老虎尾巴根。

【性味归经】 性寒,味甘、苦。归肺、肾经。

【营养功效】 养阴生津、润肺清心。用于肺燥干咳、虚劳咳嗽、津伤口渴、心烦失眠、内热消渴、肠燥便秘等。

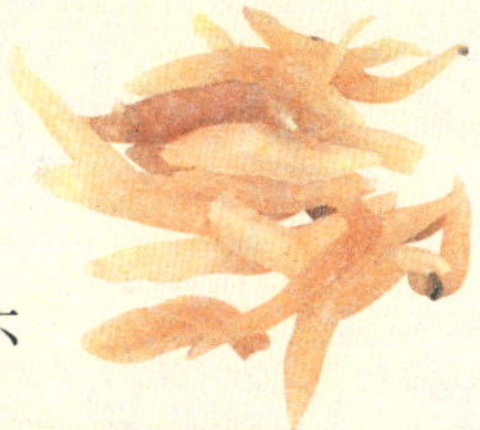

【饮用禁忌】 脾胃虚寒和便溏者均不宜服用。

熟地

【常用别名】 熟地黄。

【性味归经】 性微温,味甘。归肝、肾经。

【营养功效】 滋阴补血、益精填髓。用于肝肾阴虚、腰膝酸软、盗汗遗精、内热消渴、血虚萎黄、心悸怔忡、月经不调等。

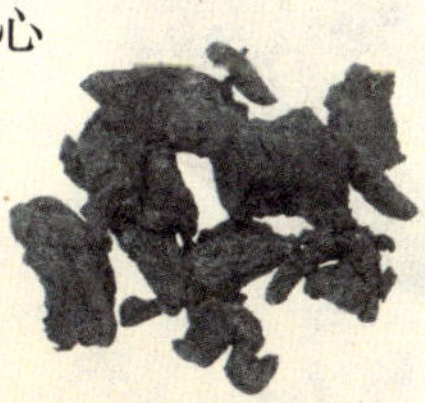

【饮用禁忌】 感冒、消化不良、大便泄泻者不宜服用。

何首乌

【常用别名】 多花蓼、紫乌藤、野苗、交茎、交藤、夜合、桃柳藤、九真藤。

【性味归经】 性微温,味苦、甘。归肝、肾经。

【营养功效】 补肝益肾、养血祛风。治肝肾阴亏、发须早白、血虚崩带、腰膝软弱、筋骨酸痛、遗精疟痢、慢性肝炎、痈肿、瘰疬、痔疮。

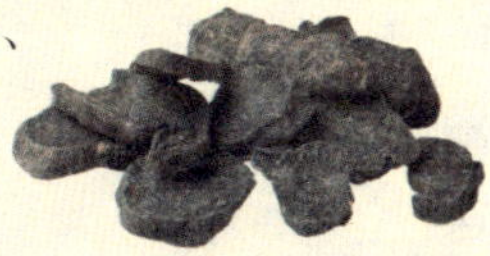

【饮用禁忌】 大便溏泄及有湿痰者忌服。

玉竹

【常用别名】 尾参、萎蕤。

【性味归经】 性平，味甘。归肺、胃经。

【营养功效】 养阴润燥、除烦止渴。常用于治疗燥咳、劳嗽、热病阴液耗伤之咽干口渴、内热消渴、阴虚外感、头昏眩晕、筋脉挛痛等病症。

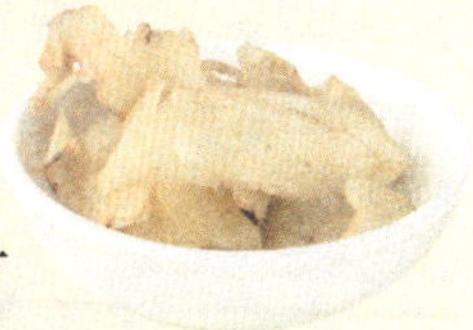

【饮用禁忌】 胃有痰湿气滞者忌服。

三七

【常用别名】 山漆、金不换、血参、人参三七、田七。

【性味归经】 性温，味甘、微苦。归肝、胃经。

【营养功效】 止血散瘀、消肿镇痛。主要治疗吐血、咯血、衄血、便血、血痢、崩漏癥瘕、产后血晕、恶露不下、跌打瘀血、外伤出血、痈肿疼痛等病症。

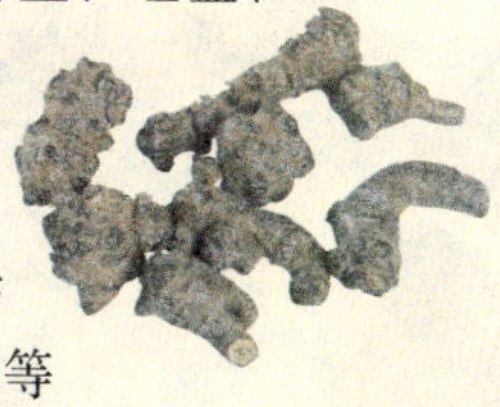

【饮用禁忌】 月经量少者以及孕妇忌服。

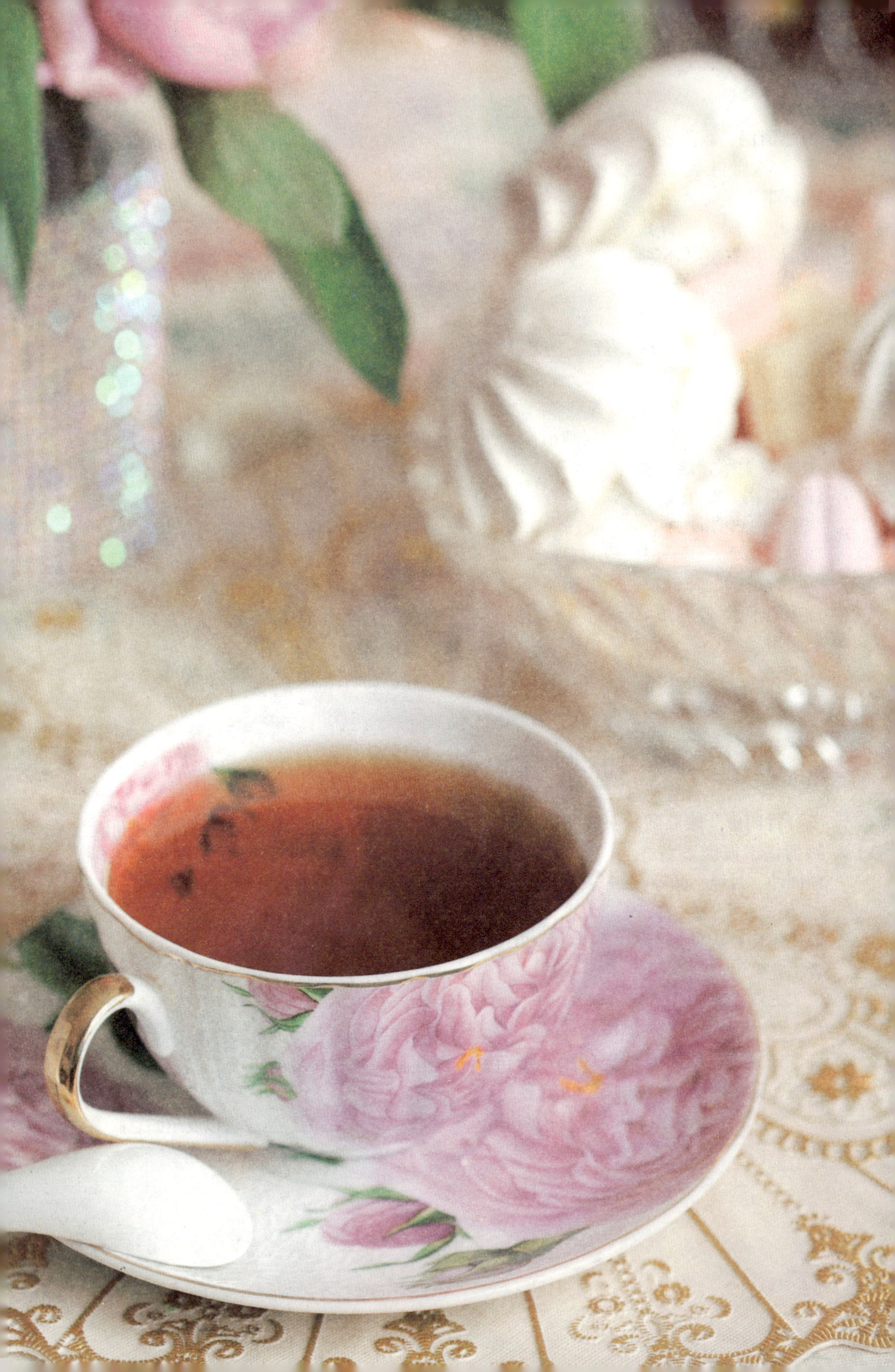

第一篇

日常保健茶饮

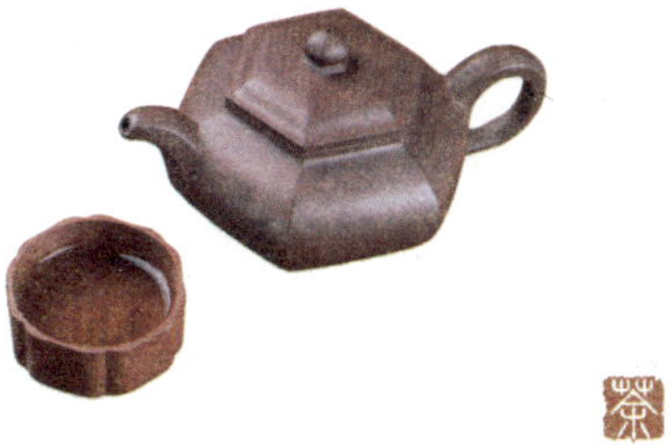

由于茶的营养成分非常丰富，各种茶饮也变化多样，因此其受人欢迎程度之高，可谓有目共睹。

现代保健茶饮由于分类不同，显得各式各样。其中以植物的各部分入饮者，称为青草茶；以中药材入饮者，称为汉方药草茶；以香草的花、叶、草入饮者，为花草茶；以五谷粮食入饮者，则为五谷茶……

而将各式茶饮融入生活当中，其养生功效更是数不胜数为人称道。茶的养生功效主要为：无病防病，增强免疫力；抗菌消炎，治疗疾病；减肥瘦身，降糖降脂；美容养颜，润滋肌肤；抗衰防老，益寿延年等。正如《本草拾遗》所言："诸药为百病之药，茶为万病之药。"茶之养生功效由此可见一斑。

下面就请跟随我们，找到适合你的茶饮，寻找一种健康的生活方式，在轻松的气氛和悠悠的茶香中，享受饮茶的乐趣和由此所带来的健康及身心的愉悦。

消暑解渴

防暑降温的饮料多不胜数，但若以消烦解渴而言，仍以茶为首选饮料。《神农食经》上说：“茗能止渴，令人少睡，有力悦志。”

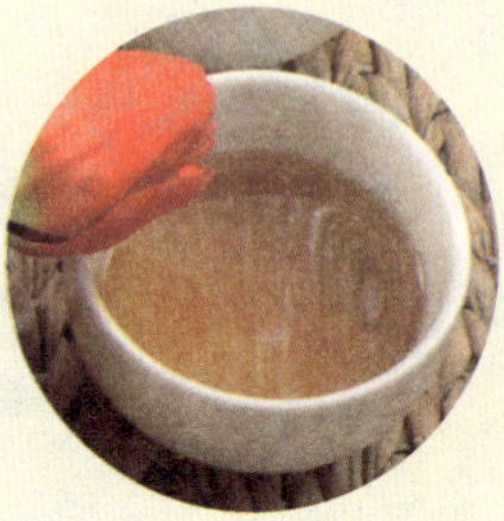

茶叶中的许多有益成分，只有通过沸水或热水的冲泡才能充分溶出，而且浓浓的热茶饮用后，可以促进其中的芳香油、咖啡因等成分尽快挥发作用，以扩张血管，开放汗腺，使身体出汗，排出身体内多余的热量，有利于人的健康。

此外，通过饮茶又能补充水分，促进小便排泄、发汗，使体温随之降低。所以，茶叶通过沸水冲泡，即可达到消暑解渴的作用。

夏天，赤日炎炎，由于蒸发较快，所以人们会感到暑热难耐，口渴心烦。因此多喝几杯清凉解渴的茶饮，就能达到消暑解渴的目的。

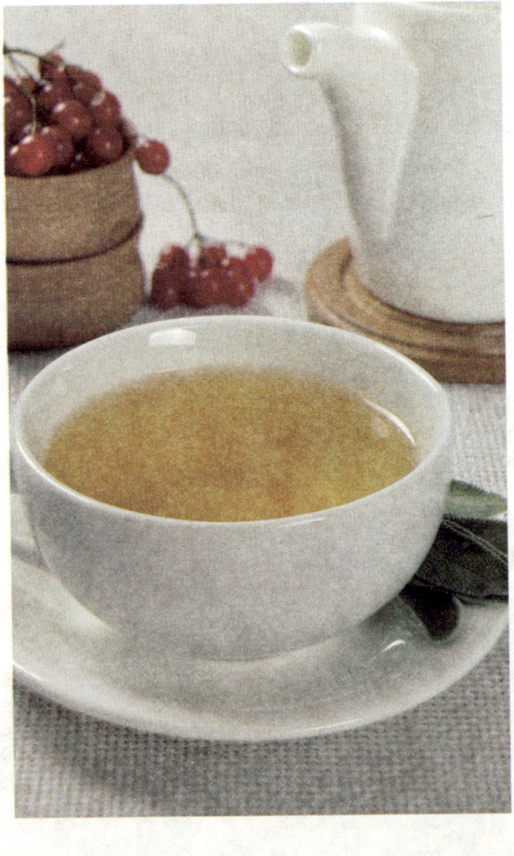

消暑解渴茶

适应证：烦躁口渴、中暑

原料

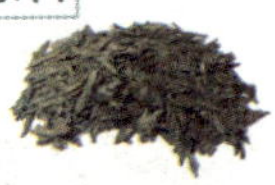

绿茶50克

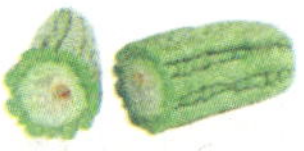

苦瓜500克

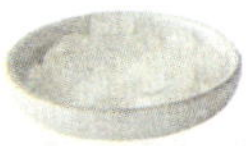

冰糖适量

做法 ①苦瓜洗净，去子、瓤，切成条再切碎，以中火炒5分钟后，和绿茶同置密封罐中，放阴凉处保存。②每次取3克放入茶杯中，用沸水冲泡5分钟后加冰糖调味饮用。

重点提示

1.疲累心烦、易渴者适宜饮用此款茶饮。

2.脾胃虚弱者忌饮用此款茶饮。

茶效

◎绿茶有清热解渴的作用，苦瓜可以清心除烦，降火解毒。二者配用冰糖为茶，可以消暑解渴，赶走夏日炎热。

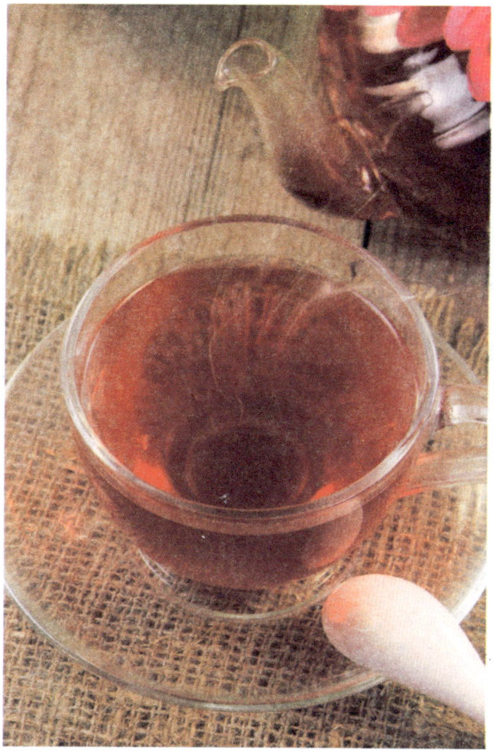

山楂甘草茶

适应证：咽干口渴

原料

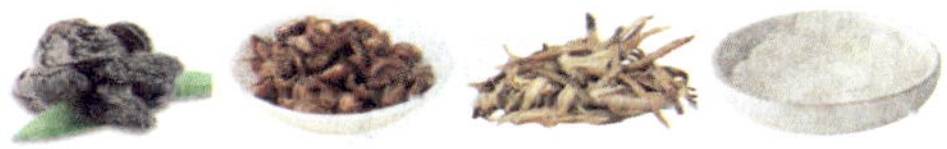

乌梅15克　山楂10克　甘草5克　冰糖适量

做法 ①将搭配好的材料放入盛满水的锅中煮开。②煮开后开中火熬制40分钟。③再加入适量冰糖调味，滤取汁液即可。

重点提示

1.夏季佐餐或进食油腻后饮用较佳。
2.产妇及风寒咳嗽者不宜饮用。

茶效

◎乌梅、山楂均能消食健胃、生津止渴；甘草可补脾益气、清热解毒。该茶可消食化滞，生津止渴，常饮可祛病除疾，保健强身，是炎热夏季不可多得的保健饮品。

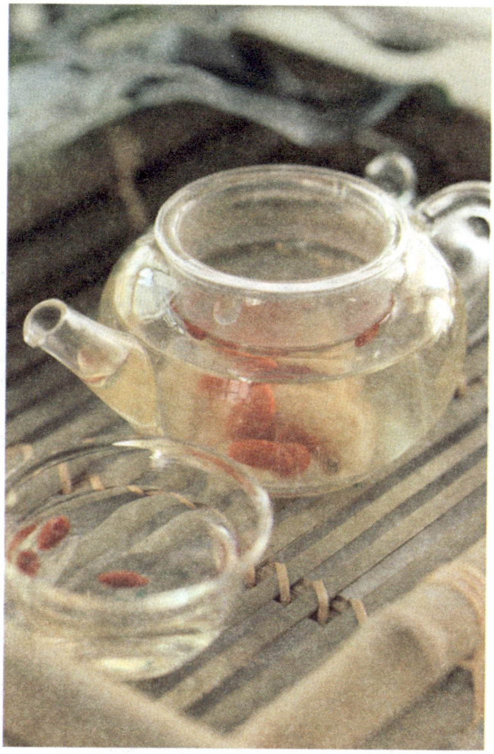

麦冬枸杞茶

适应证：肺燥咳嗽

原料

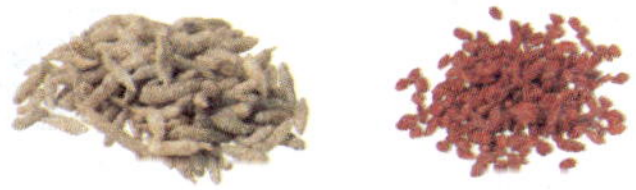

麦冬3克　枸杞子5克

做法 ①将麦冬、枸杞子均洗净。②将以上材料放入开水中浸泡，闷约5分钟后即可滤取汤汁饮用。

重点提示

1. 津伤口渴、肺燥及便秘者饮用较好。
2. 脾胃虚寒、泄泻者忌用。

茶效

◎麦冬具有养阴生津、润肺清心的功效；枸杞子是滋肾、润肺的高级补品，除此以外，还有补肝、明目的功效。二者为茶，可起到润肺止咳、养肝消渴的作用。

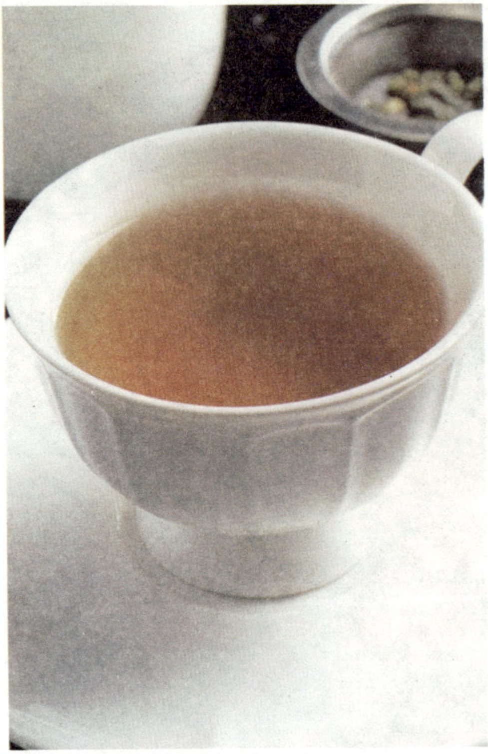

柚子蜜茶

适应证：口干口渴

原料

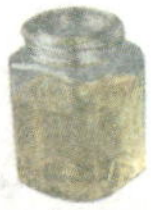

柚子蜜适量

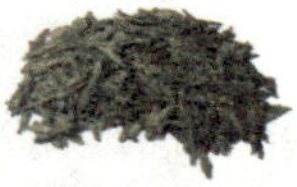

绿茶3克

做法 ①取柚子蜜3匙，与绿茶一同放入茶壶中。②倒入90摄氏度中的开水冲泡片刻，待凉后即可饮用。

重点提示

1.感冒咳嗽、咽干口渴时饮用较佳。

2. 脾虚泄泻者及正在服药者忌用。

茶效

◎柚子能下气、消食、醒酒、化痰、健脾、生津止渴、降低血脂等，对高血压患者有补益作用。此茶可理气生津、清热祛火、止咳化痰。

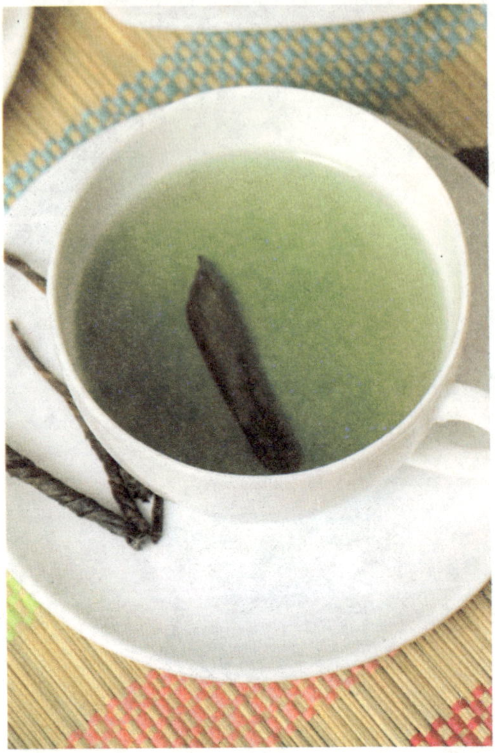

苦丁茶

适应证：头痛、热病烦渴

原料

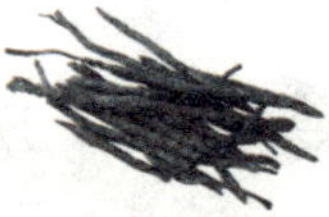

苦丁4克

做法 ①将苦丁稍洗，放入到茶杯中。②再倒入沸水冲泡15分钟，直到茶香散出即可饮用。

重点提示

1.烦渴难耐者饮用此茶饮效果较好。

2.风寒感冒、虚寒体质者忌用。

茶效

◎苦丁茶具有散风、清头目、除烦渴、利二便、祛油腻、活血脉等功效。以此为茶，可清心火、除心烦。

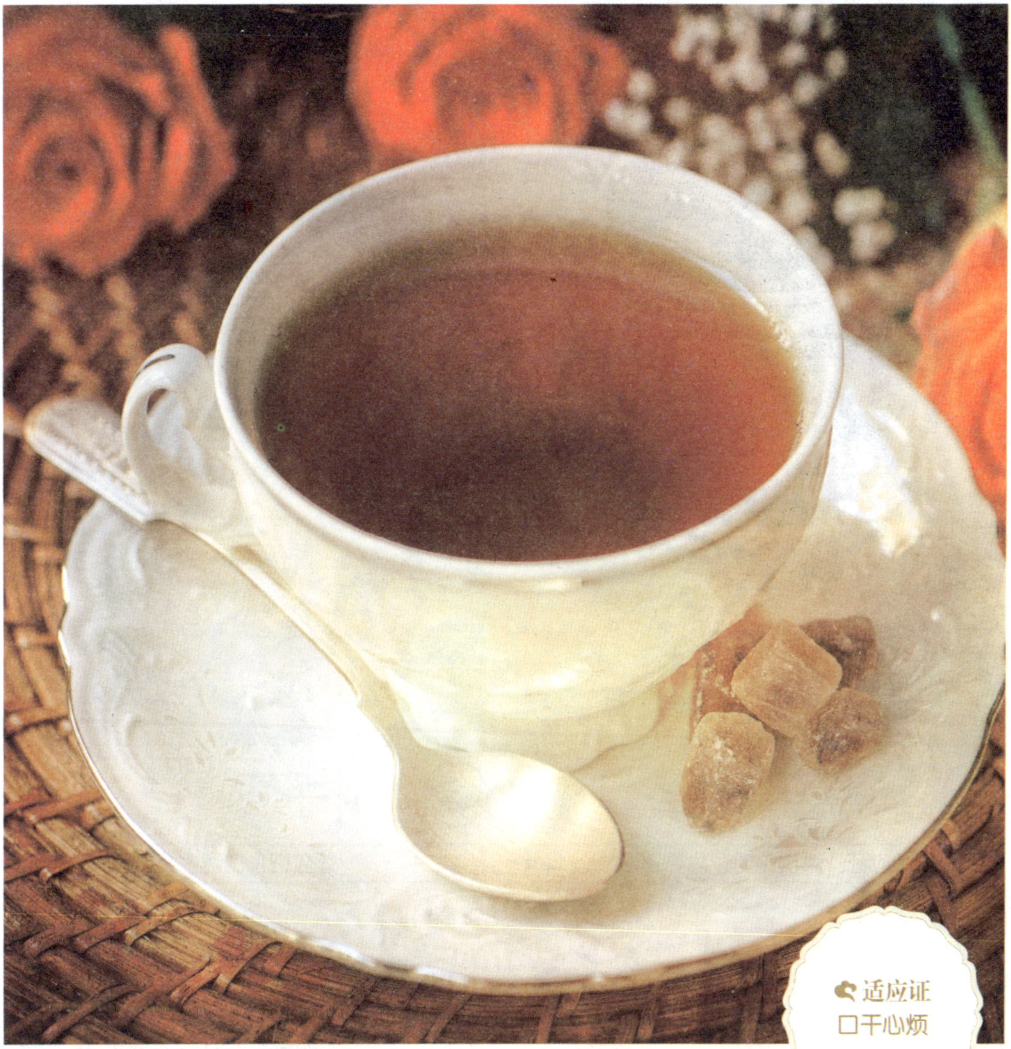

适应证
口干心烦

酸梅茶饮

原料

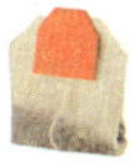
红茶包1个

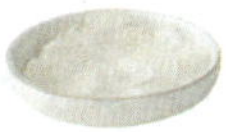
冰糖适量

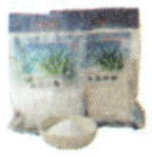
砂糖1000克

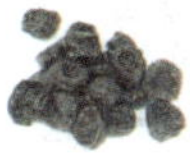
梅子500克

做法

①梅子用砂糖腌渍备用。

②每次取5个腌渍过的梅子，与原汁加水煮沸，再加入冰糖、红茶包，搅拌匀，5分钟后即可饮用。

重点提示

1.夏季预防中暑效果较好。

2. 热滞、表邪未解者不宜用。

茶效

◎梅子含有人体所需的多种氨基酸。酷暑季节，经常饮用由梅子制作的茶饮，可祛暑降温、开胃生津，是夏季防暑降温的理想茶饮。此茶可生津止渴，清热祛暑。

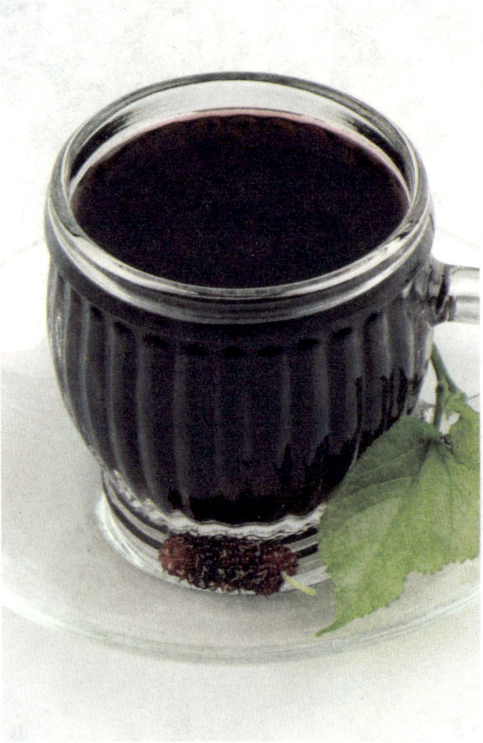

桑葚玉竹茶

适应证：津伤口渴、内热消渴

原料

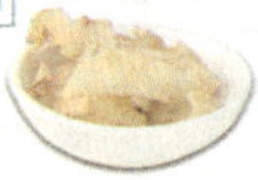
玉竹6克

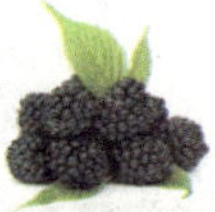
桑葚6克

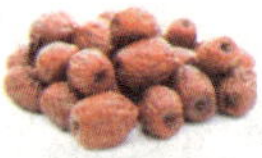
红枣3枚

做法 ①将红枣洗净、去核，与桑葚、玉竹一起入锅。②加适量清水煎煮，15分钟后，即可滤取茶汁饮用。

重点提示

1. 热病阴液耗伤之咽干口渴者饮用较佳。
2. 少年儿童、脾虚便溏者不宜多用。

茶效

◎桑葚有补血滋阴、生津润燥的功效；玉竹是可比拟人参的补阴圣品，具有养阴润燥、除烦止渴的作用。二者为茶，可滋阴润燥、消烦止渴。

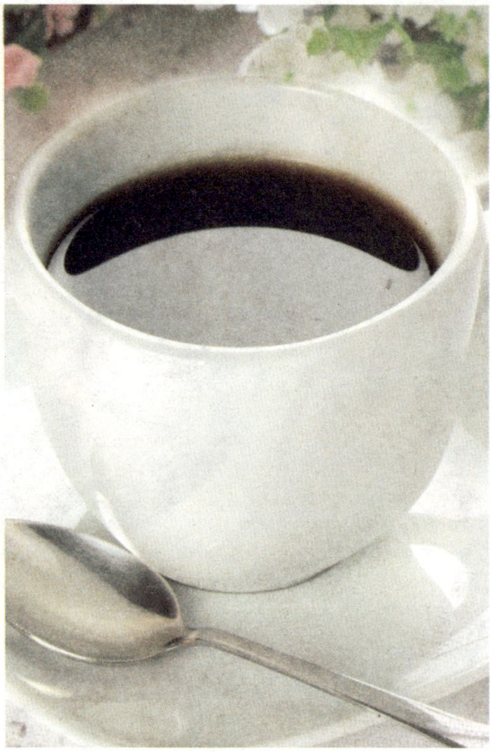

乌梅茶

适应证：口涩多痰

原料

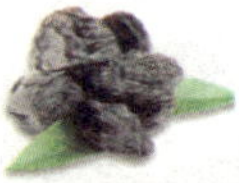
乌梅50克

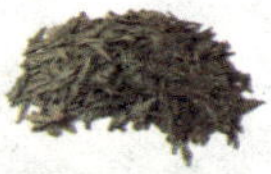
绿茶5克

做法 ①将准备好的乌梅、绿茶放入保温杯中。②倒入沸水冲泡，5分钟后即可滤取茶汁饮用。

重点提示

1.口干者、多痰者饮用此款茶饮效果较佳。
2.热滞、表邪未解者不宜饮用。

茶效

◎乌梅入药有生津止渴、收敛涩肠、杀虫解毒之功用，与绿茶相搭配具有消炎祛痰、解毒抗癌的作用，对于因季节变化引起的肠胃不适以及口涩多痰症状有明显的缓解作用。

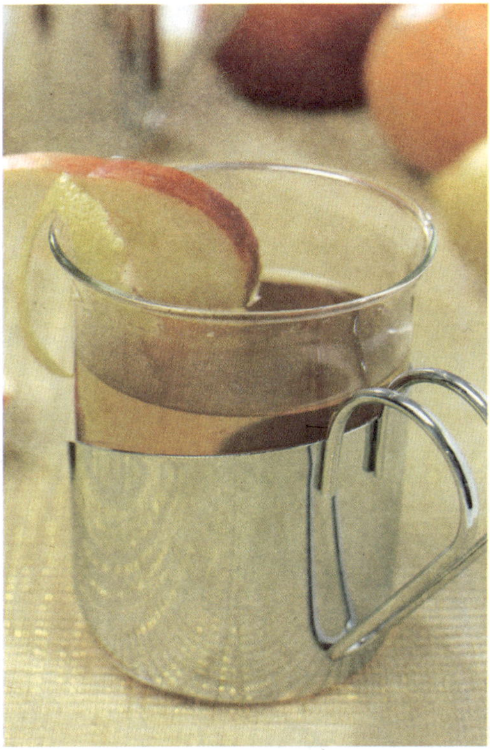

苹果茶

适应证：口渴咽干

原料

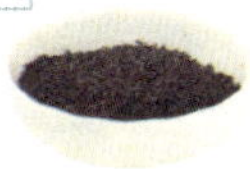

红茶包1个

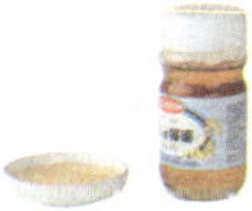

蜂蜜适量

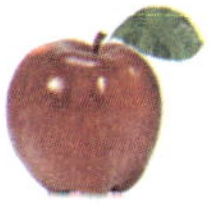

苹果适量

做法 ①将备好的苹果洗净，切成小块，与红茶包一起放入锅内，加适量清水煮沸。②5分钟后，加入蜂蜜搅拌均匀即可饮用。

重点提示

1.口渴者饮用此款茶饮效果甚佳。

2. 孕产妇慎用。

茶效

◎红茶能生津解渴、防辐射；苹果具有润肺、健胃、生津、止渴、止泻、消食、顺气、醒酒的功效。此款茶可生津止渴、润肺消食。

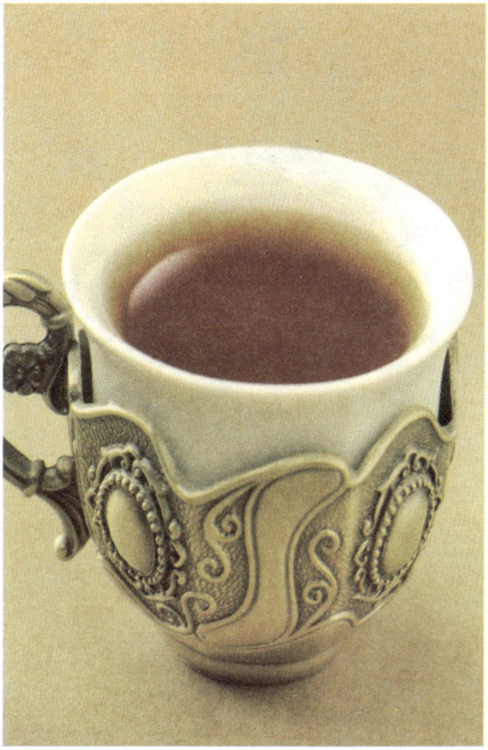

乌梅桂花醒酒茶

适应证：虚热烦渴

原料

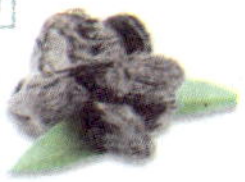

乌梅5克

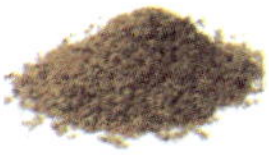

桂花3克

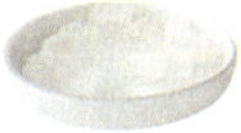

冰糖少许

做法 ①将准备好的乌梅、桂花、冰糖放入保温杯中。②倒入沸水浸泡，5分钟后即可滤取茶汁饮用。

重点提示

1.醉酒烦渴者饮用此款茶饮效果较好。

2. 外热、热滞、表邪未解者不宜饮用。

茶效

◎桂花具有散寒破结、化痰止咳的作用；乌梅具有收敛生津、安蛔驱虫的功效。二者为茶，可散寒止咳、消暑解渴，尤其适合虚热烦渴者饮用。

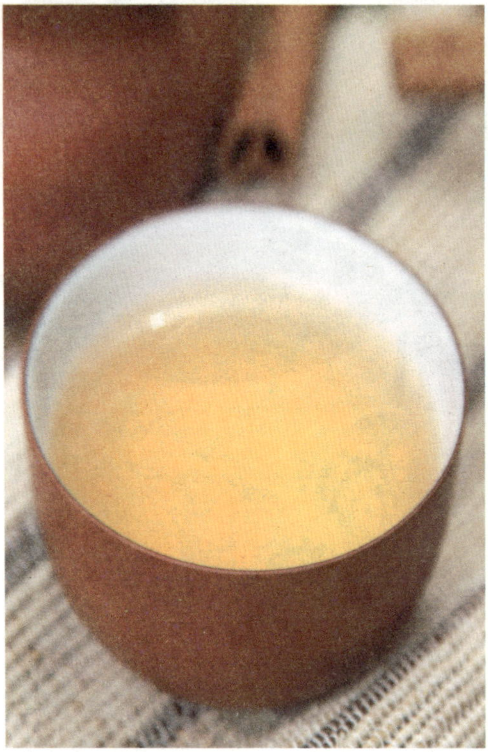

消暑茶

适应证：湿热

原料

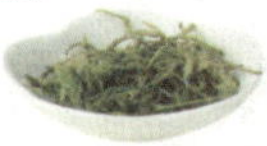

金银花适量

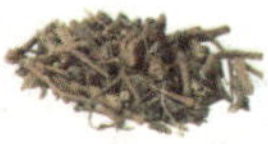

藿香适量

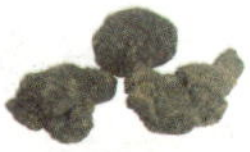

生地适量

做法 ①将准备好的金银花、藿香、生地放入茶杯中。②用沸水冲泡15分钟即可饮用。

重点提示

1. 热风伤阴、舌绛烦渴者饮用较佳。
2. 脾胃虚寒及气虚、疮疡患者忌服。

茶效

◎藿香利气、快膈、和中、辟秽、祛湿；金银花具有清热解毒的功效。二者与具有清热凉血、养阴、生津功效的生地为茶，可祛湿热，解毒。

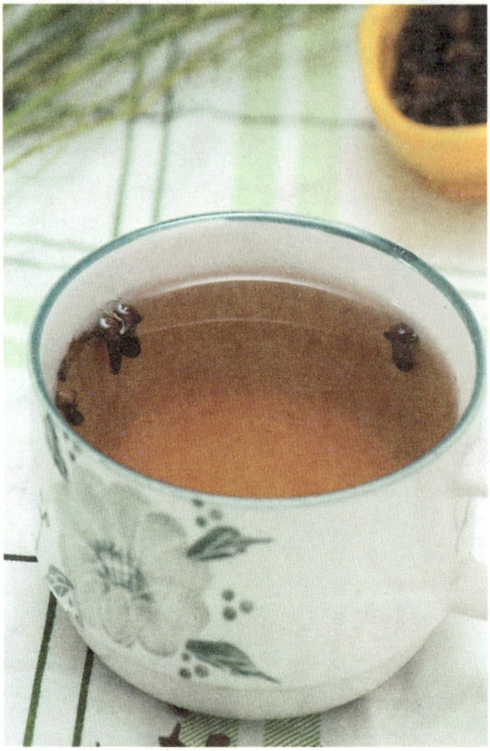

丁香绿茶

适应证：暑热口渴

原料

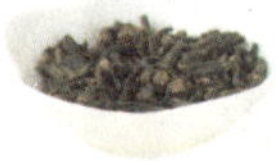

丁香少许

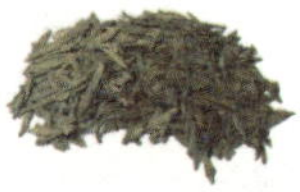

绿茶少许

做法 ①将少许丁香、绿茶放入杯中。②用开水冲泡，然后倒出茶水留茶叶。③再放入开水浸泡，1～2分钟后即可饮用。

重点提示

1. 夏季心烦口渴者饮用较好。
2. 热病及阴虚内热者忌服。

茶效

◎丁香具有温中暖肾、降逆的功效，绿茶可清热解暑、消炎抗菌。二者为茶，可消暑解渴，和胃止呕，非常适合夏天酷暑时节饮用。

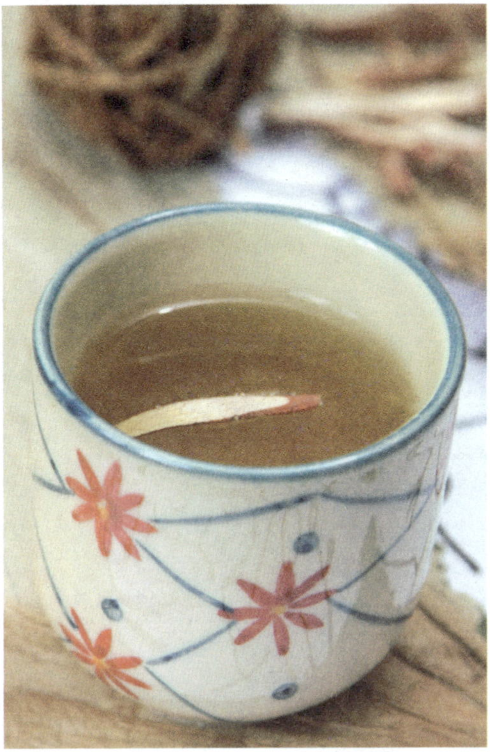

荷叶甘草茶

适应证：口渴、湿热

原料

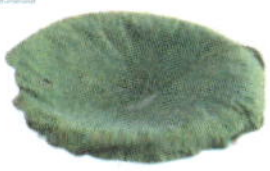

鲜荷叶100克

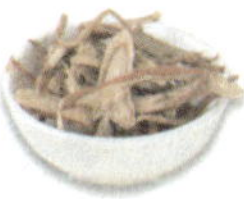

甘草5克

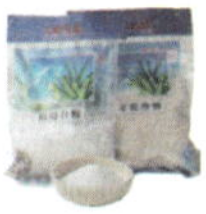

白糖少许

做法 ①将荷叶洗净切碎。②然后将所有材料（除白糖外）放水中煮10余分钟，滤去荷叶渣，加适量白糖即可。

重点提示

1.心烦、湿热较重者饮用此茶效果较好。

2. 高血压患者忌饮此茶。

茶效

◎甘草有补脾益气、清热解毒、祛痰止咳、缓急止痛等功效；荷叶能清暑利湿、升发清阳、凉血止血。二者为茶，可清热解暑、祛烦解渴。

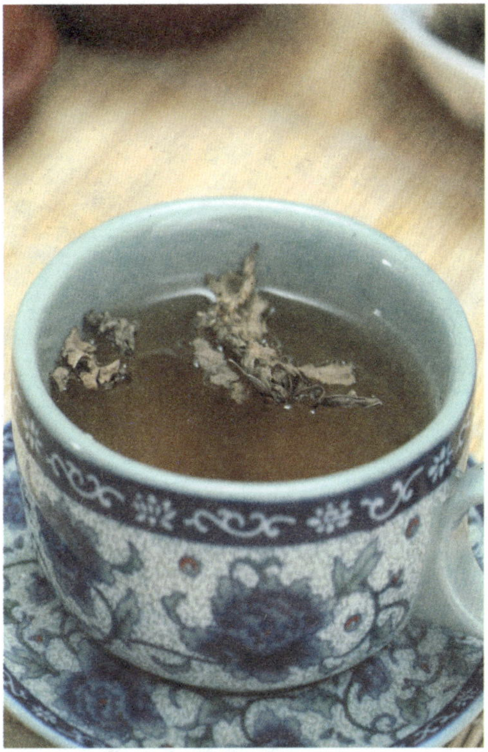

清热凉血茶

适应证：湿热、水肿

原料

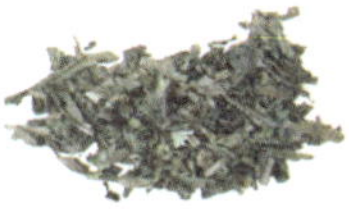

干车前草5克

做法 ①将干车前草放入茶杯中。②用热开水冲泡1～2分钟后即可饮用。

重点提示

1.湿热、水肿者饮用此款茶饮效果较好。

2.老人不可多用。

茶效

◎车前草具有利水、清热凉血、明目、祛痰的功效。此茶饮，可清热利湿、止血。

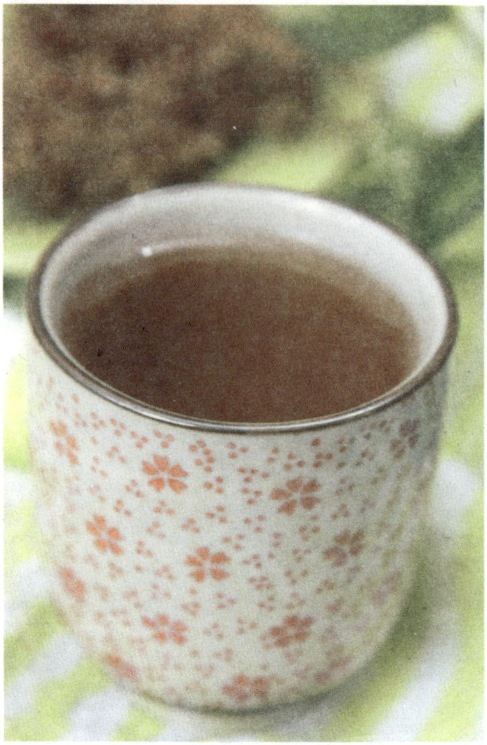

六月神仙茶

适应证：发热、身倦、口渴

原料

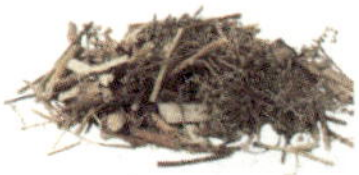

青蒿适量

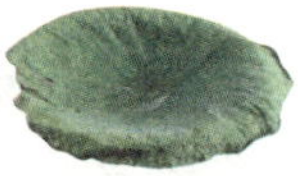

荷叶适量

做法 ①将准备好的青蒿、荷叶放入茶杯内。②用沸水冲泡10 分钟后即可滤汁饮用。

重点提示

1.咽喉肿痛者饮用较佳。

2. 产后血虚、内寒作泻者忌用。

茶效

◎青蒿有清热凉血的作用，用于内热引起的咽喉肿痛、目赤。此茶主要功效有清热、解毒、除湿、消暑。

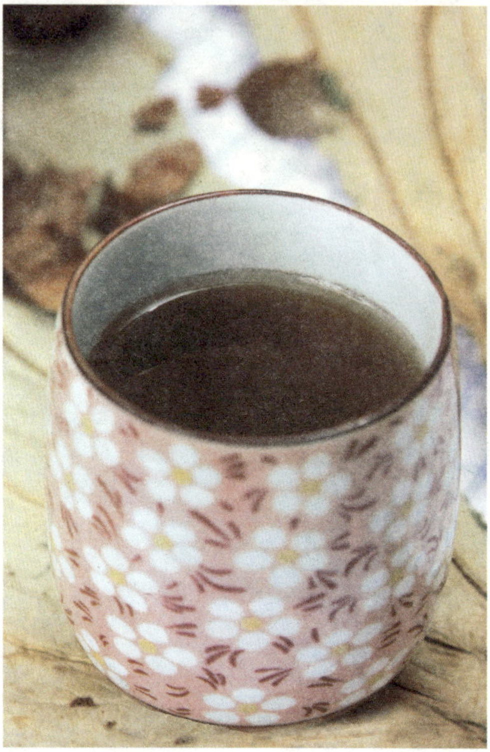

清咽茶

适应证：肺热咳嗽、口干口渴

原料

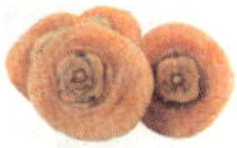

干柿饼10～15克

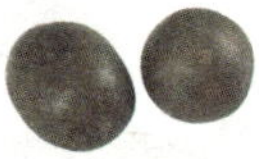

罗汉果10克

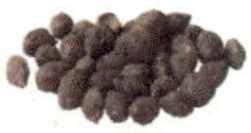

胖大海1枚

做法 ①将柿饼隔水蒸15分钟后切片备用。②罗汉果洗净捣烂，与胖大海、柿饼放入茶杯，沸水冲5分钟后饮用或含服。

重点提示

1.肺热咳嗽、口渴者饮用较好。

2. 脾胃虚寒者不宜用。

茶效

◎罗汉果清热润肺、止咳化痰、润肠通便；胖大海清热、润肺、利咽、解毒；柿饼性寒无毒，有清热润肺、生津止渴、健脾化痰的功效。三者为茶，可清热利咽、滋阴润燥。

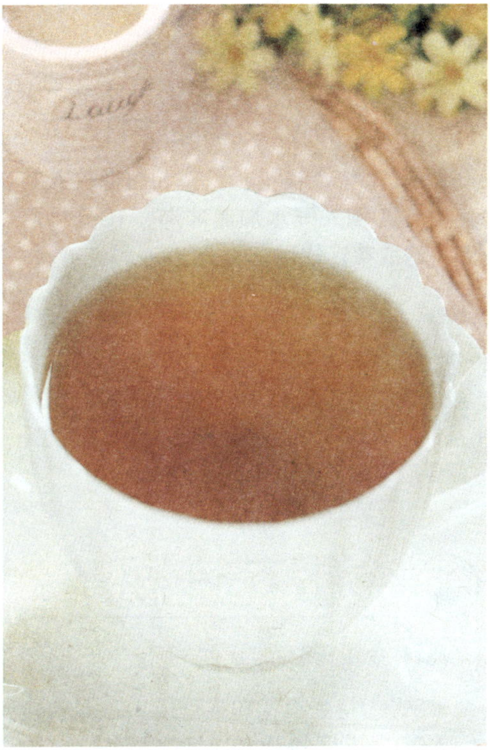

金银山楂茶

适应证：中暑

原料

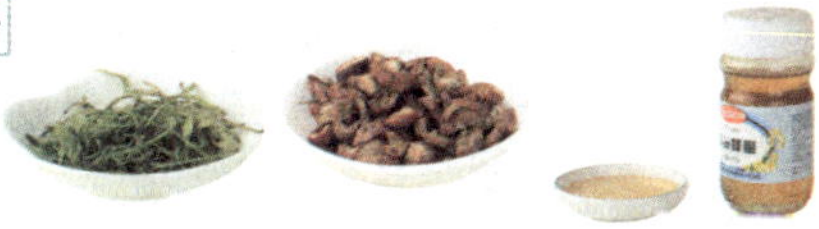

金银花20克 山楂10克 蜂蜜15克

做法 ①将金银花、山楂及适量水烧沸，②5分钟后倒出，再次加水煮沸，取汁。③将两次茶液合并，稍冷却，加蜂蜜搅匀即可。

重点提示

1.食欲不振有中暑症状者饮用较好。

2. 脾胃虚寒及气虚、疮疡患者忌服。

茶效

◎金银花具有清热解毒的功效，可治发热、热毒血痢。炎夏酷暑之际，人们容易中暑，用金银花与开胃消食的山楂制成凉茶，频频饮用，能够预防中暑。

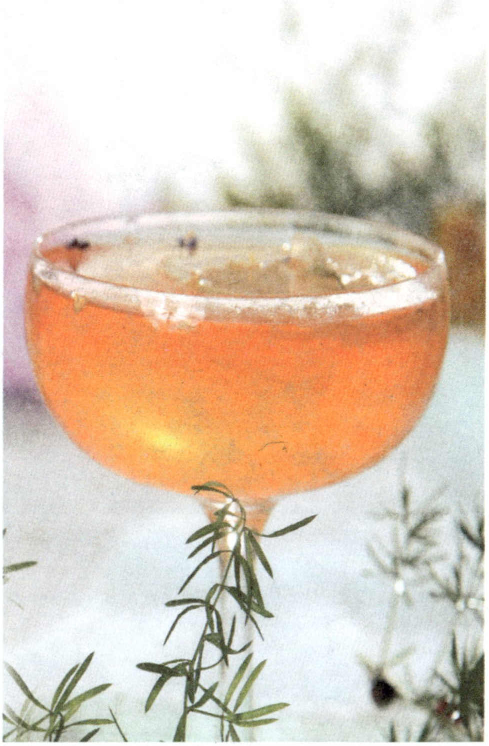

柠檬红茶

适应证：口渴烦热

原料

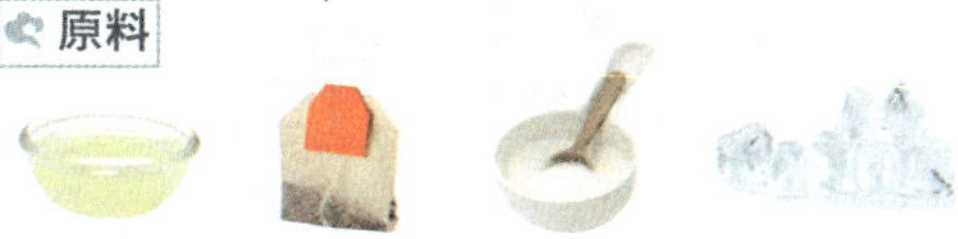

柠檬汁30毫升 红茶包1包 果糖15克 冰块适量

做法 ①将冰块放入杯内约2/3满。②红茶包加开水冲泡好放凉倒入雪克杯内，加入果糖。③最后加入柠檬汁，摇匀即可。

重点提示

1.感到疲乏无力，咽干口渴时饮用较佳。

2.发热者、肝病患者不宜饮用。

茶效

◎柠檬具有生津祛暑、化痰止咳、健脾消食之功效，可用于暑天烦渴、孕妇食少、胎动不安、高血脂等症。此茶可生津止渴、祛暑清热。

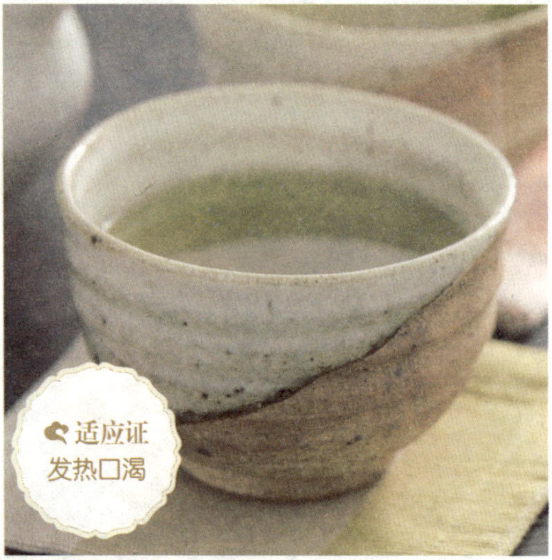
适应证
发热口渴

金银花茶

原料 金银花10克，绿茶、白糖各3克

做法 ①将金银花、绿茶和白糖放入茶壶中。②倒入开水加盖冲泡，10分钟后即可滤取茶汁饮用。

茶效

◎金银花具有清热解毒、消暑生津的功效，既能宣散风热，还善清解血毒。此款茶饮可清热祛火、疏散风热，非常适宜酷暑季节饮用。

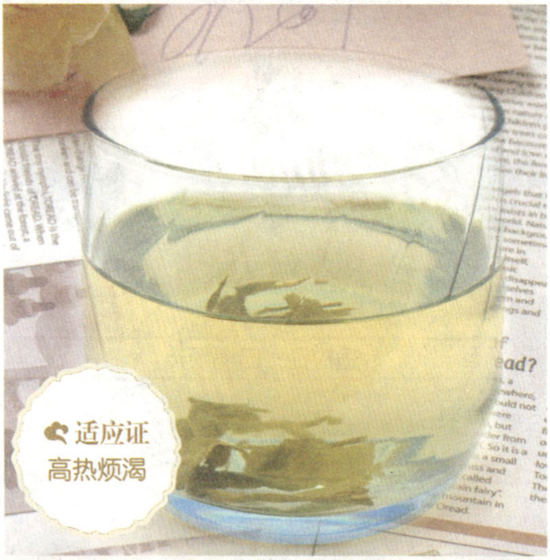
适应证
高热烦渴

金银花连翘茶

原料 金银花8克，连翘3克

做法 ①将金银花和连翘放入茶壶中，倒入90摄氏度的开水冲泡，加盖。②约10分钟后即可滤取汤汁饮用。

茶效

◎金银花具有清热解毒的功效；连翘具有清热解毒、消肿散结等功效。炎夏酷暑之际，人们容易中暑，用金银花、连翘制成凉茶，频频饮用，能够预防中暑。

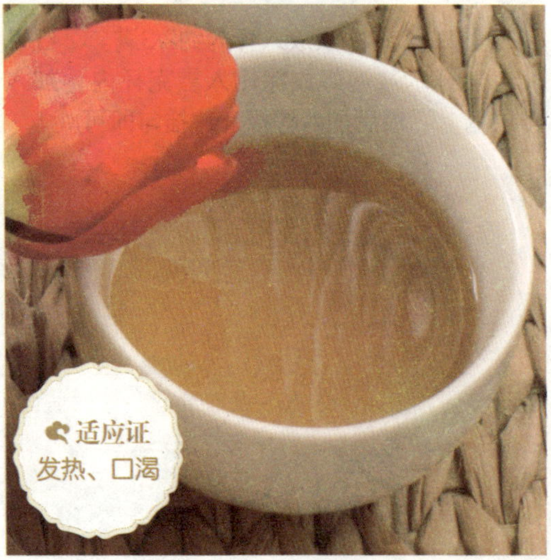
适应证
发热、口渴

生姜生米绿茶

原料 生姜5克，生米、绿茶各适量

做法 ①将生姜、生米洗净，研末，和茶叶一同放入棉布袋中扎好。②将棉布袋放入杯中倒入沸水冲泡3分钟即可。

茶效

◎生姜有解表、散寒、止呕、开痰的功效；大米有补中益气、健脾养胃、通血脉、聪耳明目、止渴、止泻的食疗作用。此款茶可补脾益胃、止渴益气。

夏日败火凉茶

原料 夏枯草100克，桑叶30克，杭白菊15克，枸杞10克

做法 ①将以上原料放入锅中加水煮沸。②最后滤出茶汁即可。

茶效

◎夏枯草、枸杞、桑叶均能清肝火；杭白菊可健胃解热。此款茶饮可以缓解燥热、暑热的症状，具有消暑解渴、败火祛烦的作用。

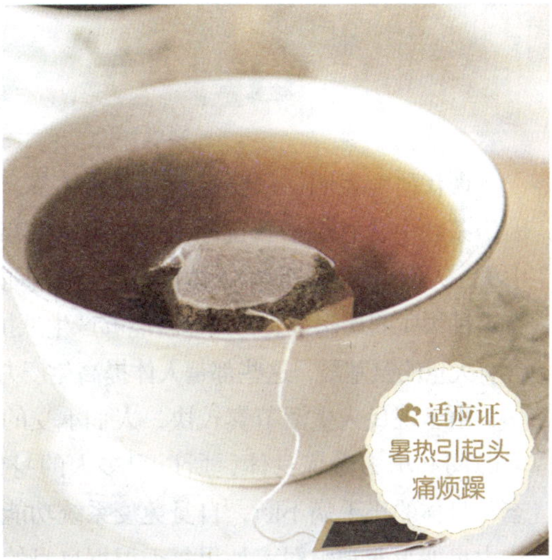
适应证
暑热引起头痛烦躁

苦瓜莲藕茶

原料 苦瓜80克，莲藕30克，蜂蜜少许

做法 ①苦瓜、莲藕均洗净，切成薄片。②将苦瓜和莲藕放入锅中加入适量水煮至熟，最后滤汁，加入蜜蜂倒入杯中即可。

茶效

◎苦瓜能除邪热、解劳乏、清心明目，夏季食用，清凉消暑，而且还能快速排出毒素，避免体内毒素的堆积。和莲藕同泡茶饮用可以清热解毒、消暑解渴。

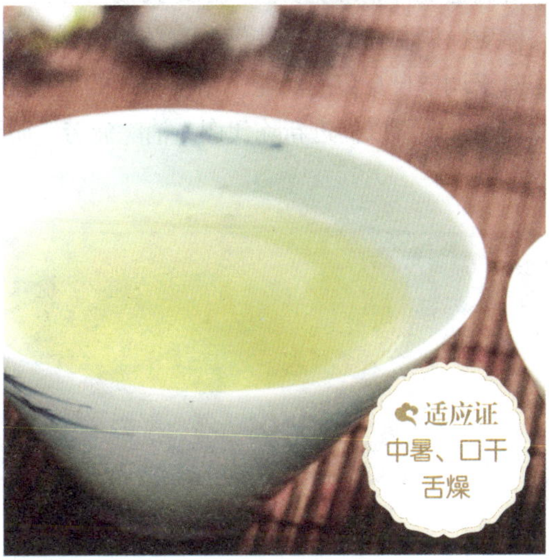
适应证
中暑、口干舌燥

冬瓜祛湿茶

原料 干姜1片，冬瓜皮干品6克

做法 ①将冬瓜皮洗净，与干姜同放入茶壶中。②倒入开水冲泡，加盖静置5分钟后，将茶汤倒入茶碗中待凉后饮用。

茶效

◎冬瓜皮有利尿消肿的功效，可治水肿胀满、小便不利、暑热口渴等症；干姜可调和冬瓜皮的寒性。此款茶饮有祛湿化痰、清热解暑的作用。

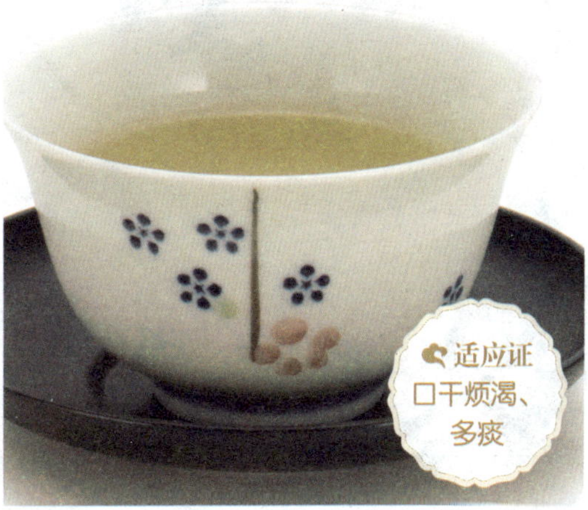
适应证
口干烦渴、多痰

增强免疫力

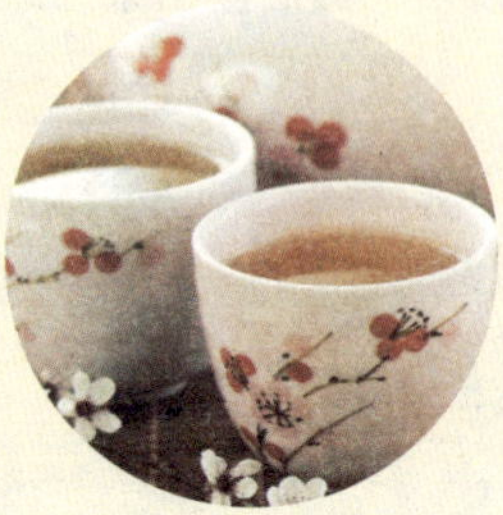

现代研究表明，只要每天喝上几杯茶，就能够在一定程度上提高人体的免疫力。因为茶叶中含有烷基胺抗原（这种物质也存在于某些细菌、肿瘤细胞、寄生虫和真菌中），人们平时喝茶时，人体可接触到烷基胺抗原，所以一旦含有这种物质的疾病来袭，人体就能够产生抵抗力。同时茶叶中还含有大量的氨基酸，这些都是人体提高免疫力的坚强保障。

由于现代人生活节奏较快，人们承受的生活压力较大，又无时间和精力锻炼身体，所以很多人的身体常处于亚健康状态，身体的小毛病不断，自身免疫系统功能很差，对疾病的抵抗力也变得非常脆弱。如果每天根据自身的状况，结合自己的体质，调制并饮用一些健康有益的茶饮，对于人体就能起到营养和保健作用，尤其是对于调节自身免疫功能，增强身体的抵抗力，改善身体各部分功能等都有不可估量的作用。还可以促进新陈代谢，消除疲劳，防治疾病。

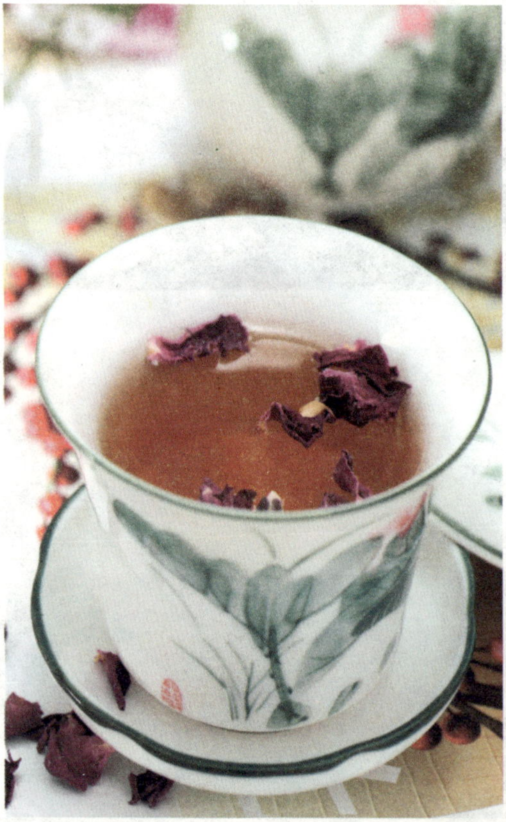

清凉百草茶

适应证：血虚气弱、神疲体倦

原料

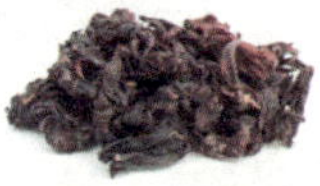

木芙蓉25克

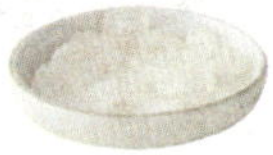

冰糖15克

做法 ①将木芙蓉花和冰糖放入锅中加适量水至火上煎煮5分钟。②5分钟后滤汁，待凉后即可饮用。

重点提示

1.精力不济、神疲力倦时饮用此茶较好。
2.虚寒患者及孕妇不宜饮用此茶。

茶效

◎木芙蓉味辛，微苦，性凉，归肺、心、肝经，有清热解毒、消肿排脓、凉血止血之效。饮用此茶可使人精神振奋，提高免疫力。

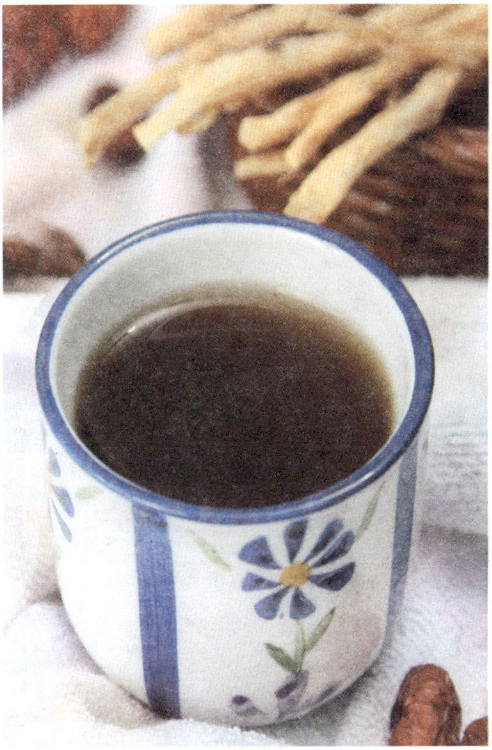

红枣党参茶

适应证：体力不支、气血不足

原料

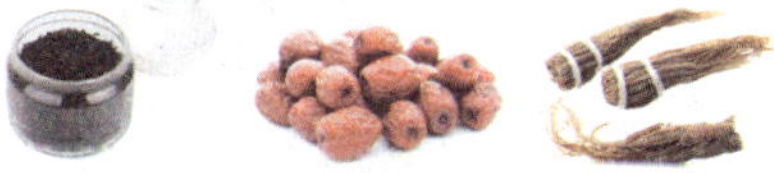

茶叶3克　红枣10～20枚　党参20克

做法 ①将党参、红枣洗净后与茶叶一起放入锅中。②加适量清水用中火一起煮15分钟后即可滤汁。

重点提示

1.气血亏虚者饮用此茶较佳。
2. 气滞和火盛者慎用，有实邪者忌服。

茶效

◎党参具有补中益气、健脾益肺的功效；红枣能补脾和胃、益气生津、解药毒。此茶饮具有增强免疫力、改善气血两亏和食欲不振的作用。

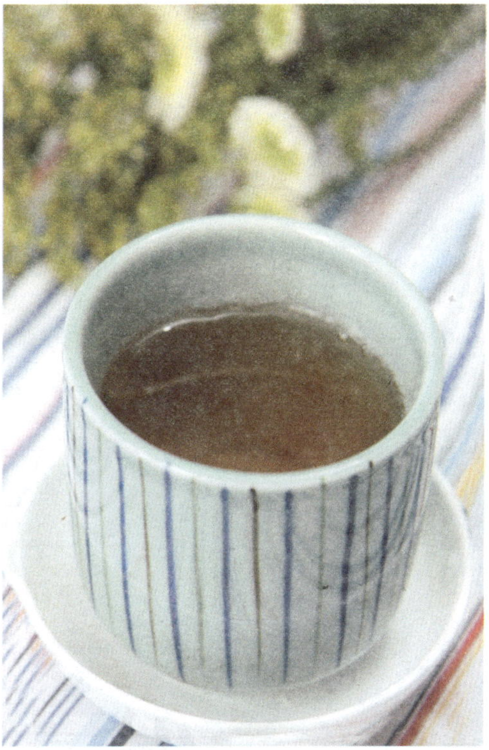

薏米茶

适应证：身体虚弱

原料

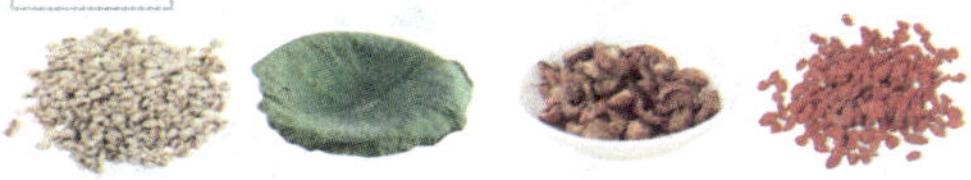

炒薏米10克　鲜荷叶5克　山楂5克　枸杞适量

做法 ①将炒薏米、鲜荷叶、山楂、枸杞稍洗净后放入茶壶中。②加开水冲泡，盖上壶盖闷约5分钟后即可饮用。

重点提示

1.体力不佳者饮用此茶较好。
2.感冒者、脾虚便难及妊娠期妇女慎服。

茶效

◎薏米可利水消肿，促进新陈代谢，改善体质，提高免疫力；枸杞能益气生精、强壮补身。用这道茶能增强免疫力并能抗衰老、补血养颜。

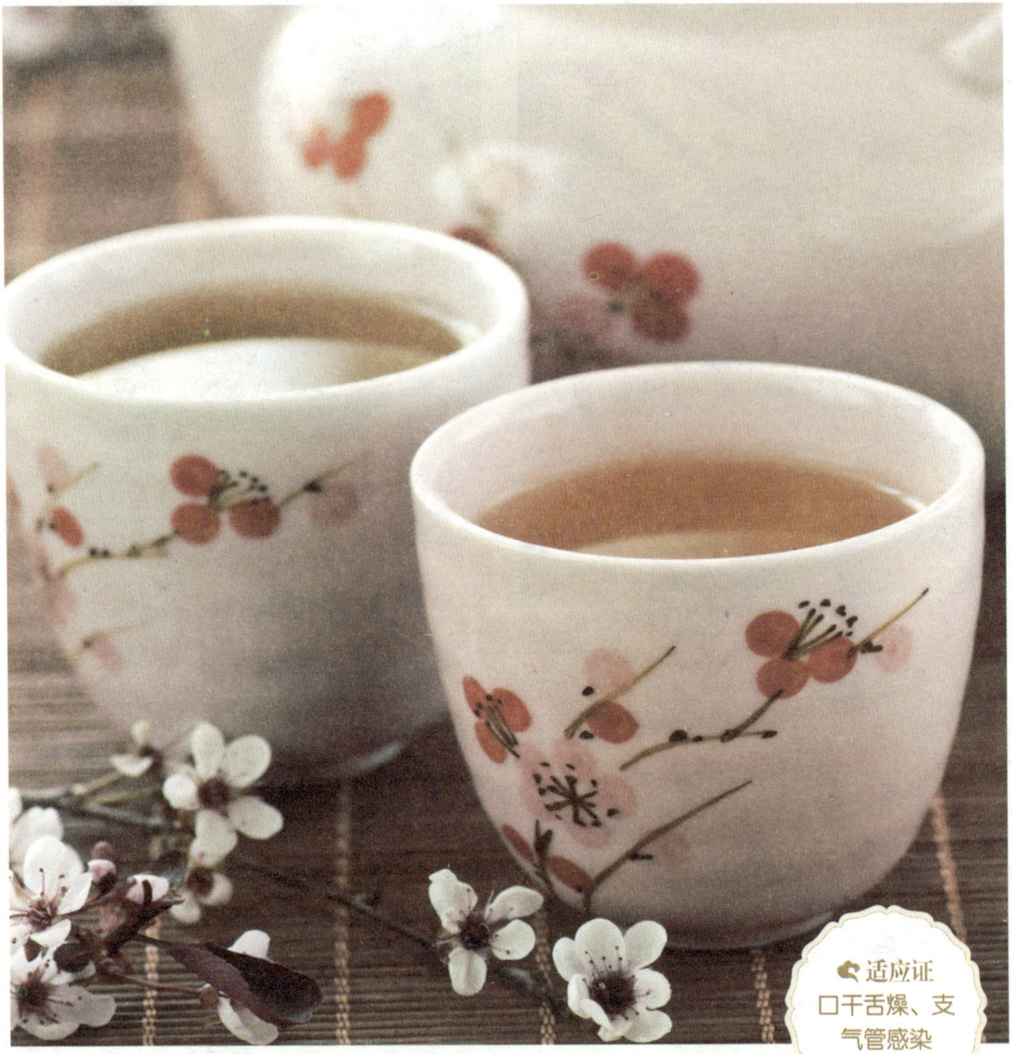

适应证

口干舌燥、支气管感染

西洋沙参茶

原料

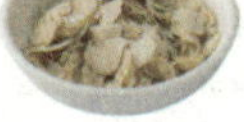

西洋参5克

沙参3克

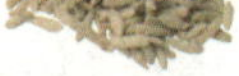

麦冬3克

做法

①将所有原料放入锅中，加600毫升左右的水。

②以大火加热滚沸，续煮10分钟后，即可关火滤汁趁热饮用。

重点提示

1.肺燥咳嗽者饮用此茶较佳。

2.胃有寒湿、消化不良的人不宜饮用。

茶效

◎对于长期咳嗽，或是上呼吸道感染者，都可利用西洋参补肺降火，而沙参、麦冬都有润肺止咳功能，并能有效抑菌、增强体力。此茶可降火消炎，强身健体。

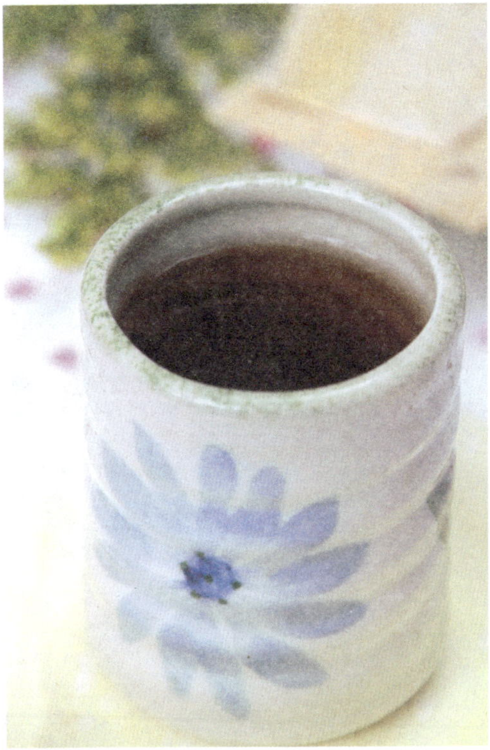

黄芪普洱茶

适应证：身体虚弱、表虚自汗等症状

原料

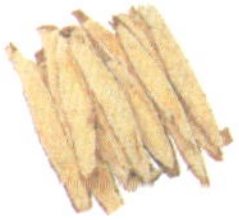

黄芪15克

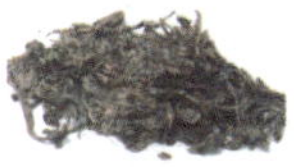

普洱3克

做法 ①把黄芪放入锅中，加入适量清水煮约15分钟。②放入普洱后再一起煮约5分钟即可饮用。

重点提示

1.尤其适合老年人饮用。
2.高血压症、面部感染等患者应慎饮此茶。

茶效

◎黄芪有补气固表、利尿、排脓敛疮、生肌等功效，与普洱一起搭配饮用可补中益气。常饮此茶可改善身体虚弱等症，具有增强人体免疫力的功效。

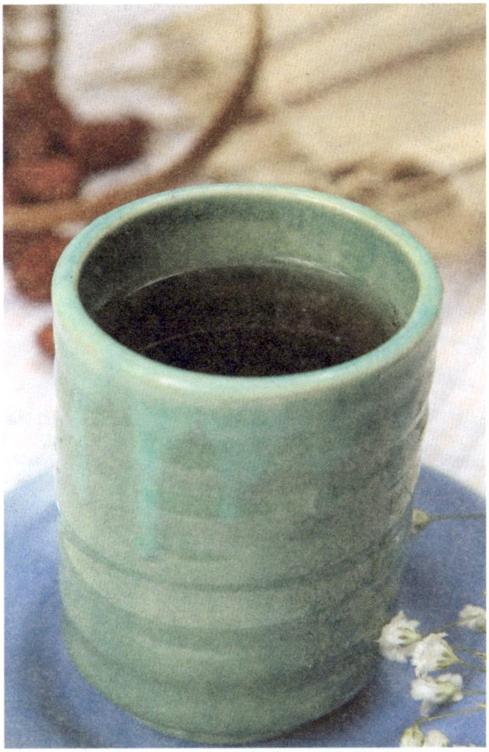

人参红枣茶

适应证：体弱无力、气虚血亏

原料

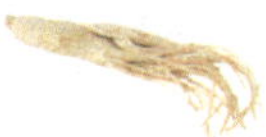

人参25克

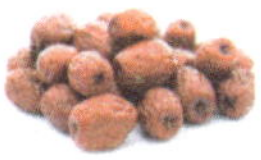

红枣25克

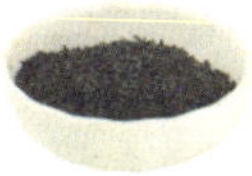

红茶5克

做法 ①将人参、红枣（去核）洗干净备用。②将上述材料一起放入锅中，煮成茶饮。

重点提示

1.气血不足者饮用较佳。
2.腹胀、便秘、胃痛者不宜饮用。

茶效

◎红枣能补中安眠、养血安神、保护肝脏及增强体力；人参有大补元气、复脉固脱、补脾益肺、生津安神等功效。此茶可补中益气，让人活力大增。

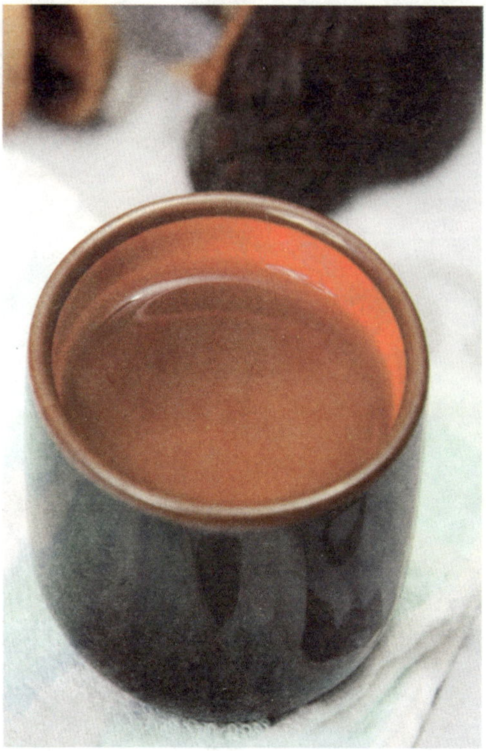

灵芝绿茶

适应证：虚劳、神疲乏力

原料

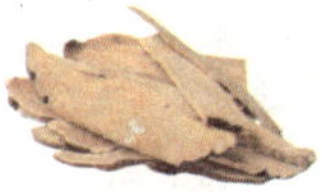

灵芝10克

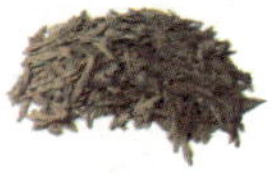

绿茶少许

做法 ①灵芝切薄片，加绿茶置于茶杯中待用。②用煮开的沸水冲泡15分钟即可。

重点提示

1.气虚血亏者饮用较佳。
2.孕妇、虚寒体质者慎饮。

茶效

◎灵芝对于增强人体免疫力，调节血糖，控制血压，保肝护肝，促进睡眠等方面均具有显著疗效；绿茶有解毒、抗癌、强心的作用。此茶能提神，抗疲劳，强身健体。

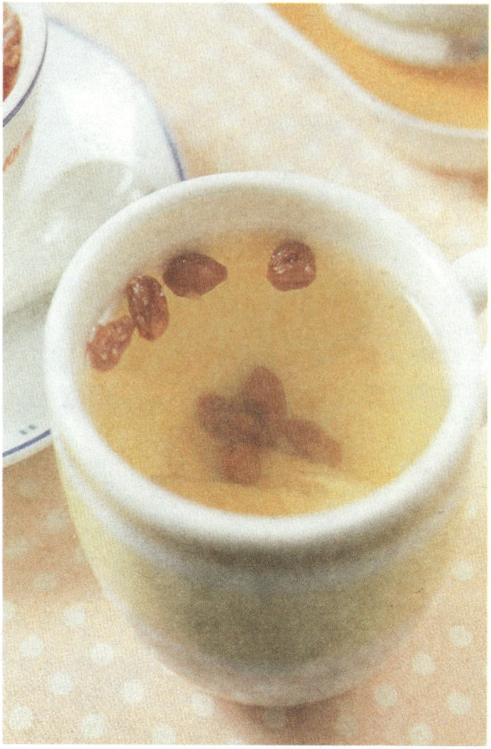

玫瑰杞枣茶

适应证：神疲乏力

原料

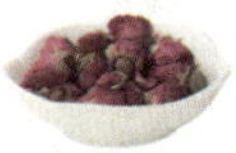

干燥玫瑰花6朵

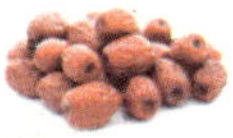

无子红枣3颗

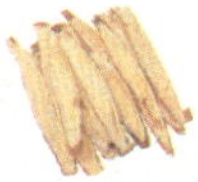

黄芪2片

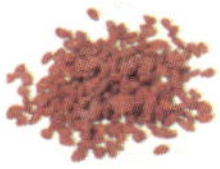

枸杞5克

做法 ①将玫瑰花朵、无子红枣、黄芪、枸杞一起放进茶杯中。②用煮开的沸水冲泡15分钟即可。

重点提示

1.肝火太盛、心烦意乱者饮用较佳。
2.外邪实热、脾虚有湿及泄泻者不宜饮用。

茶效

◎玫瑰花能降火气、调理血气、促进血液循环、养颜美容、消除疲劳、保护肝脏；红枣有补脾和胃、益气生津、调营卫、解药毒之功。此茶可使人神清气爽，增强免疫力。

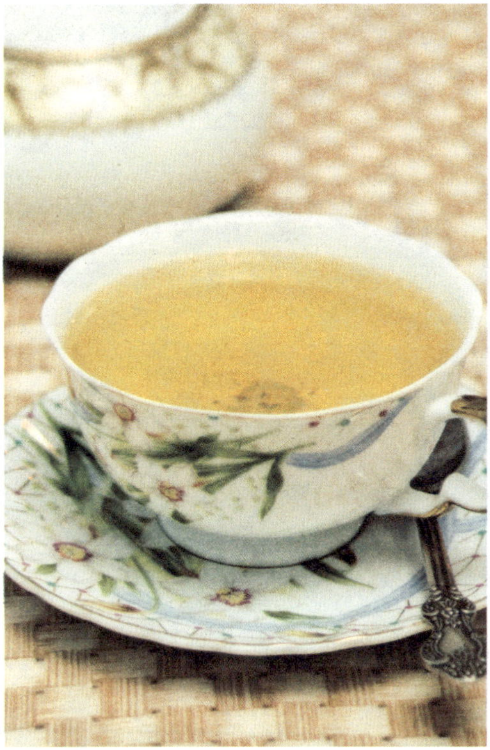

桃花玉蝴蝶茶

适应证：体力不支

原料

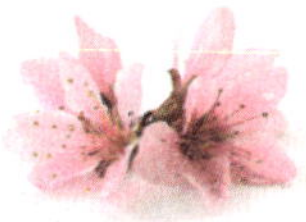

桃花3克

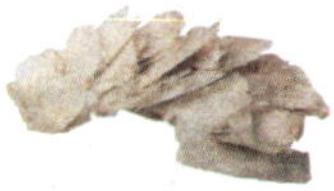

玉蝴蝶2克

做法 ①将桃花、玉蝴蝶放入杯中。②将沸水倒入杯中冲泡3分钟即可。

重点提示

1.抵抗力低下或大便不通时饮用此款茶饮最佳。
2.月经期女性最好不要饮用。

茶效

◎桃花有活血化瘀、通经络、排毒的功效；玉蝴蝶可以增强人体免疫力。此款茶饮有增强免疫、通经络的功效，尤其适合体力不支的人群饮用。

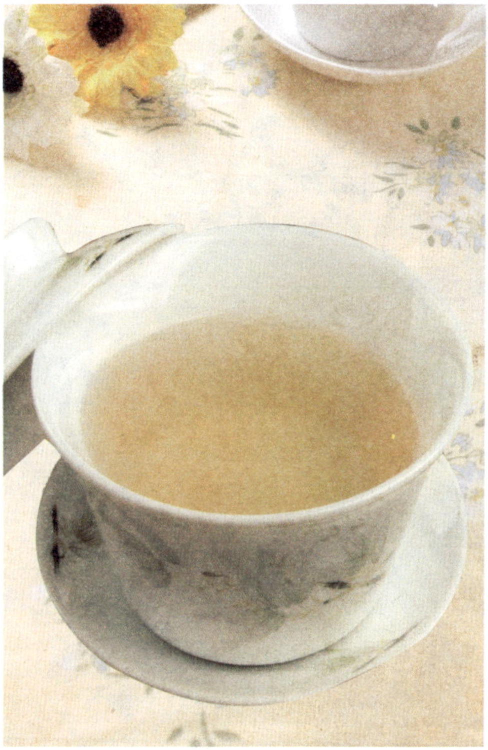

人参茶

适应证：神疲力乏

原料

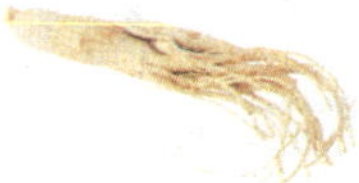

人参3克

做法 ①将人参切成薄片，放入保温杯中。②加入沸水冲泡，加盖静置半小时，早晨空腹或晚上睡前饮用。

重点提示

1.神经衰弱者饮用较佳。
2.吃了萝卜、饮了浓茶等不可再饮用此茶。

茶效

◎人参治一切男女虚证，既可调节中枢神经系统功能及提高脑力劳动功能，还能提高机体的免疫力。此茶可增强免疫、提神健脑、延年益寿。

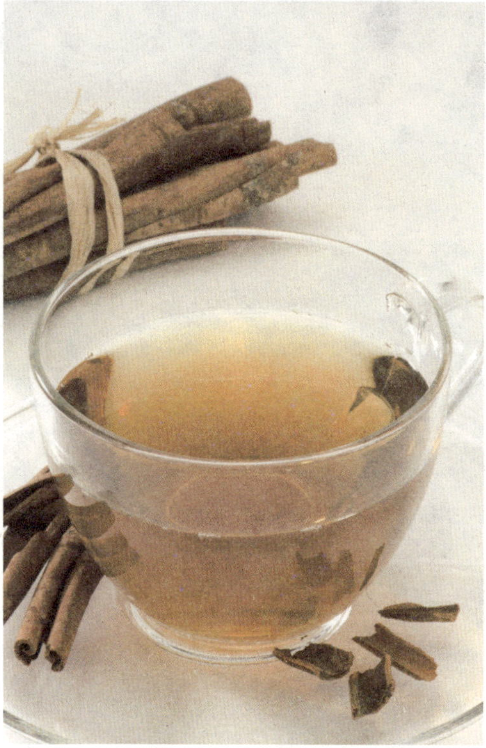

参芪桂枝茶

适应证：四肢冰冷且肠胃功能不佳

原料

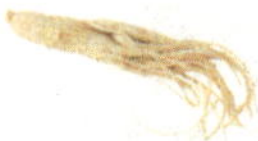
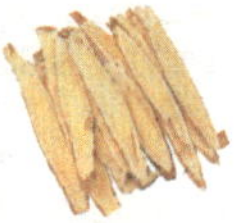
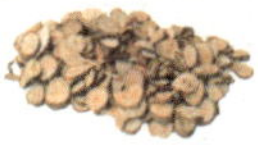

人参6克　黄芪10克　桂枝4克

做法 ①将所有原料洗净，切成小块，放入锅中，加适量清水。②以大火加热滚沸，续煮10分钟即可滤取茶汤趁热饮用。

重点提示

1.元气不足、心神不定者饮此茶效果较好。
2.感冒、气喘、胸闷者不宜饮用。

茶效

◎人参具提升肠胃功能、大补元气、安神等效用，搭配能改善四肢冰冷、散寒解虚的黄芪与桂枝，可改善体质虚寒症状。此茶散寒安神、补身强壮。

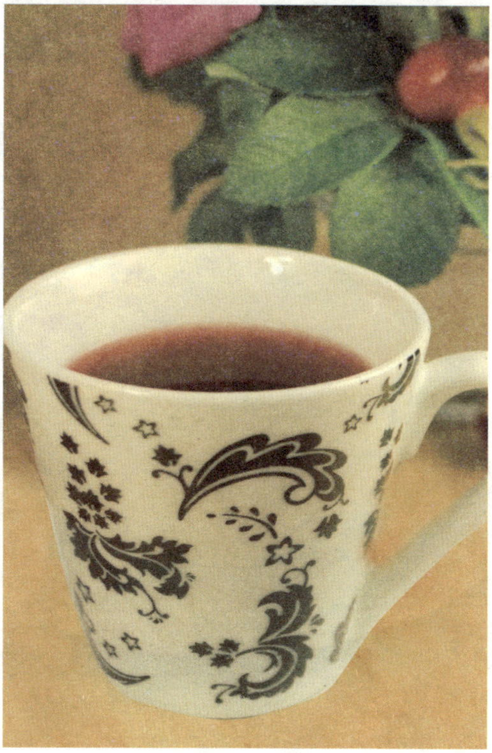

洋菊茅根茶

适应证：脸部瘢痕、青春痘

原料

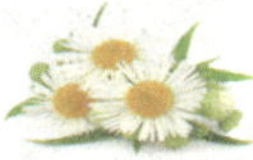
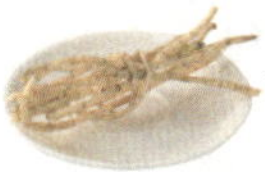
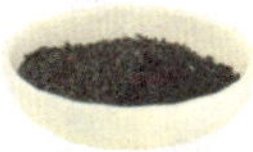

洋甘菊15克　白茅根10克　红茶10克

做法 ①将洋甘菊、白茅根用水过滤，放入茶壶中。②再将红茶一起放入壶中，加开水冲泡20分钟后，过滤取汁饮用。

重点提示

1.女性常饮，对于美容养颜效果颇佳。
2.孕产妇不宜饮用。

茶效

◎洋甘菊具有养颜美容、调节内分泌失调的功效；白茅根具有清肺润肤的功效。此款茶饮具有润肤美白、淡疤祛痕、清肺养颜的功效。

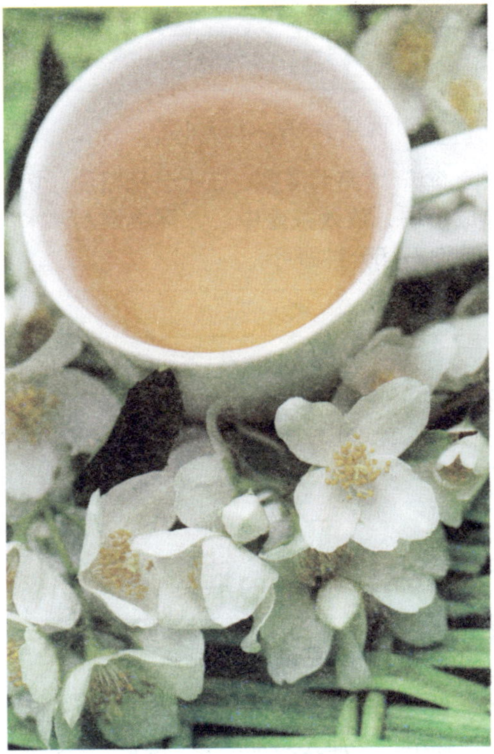

二参茶

适应证：阴虚津亏、口干咽燥、体力不支

原料

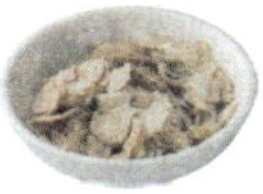

西洋参10克

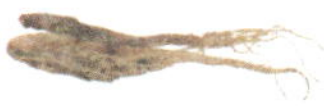

西洋参须3克

做法 ①将西洋参和西洋参须置入保温杯中。②用沸水冲泡，加盖，静置15分钟，即可代茶频饮。

重点提示

1.气血亏虚者饮用较佳。

2.湿热蕴中引起口干者不宜饮用。

茶效

◎西洋参及西洋参须均是生津止渴、滋养肺阴的佳品。二药为伍，相辅相成。此茶能养阴生津，滋补身体，非常适合阴虚津亏、体力不支者饮用。

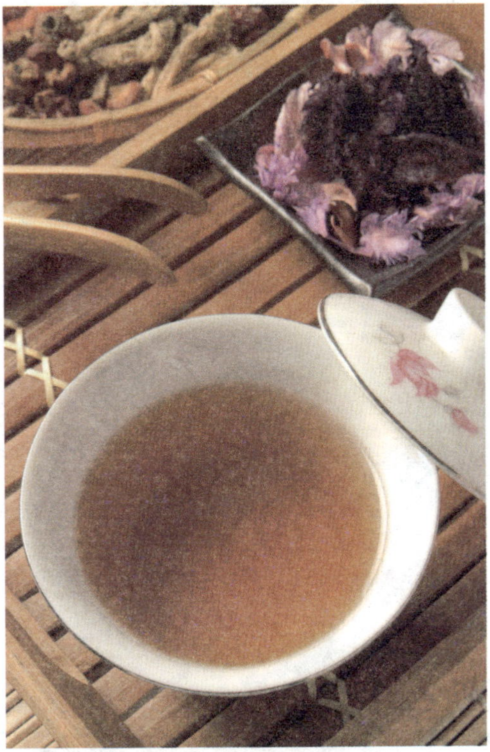

党参紫苏茶

适应证：气血不足、外感风寒

原料

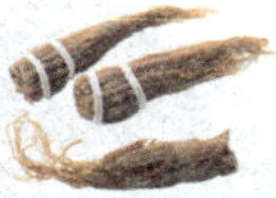

党参5克

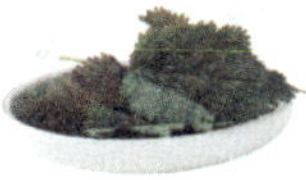

紫苏4克

做法 ①将党参和紫苏一起放入锅内，加适量清水煎煮。②8分钟后即可滤取汤汁饮用。

重点提示

1.气血虚亏者饮用较好。

2. 风热感冒、高热者忌服。

茶效

◎党参具有补中益气、健脾益肺的功效；紫苏叶具有解表、散寒、理气的功效。二者为茶，可补血益气、强身健体，气血不足、外感风寒者可多饮用。

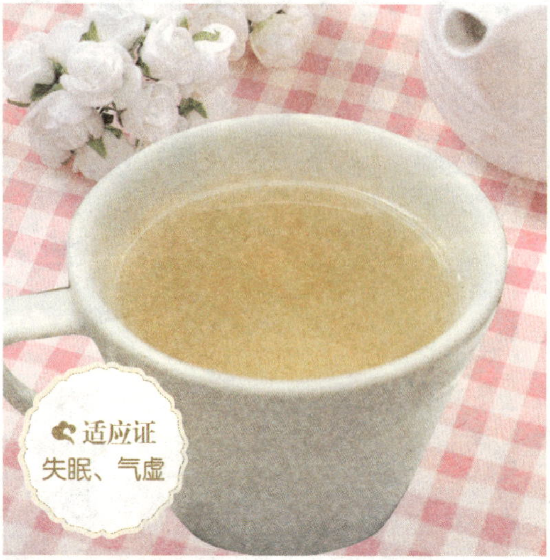
适应证
失眠、气虚

西洋参茶

原料 西洋参2克，三七1克

做法 ①将西洋参、三七分别略洗，切成小块，放入茶壶中。②杯中倒入沸水冲泡3～5分钟即可。

茶效

◎西洋参有补气安神、消除疲劳、增强免疫力的作用；三七有止血、散瘀、定痛的作用。此款茶饮有补气安神、增强免疫力的作用。

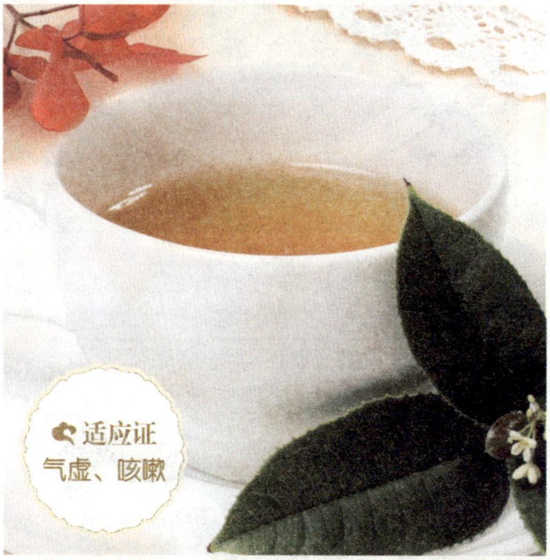
适应证
气虚、咳嗽

桂花黄芪茶

原料 桂花4克，黄芪5克

做法 ①将桂花、黄芪洗净，同放入保温杯中。②冲入沸水浸泡，静置5分钟即可滤取茶汤饮用。

茶效

◎黄芪有补气固表、排脓敛疮、生肌等功效；桂花有润肺止咳、温补阳气之功效。二者为茶，可补气排毒、舒畅精神、养阴润肺。

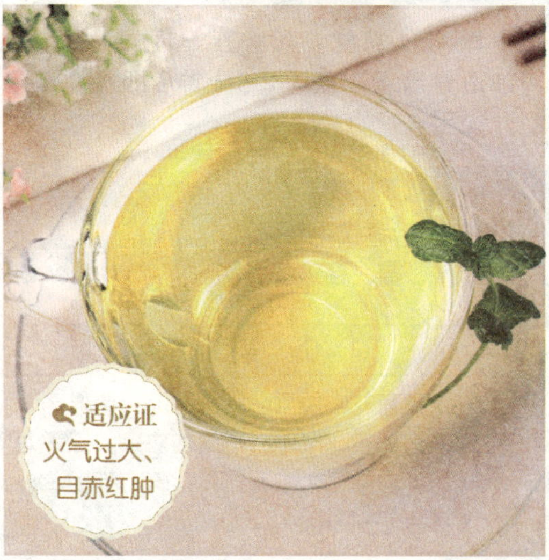
适应证
火气过大、
目赤红肿

薄荷灵芝茶

原料 薄荷5克，灵芝3克，炒麦芽5克

做法 ①将灵芝、炒麦芽放入锅中，加600毫升水。② 大火烧沸后，放入薄荷，以小火续煮5分钟关火，滤取茶汁饮用。

茶效

◎灵芝可清热祛火，对火气过大、眼红神疲者有益；炒麦芽有健胃整肠、缓解便秘的功效；薄荷能解郁醒脑，提振精神。此茶能抗疲劳，消除火气，振奋精神，滋养强壮。

甘蒲茶

原料 甘草6克，蒲公英2克，金盏花2克

做法 ①将上述材料洗净，同置于体温杯中。②倒入沸水浸泡，静置5分钟即可滤取茶汤饮用。

茶效

◎甘草能补脾益气、清热解毒、祛痰止咳、缓急止痛；蒲公英具有清热解毒、利尿散结的功效；金盏花能理气、止咳、化痰。三者为茶，可清热健胃、祛痰止咳。

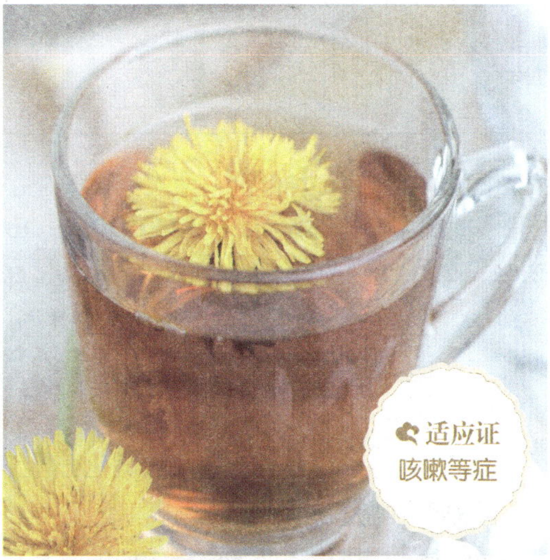
适应证
咳嗽等症

灵芝茶

原料 灵芝干品4片

做法 ①将灵芝弄碎，放入保温杯中。②倒入沸水浸泡，静置10分钟即可饮用。

茶效

◎灵芝有益气血、安心神、健脾胃的功效，主治虚劳、心悸、失眠、头晕等。以之为茶，可抗疲劳、美容养颜、延缓衰老。

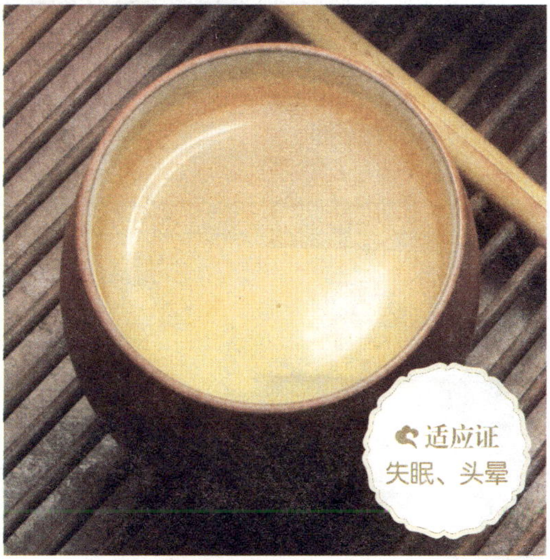
适应证
失眠、头晕

生姜红糖茶

原料 生姜8片，红糖5克，红枣3颗

做法 ①将上述材料同置保温杯中。②倒入沸水浸泡，静置5分钟即可饮用。

茶效

◎生姜散寒、止呕、开痰；红糖益气补血、健脾暖胃；红枣补脾和胃、益气生津、调营卫、解药毒。三者为茶，可补血、散瘀、暖肝、祛寒，增强免疫力。

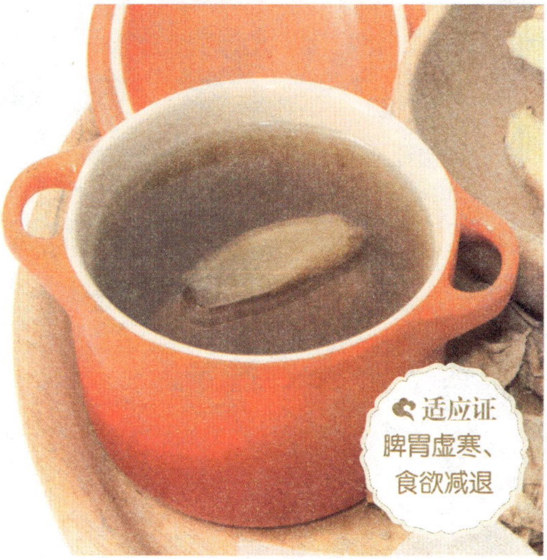
适应证
脾胃虚寒、
食欲减退

提神健脑

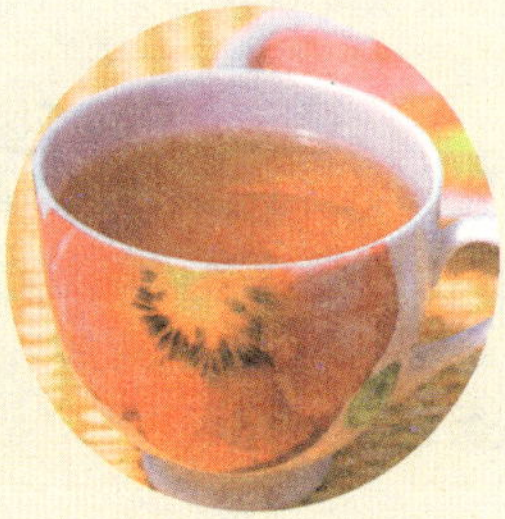

经常饮茶可提神健脑，使人精神振奋。

因为茶叶中含有5%左右的生物碱，其主要成分是咖啡因，这种咖啡因在泡茶时有80%可溶进水中，而这种成分能促使人体中枢神经兴奋，增强大脑皮质的兴奋过程，促进新陈代谢和血液循环，消除瞌睡，减少疲劳，使精神兴奋，思想活跃，思维敏捷，还可以增强肾脏动力。

其次，茶叶中还含有黄烷醇类化合物，这种化合物同样具有提神醒脑的作用。

此外，咖啡因还能加强横纹肌的收缩功能，因而能使人解除疲劳，提高劳动效率。

因此，每天清晨或工作太累时喝一杯茶，可以起到提神健脑的功效，可以使人精神振作，精力充沛。

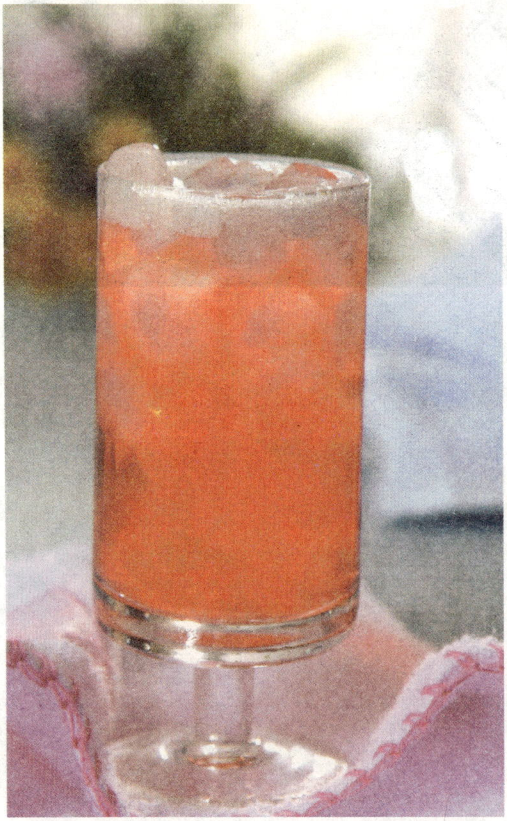

蜂蜜红茶

适应证：神疲力倦、头昏

原料

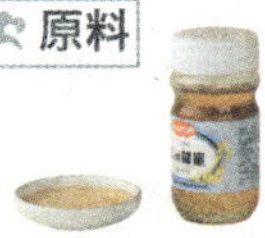

蜂蜜15毫升

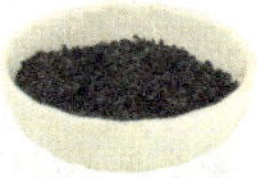

红茶250毫升

冰块少许

做法 ①将冰块放入杯内大约2/3满；红茶放凉，倒入杯内。②加入蜂蜜，最后将盖子盖上，摇匀即可饮用。

重点提示

1.精力不济、反应迟钝者饮用较好。

2.糖尿病患者忌用。

茶效

◎蜂蜜有调补脾胃、缓急止痛、润肺止咳的作用；红茶能让大脑处于放松、清醒的状态，可以让人思维活跃，灵感无限。二者为茶可健脑益智，提神去乏。

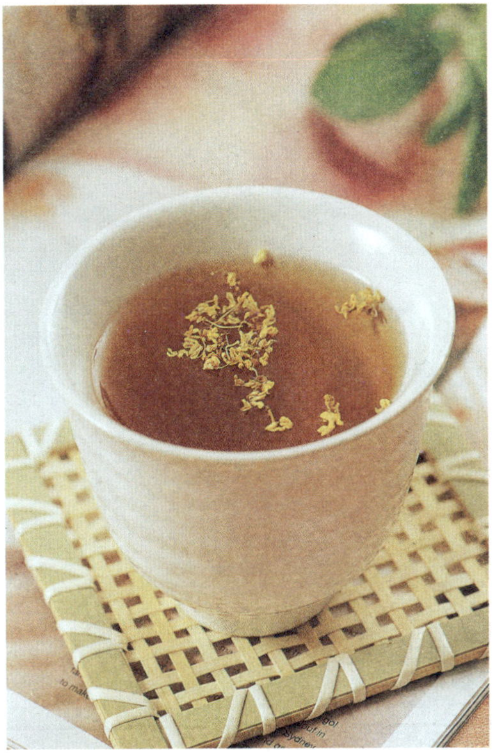

桂花普洱茶

适应证：精力不济

原料

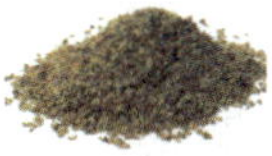

干燥桂花2小匙

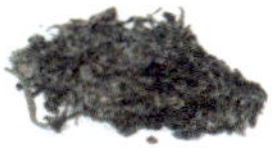

普洱茶叶1小匙

做法 ①干燥桂花及普洱茶叶放入茶壶中，用温水稍洗茶，冲泡30秒后弃水不用。②再倒入200毫升的开水冲泡，加盖闷10分钟后即可饮用。

重点提示

痰饮咳喘、精神不济者饮用较好。

茶效

◎桂花可止咳化痰、养心润肺，防止口干舌燥，另可消除胃胀气、提神醒脑、缓解压力。此款茶可消食化滞，化痰散瘀，提振精神。

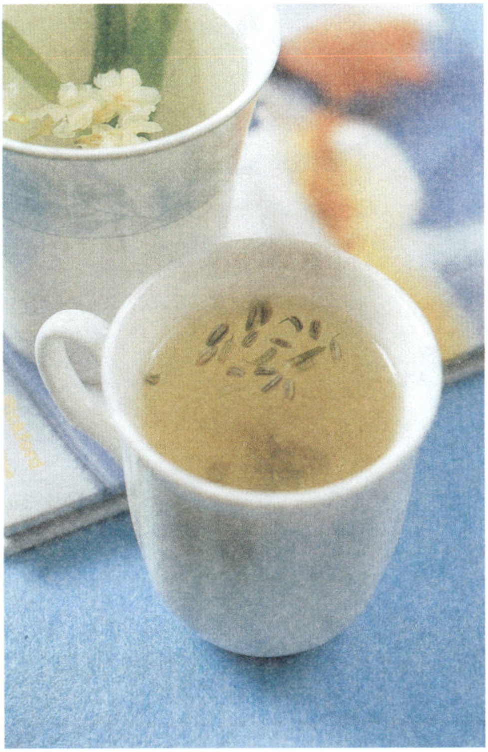

茉莉花香茶

适应证：头痛、头晕

原料

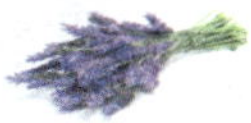

薰衣草2枝

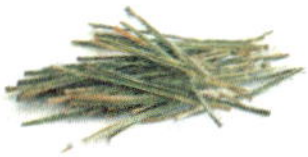

柠檬香茅1枝

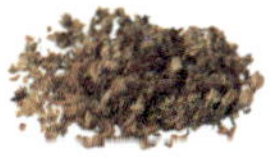

茉莉花2小匙

做法 ①将薰衣草洗净，用热开水冲一遍，柠檬香茅剪成小段状备用。②将所有材料放入壶中，冲入热开水，浸泡3分钟即可。

重点提示

1.对紧张和压力引起的失眠、头痛有效。
2. 怀孕的女性应该避免使用。

茶效

◎薰衣草能舒缓紧张情绪、镇定心神、平心静气、增强记忆力。茉莉花能舒筋活血、振脾健胃、强心益肝、降低血压、补肾壮精。此款茶可提神，安定心神。

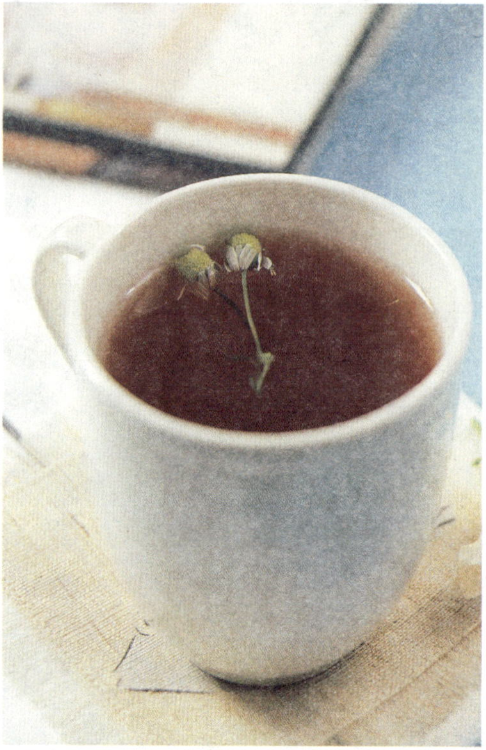

茉莉洛神茶

适应证：过度疲劳、上火

原料

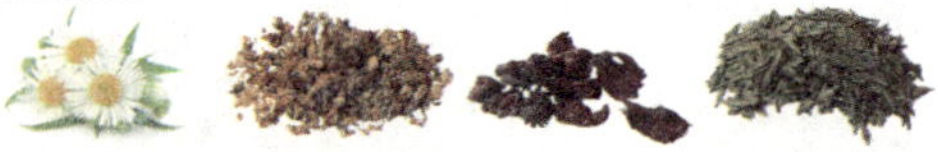

新鲜洋甘菊5朵　干茉莉花1小匙　干燥洛神花1朵　市售绿茶1包

做法 ①将新鲜洋甘菊、茉莉花及洛神花洗净。②将上述材料与绿茶茶包一起放入壶中，冲热开水，浸泡约3分钟即可饮用。

重点提示

1.头痛、上火者饮用效果较佳。
2. 生理期、妊娠期的女性不宜尝试。

茶效

◎洛神花可消除疲劳及便秘，并具有利尿、促进新陈代谢的功效；洋甘菊可舒缓头痛、偏头痛或感冒引起的肌肉痛，对减少胃酸、安定神经有帮助。此款茶可消除疲劳、清心降火。

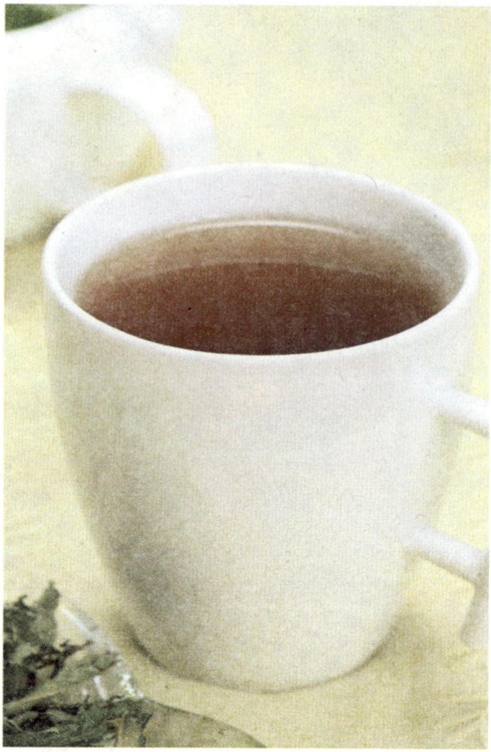

香蜂草凉茶

适应证：食欲不佳、疲劳、感冒等症状

原料

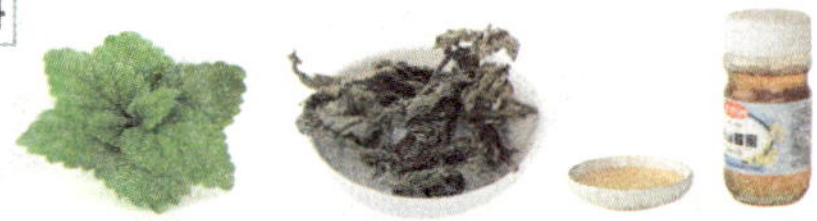

香蜂草5克　薄荷3克　蜂蜜适量

做法 ①将香蜂草和薄荷加入壶中，注入热开水。②浸泡约3分钟后加入适量蜂蜜调味。

重点提示

1.身体疲劳的男性饮用此款茶饮效果甚佳。
2.孕产妇最好不要饮用。

茶效

◎香蜂草具有提神健脑、增进食欲、促进消化的功效，同时此茶还适合在感冒时及流汗较多的夏天饮用。

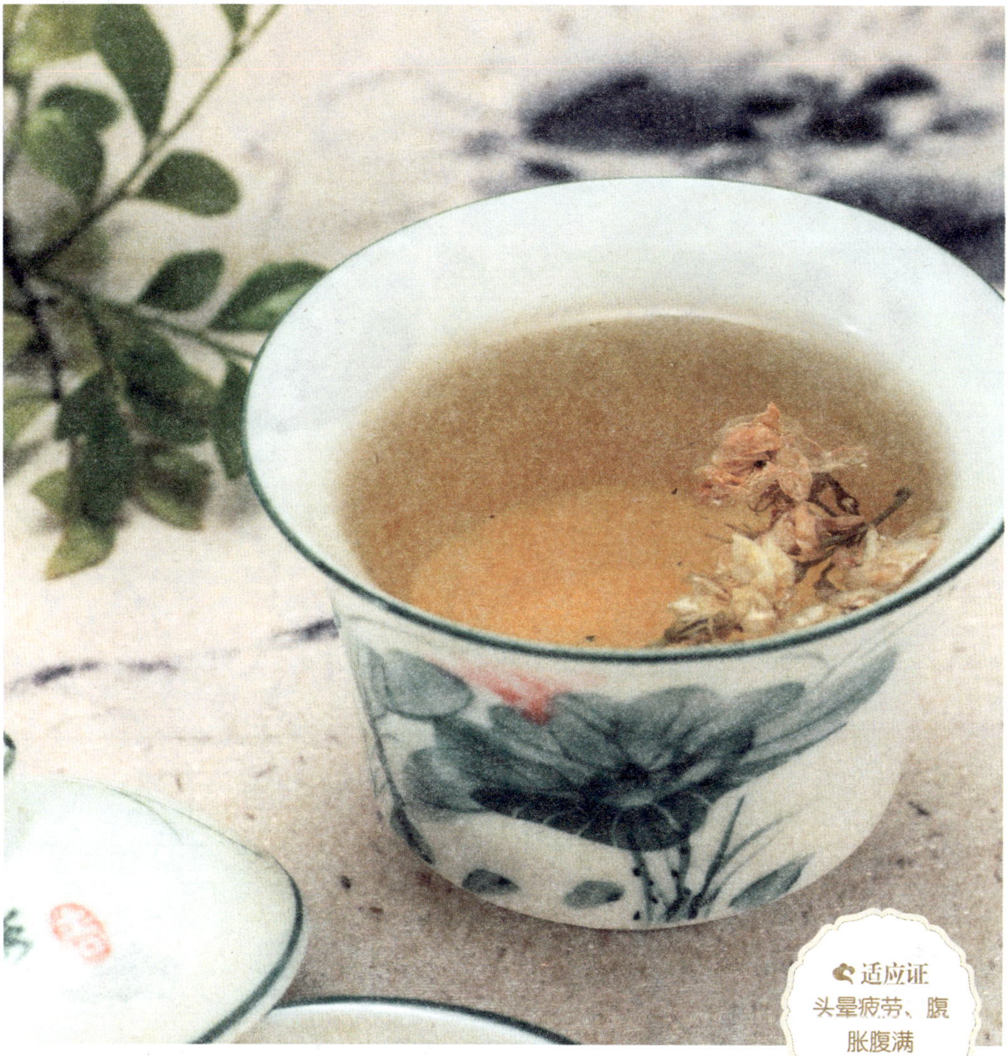

适应证
头晕疲劳、腹胀腹满

茉莉鲜茶

原料

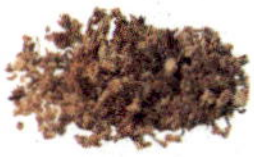

茉莉花3～5克

做法

①将茉莉花用清水洗干净备用。
②将洗净后的茉莉花放入杯中，热开水冲泡4～5分钟。

重点提示

1.神疲乏力、腹胀者饮用较佳。
2.便秘者不宜饮用。

茶效

◎茉莉花有提神功效，可安定情绪及疏解郁闷。这款茶气味芬芳，可松弛神经、提神醒脑，而且对腹泻、腹痛有一定的缓解作用。

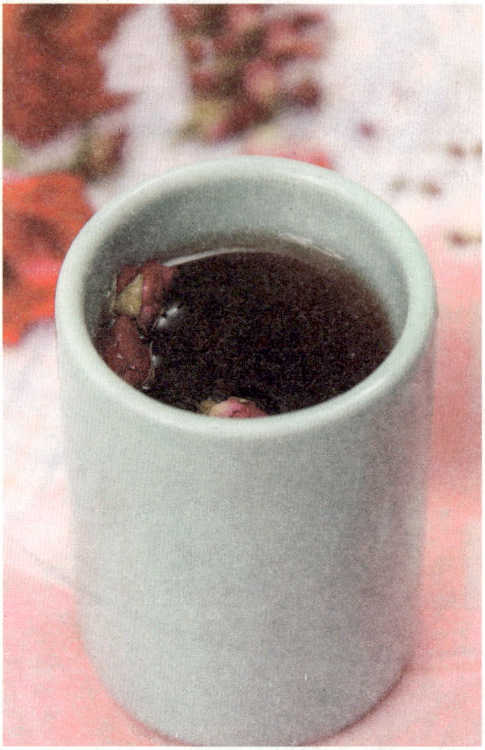

玫瑰蜜奶茶

适应证：紧张、头晕

原料

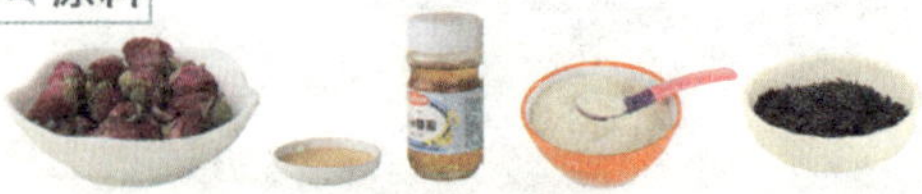

玫瑰花3～5克　蜂蜜适量　奶精适量　红茶1包

做法 ①将红茶包与玫瑰花置入冲茶壶内，用热开水冲开。②待花茶泡开，水温后加蜂蜜。③最后加上奶精即可。

重点提示

1.气滞血瘀、神疲无力、头晕者饮用较佳。
2.孕妇忌用。

茶效

◎玫瑰花具有理气解郁、和血散瘀等功效；红茶能提神醒脑，使人兴奋。此款茶能舒缓紧张的情绪，纾解压力，对紧张引起的头疼、头晕有很好的功效。

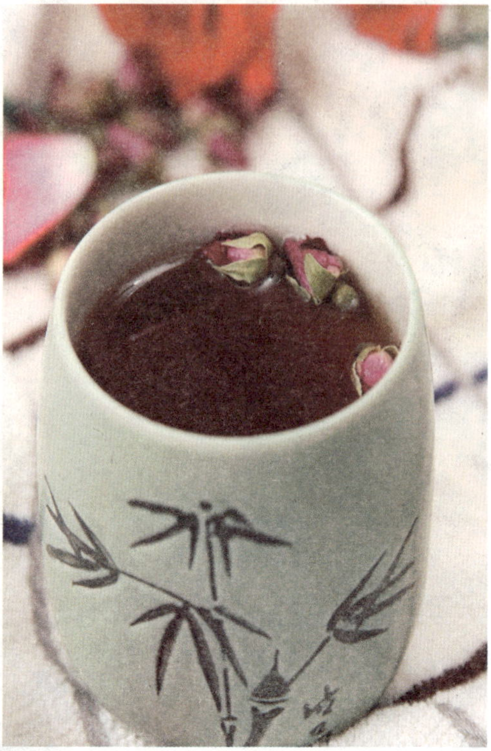

玫瑰普洱茶

适应证：气滞、烦闷、头痛、精神不振

原料

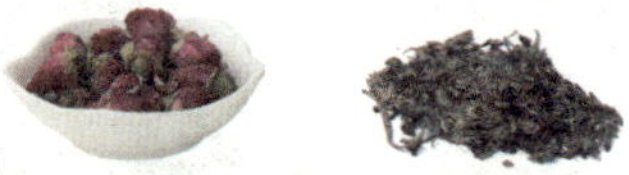

玫瑰花15克　普洱茶3克

做法 ①将普洱茶放在杯中，注入开水。②第一泡茶倒掉，第二泡加入玫瑰花，再注入开水冲泡待凉后即可饮用。

重点提示

1.胸闷不适时饮用较好。
2.孕妇忌用。

茶效

◎玫瑰能疏解胸闷、烦躁的心情。夏天肝火旺、易发怒，不妨多喝些玫瑰普洱茶，除烦解暑和提神健脑的效果很不错。

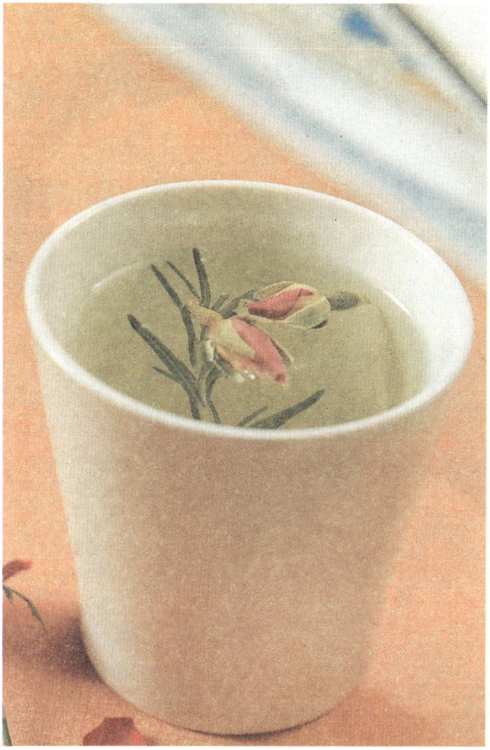

迷迭香玫瑰茶

适应证：无精打采、神疲无力

原料

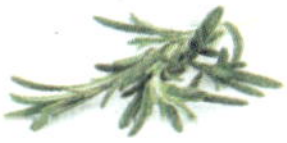

迷迭香2枝

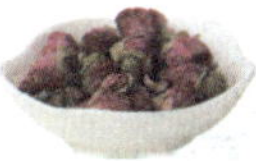

红玫瑰花12朵

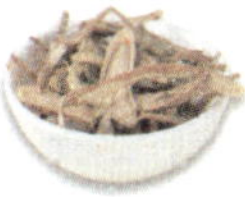

甘草3片

做法 ①新鲜迷迭香及甘草用热开水冲一遍；干燥玫瑰花先用热开水浸泡再冲净。②将①中材料放入壶中，冲入热开水。

重点提示

1.精神疲倦者饮用较佳。
2.孕产妇和儿童慎饮此茶。

茶效

◎迷迭香具有增强记忆力，活化脑细胞作用，对头昏目眩及紧张性头痛也有舒缓作用；玫瑰花可调理忧郁的情绪，增加活力。此款茶可提神健脑，振奋精神。

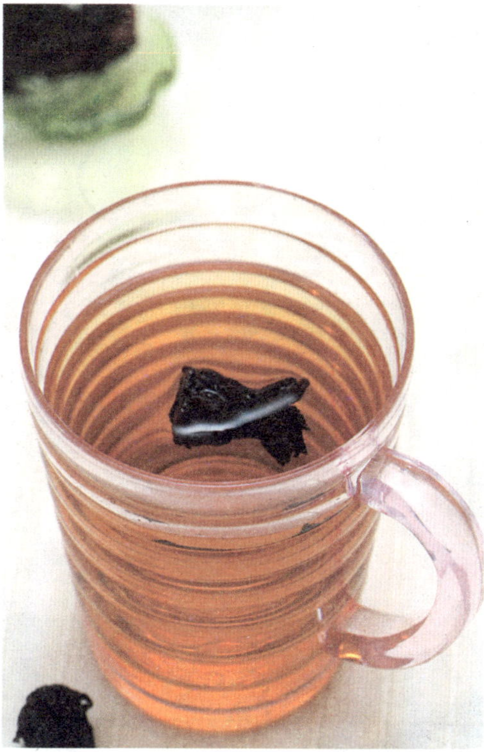

玫瑰茄香花茶

适应证：醉酒头晕

原料

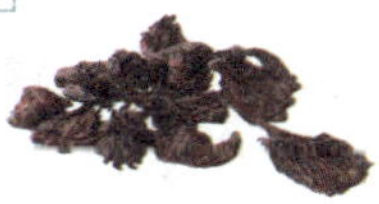

玫瑰茄干燥花瓣1茶匙

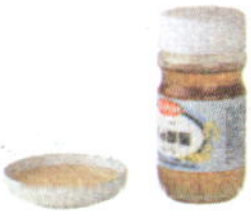

红糖或蜂蜜少许

做法 ①将玫瑰茄放入杯中，用沸水冲泡。②闷约10分钟后，加入红糖或蜂蜜即可饮用。

重点提示

1.醉酒不醒者饮用较好。
2.胃酸过多之人，尽量不要饮用。

茶效

◎玫瑰茄具有敛肺止咳、降血压、解酒的作用，主治肺虚咳嗽、高血压、醉酒。此款茶可醒酒提神，防治心血管疾病和减肥。

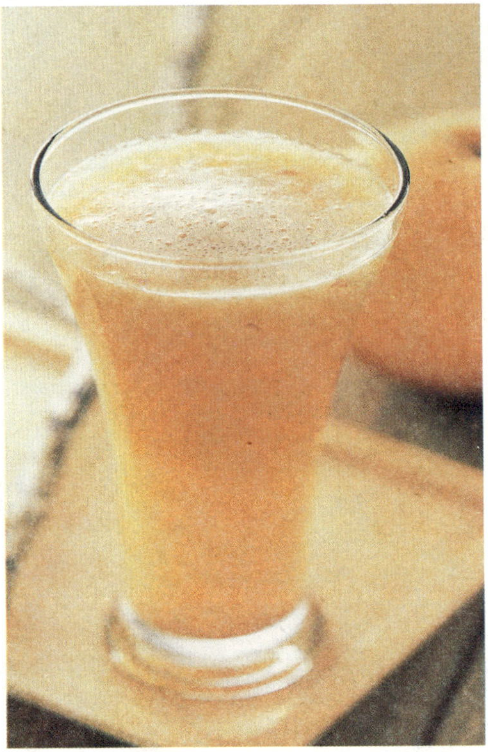

莲花蜜茶

适应证：头昏脑涨

原料

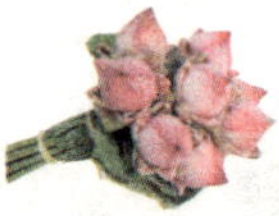

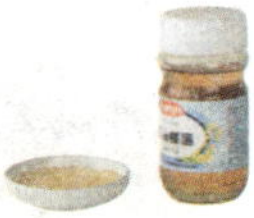

莲花3朵　蜂蜜适量

做法 ①将莲花、500毫升水放入锅中，煮至沸即可。②饮用时加入蜂蜜拌匀即可。

重点提示

1.头部不适者饮用较佳。

2. 糖尿病患者忌用。

茶效

◎莲花能降火气、清心、止血、祛除体内多余湿气、散瘀，与调补脾胃、缓急止痛、润肺止咳的蜂蜜配用为茶，可清心火，提神醒脑。

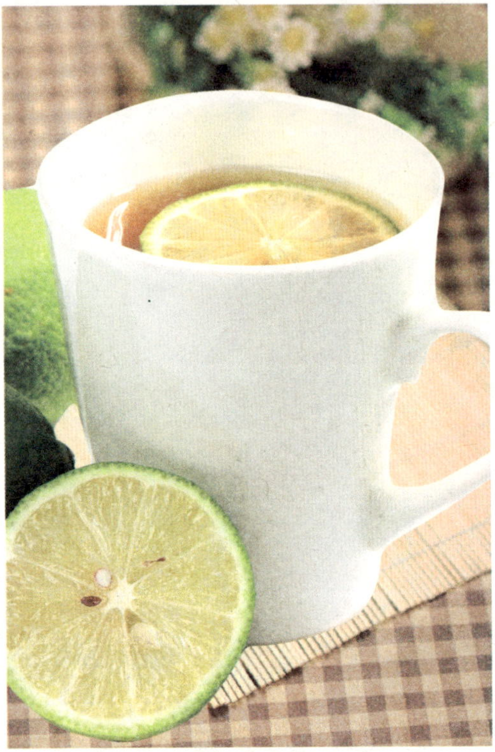

薰衣草柠檬茶

适应证：力倦神疲

原料

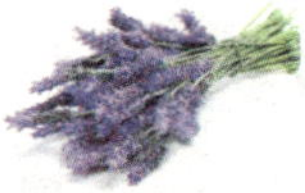

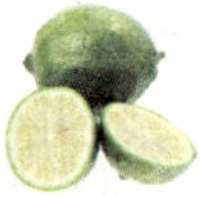

薰衣草3克　柠檬1片

做法 ①将薰衣草洗净，与柠檬同置于杯中。②倒入沸水浸泡3分钟即可饮用。

重点提示

1.情绪紧张、精力不济时饮用较佳。

2.低血压者、孕妇不宜饮用。

茶效

◎薰衣草可松弛神经、帮助入眠，是治疗偏头痛的理想花茶；柠檬具有生津祛暑、化痰止咳、健脾消食之功效。此茶可提神醒脑，消暑止渴，消食化积。

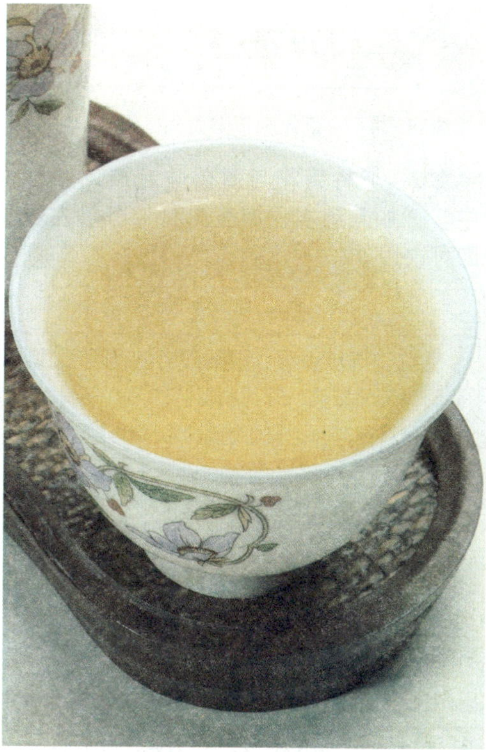

人参黄芪茶

适应证：脾虚食少、心神不宁等症状

原料

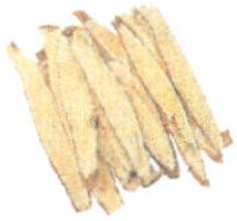

黄芪3克

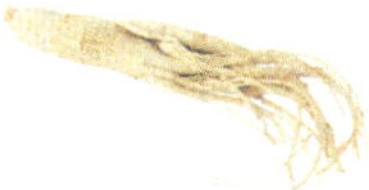

人参3克

做法 ①将黄芪和人参一并放入杯中。②用适量的开水冲泡后饮用，可冲饮至味淡。

重点提示

1.实证、热证而正气不虚者忌服。

2.气滞湿阻、食积停滞、痈疽初起、溃后热毒、阴虚阳亢者禁服。

茶效

◎人参有生津安神、大补元气等功效；黄芪有补气固表、生肌等功效。此茶饮有提神健脑、安神定心的功效。

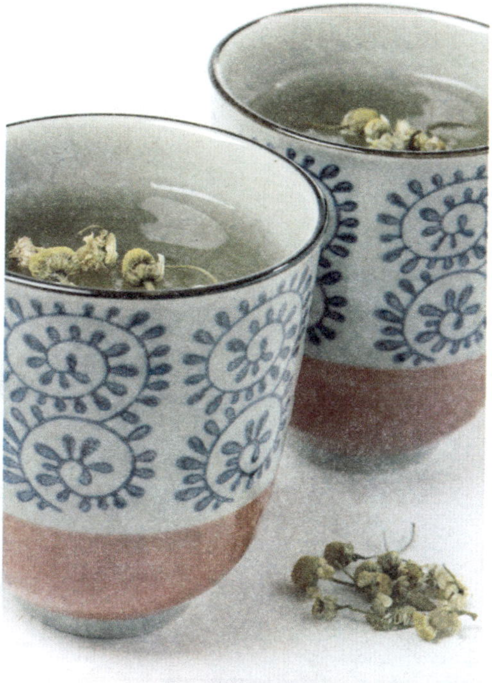

菊花人参茶

适应证：头昏脑涨

原料

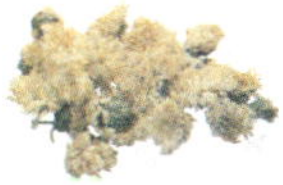

菊花干花蕾4～5枚

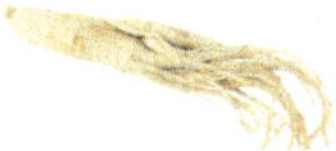

人参9克

做法 ①将人参切成细段，放入菊花花蕾拌匀，同入杯中。②用热水浸泡，加盖，静置10～15分钟即可饮用。

重点提示

1.因疲劳引起头部不适时饮用较佳。

2. 有高血压的人不宜饮用。

茶效

◎人参含有皂苷及多种维生素，可以提高人的免疫力，有效驱除疲劳；菊花气味芬芳，具有祛火、明目的作用。二者为茶，具有提神醒脑的作用。

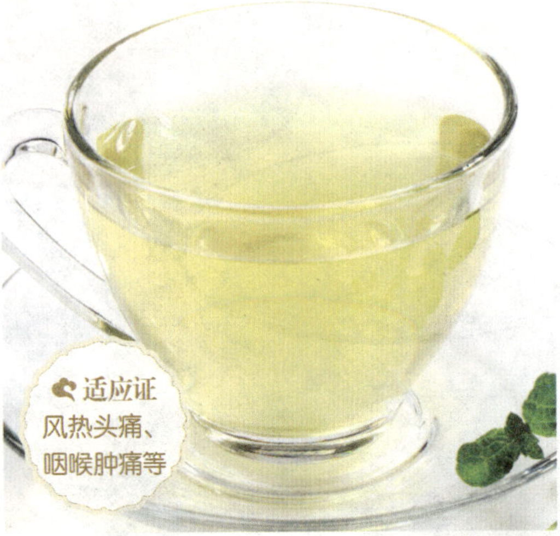
适应证
风热头痛、
咽喉肿痛等

薄荷菊花茶

原料 薄荷9克，菊花6克

做法 ①将菊花与薄荷一起放入茶杯中。②加入沸水，加盖冲泡10分钟左右即可饮用。

茶效

◎菊花有清热解毒、缓解疲劳的作用；薄荷具有疏风散热、辟秽解毒的功效。二者为茶，既可提神解乏又可治风热头痛等症。

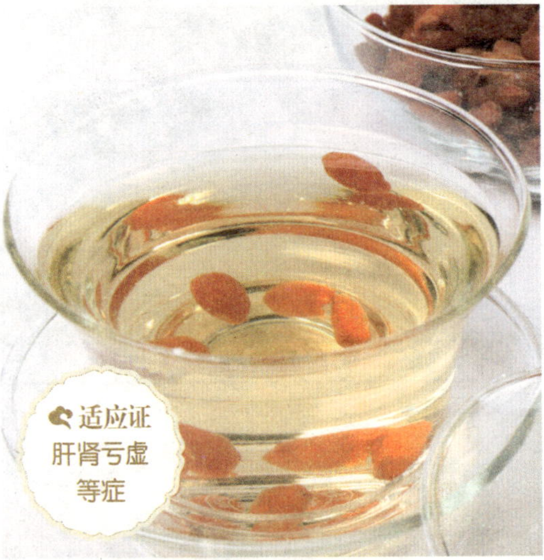
适应证
肝肾亏虚
等症

枸杞茶

原料 枸杞子15克

做法 ①将枸杞子稍洗，放入玻璃茶壶中。②倒入沸水冲泡，静置4分钟后即可饮用。

茶效

◎枸杞有滋肝补肾、固精明目的功效。此款茶饮具有宁神补虚、提神醒脑的功效。

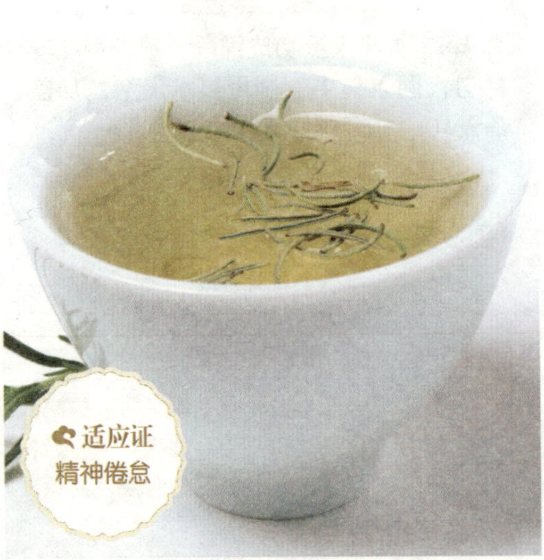
适应证
精神倦怠

迷迭香薄荷茶

原料 迷迭香、薄荷叶各3克

做法 ①将迷迭香、薄荷叶同置于杯中。②以沸水冲泡，加盖，静置3分钟即可饮用。

茶效

◎迷迭香具有消除胃肠胀气，刺激神经系统运作，改善记忆力衰退现象的功效；薄荷能疏风散热、辟秽解毒。二者为茶可帮助醒脑，提升精神不振、倦怠的身体。

花果布丁茶

原料 葡萄80克，红茶包1个，布丁3个

做法 ①葡萄洗净，去子，榨汁；布丁切小块。②红茶包放入沸水浸泡3分钟。③把葡萄汁、布丁放入茶水中搅拌即可。

茶效

◎葡萄含有强抗氧化类黄酮，有抗衰老作用；红茶中的咖啡因借由刺激大脑皮质来兴奋神经中枢，促成提神、思考力集中。此茶可提神醒脑，止渴消暑。

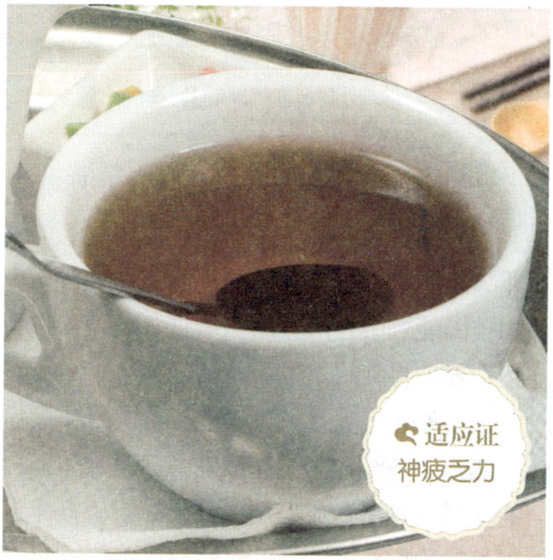
适应证
神疲乏力

香蕉红茶

原料 香蕉肉200克，红茶1克，食盐适量，蜂蜜20克

做法 ①香蕉肉、红茶、食盐、蜂蜜置于杯中。②倒入沸水，泡4分钟后即可。

茶效

◎香蕉具有清热、通便、解酒的功效；红茶能清肝火，除疲劳；蜂蜜可润肌肤，通肠胃。此款茶具有清头目、润肠通便的效果。

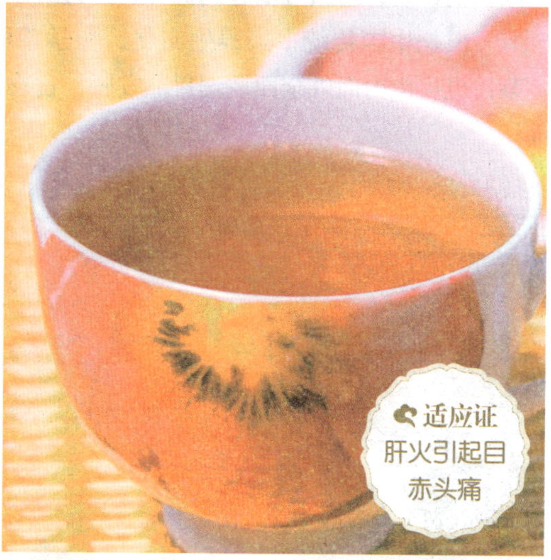
适应证
肝火引起目赤头痛

橙绿茶

原料 橙子80克、薄荷叶、绿茶各适量

做法 ①橙子去皮，挤汁备用；绿茶装入茶包中；以上原料放入杯中倒入沸水泡5分钟。②用薄荷叶点缀即可。

茶效

◎薄荷可以防止痉挛、放松肌肉、减轻肌肉僵硬与疼痛感。而薄荷茶可以刺激食物加快在消化道内的运动，帮助消化，有利于提神醒脑，缓解压力。

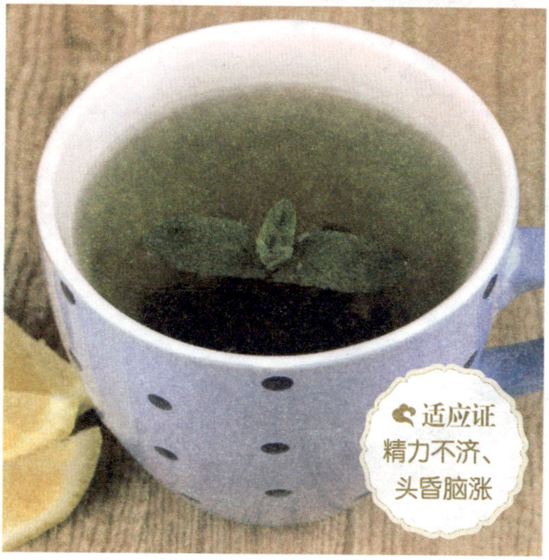
适应证
精力不济、头昏脑涨

养胃护胃

茶叶的养胃护胃作用早已被人们所熟知。

我们古代有茶“主下气、消宿食”的说法。因为“苦能下泄，故气下而火降，而兼涤除肠胃，则食自消矣”。根据现代研究也证实，茶叶中的咖啡因能刺激胃液分泌，增进食欲，促进胃的消化功能，从而达到养护胃脏的作用。

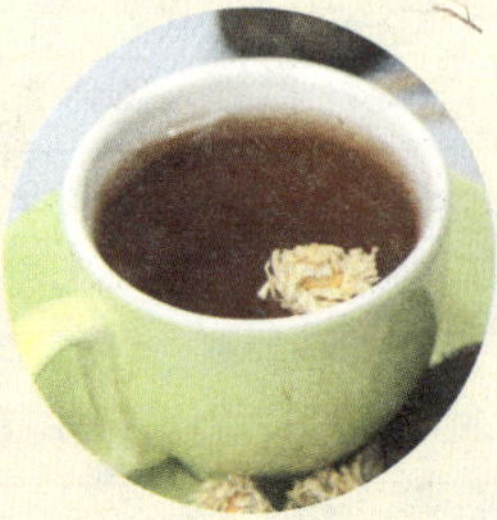

比如晚上喝普洱茶，能护胃养胃，安定心神。因为普洱茶（熟普）是经过人工速成发酵后再加工而成的，进入肠胃后，能在胃的表层形成一层保护膜，对胃产生有益的保护作用。所以长期饮用普洱茶可以起到护胃、养胃的作用。

根据中国传统中医养生文化，科学萃取中药材和花草配制而成的各种养胃护胃茶，也可由内而外全面调理胃部发胀、食物不消化或者胀气等胃部不适症状。

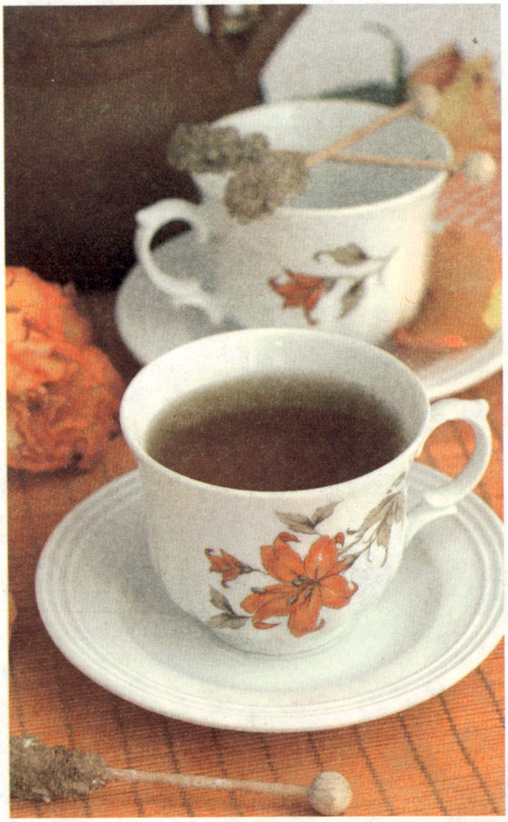

橘皮茶

适应证：胃脘疼痛、疝气、乳肿等症

原料

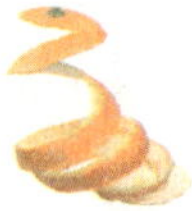

鲜橘皮适量

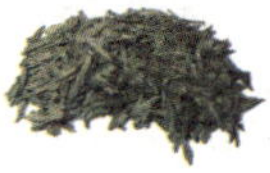

绿茶适量

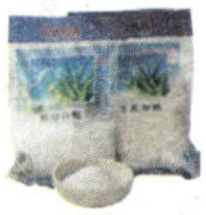

白糖适量

做法 ①将鲜橘皮洗净切成细丝，放入杯中。② 绿茶冲沸水，滤出茶汁，倒入放橘皮的杯子中，再倒入白糖调匀即可。

重点提示

1.平日常饮，养胃效果甚佳。

2.孕妇忌服。

茶效

◎橘皮具有疏肝理气、散结消痰的功效。此款茶饮具有和胃化痰的功效，胃脘疼痛、乳肿者可常饮用。

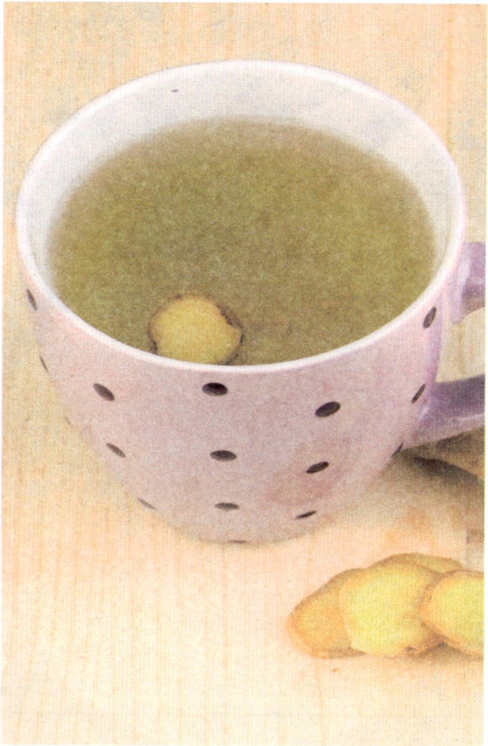

甜姜紫苏茶

适应证：发热咳嗽、腹泻、胎动不安等症

原料

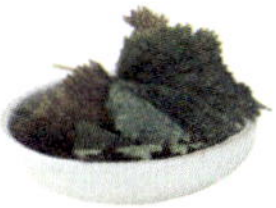

紫苏叶5克

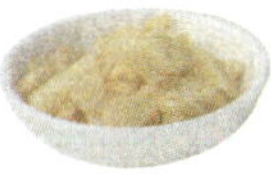

生姜2片

做法 ①将紫苏叶洗净，与生姜一起放入保温杯中。②加入沸水冲泡，静置5分钟，即可滤取汤汁饮用。

重点提示

1.感冒患者饮用此茶效果甚佳。
2.阴虚实热、痔疮患者忌服。

茶效

◎紫苏叶有解表散寒、理气解郁的功效；生姜具有驱寒、止呕、化痰的功效。此款茶饮具有解表解郁、理气和胃的功效。

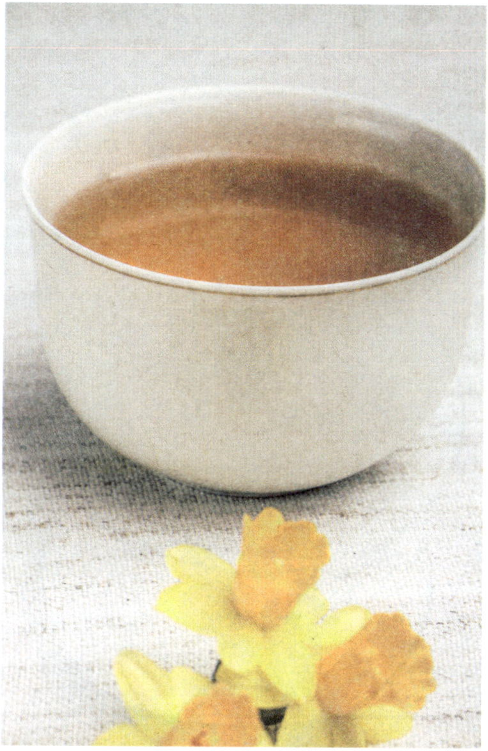

陈皮甘草茶

适应证：食欲不振、消化不良等

原料

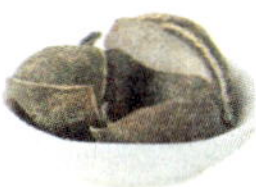

陈皮5克

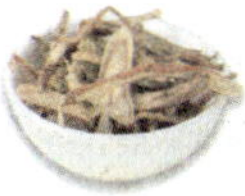

甘草5克

做法 ①将陈皮洗净，甘草切成小块，同置于杯中。②倒入沸水冲泡，静置5分钟即可饮用。

重点提示

1.适宜脾胃气滞、消化不良者饮用。
2.水肿者、体内燥热者不宜饮用。

茶效

◎陈皮具有理气、健脾、调中、燥湿、化痰的功效；甘草能清热祛痰、解毒止咳。此茶可健脾胃，缓解消化不良症状。

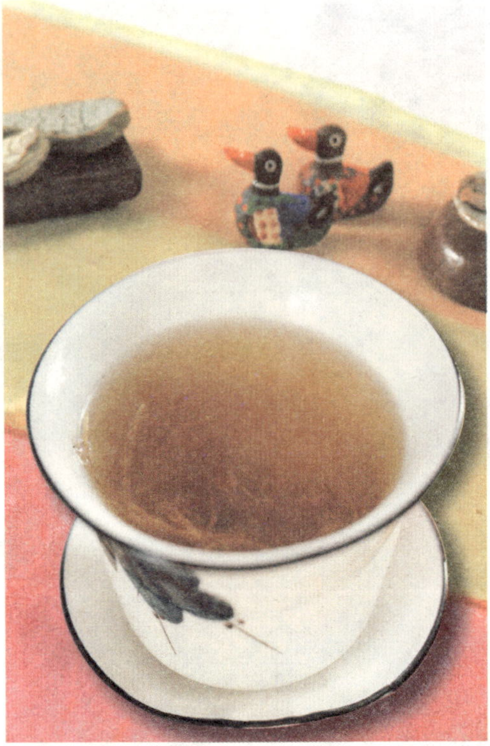

麦冬竹茹茶

适应证：心烦气躁、胃热逆呃

原料

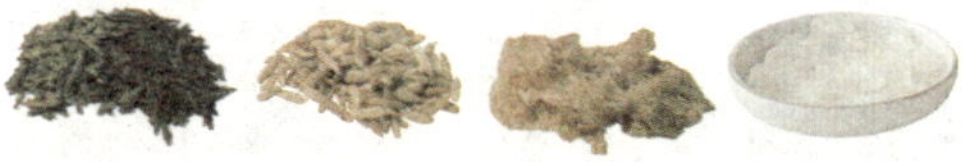

绿茶3克　麦冬20克　竹茹10克　冰糖10克

做法 ①将麦冬、竹茹、绿茶放入砂锅中，加400毫升清水，浸透。②煎至水剩约250毫升，去渣取汁，再加入冰糖煮至溶化，和匀即可。

重点提示

1.胃热逆呃者饮用较好。

2.一定要选用干燥的麦冬，品质才好。

茶效

◎麦冬性寒质润，有滋阴润燥的作用；竹茹性微寒，味甘，有清热化痰、除烦止呕、提神醒脑的功效。此茶饮具有提神健脑、滋阴润燥、降气止呃的功效。

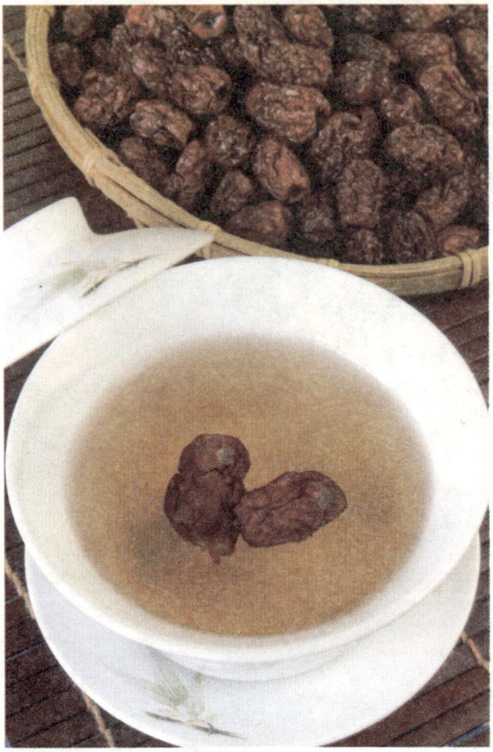

生姜红枣茶

适应证：脾胃虚寒、食欲减退等症状

原料

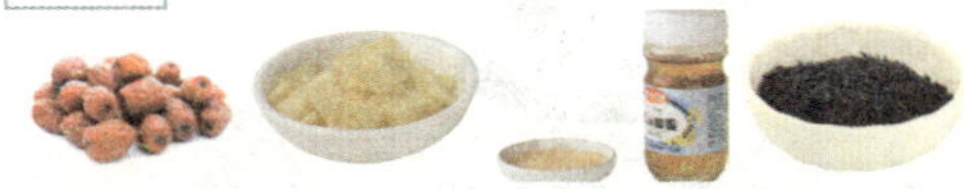

红枣8枚　生姜10克　蜂蜜适量　红茶1克

做法 ①将红枣洗净去核切碎；生姜切片炒干，再加入蜂蜜炒至微黄。②将红枣、生姜和红茶用沸水冲泡5分钟后即可饮用。

重点提示

1.感冒风寒时常饮，效果甚佳。

2.阴虚、内有实热、痔疮患者忌服。

茶效

◎红枣具有补脾和胃、益气生津的功效；生姜具有解表散寒、止呕化痰的功效。此款茶饮具有和胃散寒、生津止呕的功效。

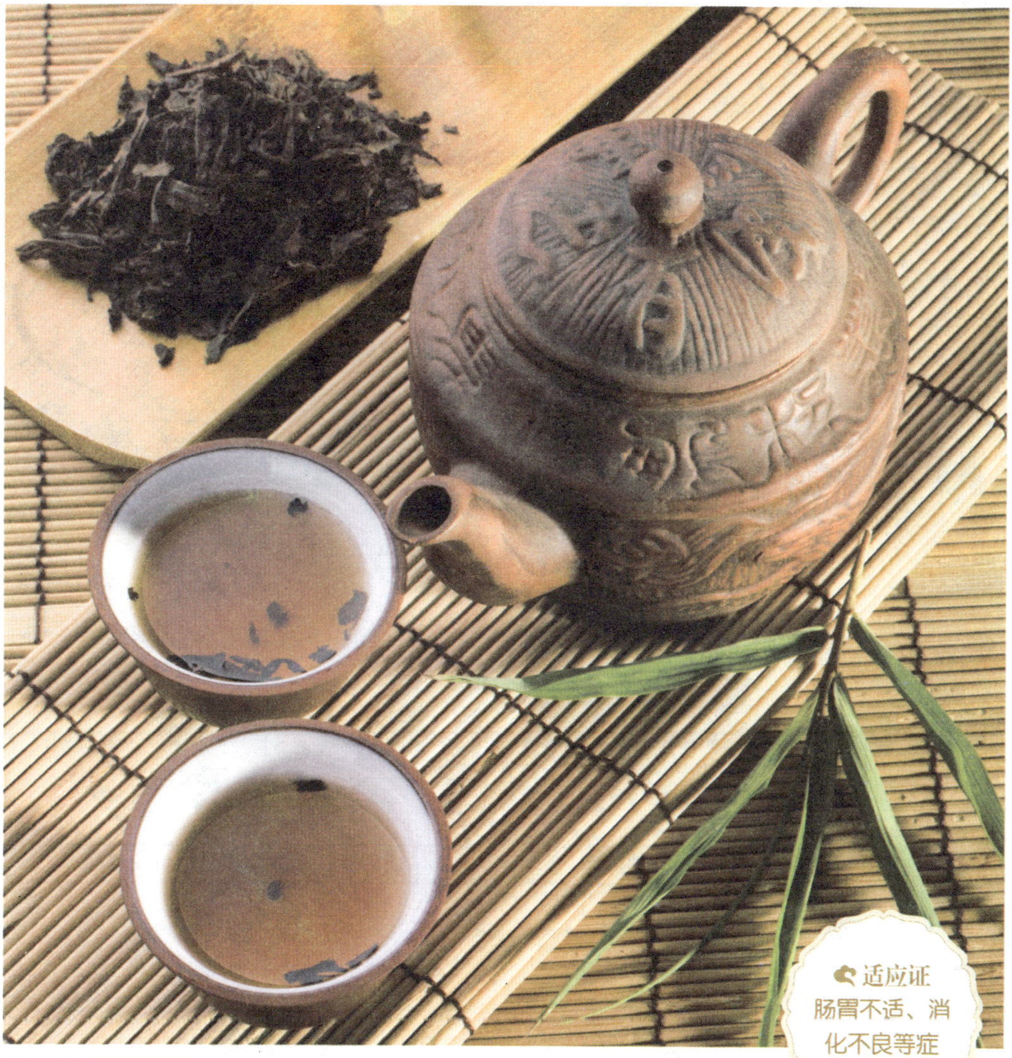

适应证
肠胃不适、消化不良等症

化食茶

原料

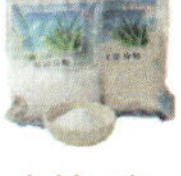

白糖5克

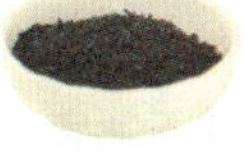

红茶10克

做法

①将红茶放入茶壶中。

②倒入适量开水，加盖泡10分钟，再加入少许白糖搅拌均匀。待凉后即可饮用。

重点提示

1.平日消化不良的人常饮此茶，效果颇佳。

2.经期、孕期、哺乳期、更年期的女性忌饮此茶。

茶效

◎红茶具有帮助消化、促进食欲、利尿消肿、强壮心脏的功效。此款茶饮具有助消化、开胃健胃的功效。

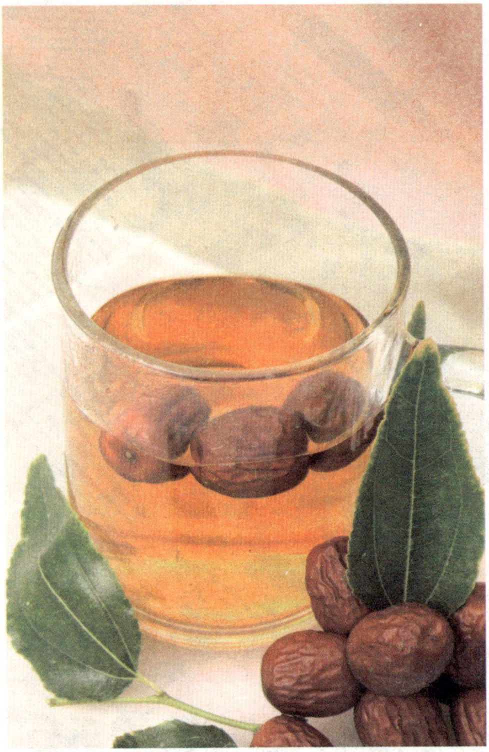

橘皮枣茶

适应证：胃脘疼痛、疝气、乳肿等症

原料

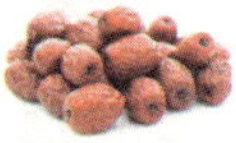

红枣两粒

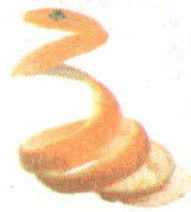

鲜橘皮适量

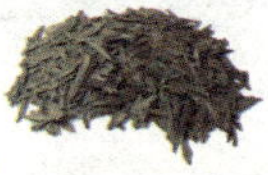

绿茶适量

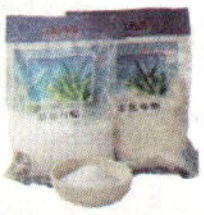

白糖适量

做法 ①将鲜橘皮洗净切成细丝，放入杯中，红枣洗净。② 绿茶冲沸水，滤出茶汁，倒入放橘皮的杯子中，再倒入白糖调匀即可。

重点提示

1.平日常饮，健胃效果甚佳。

2.孕妇忌饮此茶。

茶效

◎橘皮具有疏肝理气、散结消痰的功效。与绿茶为伍，具有和胃化痰的功效，胃脘疼痛、乳肿者可常饮用。

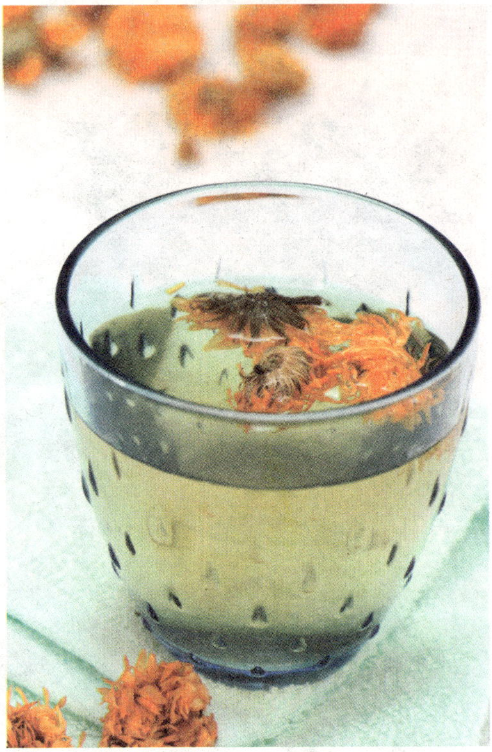

金盏菊健胃茶

适应证：胃寒痛、消化系统溃疡

原料

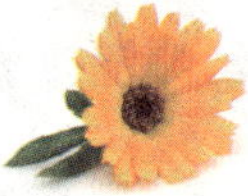

金盏菊鲜根50～100克

做法 ①将金盏菊鲜根洗净备用。②将洗净的金盏菊鲜根放入水中煎煮。③煮沸后，关火即可服用。

重点提示

1.胃寒不适者饮用较佳。

2.孕产妇最好不要饮用此款茶饮。

茶效

◎金盏菊有消炎、抗菌作用，可行气活血，治胃寒痛、肠风便血。饮用此茶可健胃养胃，缓解疼痛。

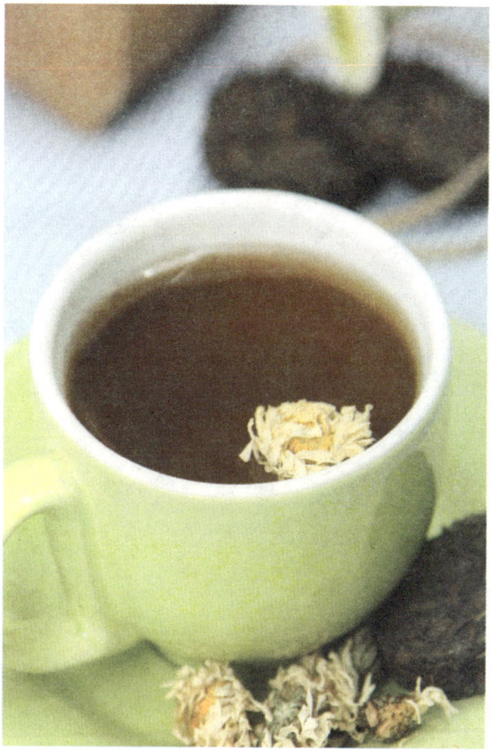

菊花普洱茶

适应证：胃胀胃满

原料

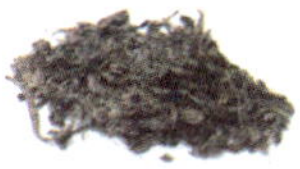

普洱茶10克

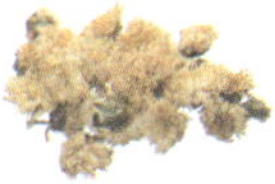

菊花10克

做法 ①普洱茶、菊花放入壶中，注入开水，滤去杂质。②再注入350毫升开水，静置3分钟即可。③可反复冲饮，直至味淡。

重点提示

1.腹胀胃部不适者饮用较佳。

2. 气虚胃寒、食少泄泻患者宜少用。

茶效

◎普洱茶具有清热、消暑、消食、祛肥腻、延年益寿等功效；菊花可散风清热。此茶能帮助消化、消除油脂、清热消肿。

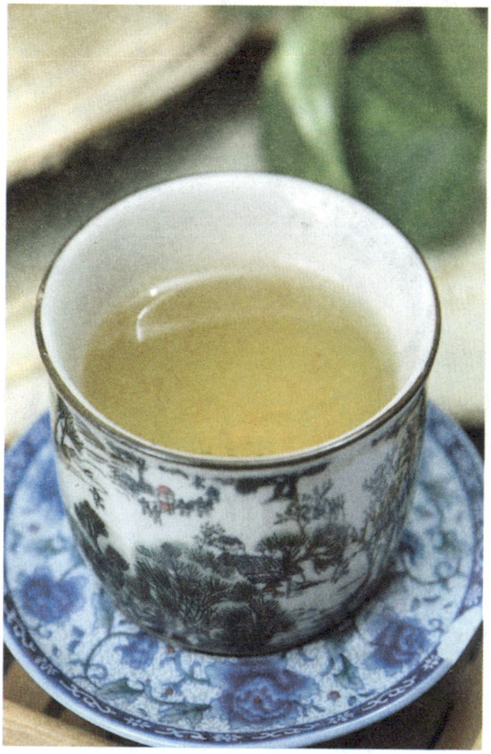

芙蓉荷叶消食茶

适应证：胃胀胃满

原料

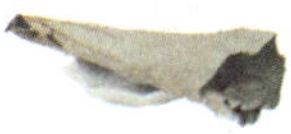

荷叶3克

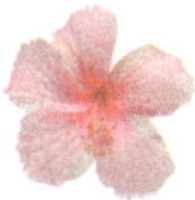

芙蓉花2克

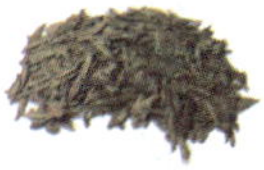

绿茶3克

做法 ①将荷叶、芙蓉花、绿茶放入壶中。②注入300毫升开水冲泡后即可饮用。

重点提示

1.心浮气躁胃部不适者饮服，效果甚佳。

2.体瘦、气血虚弱者慎服。

茶效

◎芙蓉具有清热解毒、消肿消炎、凉血止血的功效；荷叶具有清热解毒、凉血止血、降血脂的功效；绿茶有消食作用。此款茶饮具有开胃消食、和胃消肿、清热凉血的功效。

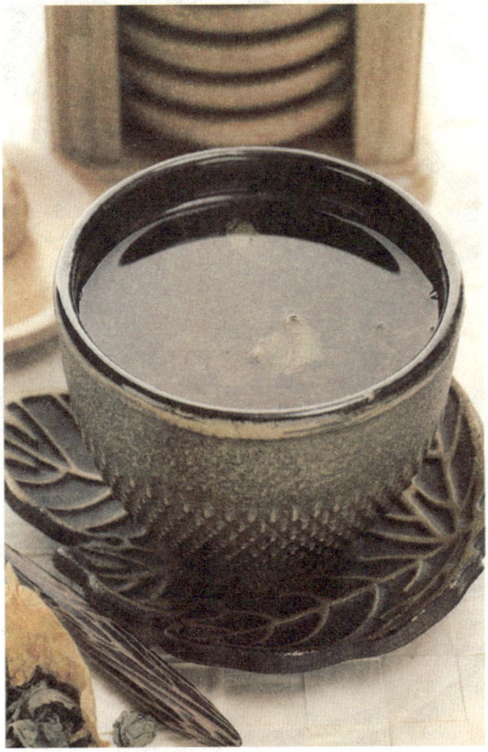

益胃茶

适应证：热病发汗后耗伤胃津，咽喉不利

原料

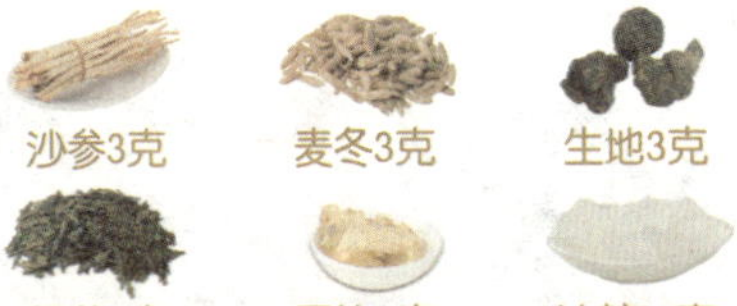

沙参3克 麦冬3克 生地3克
绿茶3克 玉竹5克 冰糖10克

做法 ①将所有原料一并放入杯子中。②加入300毫升左右开水冲泡后，滤取茶汁即可饮用，冲饮至味淡。

重点提示

1.心烦口渴、食欲不振者饮用较好。
2. 风寒作嗽及肺胃虚寒者忌服。

茶效

◎沙参具有养阴润燥、益胃生津的功效；麦冬能养阴生津、润肺清心；玉竹是可比拟人参的补阴圣品。此茶益胃生津、除烦止渴。

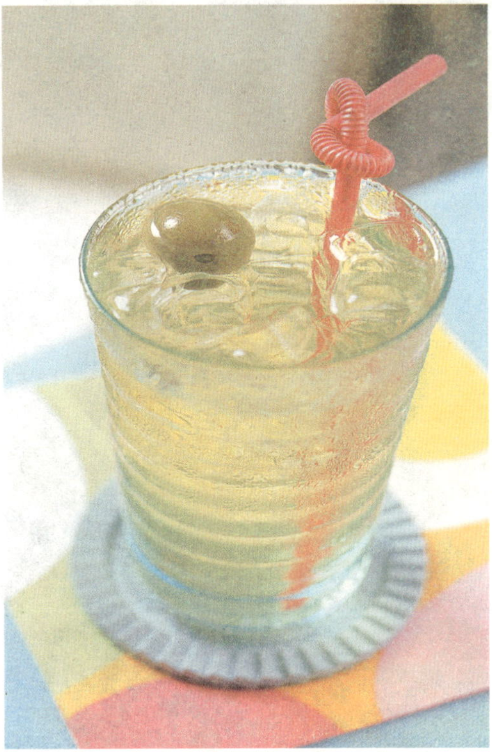

紫苏梅子绿茶

适应证：脘腹胀闷、呕恶腹泻

原料

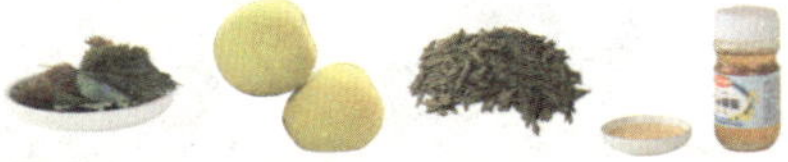

紫苏叶3片 青梅2颗 绿茶1包 蜂蜜30毫升

做法 ①紫苏、青梅、绿茶包放入杯中，加沸水，泡1分钟，取出茶包及紫苏。②将绿茶与蜂蜜、冰块拌均匀即可。

重点提示

1.腹痛腹胀、虚热烦渴者饮用较好。
2. 胃酸过多者慎饮此茶。

茶效

◎紫苏叶有解表、散寒、理气的功效；梅子有敛肺止咳、涩肠止泻、除烦静心、生津止渴、杀虫安蛔、止痛止血的作用。此款茶入喉微酸中带着甘甜，具有暖胃解腻的效果。

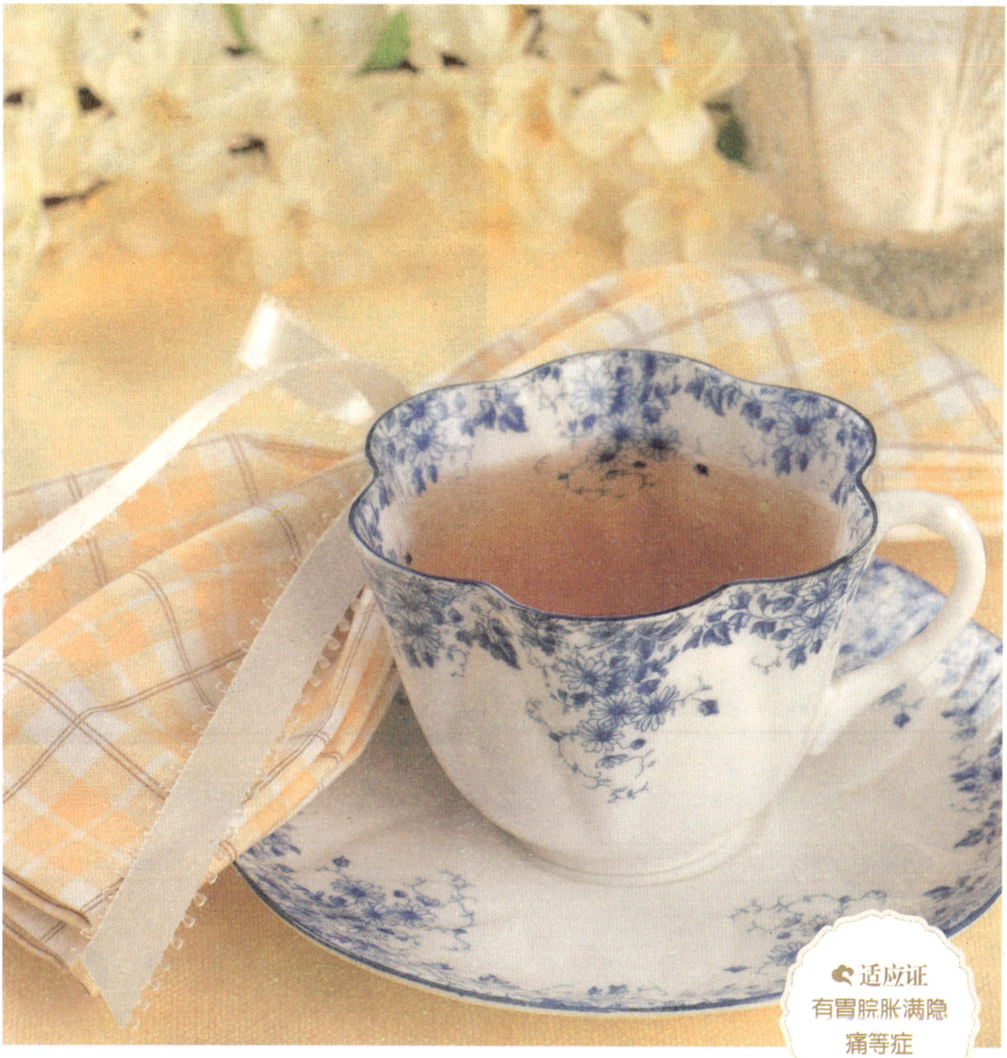

适应证
有胃脘胀满隐痛等症

健胃红茶

原料

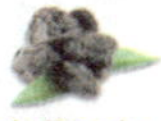
乌梅2克
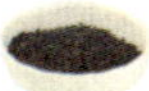
红茶2克
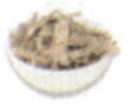
生甘草2克
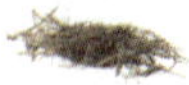
徐长卿3克
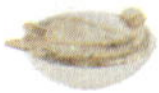
当归3克
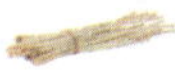
北沙参3克
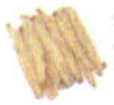
黄芪4克

做法

①将所有原料共制成粗末，然后放入茶壶内。

②用沸水冲入后，静置15分钟左右，即可饮用。

重点提示

1. 胃脘隐痛、不思纳谷、身重困倦者饮用较好。
2. 胃中灼热嘈杂、吞酸口苦者忌用。

茶效

◎生黄芪甘而微温，能补脾益气，升阳举陷；徐长卿具有镇痛、止咳、活血解毒的功效，常用于治胃痛、牙痛等。此茶可健胃消食，辅助治疗胃脘隐痛。

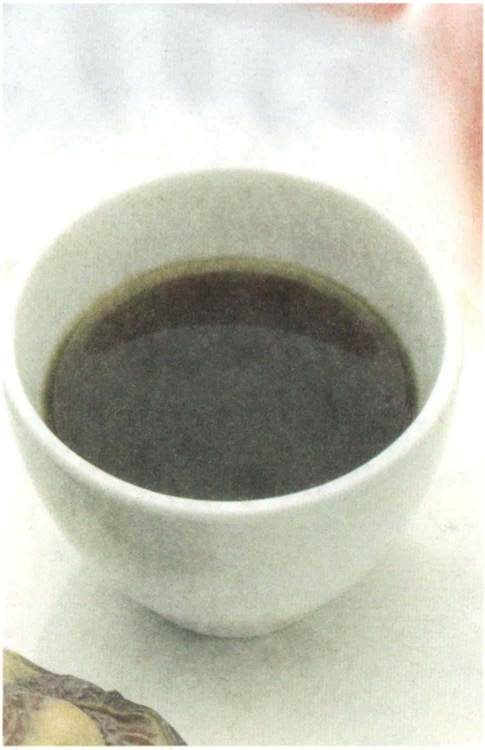

黑枣茶

适应证：便秘、咽干口渴等症状

原料

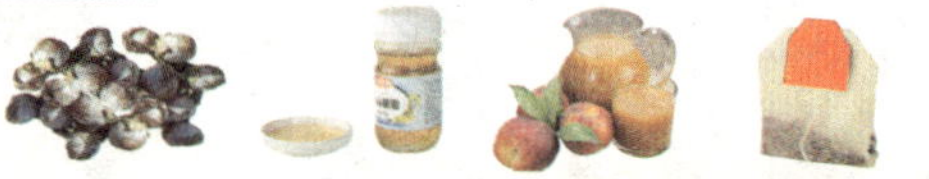

黑枣5枚　蜂蜜适量　水蜜桃汁适量　红茶包1个

做法 ①锅中加适量清水，放入黑枣煮沸。②再加入其他材料，搅拌至沸腾，即可待温饮用。

重点提示

1.女性睡前饮服，能美容润肤，效果甚佳。
2.孕妇若有腹胀现象，忌服。

茶效

◎黑枣具有滋润心肺、生津止渴、抗老化的功效；蜂蜜具有润肺止咳、润肠通便、润肤生肌的功效。此款茶饮具有润肺止渴、抗衰老的功效。

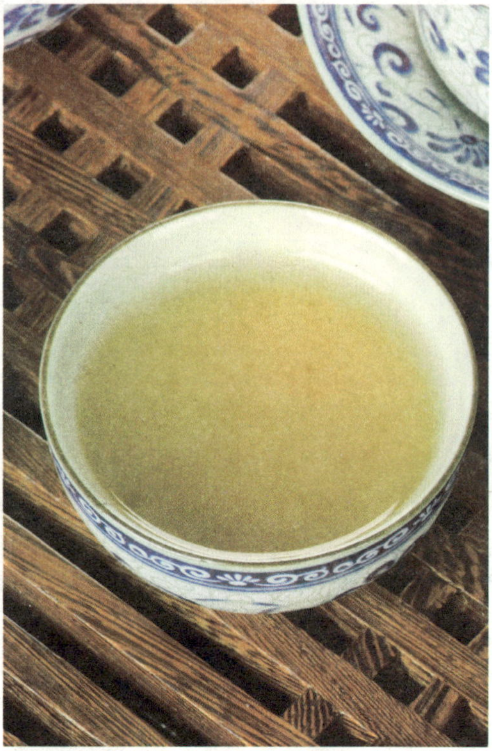

香兰凉茶

适应证：脾虚气滞、脘腹胀满

原料

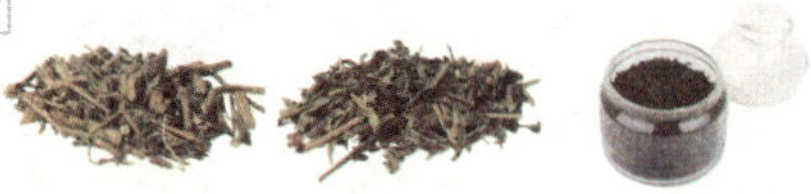

藿香9克　佩兰9克　茶叶6克

做法 ①将藿香、佩兰洗净，和茶叶一起放茶壶中。②用500毫升左右开水冲泡，盖上壶盖浸泡5分钟，即可饮用。

重点提示

1.腹胀腹满者饮用较佳。
2.阴虚火旺者慎用。

茶效

◎藿香具有利气、快膈、和中、辟秽、祛湿的功效；佩兰有解热清暑、化湿健胃、止呕的作用。再加上清热祛火的茶叶，使此茶能解热祛风、清暑化湿、开胃止呕。

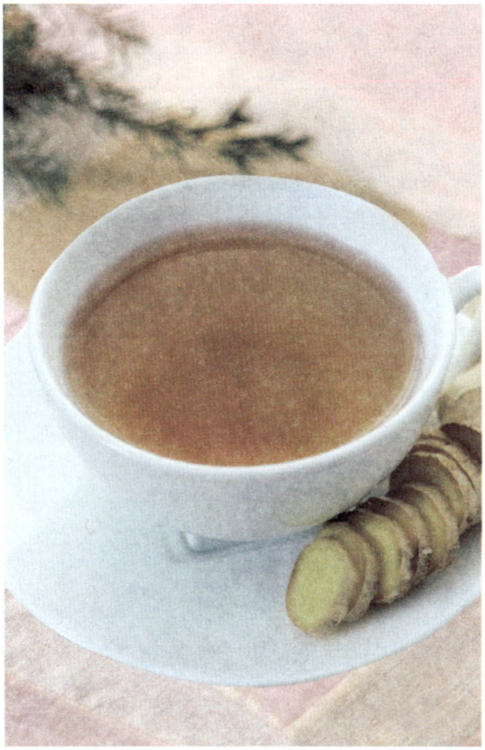

姜片茶

适应证：头痛咳嗽、消化不良、感冒风寒

原料

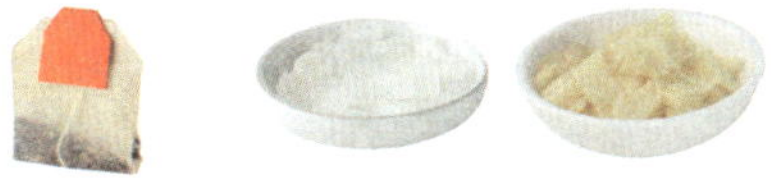

红茶包1个 冰糖40克 生姜1片

做法 ①将所有原料放入锅内，加适量清水煮沸。②5分钟后，即可关火，滤取茶汁饮用。

重点提示

1.平日适量常饮，能起到调理脾胃的作用。
2.高血压患者忌服。

茶效

◎生姜具有解表散寒、止呕化痰的功效；与红茶、冰糖一起泡饮具有清热散寒、和胃化痰的作用。

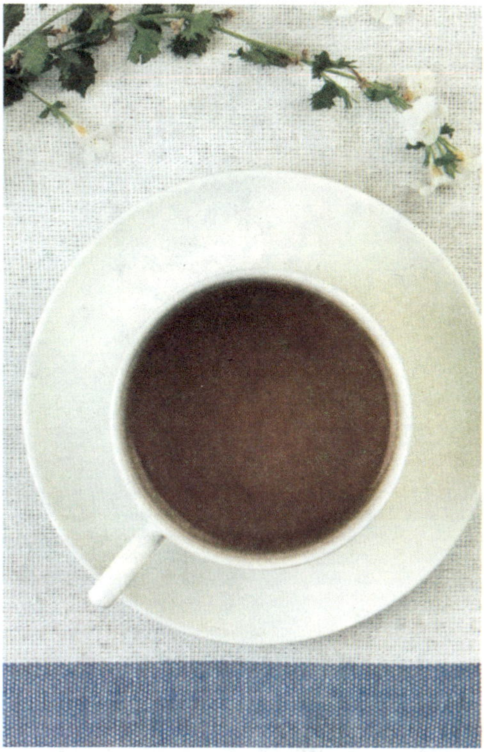

沙斛五味茶

适应证：久痢伤津或热病后伤津

原料

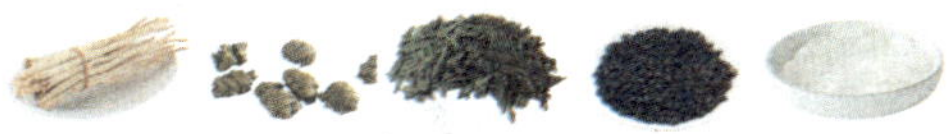

沙参3克 石斛3克 绿茶3克 五味子5克 冰糖10克

做法 ①将所有原料一并放入杯中。②用250毫升左右的开水浸泡后饮用，冲饮至味淡。

重点提示

1. 热伤津液、低热烦渴者饮用较佳。
2. 虚而无热、湿热病未化燥者不宜服用。

茶效

◎沙参养阴清肺、祛痰止咳、益脾健胃、养肝补肾、生津祛痰；石斛生津益胃、清热养阴。此款茶可养胃益津、祛痰止咳。

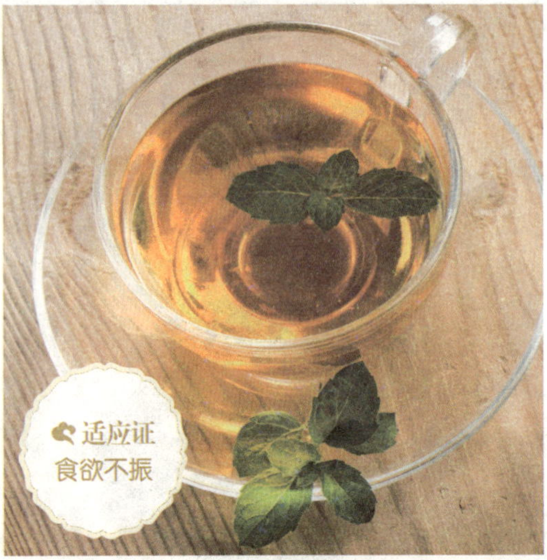
适应证
食欲不振

猕猴桃薄荷茶

原料 猕猴桃2个，苹果1个，薄荷10克

做法 ①猕猴桃、苹果洗净，去皮，切小块。②鲜薄荷叶洗净，与两种果肉放入茶杯，加沸水，静置5分钟即可饮用。

茶效

◎猕猴桃能生津解热、调中下气、止渴利尿；苹果能润肺健胃、生津止渴、止泻消食；薄荷具有疏散风热、止痒、健胃等作用。本品清凉解渴，开胃消食。

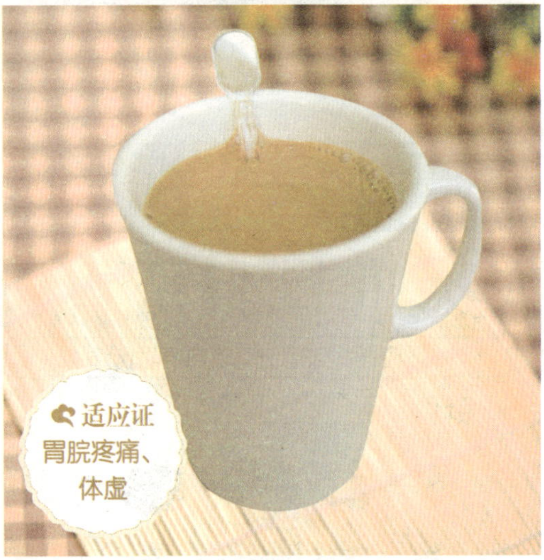
适应证
胃脘疼痛、
体虚

牛奶红茶

原料 鲜牛奶100克，红茶3克

做法 ①将红茶用水熬成浓汁，备用。②将牛奶煮沸，与红茶混匀。③茶中加入适量食盐调味，饮用。

茶效

◎牛奶能破坏人体肠道内的致癌物质，对胃癌和结肠癌起到一定的预防作用；常喝红茶可预防皮肤癌。此款茶饮能起到一定的防癌抗癌、养胃护胃作用。

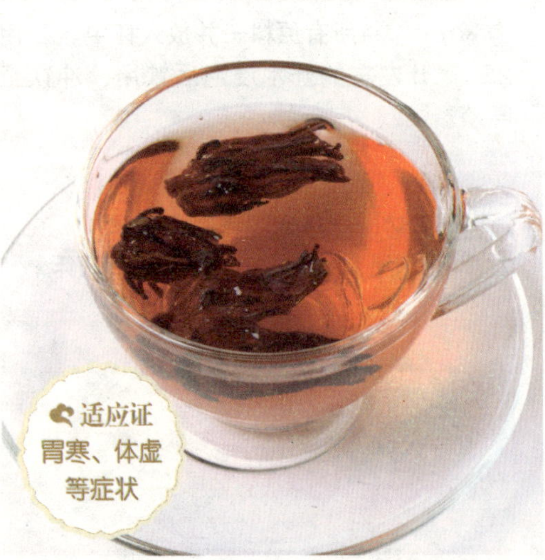
适应证
胃寒、体虚
等症状

洛神果茶

原料 苹果30克，玫瑰茄及玫瑰花各4克

做法 ①苹果洗净，切片，与玫瑰花及玫瑰茄放入杯中。②泡5分钟即可饮用。

茶效

◎苹果具有安眠养神、和中益气的功效；玫瑰花具有理气解郁、和血散瘀的功效。此款茶饮具有理气和胃、安神解郁的功效。

桂花茉莉茶

原料 茉莉花3克，桂花2克

做法 ①将茉莉花和桂花放入玻璃杯中。②往玻璃杯中冲开水，5分钟后即可饮用。

茶效

◎桂花可止咳化痰、养声润肺，防止口干舌燥，另可消除胃部胀气；茉莉花可以安定情绪、振奋精神。此茶暖胃健脾、提神醒脑。

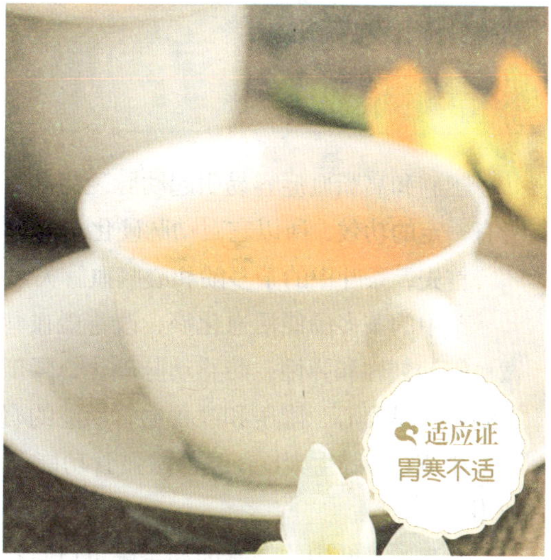
适应证
胃寒不适

缓泻消痛茶

原料 乌龙茶5克，干姜3克

做法 ①干姜洗净，切成末。②乌龙茶用开水冲去杂质，滤去茶汤。③干姜末放入壶中，加适量开水，泡3分钟即可。

茶效

◎乌龙茶温而不寒，能提神健胃、消食下气、解酒；干姜能温经祛寒。此茶可散寒，缓解胃痛症状。

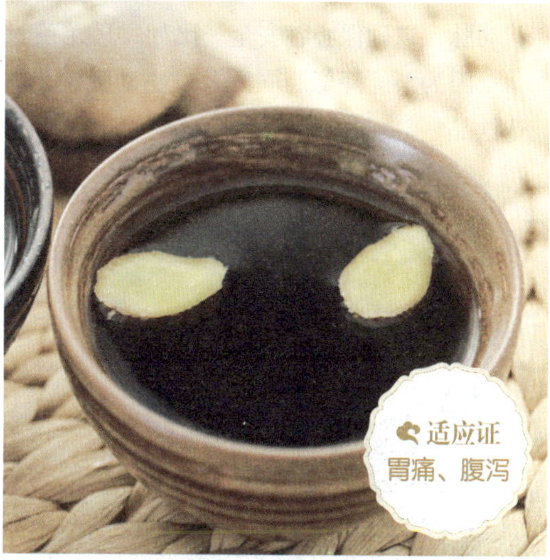
适应证
胃痛、腹泻

芡实乌梅茶

原料 芡实15克，乌梅12克，白术10克，熟黄10克，干山楂15克

做法 ①乌梅去核，其他材料研成粉末，包茶包。②取茶包，加沸水泡5分钟即可。

茶效

◎芡实具有补中益气、滋补强身的功效；乌梅具有敛肺涩肠、生津安蛔的功效。此款茶饮具有补虚止汗、和胃除烦的功效。

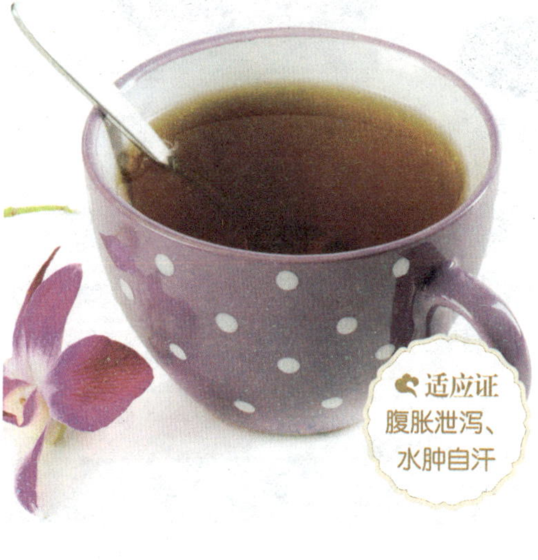
适应证
腹胀泄泻、
水肿自汗

养心护心

肥胖和高脂血症容易引起动脉硬化和冠状动脉粥样硬化性心脏病，而茶对消脂瘦身有一定的功效，所以它对动脉硬化与冠心病自然有防治的效果。

首先，茶叶中的茶多酚和心脑血管关系密切。

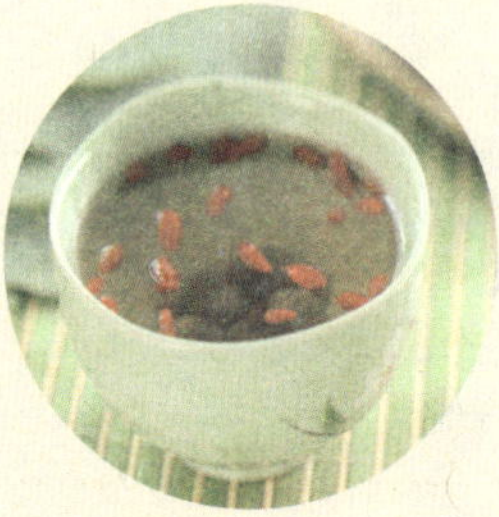

茶中的茶多酚能活血化瘀，改善微血管渗透，增强心肌和微血管的韧性和弹性，防止动脉硬化，降低高血压和冠心病的发病率，是强心、降压和改善血管功能的有效成分。而茶叶中的维生素C、维生素D有改善微血管功能和加快胆固醇排出的作用。

其次，茶叶中的咖啡因和茶碱可以直接兴奋心脏，扩张冠状动脉，以确保心脏安全。比如，乌龙茶能有效降低总胆固醇及血液黏度。

因为茶能降低胆固醇及发生动脉硬化的风险，所以现在已成为人们养心护心的首选饮品。

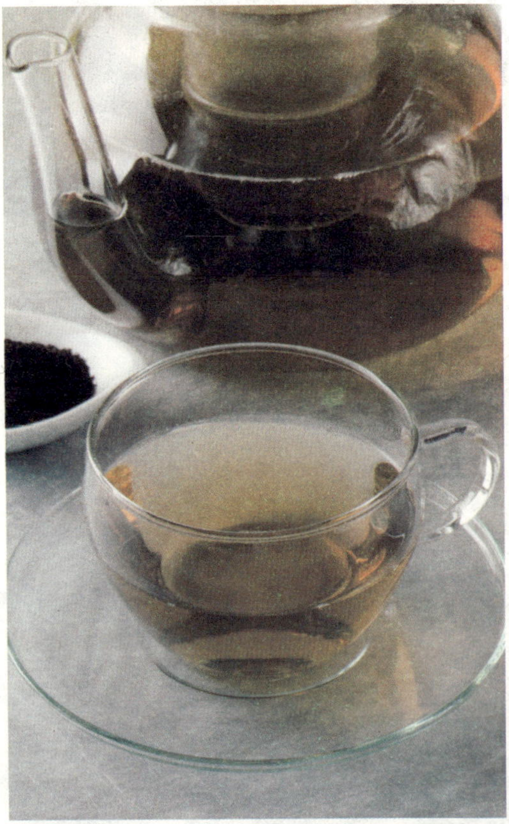

麦冬滋阴茶

适应证：体倦神疲、口干、心慌等症状

原料

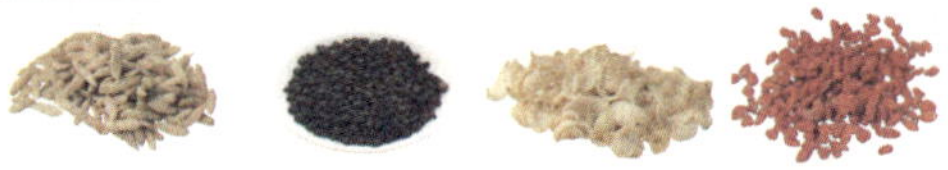

麦冬10克　五味子3克　干百合9克　枸杞9克

做法 ①将所有原料一同放入茶壶中。②加沸水冲泡，静置10分钟即可滤汁饮用。

重点提示

1.心烦意乱、口渴时饮用较佳。
2.外有表邪、内有实热，或咳嗽初起、痧疹初发者忌服。

茶效

◎枸杞益肾养肝、补阴、补精血；麦冬清热养阴、润肺养胃；五味子收敛元气、宁心安神；百合滋阴，避免口干舌燥。四味成茶，可收敛元气，宁神安心，滋阴护肝。

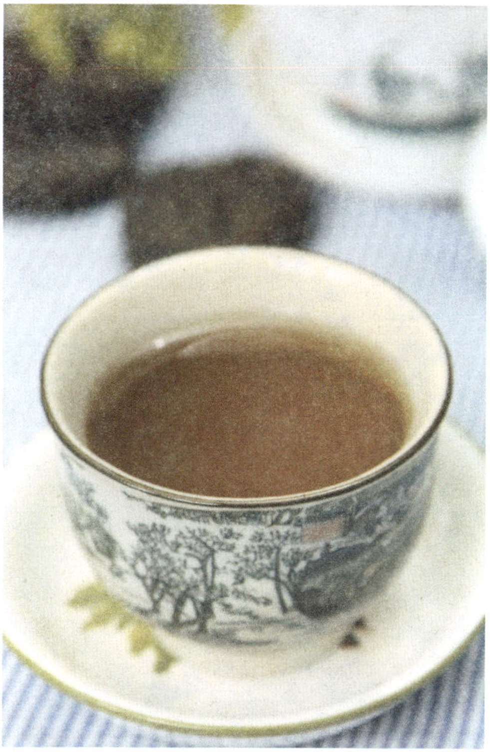

普洱茶

适应证：心烦意乱、失眠

原料

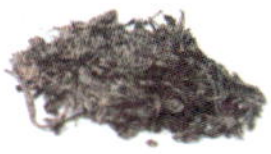

普洱茶叶5克

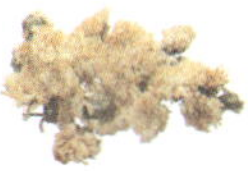

干菊花5朵

做法 ①将普洱茶叶、干菊花放入茶壶中。②用沸水冲泡10分钟即可饮用。

重点提示

1.心烦胸闷者饮用此茶效果较佳。
2.气血亏虚所致的痛经、月经失调女性不宜服用；孕妇忌饮。

茶效

◎普洱茶能消食化积，加快新陈代谢，促进血液循环。此茶能安神养心，让人远离心悸、失眠的烦恼，长期心烦意乱、失眠者可经常泡饮。

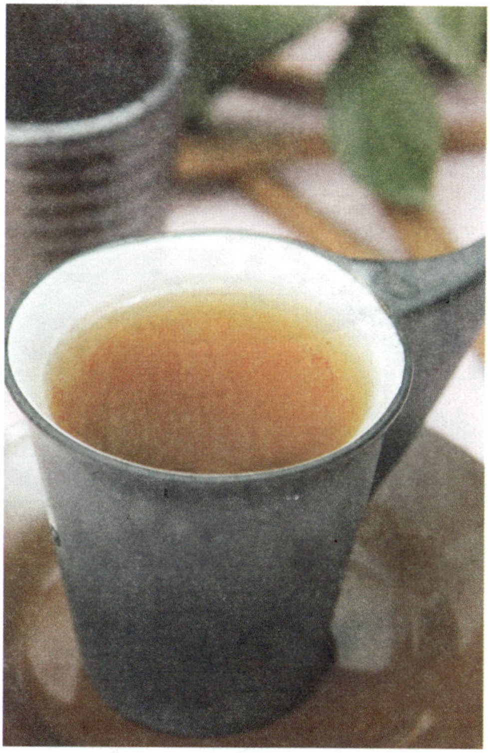

莲子茶

适应证：体虚、失眠、食欲不振等症状

原料

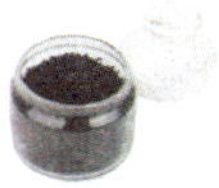

茶叶2克

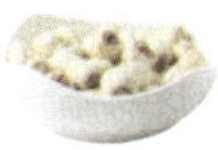

莲子10克

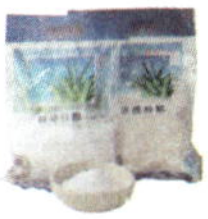

糖适量

做法 ①将莲子加糖煮烂。②加入茶叶一起冲泡饮用。

重点提示

1.适宜中老年人、脑力劳动者经常饮用。
2.便秘、脘腹胀闷者忌饮。

茶效

◎莲子具有养心安神的功效。此款茶饮具有养心护心的功效，体虚、失眠、食欲不振者可常饮用。

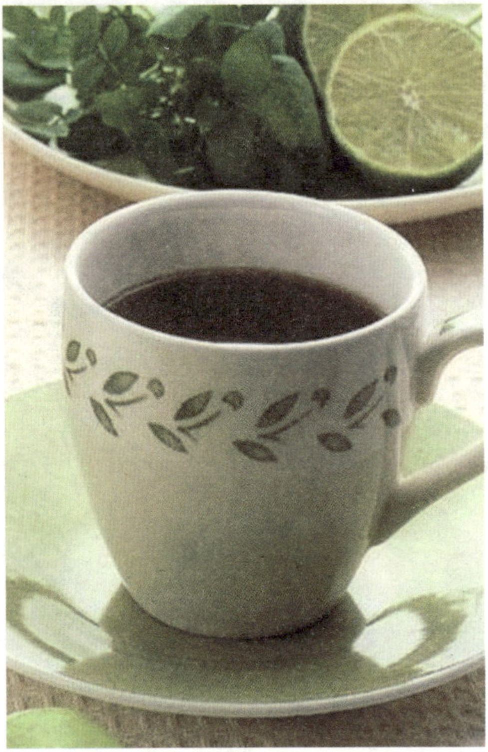

丹参安神茶

适应证：脘腹胀满、心神不宁等症状

原料

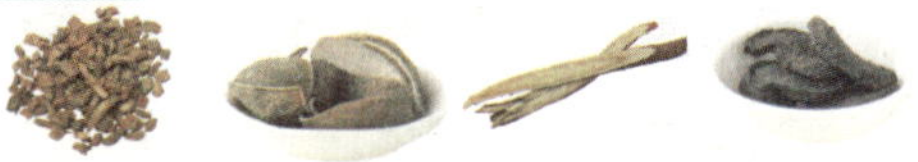

丹参2克　陈皮1克　赤芍1克　何首乌2克

做法 ①丹参、陈皮、赤芍、何首乌用消毒纱布包起来。②把药包放入装有500毫升开水的茶杯中。③盖好茶杯盖，泡5分钟即可。

重点提示

1.适时适量饮用，对改善心神不宁效果甚佳。

2.气虚、阴虚燥咳者忌服。

茶效

◎丹参具有活血化瘀、安神宁心、止痛消炎的功效；陈皮具有理气和中、祛湿化痰的功效；此四种材料搭配冲饮具有养心健脾的功效。

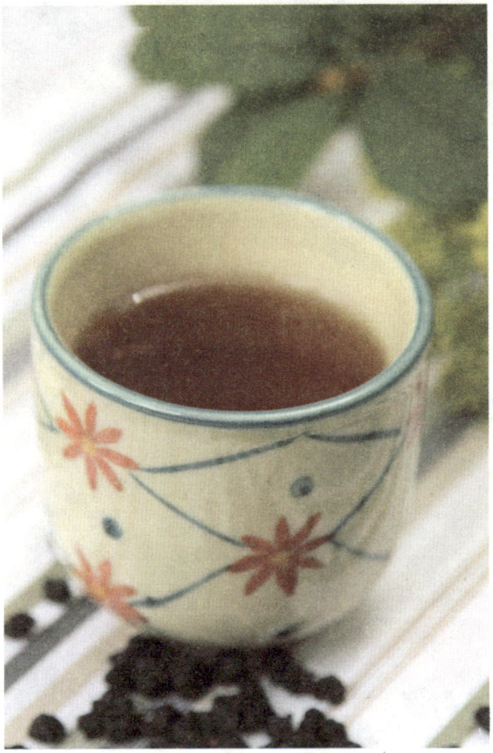

养心安神茶

适应证：血气耗散、体倦神疲

原料

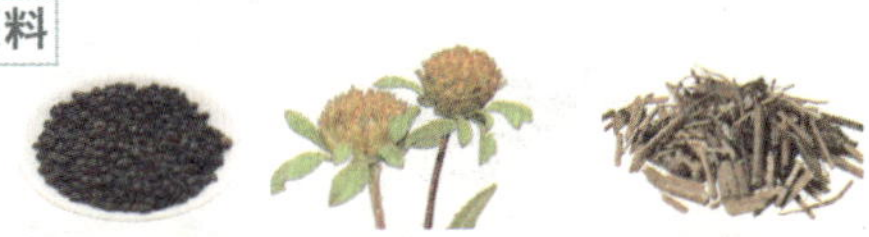

五味子适量　旱莲草适量　刘寄奴适量

做法 ① 把五味子、旱莲草、刘寄奴放入杯中。②加入沸水，盖好杯盖，冲泡15钟左右即可。

重点提示

1.肾虚、过度虚乏的男性饮用有较好的效果。

2.脾虚泄泻者忌服。

茶效

◎五味子具有敛肺、滋肾、生津、收汗、涩精的功效；刘寄奴具有活血通经、消肿止痛的功效。三者搭配冲饮可活血通经、滋阴肺、宁心安神。

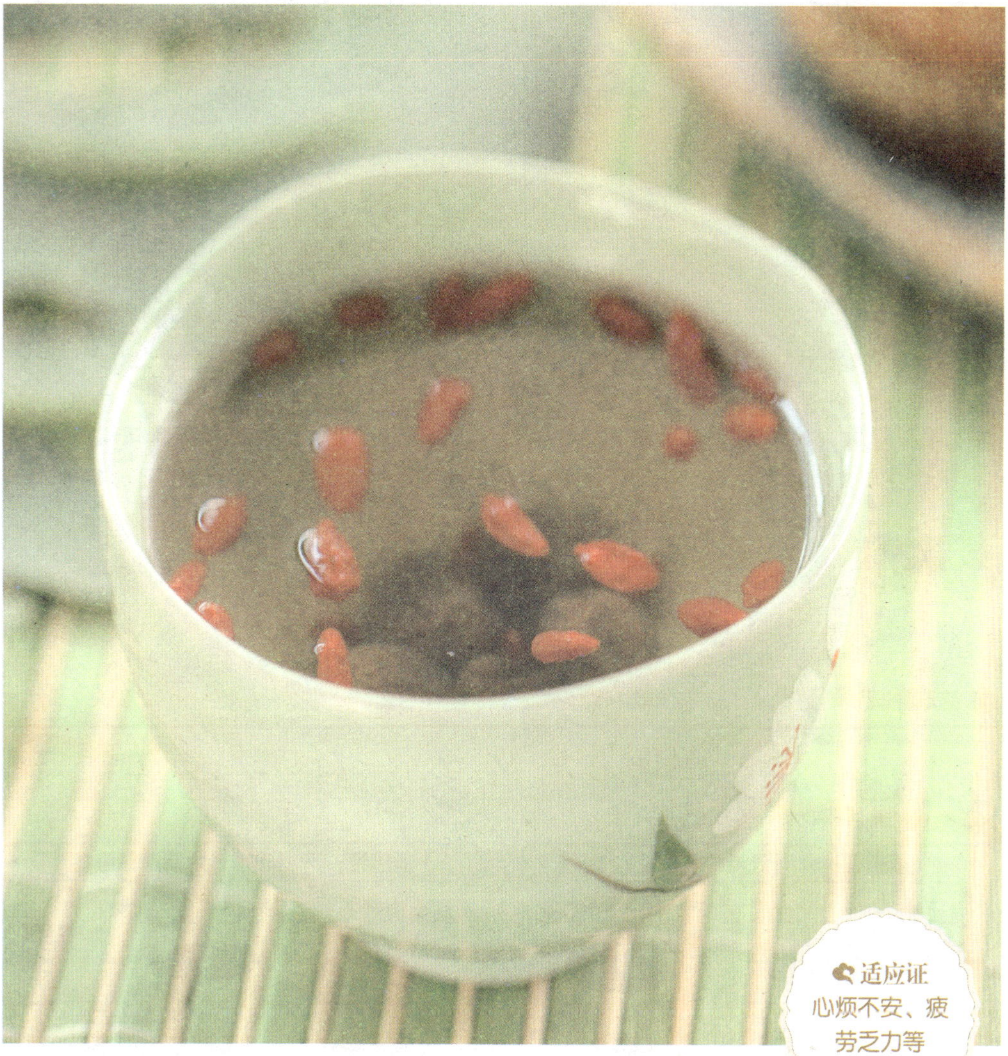

适应证
心烦不安、疲劳乏力等

桂圆冰糖茶

原料

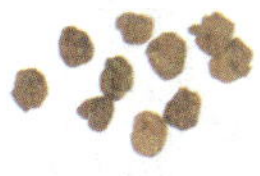
桂圆肉干9克

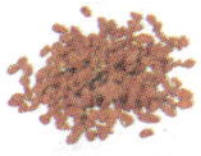
枸杞5克

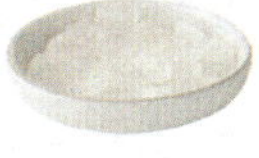
冰糖适量

做法

①将桂圆肉及枸杞一起放入杯中。
②加沸水冲泡，放入冰糖。
③盖好杯盖，静置5分钟即可饮用。

重点提示

1.心悸、失眠者饮用较佳。
2.便秘者、消化不良者不宜饮用。

茶效

◎桂圆能健脾养心、养血安神；枸杞可益气养肝、补血安神。此茶能安神养心、消除疲劳、提振精神。

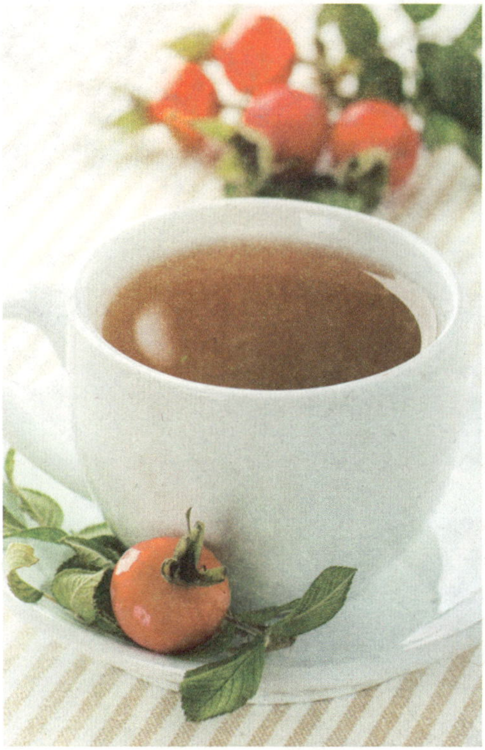

山楂红茶饮

适应证：胸闷胸痛、口干乏力

原料

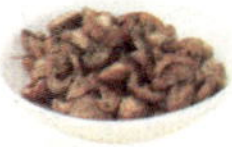

山楂10克

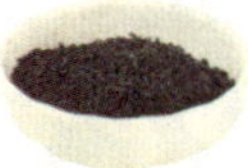

红茶8克

做法 ①将山楂和红茶一起放入茶壶中。②倒入适量开水冲泡约15分钟后饮用。

重点提示

1.气滞血瘀者饮用此茶效果较好。
2.脾胃虚弱者不宜服用此茶。

茶效

◎山楂能扩张冠状动脉，保护心肌，强心、降血压，抗心律失常，红茶具有养胃护胃的功效。此茶补心养心、安神定志。

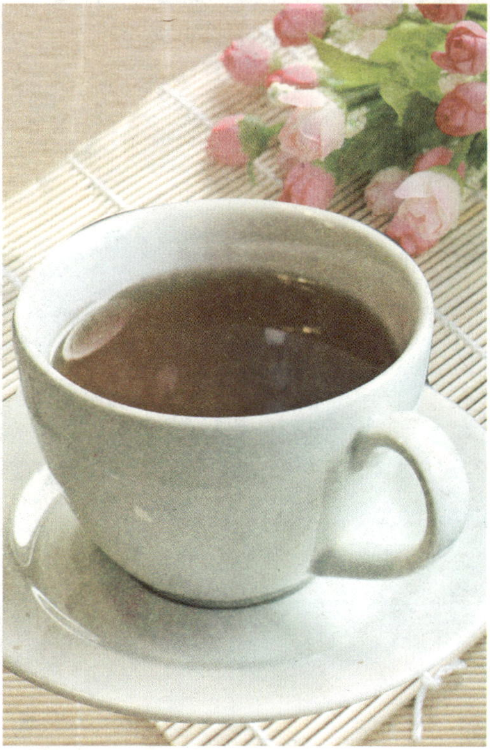

红枣红茶

适应证：脾弱心悸、大便溏稀等症

原料

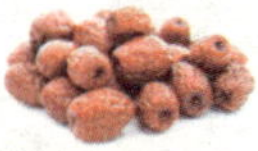

红枣10枚

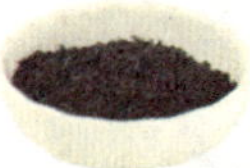

红茶5克

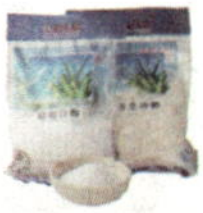

白糖10克

做法 ①将红枣去核，洗净，切成小块，与其他材料一同置保温杯中。②倒入沸水冲泡，静置5分钟后即可饮用。

重点提示

1.常饮此茶，能调理肠胃，改善心悸症状。
2.腹部胀满、便秘、消化不良者忌服。

茶效

◎红枣具有补脾和胃、益气生津、调卫解毒的功效。此款茶饮具有养心理气、清热解毒的作用，脾弱心悸、大便溏稀者可以经常饮用此茶。

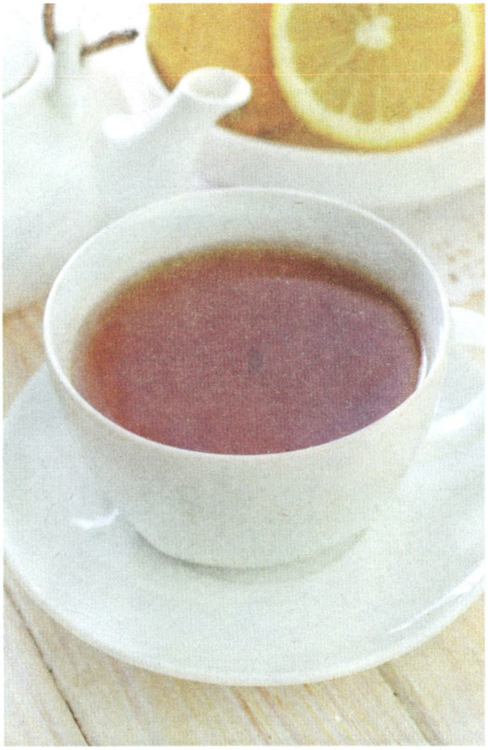

桂圆白兰地茶

适应证：津液亏损、心悸失眠等症状

原料

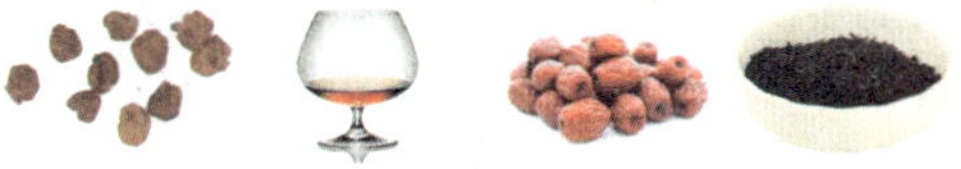

桂圆肉干100克　白兰地10毫升　红枣4个　红茶2克

做法 ①锅内加适量清水，放入桂圆干煎煮，再加入红枣、白兰地和红茶。②5分钟后搅拌均匀即可。

重点提示

1.脾虚、心悸、体弱者饮用此茶效果甚佳。
2.小儿、成人痰多、大便秘结者忌饮此茶。

茶效

◎桂圆具有健脾养心、养血安神的功效；红枣具有补脾和胃、益气生津、调卫解毒的功效。此款茶饮具有和胃健脾、养心理气的功效。

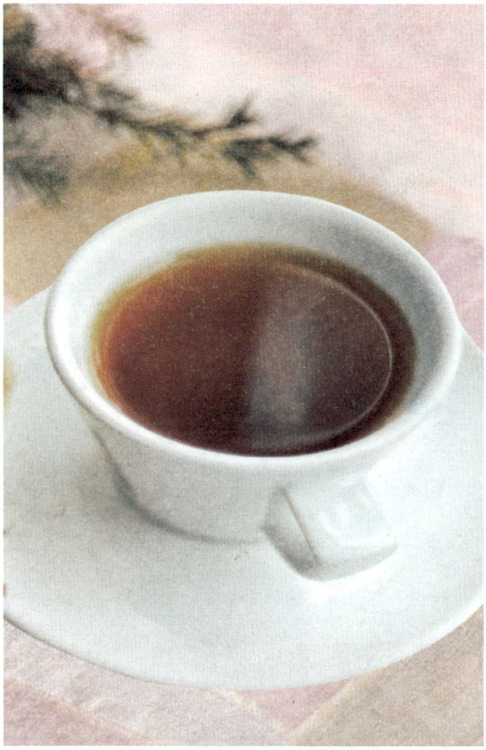

丹参活血茶

适应证：唇色暗黑、胸闷胸痛、疲劳等

原料

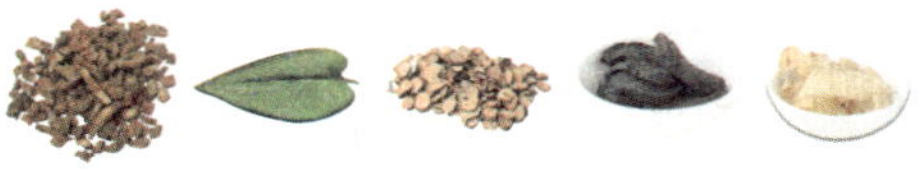

丹参3克　川七3克　桂枝5克　何首乌8克　玉竹15克

做法 ①将上述材料同置于锅中。②将药材加3碗水煮成1碗水后，待凉即可温服，三天一次。

重点提示

1. 气滞血瘀者饮用此茶较佳。
2.大便溏泄及有湿痰者不宜饮用此茶。

茶效

◎桂枝温经通脉、镇痛利尿；何首乌益精血、补肝肾、降血脂；玉竹滋阴生津、润肺养胃；丹参活血祛瘀、凉血清心；川七散瘀肿、止痛。此药茶能滋阴养心，润肺补肾。

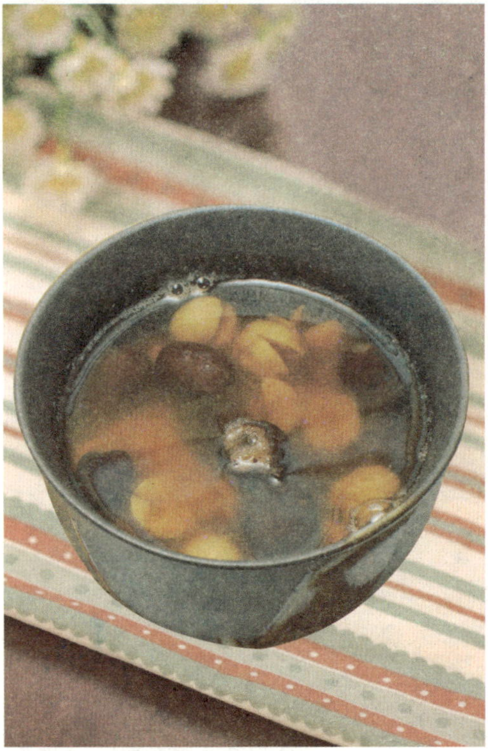

红枣莲子茶

适应证：心烦不安、气虚体弱

原料

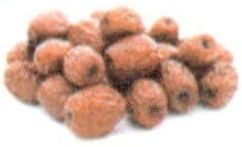

红枣3颗

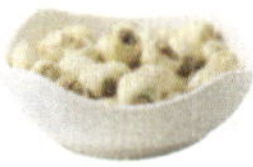

莲子10克

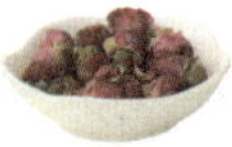

玫瑰花4克

做法 ①莲子泡发；红枣去核，洗净。②将莲子、红枣同放入锅内，加清水煮沸，小火煮至莲子熟烂，再放入玫瑰花即可。

重点提示

1.心烦意乱、气血亏虚者饮用较好。
2.便秘者不宜。

茶效

◎玫瑰花能缓和情绪，理气解郁；红枣可补血补气；莲子具有养心安神的功效。此款茶饮能补养气血，缓解加班熬夜对机体造成的损耗。

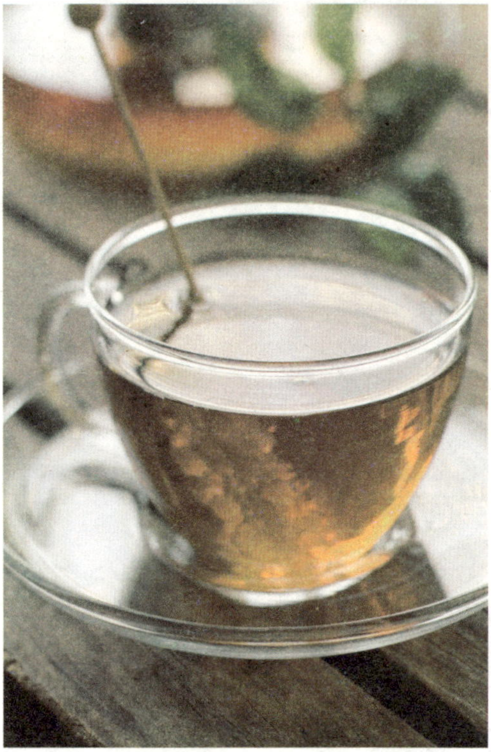

刺五加五味茶

适应证：神疲力乏

原料

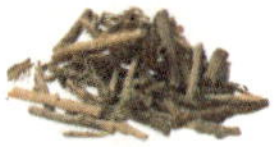

刺五加10克

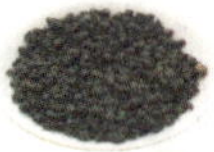

五味子6克

做法 ①将刺五加、五味子同置于茶杯内。冲入沸水，加盖静置，闷15分钟即可。②当茶饮，随冲随饮。

重点提示

1. 腰膝酸痛、健忘者饮用较佳。
2. 阴虚火旺者慎服。

茶效

◎刺五加有抗衰老、抗疲劳的作用，能增强体力和智力，提高工作效率，并有调节神经系统的功用。刺五加配以具有养心益智的五味子，有较好的益智强心、养心安神功效。

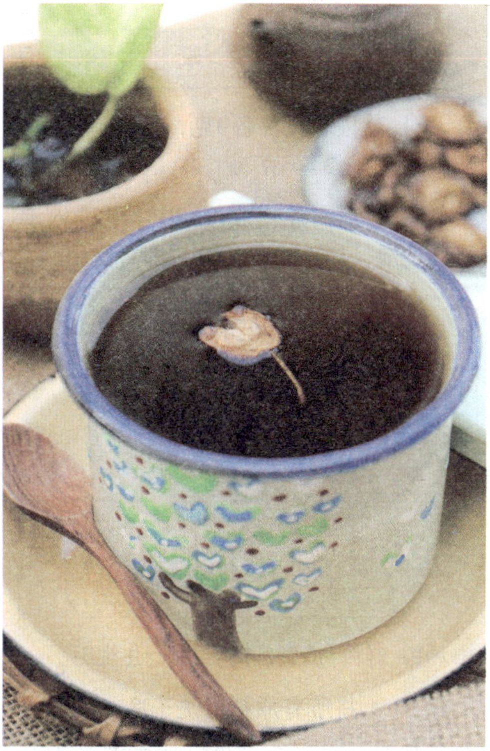

刺五加强心茶

适应证：疲倦无力、唇色淡白等气血虚弱症状

原料

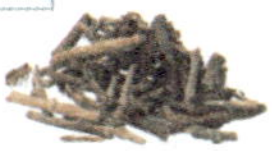
刺五加10克

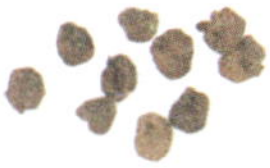
桂圆肉干10克

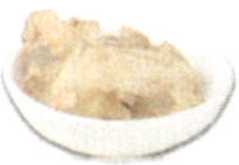
玉竹9克

做法 ①将所有原料同置于保温杯中。②冲入沸水浸泡，加盖静置10分钟后即可饮用。

重点提示

1. 头晕嗜睡、精力不济者饮用较佳。
2. 阴虚火旺者慎服。

茶效

◎刺五加能起到活血祛瘀、益智安神的作用；桂圆可以补心血、安心神；玉竹有滋阴生津、润肺养胃的功效。此款茶饮可以安神定志，除烦去燥。

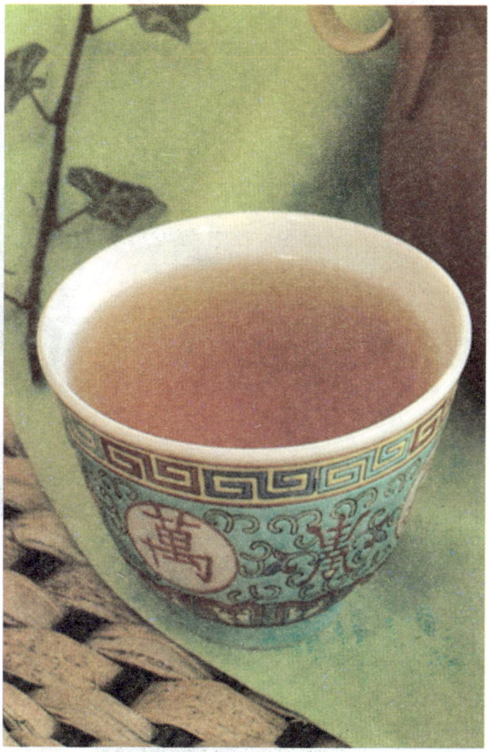

莲子桂圆饮

适应证：心神不宁

原料

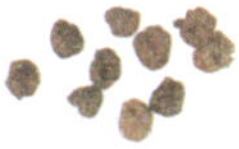
桂圆肉干12克

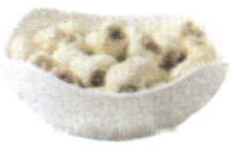
莲子3颗

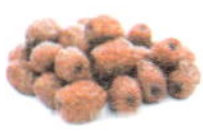
红枣3颗

冰糖适量

做法 ①莲子去心，泡发。②红枣去核，加水浸泡1小时，再加入、莲子、桂圆一同煮沸。③煮至莲子熟烂，加入冰糖即可。

重点提示

1. 适宜气血不足、心烦失眠者饮用。
2. 内热较旺者不宜饮用。

茶效

◎桂圆肉味道甘甜，能温补气血，益心脾；莲子能安神健脾；红枣补中益气。此饮有补心脾、养气血之功效，容易心神不宁者可常饮用。

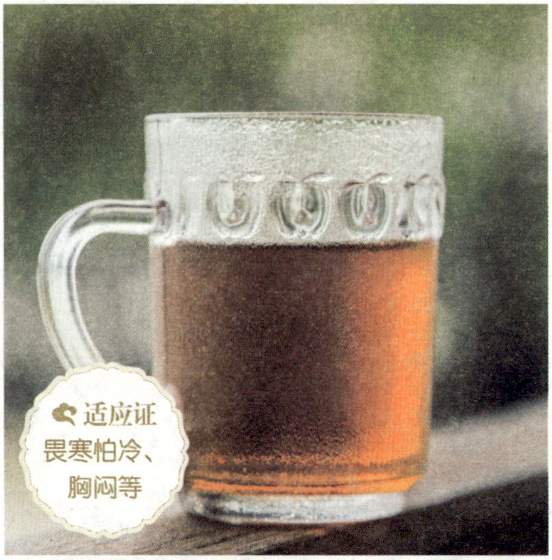
适应证
畏寒怕冷、
胸闷等

东洋参温暖茶

原料 葛根、黄芪各9克，东洋参6克，当归10克，桑葚6克

做法 ①所有原料放入杯中。②冲入沸水，浸泡，加盖静置10分钟即可饮用。

茶效

◎葛根可发汗解热、降血压；东洋参可安定神志、补元气；黄芪补中益气、降血糖；当归活血；桑葚滋补阴血。此茶可养心护心，调理忧郁的情绪，增加活力。

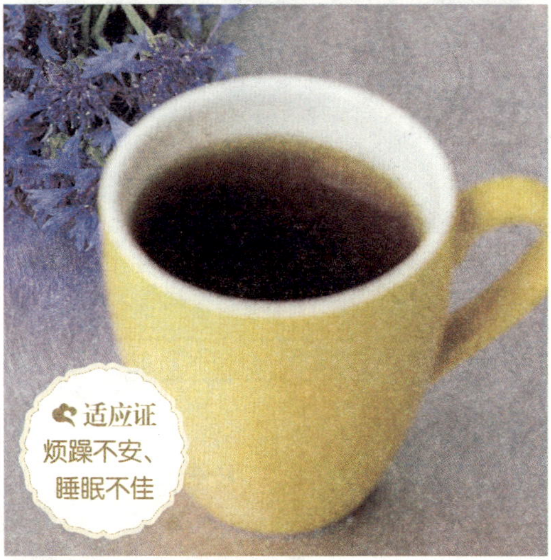
适应证
烦躁不安、
睡眠不佳

百合枸杞养心茶

原料 鲜百合3克，枸杞2克，生地3克

做法 ①将所有原料择洗干净，一同放入茶杯中。②冲入沸水，加盖浸泡10分钟左右即可饮用。

茶效

◎生地具有清热凉血、养阴、生津的功效；枸杞是滋肾、润肺、补肝、明目的佳品；百合能润肺止咳、清心安神。此茶可以安神、清热养阴。

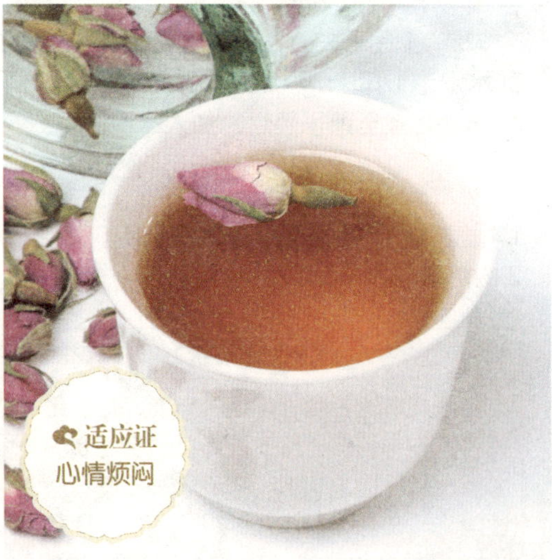
适应证
心情烦闷

合欢玫瑰茶

原料 合欢花及玫瑰花各3克，冰糖适量

做法 ①将合欢花、玫瑰花、冰糖洗净，放入保温杯中。②加入沸水冲泡，加盖静置5分钟，揭盖即可饮用。

茶效

◎合欢花可镇静养心、安神解郁；玫瑰花具有理气解郁、和血散瘀等功效。此款茶可理气解郁、安抚情绪、调节神经。

菩提薄荷茶

原料 薰衣草、菩提子、薄荷各2克，蜂蜜15克

做法 ①薰衣草、菩提子、薄荷放入杯中。②加沸水泡5分钟即可加蜂蜜饮用。

茶效

◎薰衣草具有杀菌、止痛、镇静的功效；薄荷具有疏风散热、辟秽解毒的功效。以上材料搭配而成的茶饮具有养心散风、解毒止痛的功效。

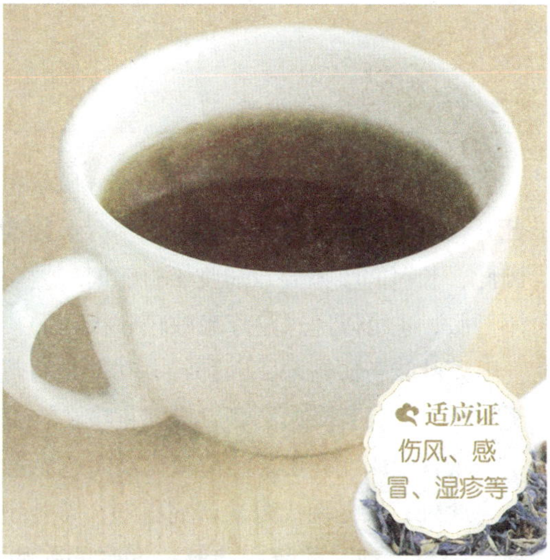
适应证
伤风、感冒、湿疹等

洋参黄芪茶

原料 黄芪8克，西洋参片3克，蜂蜜适量

做法 ①将黄芪、西洋参片放入茶壶中。②加入沸水冲泡，静置5分钟左右即可加蜂蜜饮用。

茶效

◎黄芪具有补气固表、利尿敛疮的功效；西洋参具有滋阴润肺、清热补虚、生津止渴的功效。此款茶饮具有养心润肺、清热生津的功效。

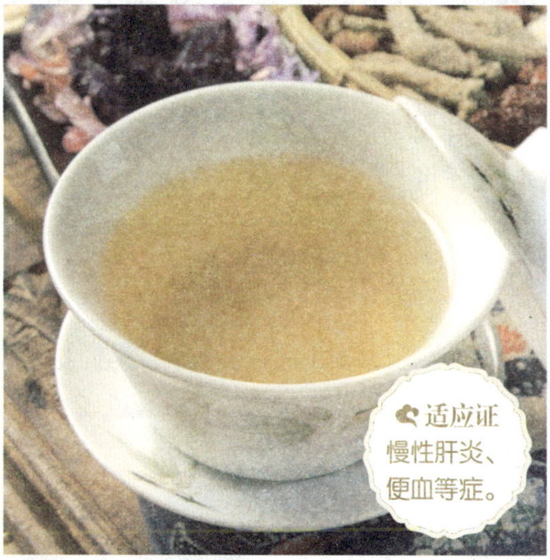
适应证
慢性肝炎、便血等症。

逍遥花茶

原料 醋柴胡3克，玫瑰花8克，枸杞9克，薄荷0.5克

做法 ①所有材料装进纱布袋，放入杯中。②沸水浸泡，静置5分钟即可饮用。

茶效

◎柴胡有和解表里、疏肝、升阳等功效；玫瑰花具有理气解郁、和血散瘀之功；枸杞能滋阴补肝、明目养神。此款养生药茶定心养神，滋阴养胃。

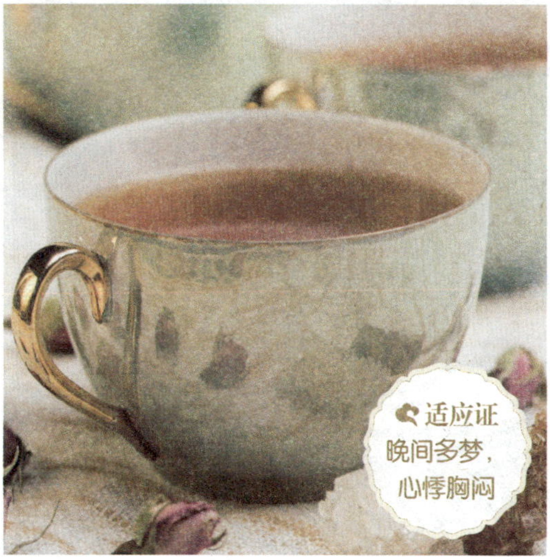
适应证
晚间多梦，心悸胸闷

润肺止咳

随着大气污染越来越严重，空气质量也越来越差，都市人容易引起呼吸道疾病。此外，感冒引起咳嗽也应该及时治疗。因为感冒、咽喉炎及咳嗽本身都会引起干咳，因此，长时间咳嗽导致喉咙不舒服时，要多喝水以减轻身体的不舒服，也可以通过茶疗来减轻症状。

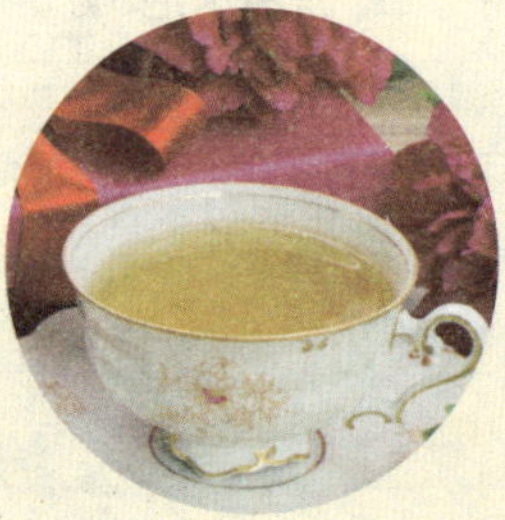

茶叶味苦而性寒，入肺经，功能是清热泻火，若热清则痰无以生，故具有降火消痰、肃肺止咳之效。

现代临床即有用茶叶清肺化痰而达显著效果的。

此外，根据现代医学研究得知，茶叶中的茶碱能松弛平滑肌，故有清肺、化痰、止咳、润喉的作用，可治疗支气管哮喘、咳嗽等症状。

对于肺部感染者，尤其是咳嗽者，选用以中药材如罗汉果、百合、菊花、甘草、胖大海等配制的药茶或具有清肺祛痰作用的茶饮进行茶疗，可起到显著的辅助治疗作用。

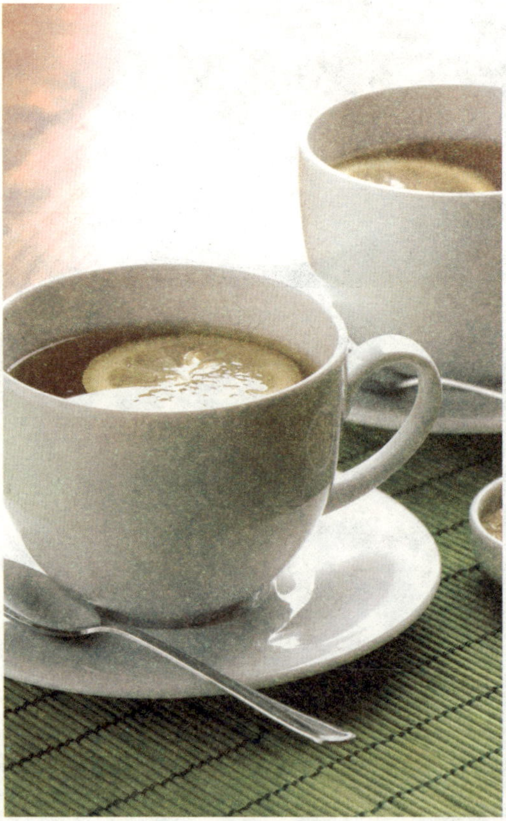

杏桃茶

适应证：暑天烦渴、咳嗽等症状

原料

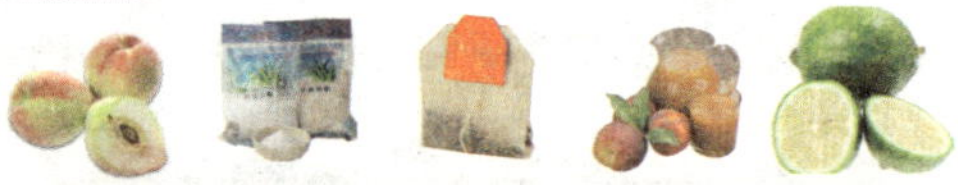

水蜜桃1个 砂糖20克 茶包1个 杏桃汁适量 柠檬半个

做法 ①将水蜜桃洗净，去核，切小块；柠檬切小块；所有原料入锅，加清水煎煮。②10分钟左右即可熄火，待温饮用。

重点提示

1.女性常饮可滋润皮肤，润肺止咳。

2.儿童最好不要饮用此茶。

茶效

◎水蜜桃具有宁心安神、止渴生津的功效；柠檬具有化痰止咳、健脾消食的功效。此款茶饮具有润肺止咳的功效，适合暑天烦渴、咳嗽患者饮用。

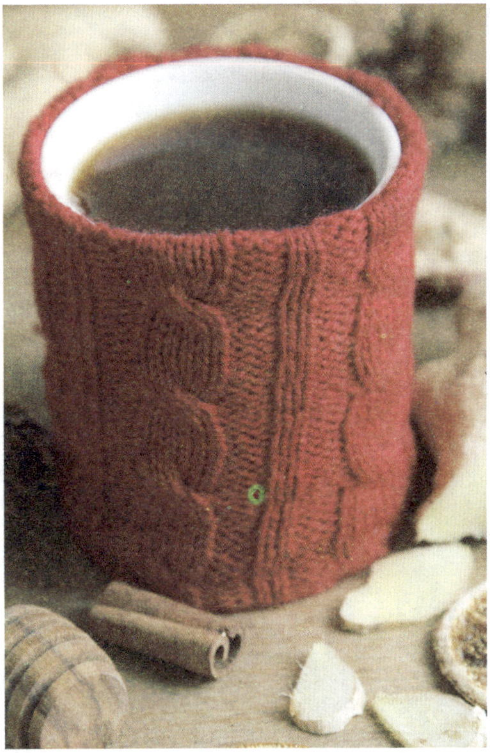

罗汉果茶

适应证：用于咳嗽不爽，痰黄黏稠不易咯出

原料

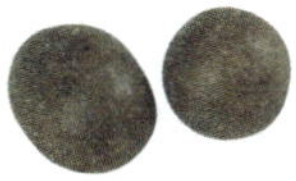

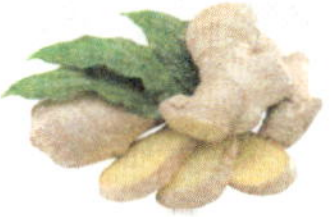

罗汉果10克　生姜5克

做法 ①将罗汉果和生姜放入锅中，加适量水煎煮10分钟左右。②最后滤出茶汤，待凉后即可饮用。

重点提示

1. 痰多咳嗽、血燥便秘等症患者饮用较好。
2. 便溏者忌服。

茶效

◎罗汉果性凉味甘，归肺、大肠经，有润肺止咳、生津止渴的功效，适用于肺热或肺燥咳嗽、百日咳等。饮用此茶有清肺止咳、润肠通便之功效，可保护嗓子。

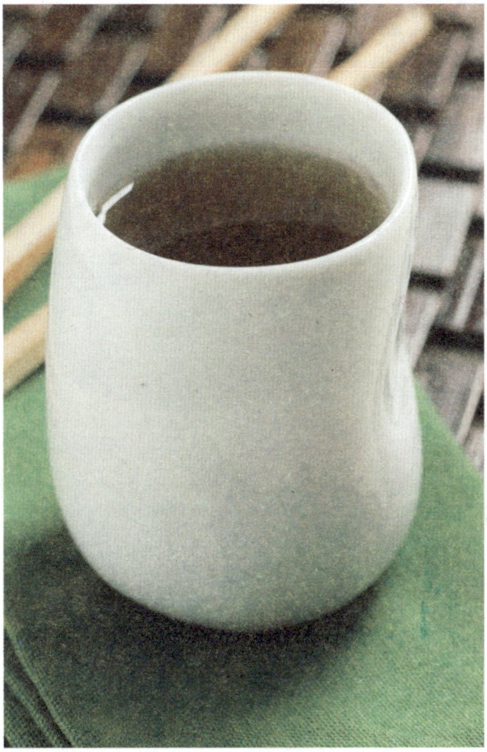

麦冬熟地饮

适应证：肺燥干咳、虚劳咳嗽、心烦失眠

原料

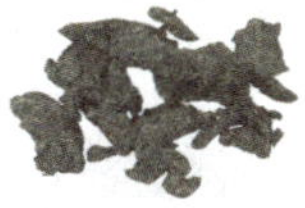

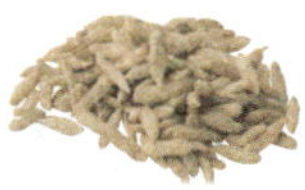

熟地5克　麦冬3克

做法 ①将熟地及麦冬一起放入茶壶中。②倒入沸水冲泡，加盖闷15分钟，待凉后即可饮用。

重点提示

1. 津伤口渴、失眠心烦者饮用较佳。
2. 脾胃虚寒、泄泻者慎服。

茶效

◎熟地可用于肝肾虚、内热消渴、血虚萎黄、月经不调等；麦冬具有养阴生津、润肺清心的功效。此茶可清热养阴，对阴虚内热、肺燥干咳有较好的效果。

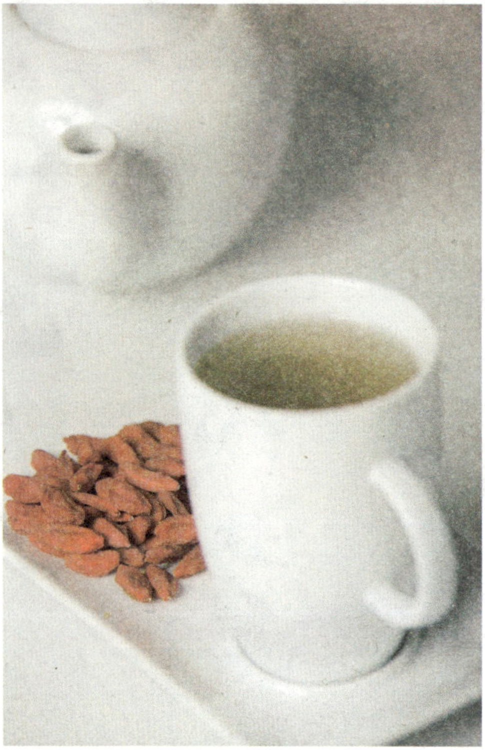

百合洋参茶

适应证：虚劳咳嗽、舌干咽痛

原料

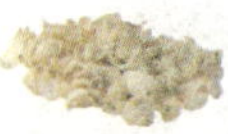
干百合5朵

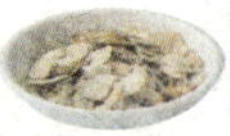
西洋参1～2克

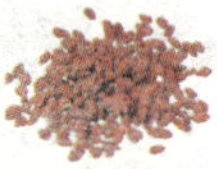
枸杞3克

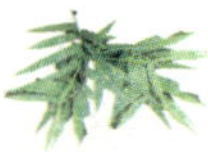
竹叶1克

做法 ①将干百合、西洋参、枸杞、竹叶混合后放入杯中。②以沸水冲泡10分钟即可饮用。

重点提示

1.肺燥咳嗽者饮用此茶较佳。
2.外邪实热、脾虚有湿及泄泻者不宜饮用。

茶效

◎百合花有润肺、清火、安神功效；西洋参能益肺阴、清虚火、生津止渴；淡竹叶有清热除烦、利尿等功效；枸杞能清肝明目。此茶可清热润肺、养心安神、养颜抗衰。

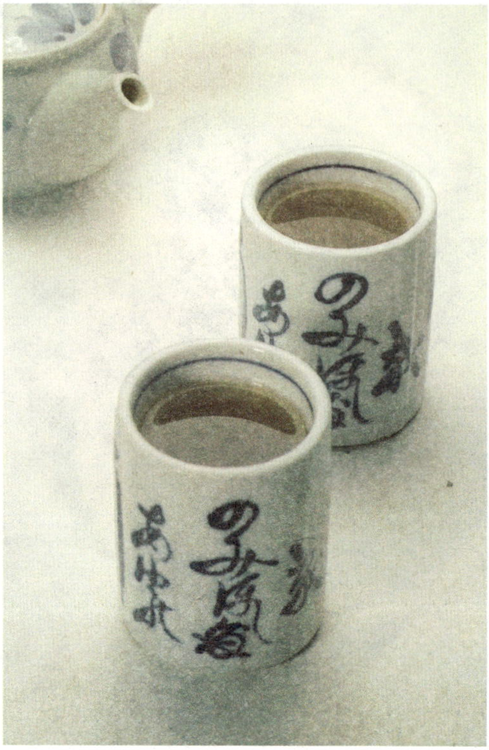

天冬甘草茶

适应证：干咳、肺气肿

原料

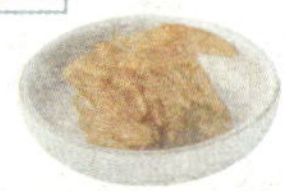
天冬8克

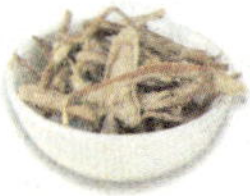
甘草2克

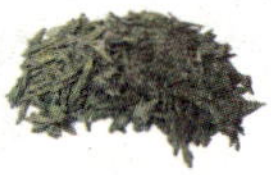
绿茶3克

做法 ①先将天冬和甘草放入保温杯中，以沸水冲泡。②盖盖子静置7分钟左右。③然后加入绿茶，冲泡3分钟左右即可。

重点提示

1.咳嗽、咽喉不利者饮用此茶效果较佳。
2.水肿者不宜饮用此茶。

茶效

◎天冬具有养阴生津、润肺清心的功效；甘草可祛痰止咳；绿茶可杀菌消炎。此茶有养阴润肺、清热解毒的作用，干咳、肺气肿的人可常饮用。

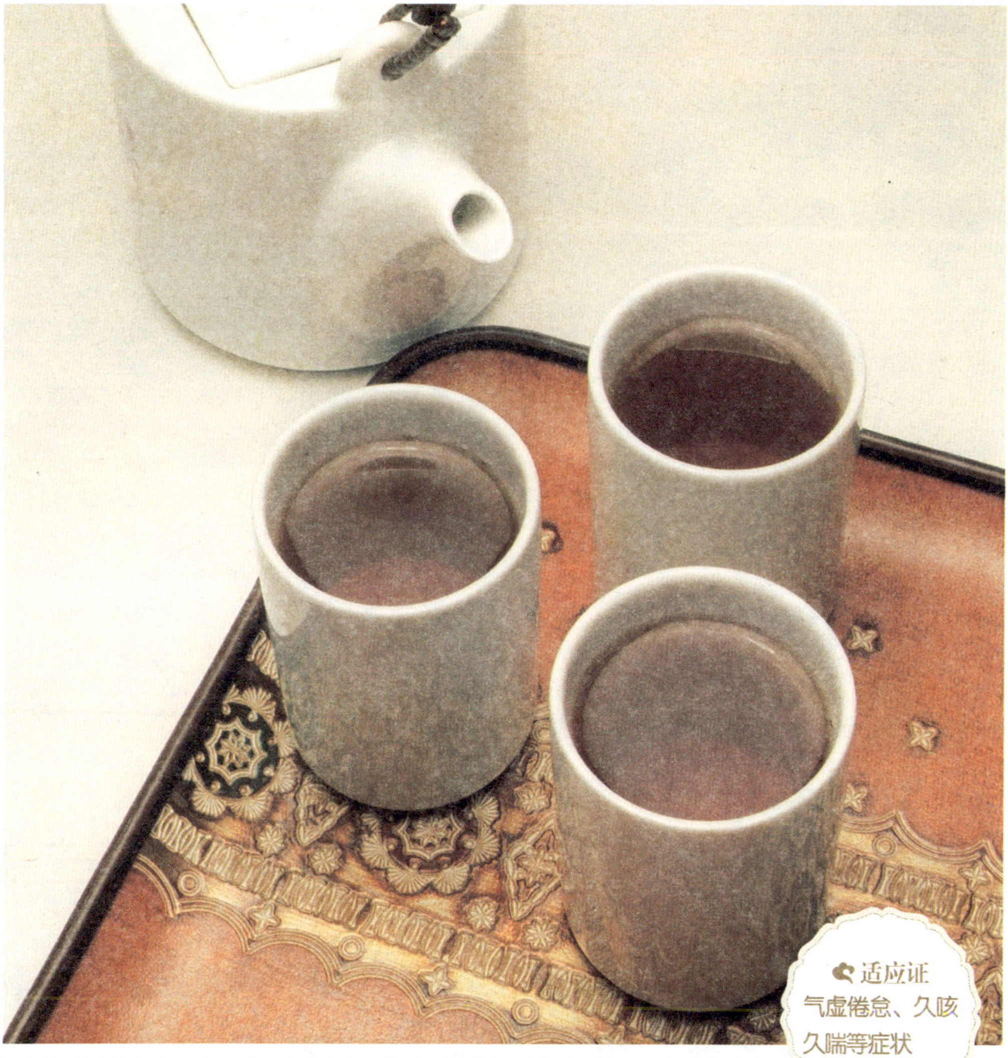

适应证

气虚倦怠、久咳久喘等症状

麦芽糖红茶

原料

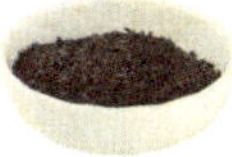

红茶1克

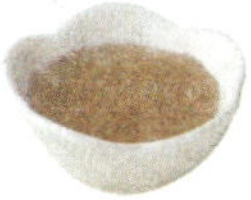

麦芽糖20克

做法

①将红茶和麦芽糖放入茶壶中。

②加90摄氏度的开水进行冲泡，加盖静置10分钟后滤取茶汁，待凉后即可饮用。

重点提示

1.肺虚干咳、身体衰弱者饮用较佳。

2.此茶饮含糖较多，因此糖尿病患者最好不要饮用此款茶饮。

茶效

◎麦芽糖具有润肺生津、止咳去燥的功效。此款茶饮具有润肺止咳的功效，气虚倦怠、久咳久喘者可常饮用。

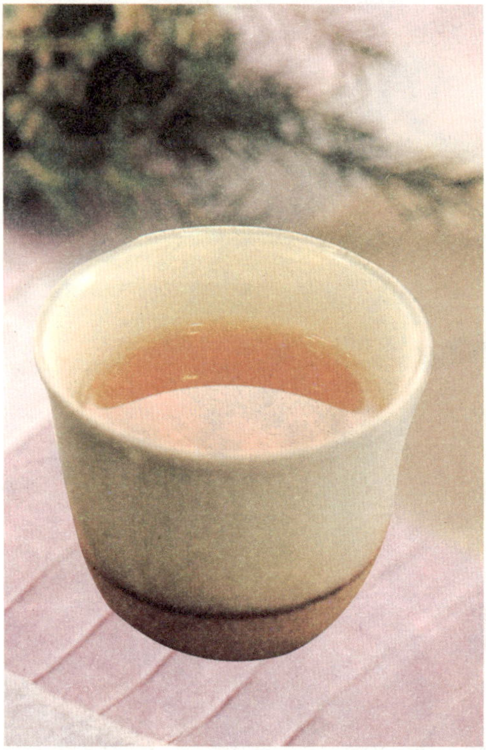

止咳糖水饮

适应证：肺热咳嗽

原料

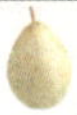
白梨适量

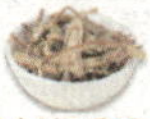
甘草适量

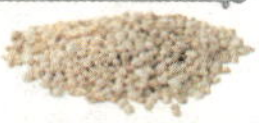
川贝母适量

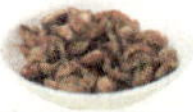
山楂适量

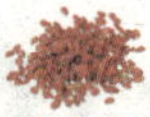
枸杞适量

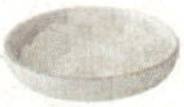
冰糖适量

做法 ①川贝母碾碎；梨削皮切成小块。②甘草、山楂、枸杞、冰糖、碎川贝母放入锅加水煮5分钟，加梨再煮3分钟即可。

重点提示

1.肺燥咳嗽者饮用较佳。

2.体质虚寒者、外感风寒咳嗽者不宜饮用。

茶效

◎梨和川贝母可以有效地滋阴润燥、清热化痰；甘草可以祛痰止咳；枸杞能滋肾、润肺。此款茶饮有清肺热、止咳嗽的功效，有肺热咳嗽的人可多饮用。

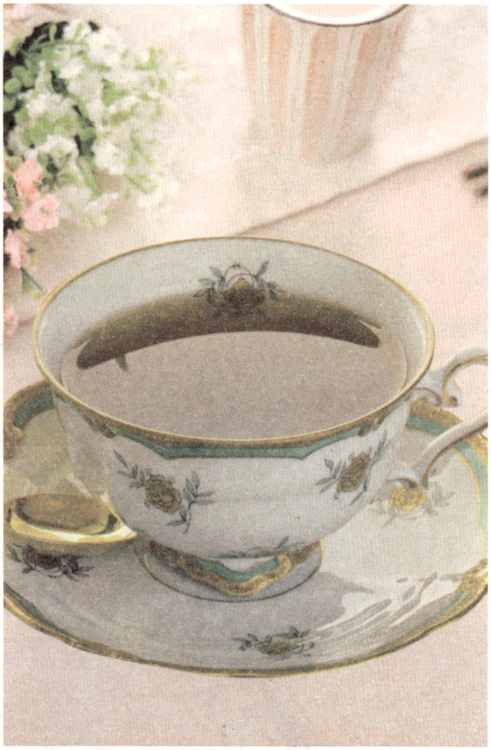

罗汉果绿茶

适应证：咽喉肿痛、咳嗽等症状

原料

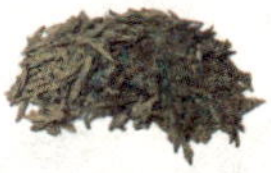
绿茶1克

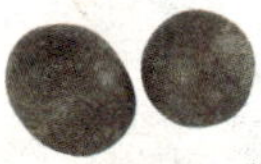
罗汉果20克

做法 ①将罗汉果洗净，放入锅内，加适量清水煎煮5分钟。②再加入绿茶即可饮用。

重点提示

1.咽喉不适时饮服，效果甚佳。

2.便溏者忌服。

茶效

◎罗汉果具有止咳化痰、润肠通便的功效。此款茶饮具有润肺止咳的功效，非常适合有咽喉肿痛、咳嗽等症状的人饮用。

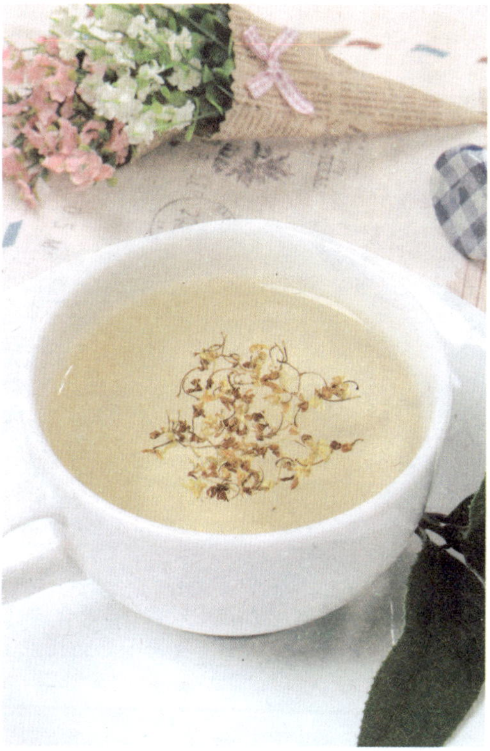

杏仁桂花茶

适应证：咽干肺燥

原料

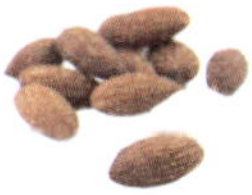

南杏仁5克

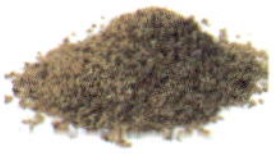

干桂花3克

做法 ①将南杏仁洗净拍碎，与洗净的干桂花一起放入保温杯中。②冲入沸水冲泡，静置7分钟即可滤取茶汤饮用。

重点提示

1.肺燥、声音沙哑时饮用较佳。
2. 产妇、婴幼儿、腹泻者忌服。

茶效

◎桂花能舒缓紧张的情绪，还可化痰止咳；南杏仁有滋养皮肤、润燥补肺的作用。此款茶饮能缓解秋燥引起的咳嗽、声音嘶哑、咽干等。

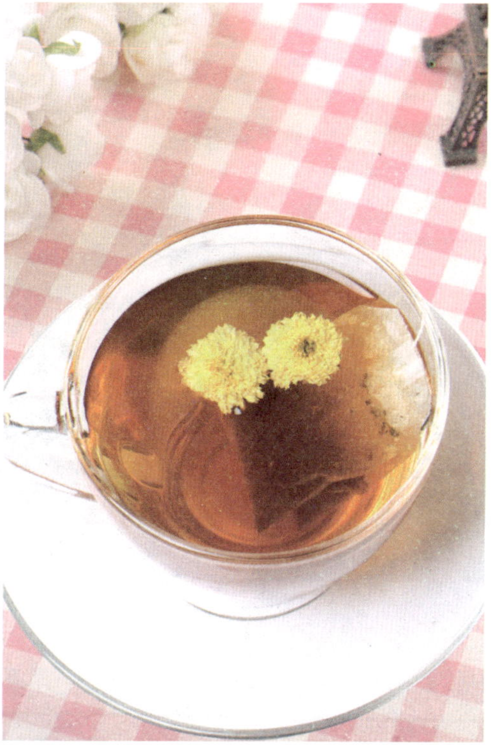

宣肺化痰茶

适应证：肺热咳嗽

原料

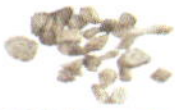

板蓝根20克

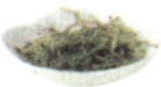

金银花15克

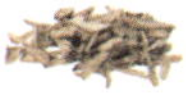

桔梗15克

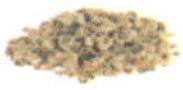

杭菊花10克

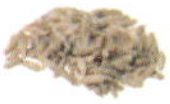

麦冬10克

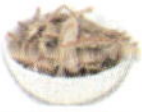

甘草3克

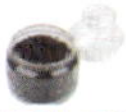

茶叶6克

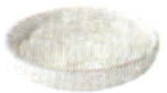

冰糖适量

做法 ①将上述7种原料研磨成粗末拌匀。②每次取25克的茶材粗末置于杯中。③加沸水泡10分钟，加入冰糖搅匀即可饮用。

重点提示

1. 咳嗽痰多、咽喉肿痛者饮用较佳。
2.气虚胃寒者慎用。

茶效

◎板蓝根可清热解毒、凉血利咽；金银花能消除肿痛、抗菌消炎。这款茶可以清热解毒、宣肺化痰，对健康有一定的帮助，可常饮用。

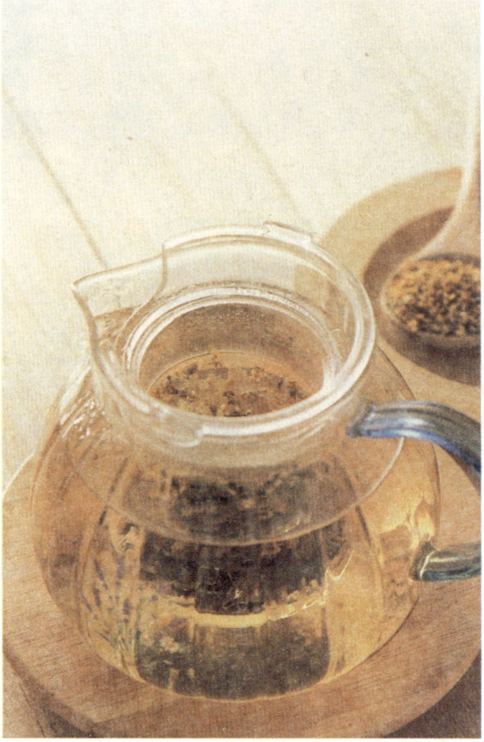

桂花蜜茶

适应证：皮肤干燥、声音沙哑、牙痛等症状

原料

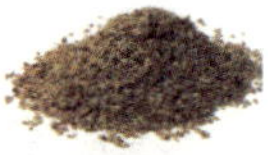

桂花2大匙

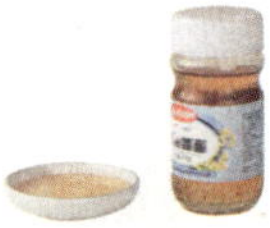

蜂蜜适量

做法 ①将桂花放入有滤杯的杯中或壶中，冲入热开水，浸泡约5分钟。②饮用时加入蜂蜜即可。

重点提示

1.老年人常饮，养声化痰效果甚佳。
2.孕妇不宜经常饮用。

茶效

◎桂花具有驱寒散结，化痰止咳的功效。此款茶饮具有散风驱寒、暖胃平肝的功效，有皮肤干燥、声音沙哑、牙痛等症状的人可经常饮用。

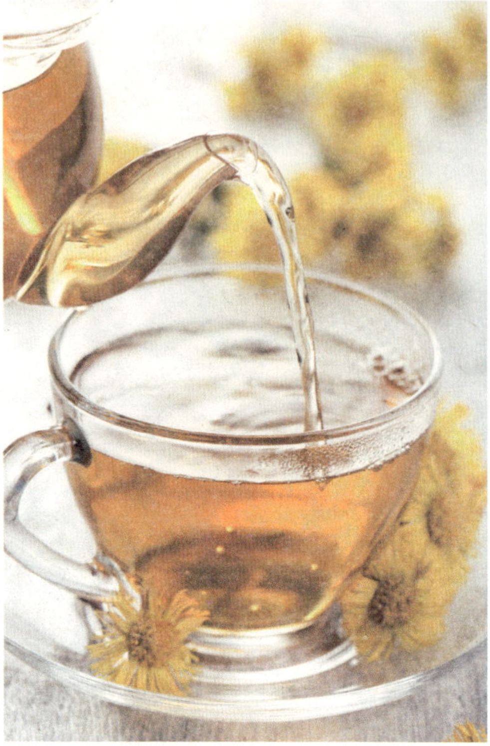

款冬花止咳茶

适应证：急慢性支气管炎、感冒咳嗽

原料

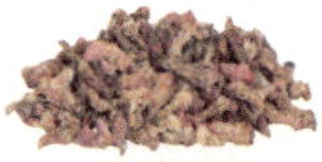

款冬花8克

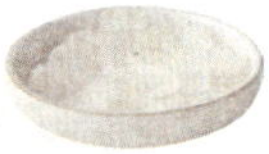

冰糖适量

做法 ①将款冬花和冰糖一起放入杯中。②加盖子浸泡，静置10分钟左右即可滤取茶汁饮用。

重点提示

1. 喘咳痰多者饮用较好。
2. 肺火燔灼、肺气壅实者不可用。

茶效

◎款冬花性温，味辛，归肺经，具有润肺下气、化痰止咳的功效，主要用于治疗喘咳痰多、咳逆喘息等。此茶具有止咳化痰、润肺祛燥的作用。

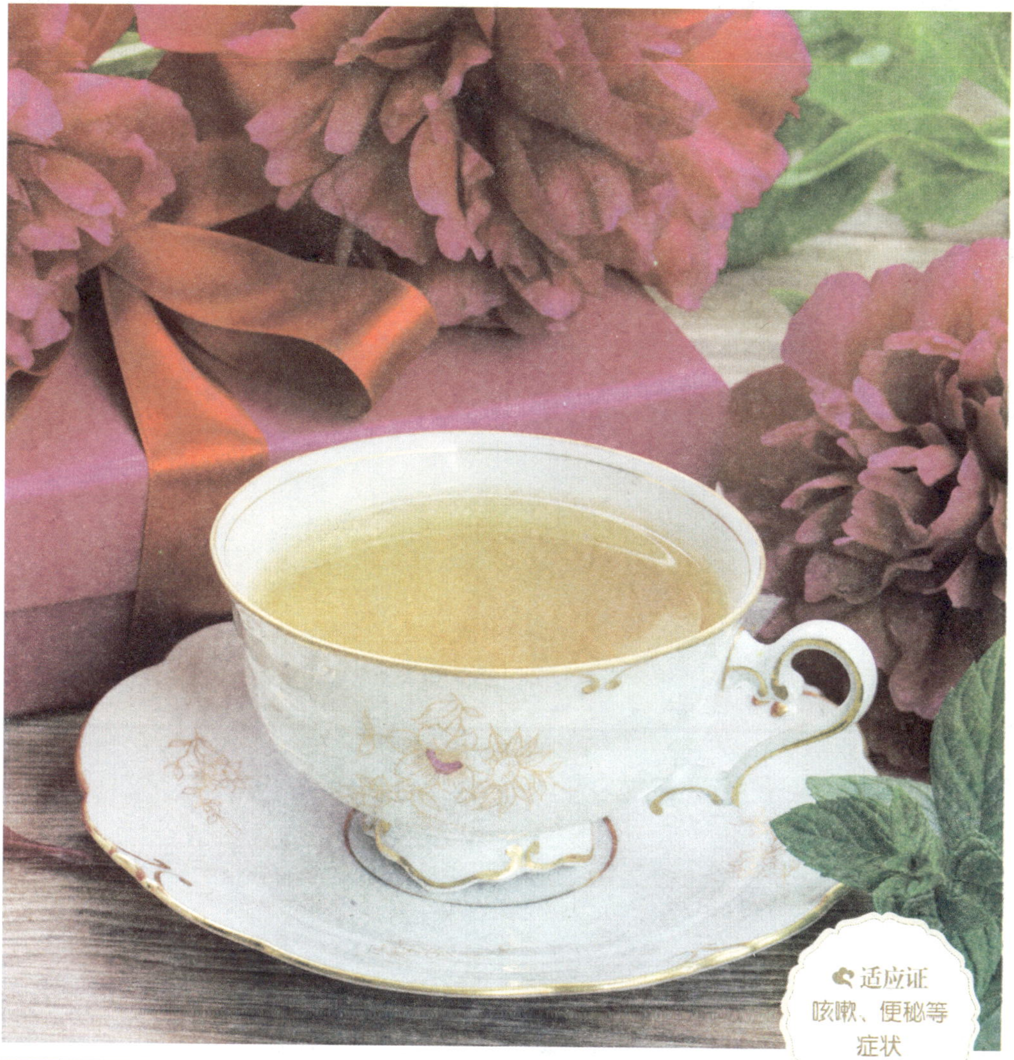

适应证
咳嗽、便秘等症状

苹果雪梨饮

原料

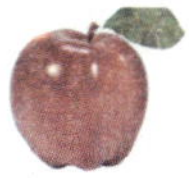

苹果肉30克

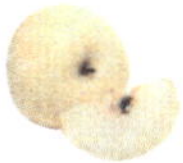

雪梨肉40克

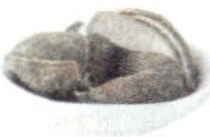

陈皮适量

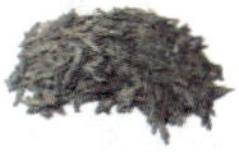

绿茶适量

做法

①绿茶放入茶杯中，冲入沸水浸泡5分钟后，滤取茶汁备用；苹果肉、雪梨肉均切小块。

②将茶汤入锅，放入陈皮煎煮20分钟，放入果肉同煮10分钟即可饮用。

重点提示

1.常饮此茶利尿通便，有益健康。

2.泄泻者忌服。

茶效

◎苹果具有润肺生津、止渴消食的功效；雪梨具有止咳化痰、润肺祛燥的功效。此款茶饮具有清热解毒、润肺止咳的功效，经常咳嗽的人可饮用。

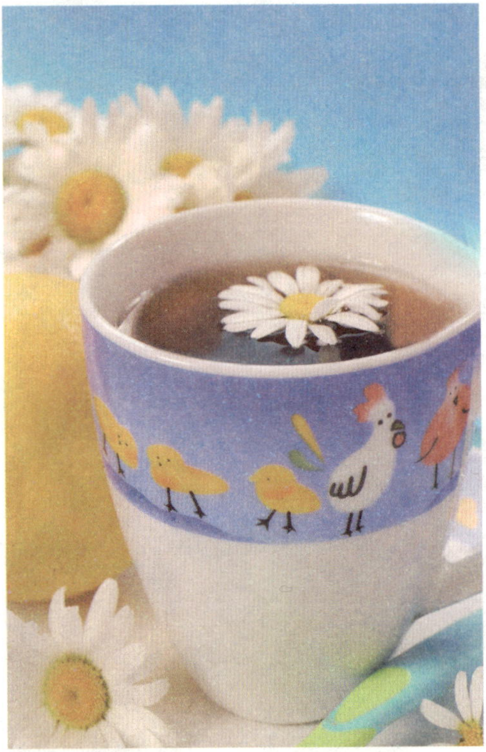

麦冬胖大海菊花茶

适应证：咽干口燥、内热烦渴等症状

原料

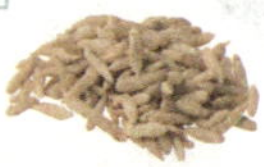

麦冬40克

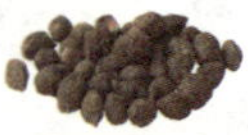

胖大海8颗

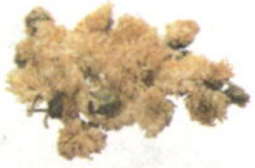

菊花30克

做法 ①将所有的材料混匀，分成10个茶包。②每次取1个茶包，加入沸水冲泡，静置8分钟即可滤取茶汤饮用。

重点提示

1.咽喉不适时饮服，效果甚佳。

2.脾胃虚寒、泄泻、风寒咳嗽者忌服。

茶效

◎麦冬具有养阴生津、润肺清心的功效；胖大海具有清热解毒、润肺利咽的功效。此款茶饮具有润肺止咳的功效，咽干口燥、内热烦渴者可多饮用。

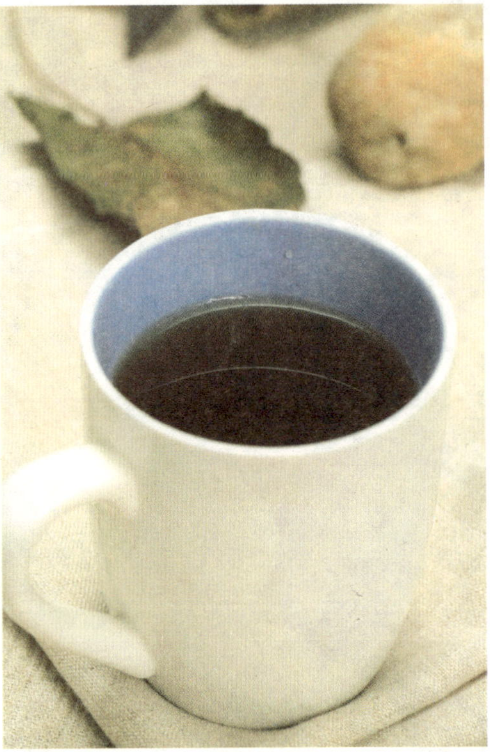

紫苏止咳茶

适应证：风寒感冒、头痛无汗、风寒湿痹等

原料

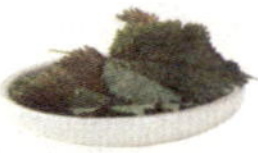

紫苏叶15克

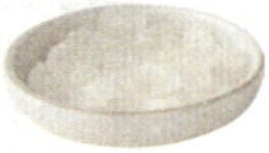

冰糖10克

做法 ①将紫苏叶放入锅中，加水至淹过叶子。②以大火煮沸后再转小火煮10分钟左右，加入冰糖即可。

重点提示

1.风寒咳嗽者饮用较好。

2.血虚痹痛、气虚多汗者忌服。

茶效

◎紫苏叶具有解表、散寒、理气的功效。此款茶饮具有理气止咳的功效，有风寒感冒、头痛无汗、风寒湿痹等症状的人可经常饮用。

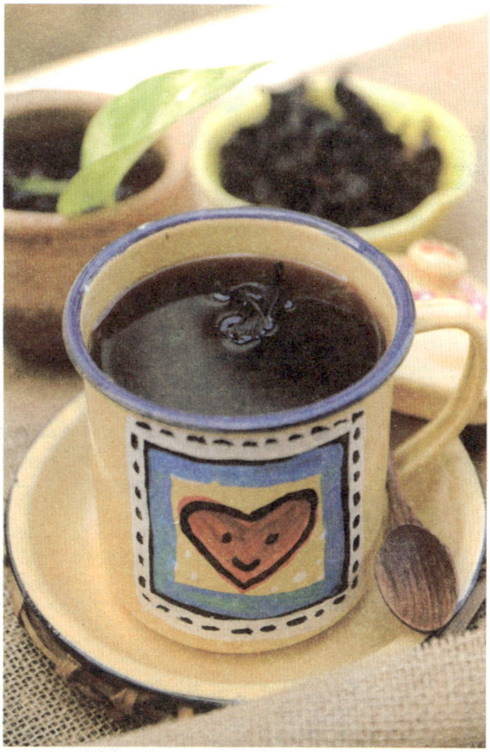

乌梅罗汉果茶

适应证：急性气管炎、扁桃体炎、咽喉炎等

原料

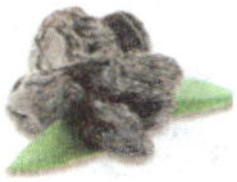

乌梅5克

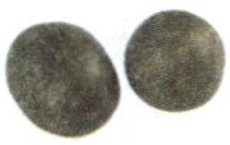

罗汉果10克

做法 ①将乌梅和罗汉果捣碎，放入砂锅中。②加入适量清水煎煮，15分钟后，滤取汤汁饮用即可。

重点提示

1.咽喉不适时饮服，效果甚佳。

2.便溏者忌服。

茶效

◎乌梅具有收敛生津、安蛔驱虫的功效；罗汉果具有止咳化痰、润肠通便的功效。此款茶饮具有润肺止咳的功效。

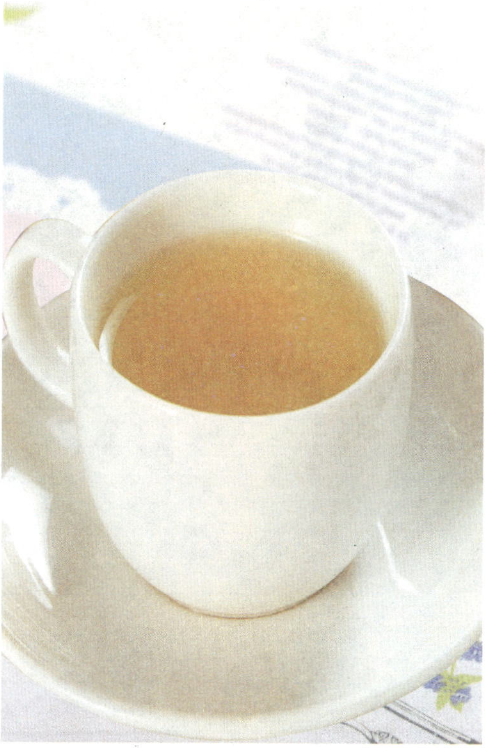

铁观音绿茶

适应证：体内热盛导致肺热不适

原料

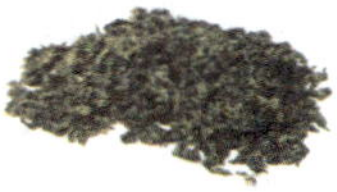

极品铁观音10克

做法 ①在壶中加水，烧开备用。②将极品铁观音放入壶中，泡3分钟。③泡开后，倒入杯中即可。

重点提示

1.肺部燥热者，正常人饭后半小时均可饮用。

2.胃溃疡患者、肝功能不良者忌用。

茶效

◎在盛夏饮上一杯清凉铁观音茶会感到身心凉爽，生津解暑。此茶益肺生津，润喉益肤，能有效清除体内余热，对体内热盛导致的肺热不适等有较好的效果。

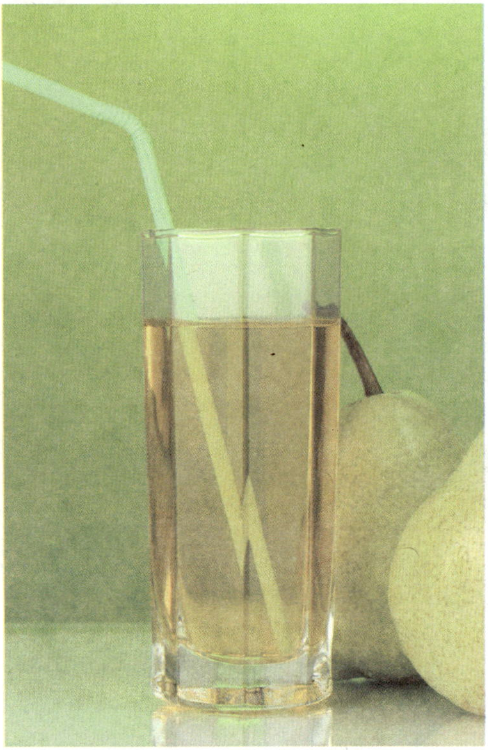

百合雪梨饮

适应证：肺虚久咳

原料

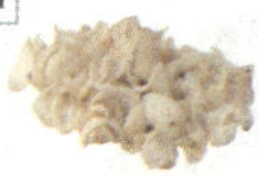

干百合25克

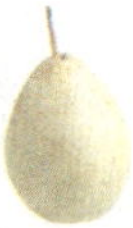

白梨1个

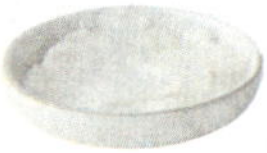

冰糖20克

做法 ①干百合用水浸泡一夜，次日一起倒入砂锅内。②煮1.5小时，待百合烂，加去皮切块的白梨和冰糖，煮30分钟即可。

重点提示

1.肺燥咳嗽、口干咽燥者饮用较好。
2.脾胃虚寒者、腹部冷痛者不宜饮用。

茶效

◎百合可祛痰理气、润肺止咳；雪梨有止咳化痰、清热降火、养血生津等功效。此饮可滋阴润肺、宁心止嗽。常人食用亦有益肺胃之功。

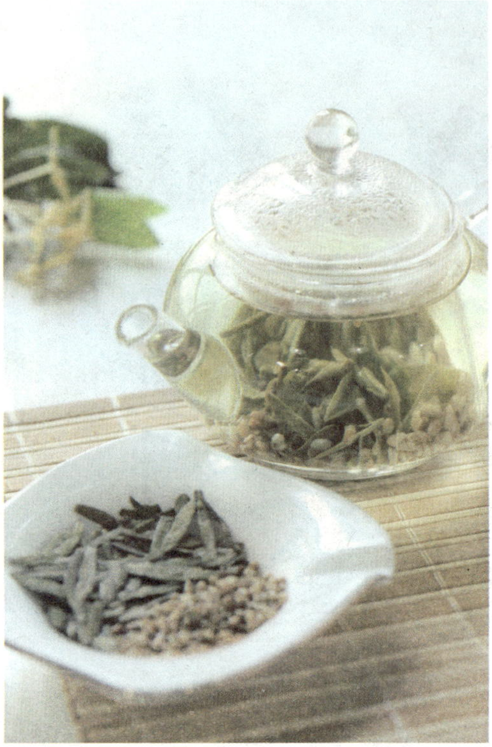

荞麦茶

适应证：胃痛胃胀、消化不良、咳嗽等症状

原料

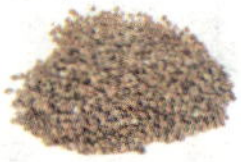

荞麦10克

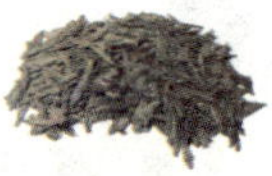

绿茶5克

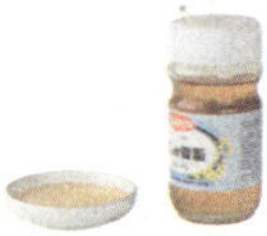

蜂蜜60克

做法 ①将绿茶与荞麦粉、蜂蜜混匀。②每次取20克，以沸水冲泡饮用。

重点提示

1.此茶饮对糖尿病、高血压患者有益。
2.低血糖、过敏体质、儿童忌服。

茶效

◎荞麦具有健胃、消积、止汗的功效；蜂蜜具有润肺止咳、润肠通便的功效。此款茶饮具有润肺止咳的功效，胃痛胃胀、咳嗽者也可饮用。

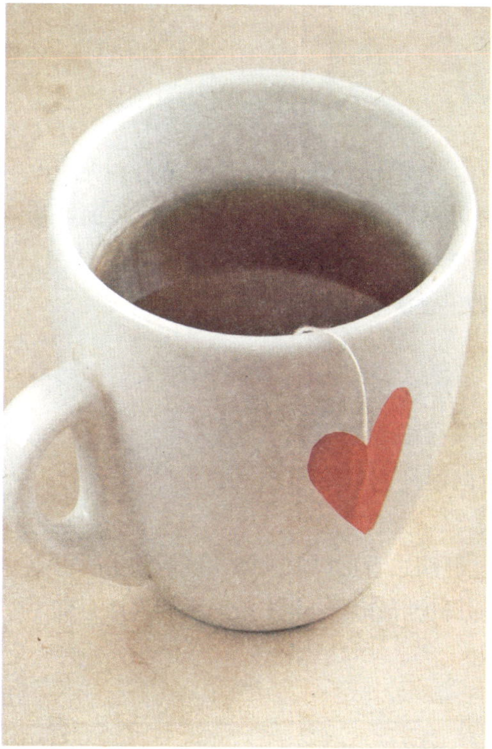

绿合海糖茶

适应证：咽炎、咳嗽

原料

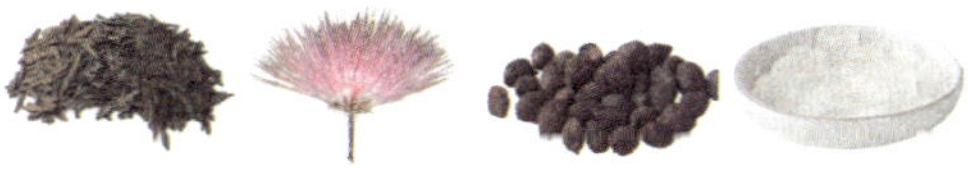

绿茶3克　合欢花3克　胖大海2颗　冰糖适量

做法 ①将绿茶、合欢花、胖大海、冰糖放入茶壶中。② 加入沸水冲泡，静置5分钟左右即可饮用。

重点提示

1. 干咳无痰、喉痛者饮用较好。
2. 患感冒者不宜服用。

茶效

◎合欢花具有清热解暑、养颜消斑、解酒等功能；胖大海有清热、润肺、利咽、解毒等功效。此茶具有开肺气、清肺热、润肠通便、利咽解毒作用。

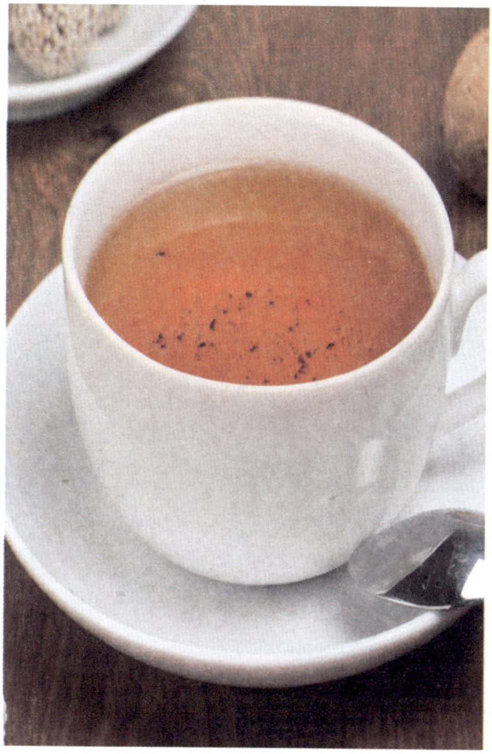

核桃葱姜茶

适应证：肺气虚弱、恶心呕吐

原料

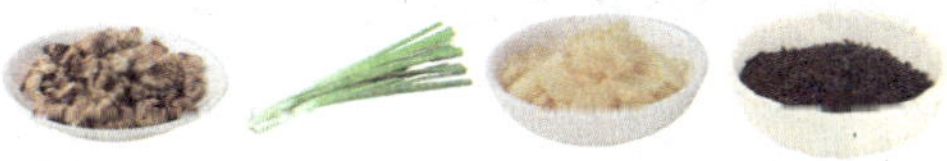

核桃仁20克　葱白20克　生姜20克　红茶15克

做法 ①用适量水煎煮核桃仁、葱白、生姜至水沸后8分钟左右。② 冲泡红茶即可饮用。

重点提示

1.适量饮用，能治恶心呕吐。
2.阴虚内热、痔疮、高血压患者忌服。

茶效

◎核桃仁具有温肺养肾、止喘润肠的功效；生姜具有解表散寒、止呕化痰的功效。此款茶饮具有润肺止咳的功效。

保肝护肾

“凡茶皆能降火，清头目。”中医等认为，茶叶有防治肝火上亢、清肝利火的作用。现代医学研究也证明茶叶中含有丰富的氨基酸，尤以茶氨酸的含量最高。而氨基酸是人体必需的营养成分，特别是谷氨酸能降低血氨，治疗肝昏迷等。因肝开窍于目，肝火上升则目晕不明，故饮茶可达到清利头目、平肝明目的作用。

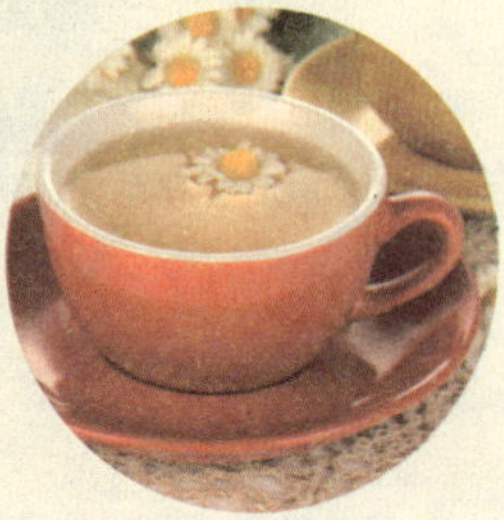

此外，茶里的酚类衍生物、芳香类物质、氨基酸类物质、维生素类物质综合协调的结果，特别是茶多酚与茶素和维生素C的综合作用，能够促进脂肪氧化，同时还对肝肾有保护作用。

肝病是危害健康的常见病之一。近年来，肝病患者正以惊人的速度增长。所以保护肝脏显得尤其重要。而平时饮用一杯具有保肝护肝作用的养生茶，将极大地有助于自己肝脏的健康。

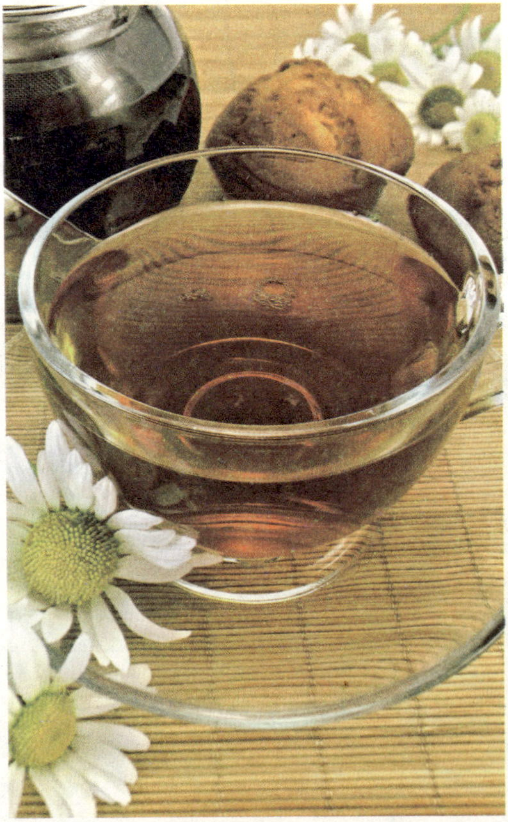

葛根茶

适应证：发热头痛、眩晕、高血压等症状

原料

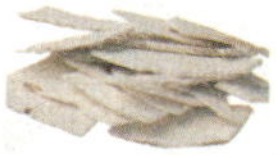

葛根5克

做法 ①将葛根放入锅内，加适量清水煎煮。②8分钟后，滤取茶汁即可饮用。

重点提示

1.女性常饮，能刺激乳房、嫩滑皮肤，散热祛烦。

2.胃寒、夏日表虚汗者慎服。

茶效

◎葛根具有升阳解肌、透疹止泻、除烦止渴的功效。此款茶饮具有保肝护脏的功效，发热头痛、痢疾者饮用可起到帮助调养身体的作用。

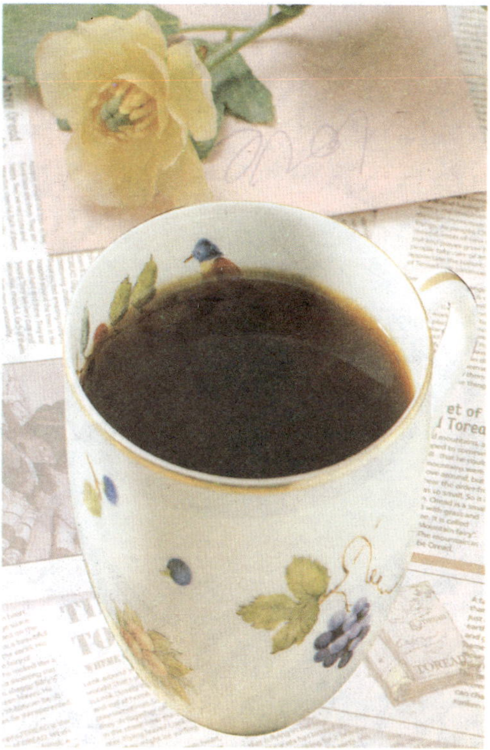

菊花乌梅陈皮茶

适应证：肝火太盛导致疲乏无力

原料

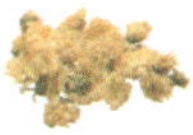

菊花4克

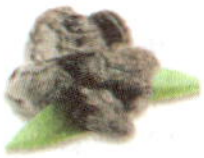

乌梅1枚

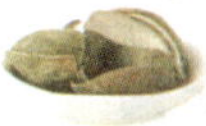

陈皮4克

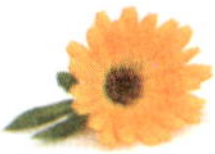

金盏菊4克

做法 ①将上述材料一起放入杯中。②倒入沸水冲泡，加盖静置5分钟，即可饮用。

重点提示

1.因肝火上炎、劳累导致体力不支、精神疲倦者饮用较佳。
2.腹泻者、气虚胃寒者不宜饮用。

茶效

◎菊花、金盏菊均能清热祛火、消炎解毒；乌梅能开胃消食、健脾益胃。此茶可清肝健脾、理气化痰，缓解湿热体质者疲乏无力、头晕、头痛症状。

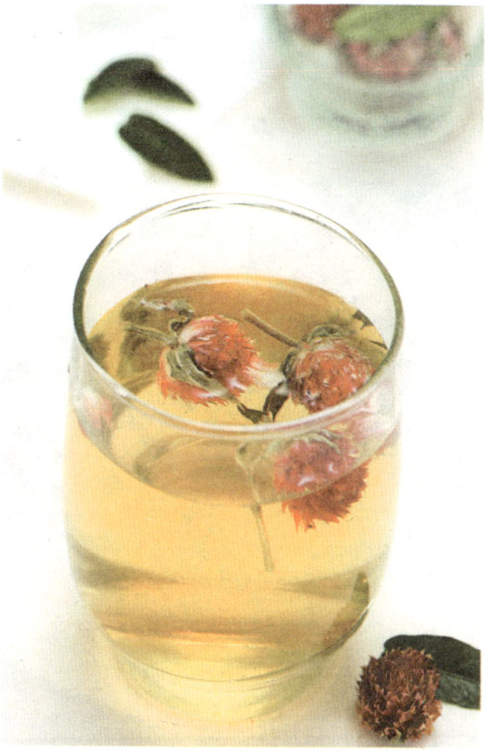

清肝定喘茶

适应证：慢性支气管炎、目痛、气喘咳嗽

原料

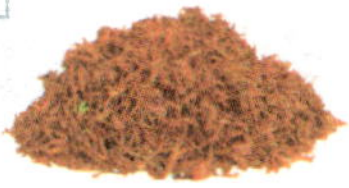

千日红花10朵

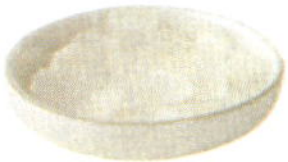

冰糖15克

做法 ①将千日红花放入壶中，加适量水煎煮。②在水煮至原来的2/3时，转小火再闷一下，加入冰糖。

重点提示

1.气喘咳嗽、心烦易怒者饮用较佳。
2.孕妇不宜饮用。

茶效

◎千日红具有清肝明目、止咳、降压排毒、解除疲劳、美容养颜的功效。饮用此茶可清肝肺热、祛痰平喘，对肺病、呼吸道疾病具有较好的效果。

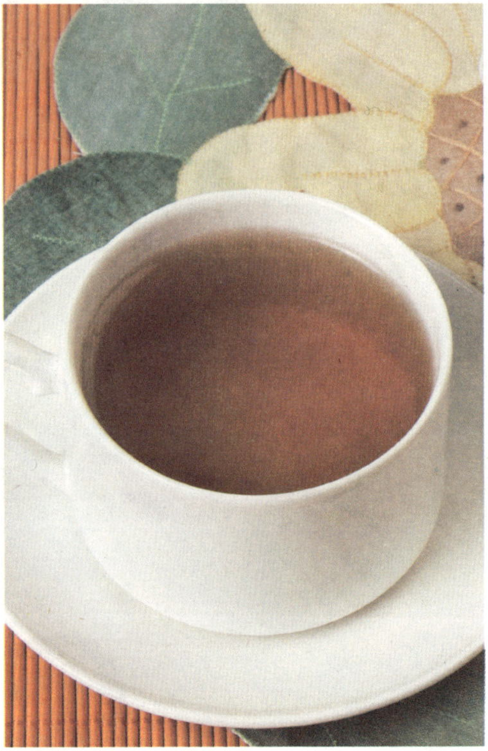

红枣五味子绿茶

适应证：疲累无力、肝区痛

原料

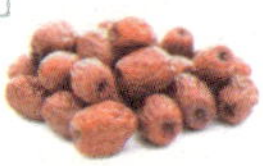

红枣18克

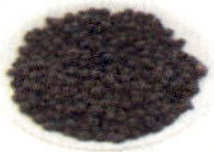

五味子5克

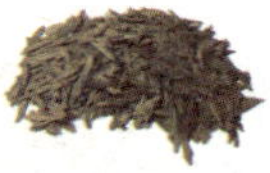

绿茶5克

做法 ①红枣、五味子用水稍煎一会儿。②冲入放有绿茶的杯中，静置5分钟即可。

重点提示

1. 乙型肝炎患者，没有胃口、腹胀者饮用较佳。
2. 外有表邪、内有实热者忌饮。

茶效

◎五味子能敛肺滋肾、生津止渴，有明显的降酶作用，适合治疗各类肝功能异常；红枣有补脾和胃、益气生津、调营卫、解药毒等功效。此茶养血补肝，有较佳的降酶作用。

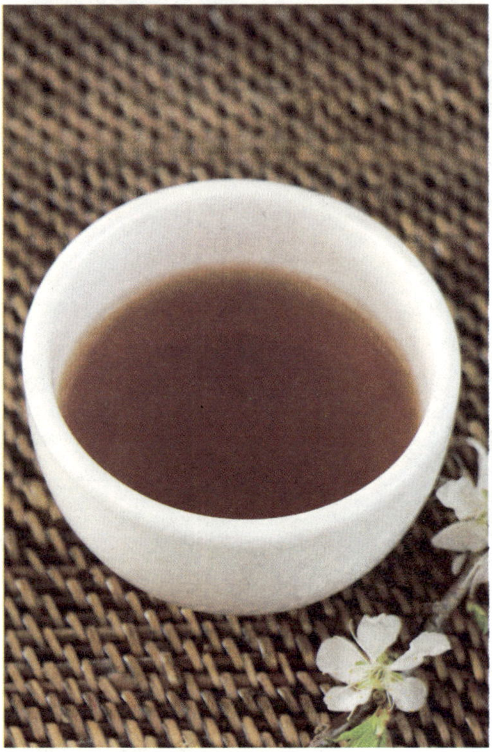

养肝利胆茶

适应证：胸腹疼痛、胸满肋痛

原料

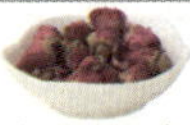

玫瑰花3克

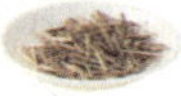

柴胡3克

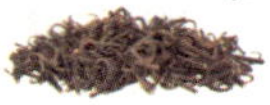

钩藤1克

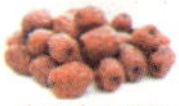

红枣2颗

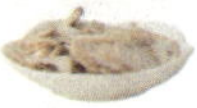

白芍5克

做法 ①放入红枣、白芍、柴胡，加水煮15分钟，加入钩藤续煮。②水沸后，加玫瑰花，续煮3分钟，滤汁即可饮用。

重点提示

1. 肝火太盛引致胸部不适者饮用较好。
2. 虚寒、泄泻者慎服。

茶效

◎柴胡有和解表里、疏肝、升阳等功效，和白芍常配伍同用，能加强疏肝镇痛的效果。此茶适合春天饮用，可活化肝胆功能，达养生健体之功。

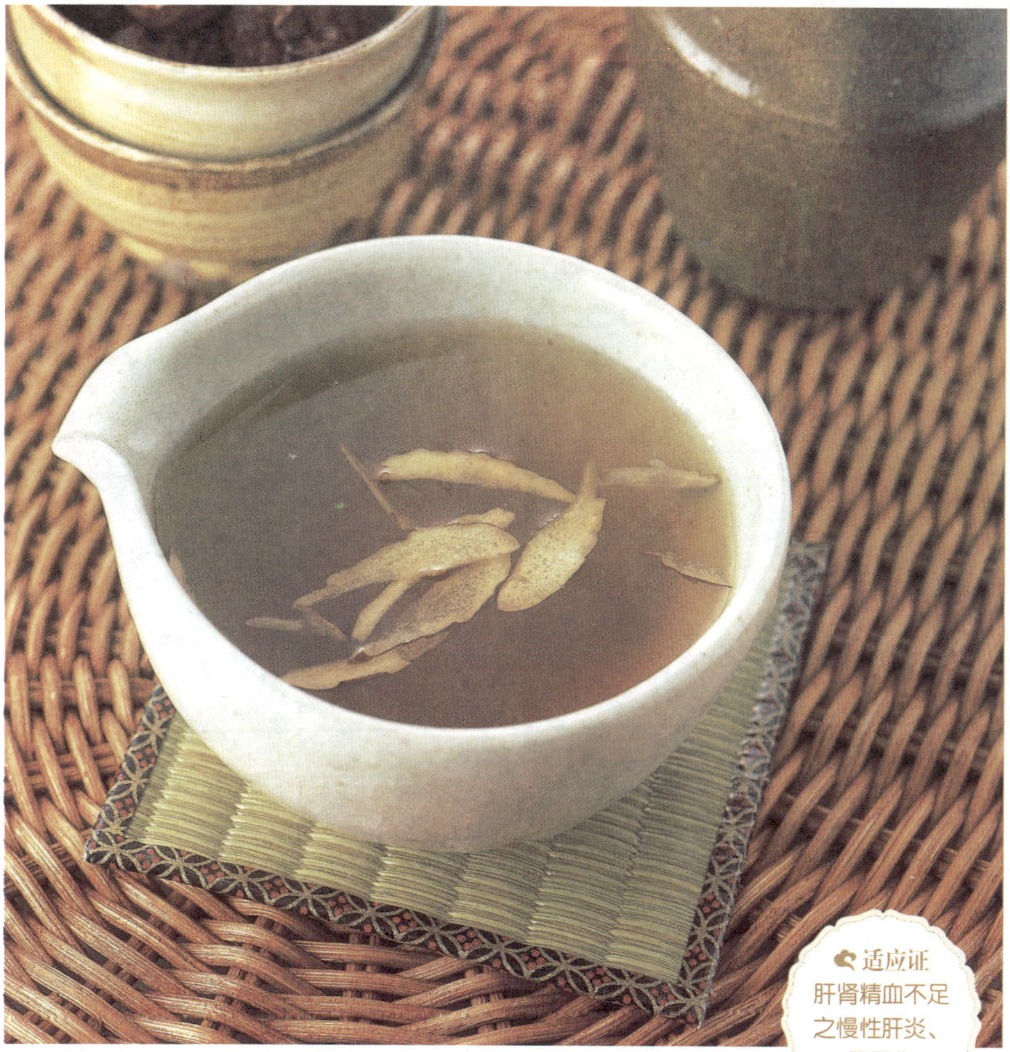

适应证
肝肾精血不足之慢性肝炎、肝硬化

枸杞白芍茶

原料

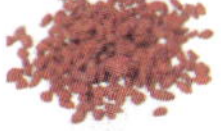
枸杞5克

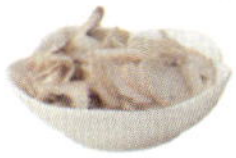
白芍3克

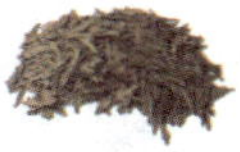
绿茶4克

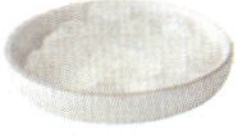
冰糖8克

做法

①将枸杞、白芍、绿茶、冰糖一起放入杯中。
②用开水冲泡，加盖静置5分钟左右即可饮用，冲饮至味淡。

重点提示

1. 阴虚阳亢之头晕目眩、心悸患者饮用较佳。
2. 外邪实热、脾虚有湿及泄泻者不宜用。

茶效

◎枸杞滋阴养肝；白芍有养血柔肝、缓中止痛等功效。此四者搭配而成的茶饮有养血柔肝之功效。

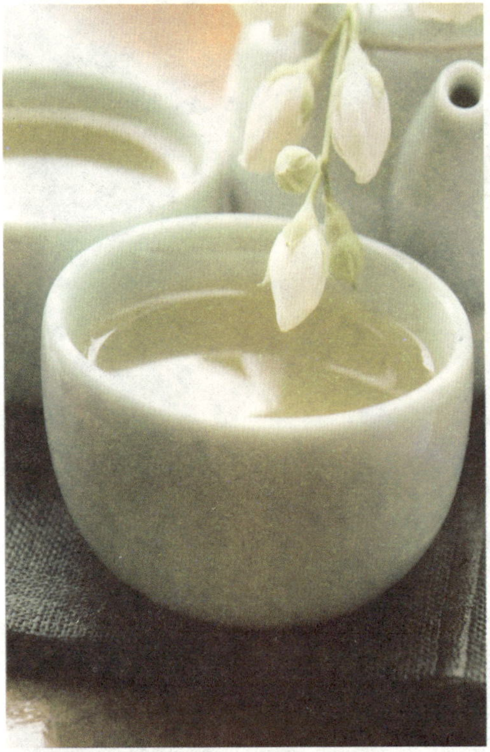

疏肝解郁茶

适应证：肝胃气滞之胁肋胀痛、嗳气纳呆等

原料

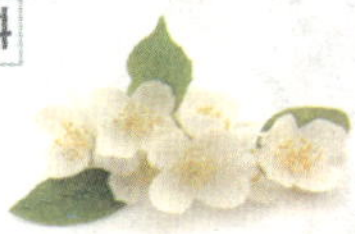

绿萼梅5克

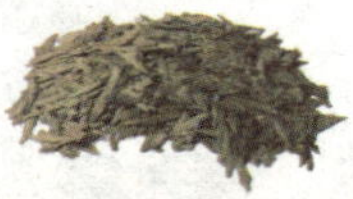

绿茶5克

做法 ①将绿萼梅和绿茶一起放入茶杯中。②以沸水冲泡，加盖闷5分钟后即可饮用。

重点提示

1.胸满胁痛者饮用较佳。

2.孕妇及虚寒体质者不宜饮用。

茶效

◎绿茶能改善失眠，消除紧张情绪，让心情舒畅；绿萼梅芳香行气入肝胃，能疏肝解郁，醒脾，理气和中。此茶有消除肝火，缓和紧张情绪的效果。

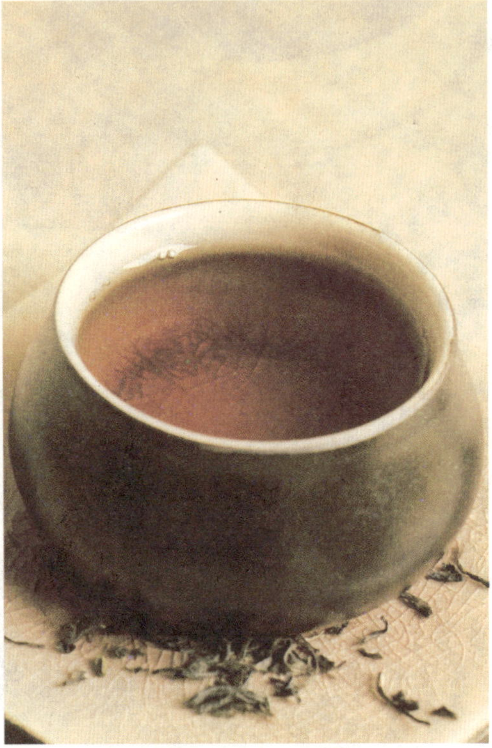

鹿茸乌龙茶

适应证：阳虚肢冷、阳痿早泄、尿频遗尿等

原料

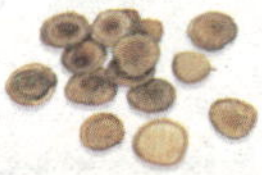

鹿茸0.5克

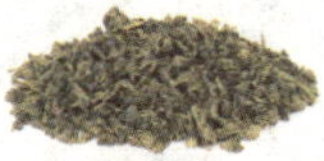

乌龙茶5克

做法 ①将上述材料放入保温杯中。②冲入开水浸泡半小时即可饮用茶汤。

重点提示

1.体虚时适量饮用此茶，效果甚佳。

2.阴虚阳亢、胃火炽盛、肺有痰热、外感热病者忌服。

茶效

◎鹿茸具有补肾壮阳、益精生血、强筋壮骨的功效.此款茶饮具有保肝护脏的功效，有阳虚肢冷、阳痿早泄、尿频遗尿等症的人可经常饮用。

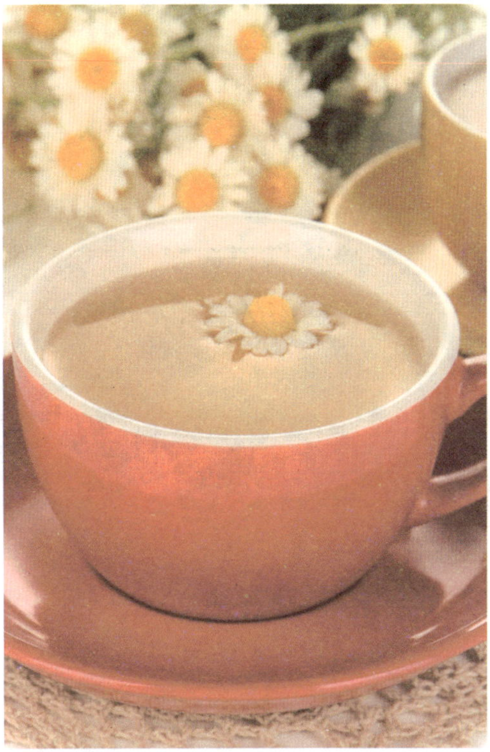

菊槐绿茶

适应证：头晕眼花

原料

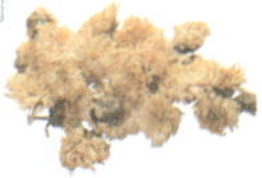

菊花3克

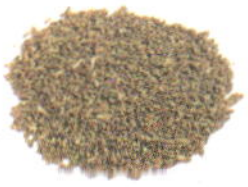

槐花3克

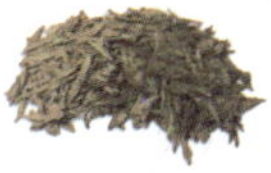

绿茶3克

做法 ①将菊花、槐花、绿茶放入保温杯中。②倒入沸水冲泡，加盖静置3分钟即可饮用。

重点提示

1.眼结膜炎、眼屎过多者饮用较佳。
2.气虚胃寒、食少泄泻患者宜少用。

茶效

◎菊花具有清热、明目、解毒的功效，将菊花、槐花一起用开水冲泡，能清肝凉血、清热明目，可有效改善肝火上炎引起的头晕眼花、口渴心烦症状。

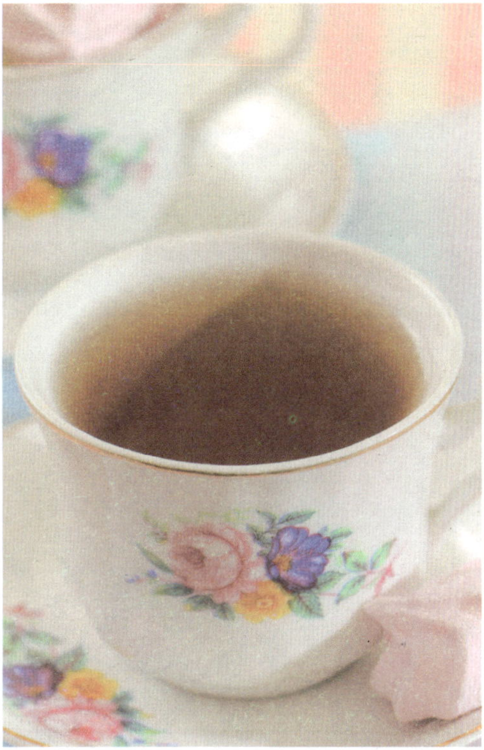

生地糖茶

适应证：目赤涩痛、头痛眩晕、目暗不明

原料

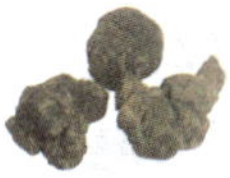

生地5克

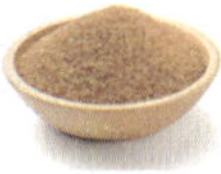

黄糖5克

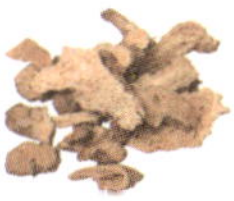

白术8克

做法 ①将生地、白术置于保温壶中。②加500毫升左右的开水冲泡，静置10分钟后，加黄糖拌匀即可饮用。

重点提示

1.烦热口渴者饮用较佳。
2.脾虚湿滞、腹满便溏者不宜饮用。

茶效

◎白术助生津，能补气增血及改善倦怠；生地可保肝强心，滋阴；黄糖补肝暖胃，活血化瘀。此款茶饮具有生津养肝、滋阴补血的功效。

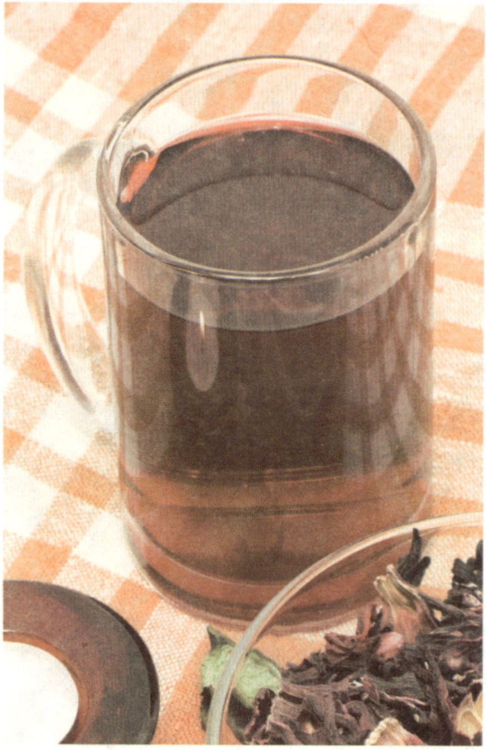

洛神花茶

适应证：肝火太盛、高血压、咳嗽、醉酒等症状

原料

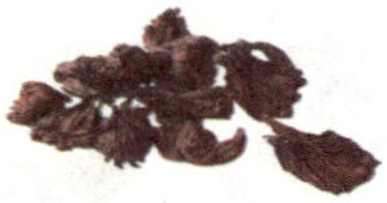

洛神花5克

做法 ①将洛神花洗净，放入保温杯中。②倒入沸水浸泡，加盖静置5分钟即可饮用。

重点提示

1.此款茶饮利肾益肝，适当饮用有效。

2.胃酸过多者忌服。

茶效

◎洛神花具有清热利肝、润肺止咳、降压解酒的功效。此款茶饮具有保肝护脏的功效，适合高血压、肝病、中暑、咳嗽患者经常饮用。

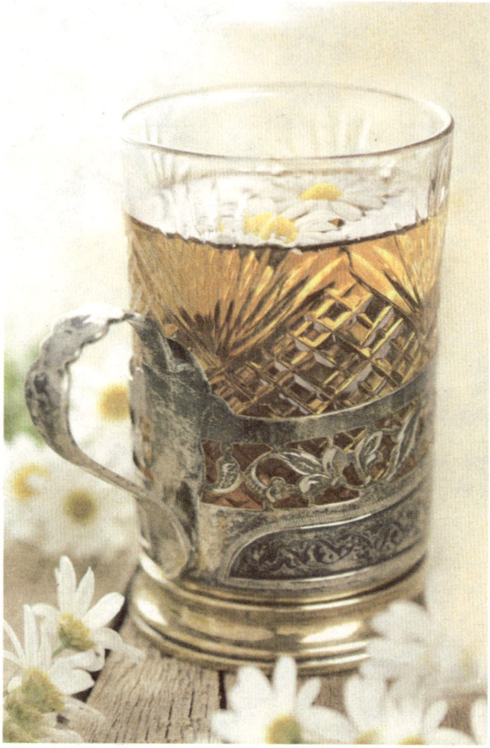

平肝降压茶

适应证：肝火太盛、血压高

原料

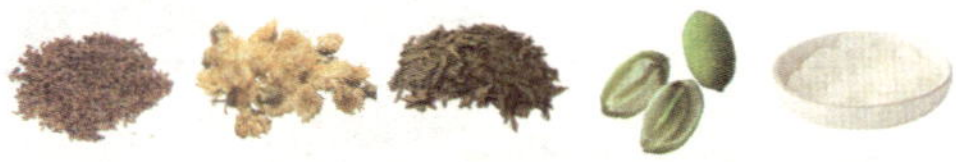

决明子10克　菊花5克　绿茶2克　莲子心1克　冰糖适量

做法 ①将上述材料放入保温杯中。②冲入开水浸泡半小时即可饮用茶汤。

重点提示

1.肝火盛者饮用较佳。

2.气虚胃寒者忌用。

茶效

◎决明子平肝潜阳，清肝明目；菊花疏风、清热、明目；莲子心及绿茶清热祛火。此款茶饮具有平肝潜阳、降压止痛、清热疏风的功效。

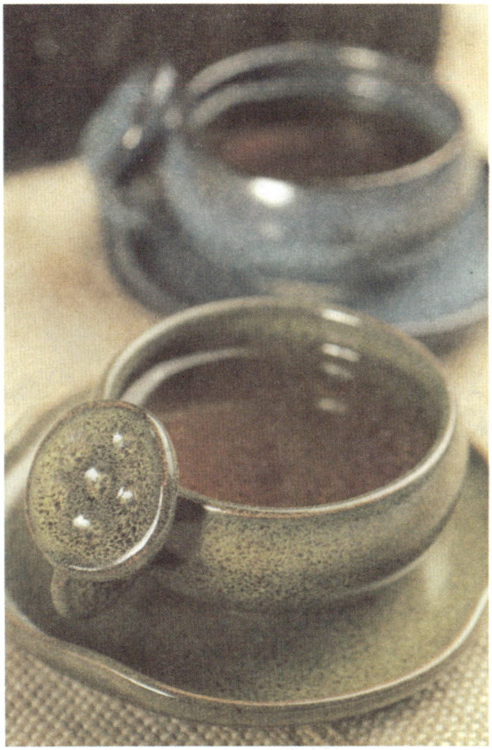

苦丁桑叶茶

适应证：高血压、头涨头痛、咽喉肿痛等

原料

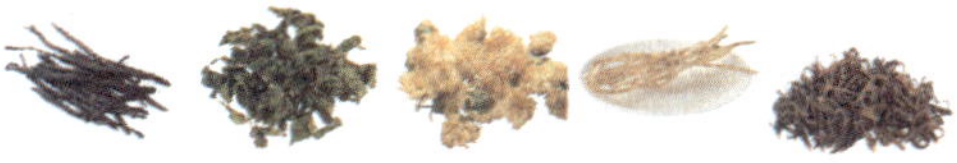

苦丁茶5克 桑叶5克 菊花5克 白茅根5克 钩藤5克

做法 ①将上述材料烘干后研成粉末。②每次取适量，冲沸水浸泡5分钟后即可饮用。

重点提示

1.适量饮服即可，过量易伤胃。
2.脾胃虚寒者、孕妇忌服。

茶效

◎桑叶具有散风清热、凉血明目的功效；菊花具有解毒消肿、健脑明目的功效。此款茶饮具有保肝护脏、清热解毒、凉血消肿的功效。

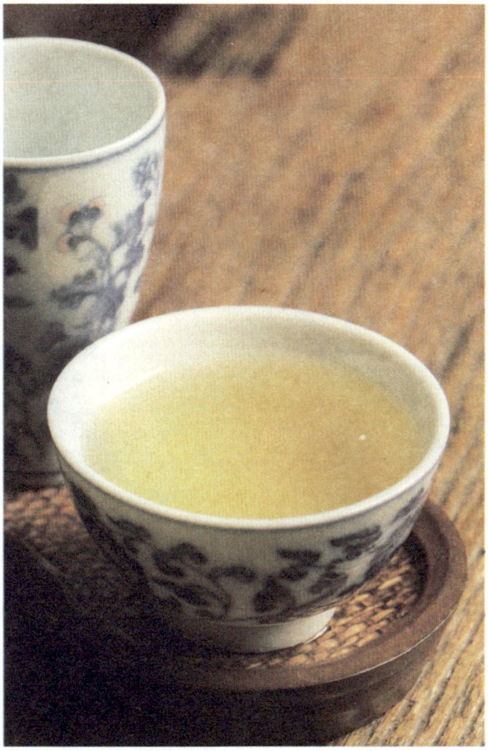

三七绿茶

适应证：头晕、头胀、眼花等症状

原料

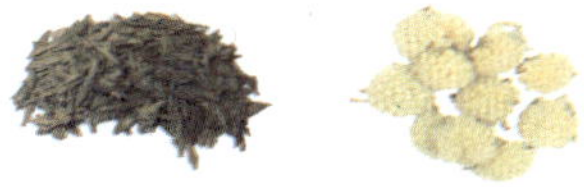

绿茶3克 三七花3克

做法 ①将绿茶及三七花放入杯中。②倒入沸水冲泡，静置3分钟后即可饮用。

重点提示

1.用迁延性肝炎引起头晕、眼花症状者饮用较佳。
2. 身体属于虚寒之人忌用。

茶效

◎三七花味甘性凉，具有疏肝解郁的作用；绿茶含有多种抗菌成分，具有消炎抗菌的功效。此款茶饮具有清热平肝、滋阴利湿的功效。

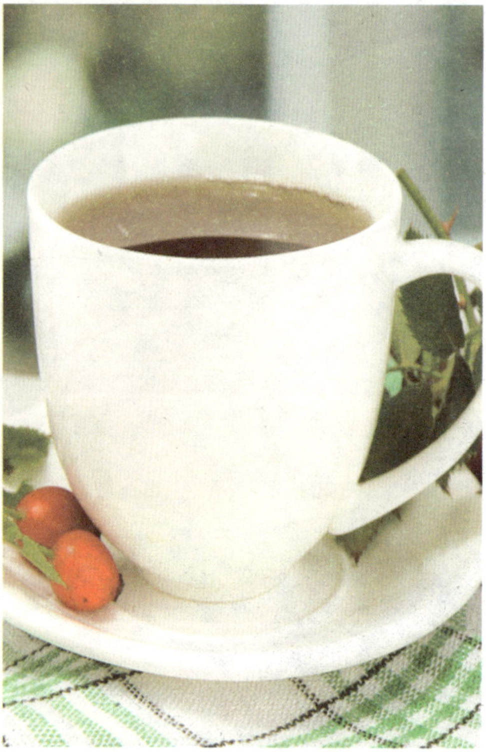

菊楂决明茶

适应证：头晕、目赤等高血压或肝火上炎症状

原料

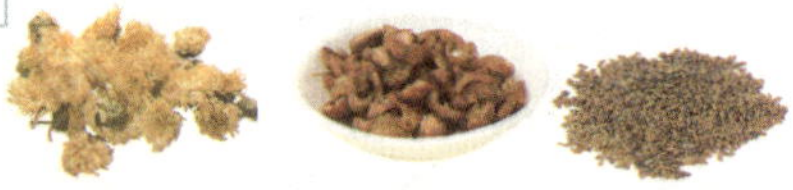

菊花8克　山楂片10克　决明子10克

做法 ①将上三味放入茶具或保温杯中。②以沸水冲泡，盖严浸泡，静置半小时即可饮用。

重点提示

1.高血压及肝火太盛者饮用较佳。

2. 腹泻及脾胃虚寒者不宜饮用。

茶效

◎菊花疏风清热、明目解毒；决明子清热明目、润肠通便；山楂消食化积、行气散瘀。三者为茶，可疏风解毒、清肝、降压、消食。

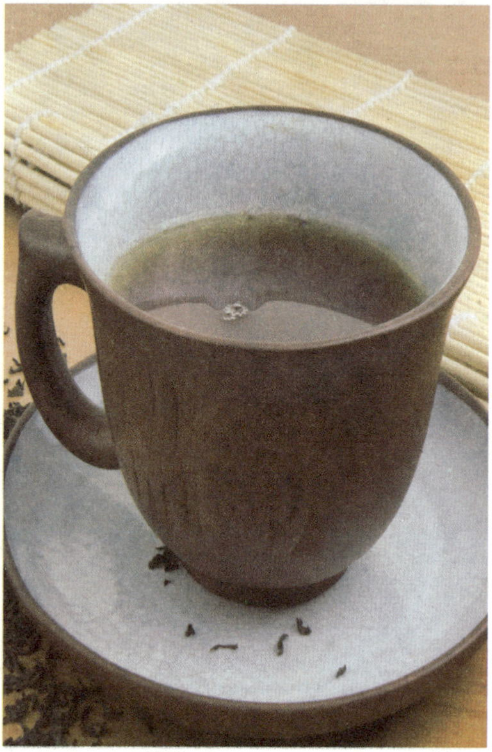

何首乌绿茶

适应证：肥胖症、脂肪肝

原料

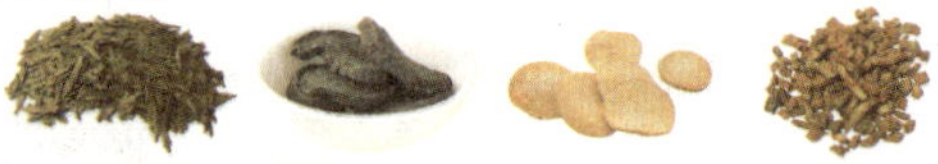

绿茶适量　何首乌适量　泽泻适量　丹参适量

做法 ①将茶、何首乌、泽泻、丹参一起放入锅内，加入适量水煎煮。②沸腾后去渣即可饮用。

重点提示

大便溏泄、肾虚精滑、有湿痰者不宜饮用。

茶效

◎何首乌具有补肝益肾、养血祛风的功效；泽泻具有利水、渗湿、泄热等功效。此款茶饮具有清热利湿、祛脂化滞、保肝护肾、补血的功效。

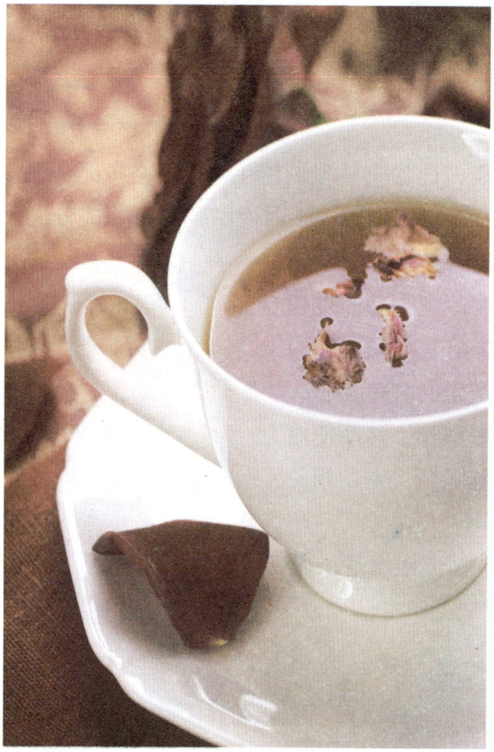

三花行气茶

适应证：气滞肝痛、胸闷不舒

原料

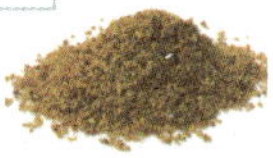

桂花3克

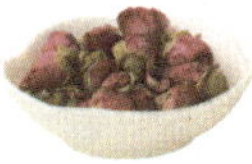

玫瑰花2克

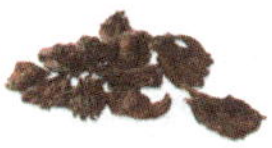

玫瑰茄2克

做法 ①将桂花、玫瑰花、玫瑰茄一起放入杯中。② 倒入沸水，加盖浸泡4分钟左右即可饮用。

重点提示

1.胸闷心烦、气滞肝痛者饮用此茶效果较佳。
2.孕产妇及胃酸较多者不宜饮用此茶。

茶效

◎桂花可驱除体内湿气；玫瑰茄有益于调节和平衡血脂；玫瑰花可理气解郁。此茶可疏肝行气、降脂减肥，经常性气滞肝痛、胸闷不舒的人可常饮。

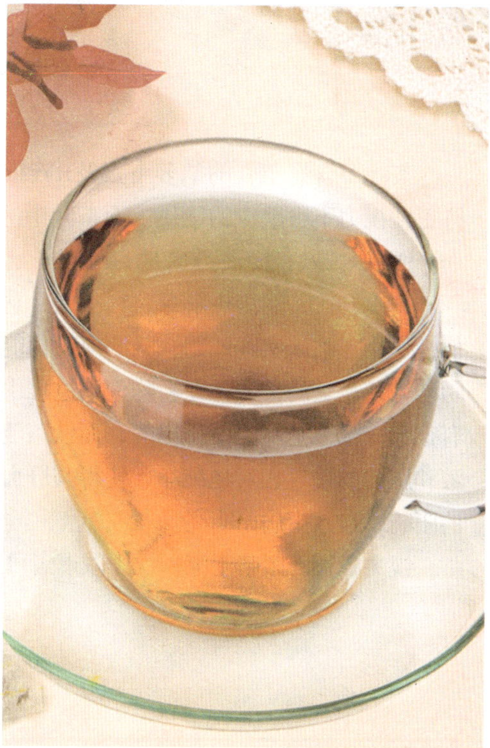

女贞子枣茶

适应证：阴虚内热、头晕耳鸣等症状

原料

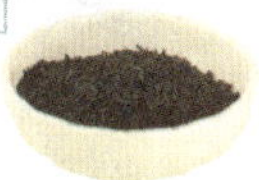

红茶90克

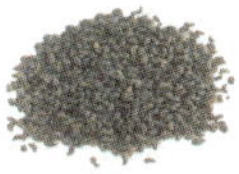

女贞子20克

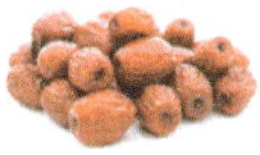

红枣20克

做法 ①将上述材料入锅烘干后研成粉末。②每次取适量，冲沸水浸泡5分钟后即可饮用。

重点提示

1.肝肾阴虚的女性常饮，效果甚佳。
2.脾胃虚寒、泄泻、阳虚者忌服。

茶效

◎女贞子具有补肝肾、强腰膝的功效；红枣具有补脾和胃、益气生津的功效。此款茶饮具有保肝护脏的作用。

保护视力

茶叶中含有丰富的胡萝卜素及B族维生素，还含有较多的维生素C，这些都是维持正常视力不可缺少的物质。而茶叶中的维生素A更是营养眼内视网膜的主要成分之一。所以多喝茶对于眼疾或明目都有一定的效用。

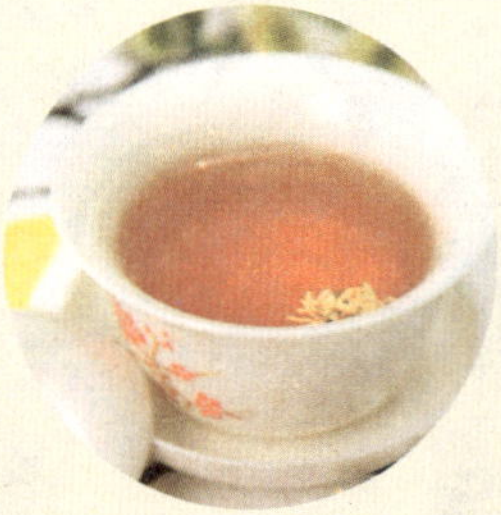

其次，饮茶能清热解毒、利小便，这对眼的视力功能也起保健作用。临床实践证明，眼的视觉功能是与肝、血及脏腑的功能密切相关的，人体在新陈代谢过程中所产生的有毒物质，有很大一部分是从小便排出的，而饮茶能利尿解毒，从而使血液和脏腑的精气相对地纯净，使得与肝血及脏腑精气密切相关的眼睛，自然少病而明亮。

视力模糊、眼睛干涩、视力减退者可有选择性地饮茶，都有一定的保健作用。

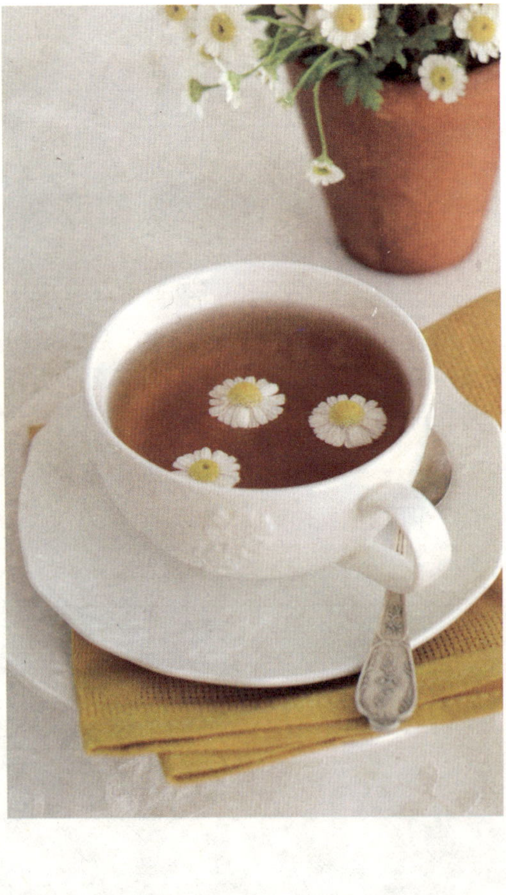

花香茶

适应证：眼睛干涩、过度疲劳等

原料

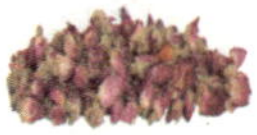

玫瑰花5克

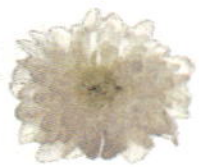

杭白菊5克

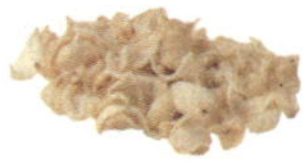

干百合10克

做法 ①将玫瑰花、杭白菊、干百合放入壶中，倒入开水。② 盖上壶盖，浸泡10分钟左右即可滤取茶汁饮用。

重点提示

1.女性常饮此款茶饮，清肝明目、美容养颜效果甚佳。
2.风寒咳嗽、脾胃虚寒者不宜多用。

茶效

◎玫瑰果具有抗衰老、抗疲劳、抗辐射的功效；杭白菊具有清热杀菌、降火祛毒的功效。此款茶饮具有清热明目的功效。

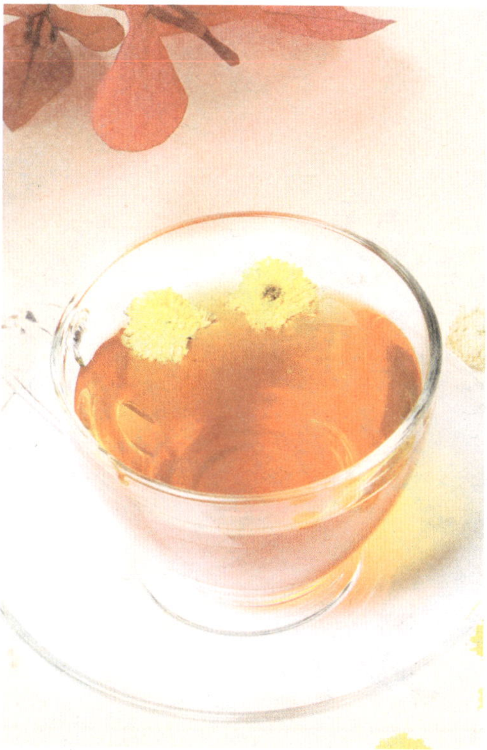

菊杞红茶

适应证：夜盲症、视力减退

原料

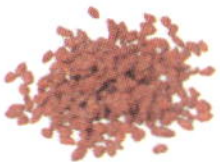

枸杞10克

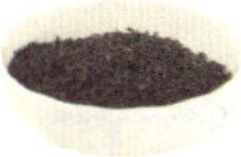

红茶2克

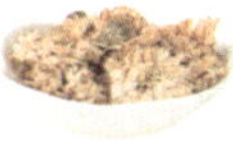

白菊花10克

做法 ①将上述材料全部放入茶壶中。②冲入沸水浸泡10分钟左右，滤出汤汁后，即可饮用。

重点提示

1.视力下降、视物不清时饮用较佳。
2.外邪实热、脾虚有湿及泄泻者不宜饮用。

茶效

◎白菊花和枸杞均有养肝明目、滋阴清热作用，多用于治疗肝肾阴亏、头晕目眩、目昏多泪病症。此茶能清肝明目、疏风散热。

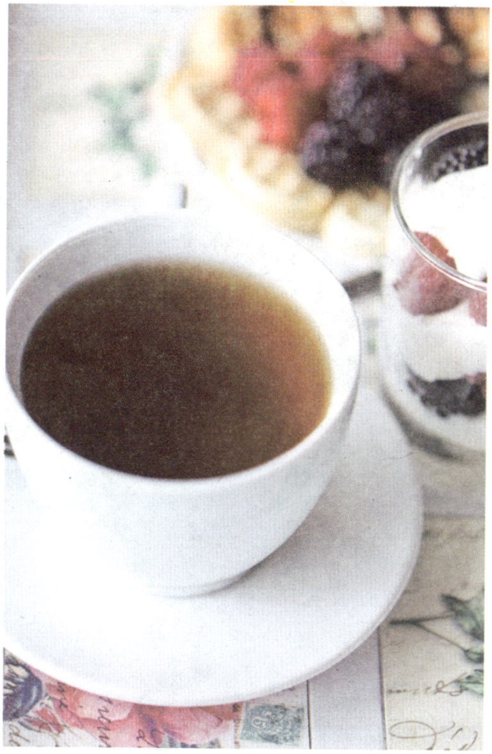

菊花桑葚茶

适应证：夜盲症、青光眼

原料

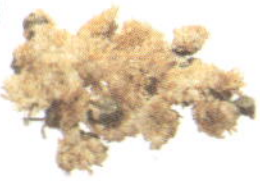

菊花6克

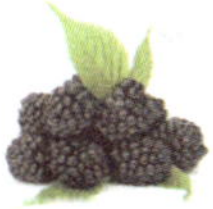

桑葚5克

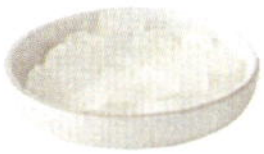

冰糖适量

做法 ①将所有原料一同置入保温杯中。②冲入沸水，浸泡5分钟即可饮用。

重点提示

1.青光眼、夜盲症患者及视力不佳者，适宜饮用。
2.腹泻、脾胃虚寒者不宜。

茶效

◎菊花可保护眼睛健康；桑葚有补血滋阴、生津润燥的功效。此茶能改善视觉的敏锐度，增加人体的花青素，缓解夜盲症、青光眼，护眼明目。

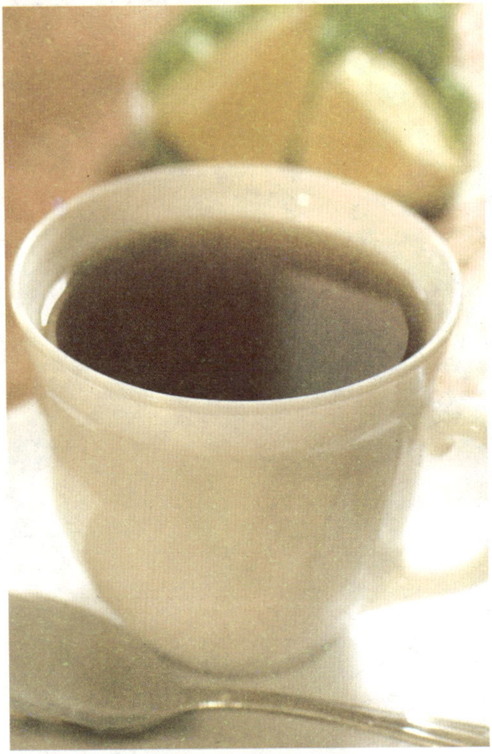

天麻决明茶

适应证：视力下降、眼睛疲劳

原料

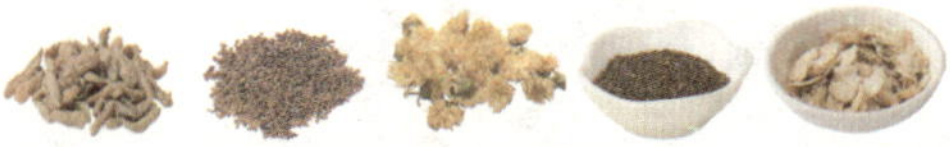

天麻20克 决明子22克 菊花10克 菟丝子15克 西洋参10克

做法 ①菟丝子用棉布袋包好，其他材料用水过滤。②将所有原料用500毫升开水冲泡15分钟左右，将汤药倒出来过滤即可饮用。

重点提示

1.适用于视力减退、眼睛疲累一族人群保健。
2.脾虚有湿及泄泻者不宜用。

茶效

◎天麻对口眼歪斜、血管硬化有改善作用；决明子适用于肝热所致的目赤涩痛症；菟丝子有补肾益精、养肝明目的作用。此茶能滋阴补肾，保护视力。

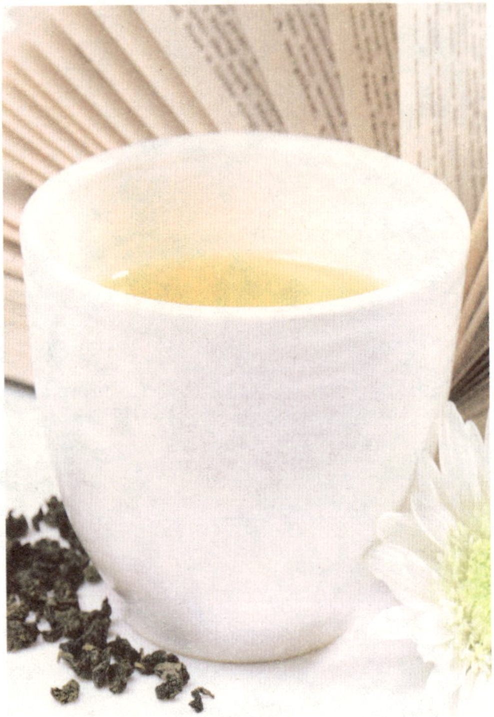

养肝明目茶

适应证：目赤红肿不适

原料

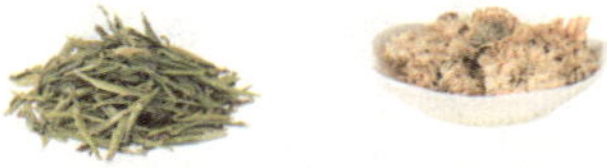

龙井茶4克 白菊花8克

做法 ①将诸料放入茶壶，加150毫升热开水，略摇晃清洗茶材后倒出。②加入450毫升热开水，放置2～3分钟后即可饮用。

重点提示

1.眼睛干涩、肝火太盛者饮此茶效果更佳。
2. 气虚胃寒、食少泄泻患者慎饮此茶。

茶效

◎白菊花具有降压、镇静的作用；龙井茶具有清热、利水的功效。此茶具有清肝明目、消除心血管疾病的功效。

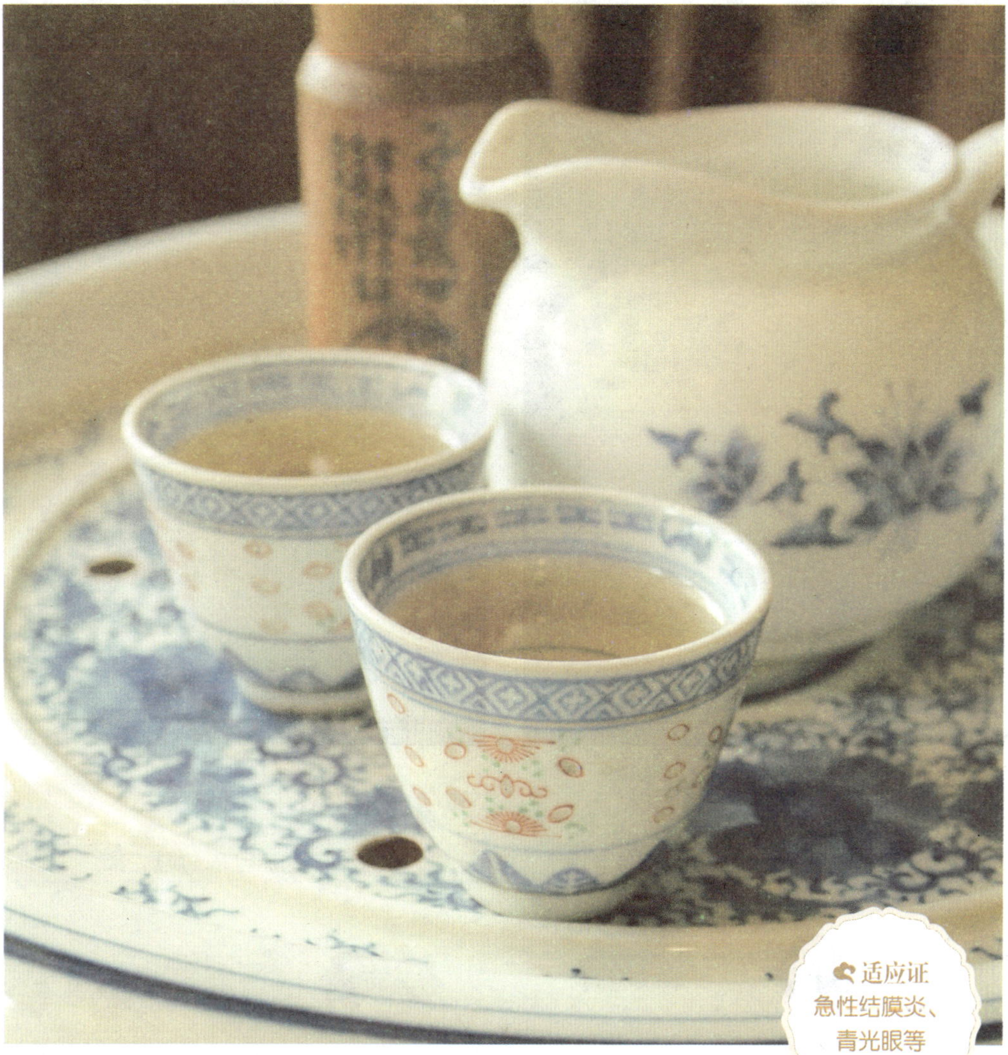

适应证
急性结膜炎、
青光眼等

决明夏枯草茶

原料

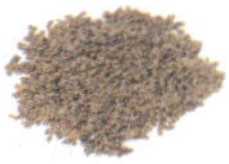

决明子15克

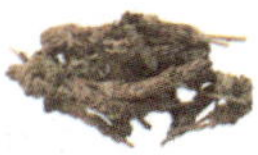

夏枯草9克

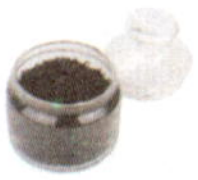

茶叶5克

做法

①将决明子炒好打碎，与夏枯草、茶叶一起混合均匀，放入杯中。
②往杯中冲入沸水，静置10分钟即可滤取茶汤饮用。

重点提示

1.角膜溃疡、大便秘结者饮用较佳。
2. 脾胃虚弱者、气虚者慎用。

茶效

◎决明子既能清肝泻火，又能益肾滋阴；夏枯草具有清肝散结的功效，可用于治疗目赤痒痛、头晕目眩、口眼歪斜等病症。此茶能清肝明目、通便。

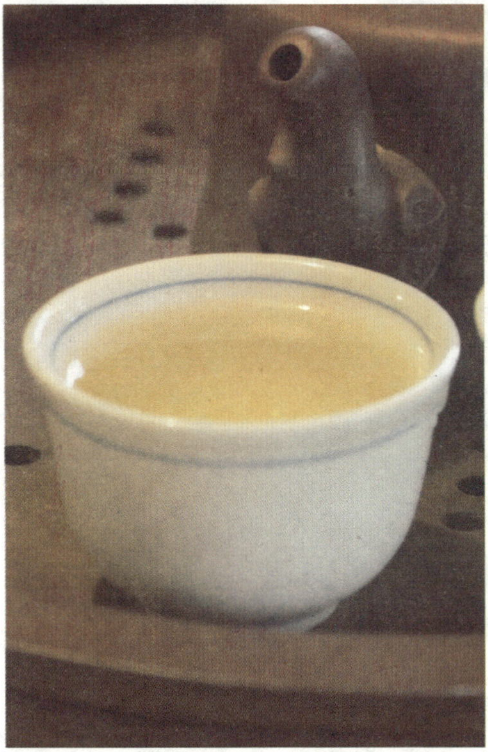

五味子绿茶

适应证：神经衰弱、过度虚乏、脑力下降等

原料

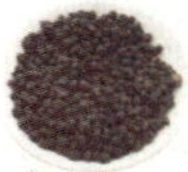

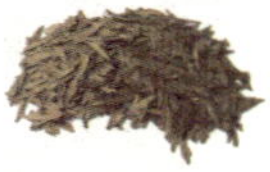

五味子5克 绿茶3克

做法 ①将五味子、绿茶同入保温杯中。②冲入沸水，浸泡，静置5分钟即可滤取茶汁饮用。

重点提示

1.用脑过度时饮用，提神清肝效果甚佳。

2.咳嗽初起、痧疹初发者忌服。

茶效

◎五味子具有敛肺滋肾、生津收汗的功效；绿茶具有清热祛火、养肺润肺的功效。饮用此款茶饮，具有明目养眼的功效。

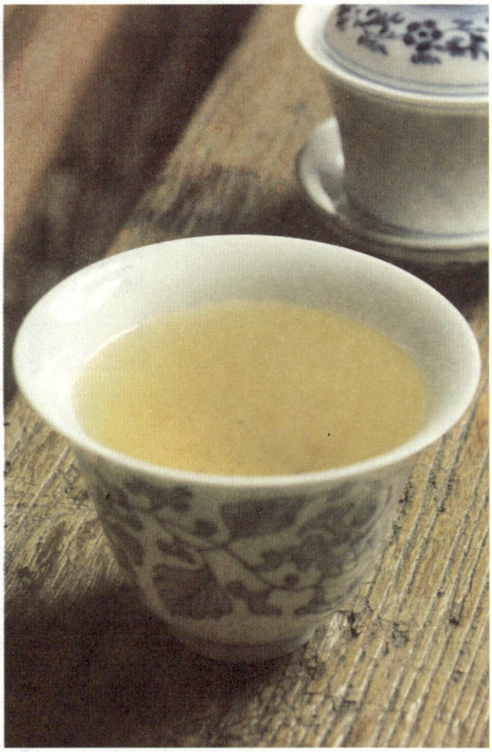

苦瓜蜜茶

适应证：目赤目痛、燥热口渴

原料

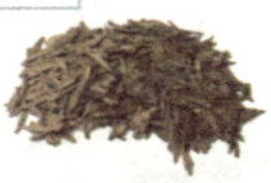

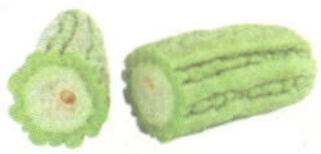

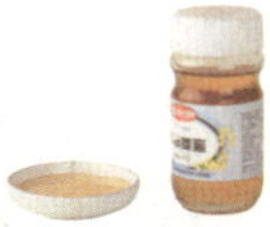

绿茶3克 苦瓜干10克 蜂蜜适量

做法 ①将绿茶与苦瓜干放入茶壶中。②冲入沸水，加盖浸泡，静置4分钟，取出茶水，加入蜂蜜调匀即可饮用。

重点提示

1.眼睛、咽喉肿痛，有内热时饮用较佳。

2.胃寒者不宜饮用。

茶效

◎苦瓜具有除烦、解毒、明目、清热消暑、降低血糖的功效；绿茶可清热祛火，养肺润肺。此茶有明目养肝，清热解暑，消炎退热的效果。

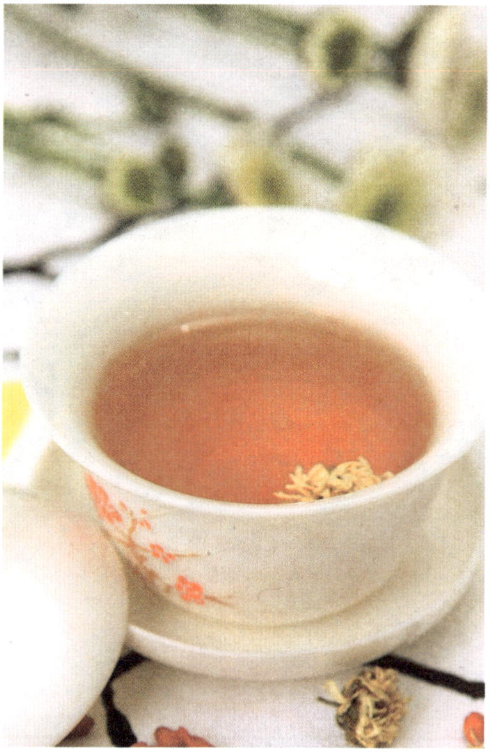

明目茶

适应证：肝肾阴亏、目昏多泪

原料

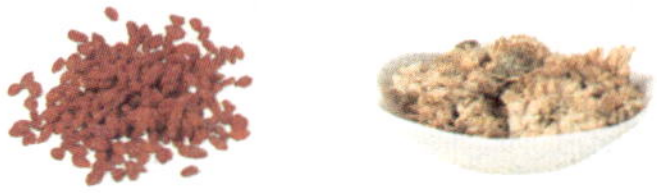

枸杞适量　白菊花适量

做法 ①将枸杞、白菊花一起放入茶杯中。②往茶杯中加入沸水，冲泡10分钟后，即可饮用。

重点提示

1. 头晕目眩者饮用此款茶饮效果较好。
2. 外邪实热、脾虚有湿及泄泻者不宜用。

茶效

◎枸杞具有滋肾润肺、补肝明目的功效；菊花具有疏风清热、明目解毒的功效。饮用此款茶饮，具有清热祛火、明目养肝的作用。

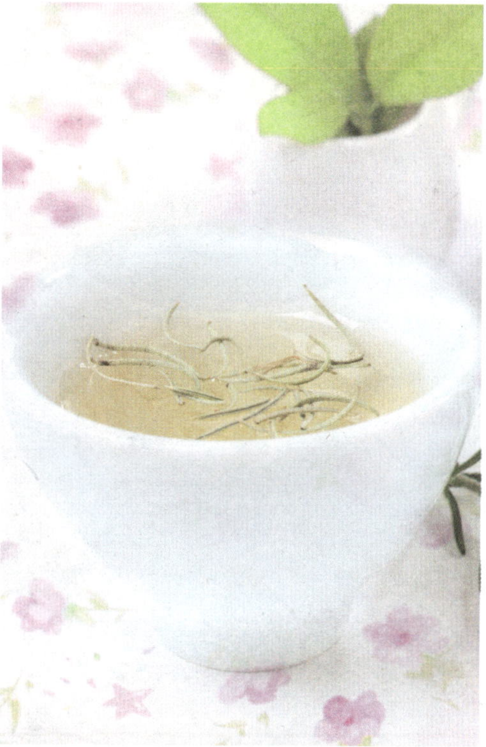

迷迭香山楂茶

适应证：用眼过度、腹胀、肥胖等症状

原料

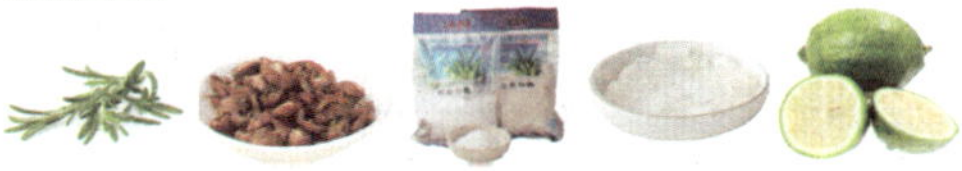

迷迭香1匙　山楂5片　白糖25克　冰糖20克　柠檬皮适量

做法 ①柠檬皮洗净切丝；锅内加适量清水，放入白糖、山楂、迷迭香煎煮约3分钟。②加入冰糖调匀至溶化，将茶汁倒入茶壶内，再加入柠檬皮即可。

重点提示

1.眼神不济、疲累时饮用较好。
2.脾胃虚弱、胃酸过多者忌服。

茶效

◎迷迭香具有除胀去痛、提神醒脑的功效；山楂具有消食化积、行气散瘀的功效。此款茶饮具有清热消食、明目醒脑的作用。

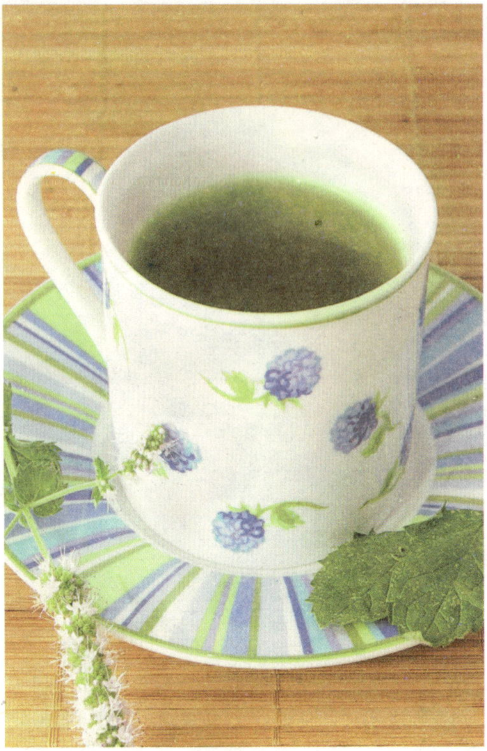

玉竹薄茶

适应证：外感热病后目赤痛、视物昏花

原料

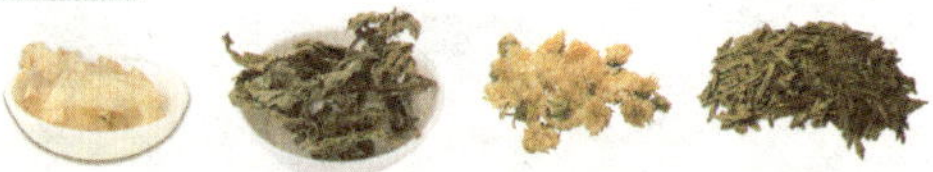

玉竹5克　薄荷3克　菊花3克　绿茶3克

做法 ①将所有原料一同放入保温杯中。②倒入沸水，浸泡后滤取汁液即可饮用。可酌加冰糖。

重点提示

1.目赤、视力模糊者饮用较好。
2. 气虚胃寒、食少泄泻患者宜少用。

茶效

◎玉竹具有养阴润燥、除烦止渴的功效；薄荷可疏风散热、辟秽解毒；菊花具有清肝明目之功。此款茶饮具有疏表、养阴、明目的功效。

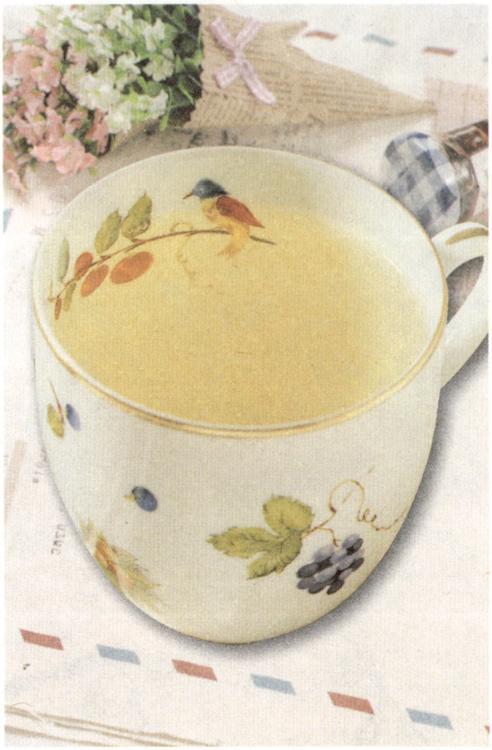

玉竹西洋参茶

适应证：肺结核、慢性肝炎、慢性肾炎等

原料

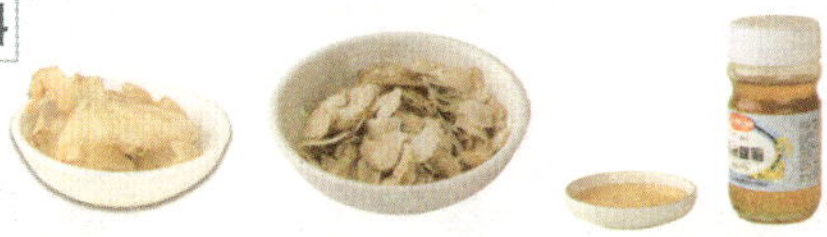

玉竹20克　西洋参3片　蜂蜜15毫升

做法 ①先将玉竹和西洋参用沸水600毫升冲泡30分钟。②滤去渣，待温凉后加入蜂蜜，拌匀即可。

重点提示

1.适当常饮，调补身体，滋阴明目，效果甚佳。
2.体虚胃寒、风寒咳嗽、消化不良者忌服。

茶效

◎玉竹具有滋阴润燥、除烦止渴的功效；西洋参具有清虚火、生津止渴的功效。此款茶饮具有清热润燥、明目止渴的作用。

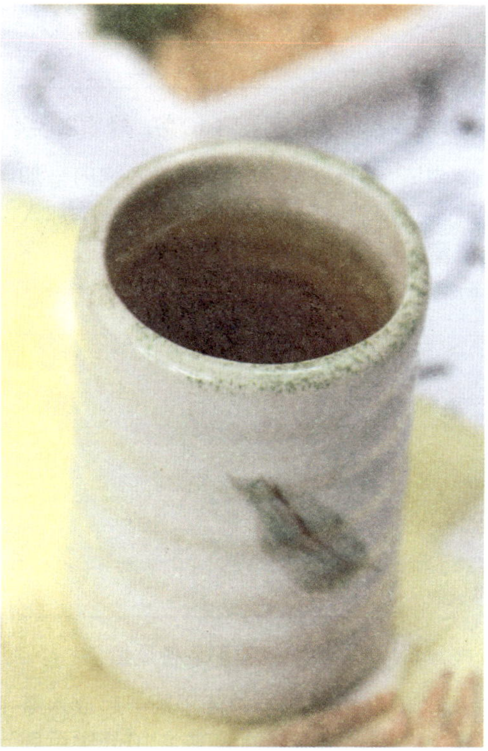

薄荷甘草茶

适应证：眼睛劳损、头痛

原料

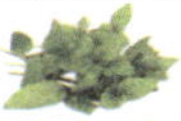
鲜薄荷叶10余片

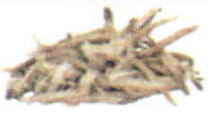
甘草5克

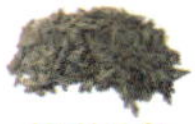
绿茶5克

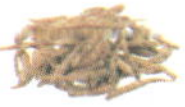
太子参10克

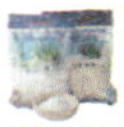
白糖适量

做法 ①将所有原料（除白糖外）放入保温杯中。②加入开水500毫升左右，冲泡10余分钟后，滤去渣滓，加白糖适量，调匀饮用。

重点提示

1.目暗不明者饮用较佳。
2.肺虚咳嗽、阴虚发热者不宜用。

茶效

◎太子参具有补肺、健脾的功效；薄荷叶、甘草、绿茶都能起到清热的作用。饮用此款茶饮，具有散风清热、清肝明目、解毒消炎的功效。

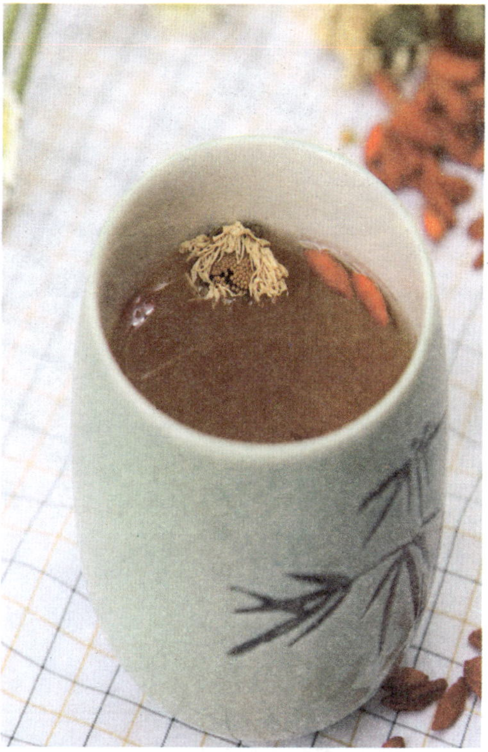

清心明目茶

适应证：头晕目眩、目昏多泪、虚劳咳嗽等

原料

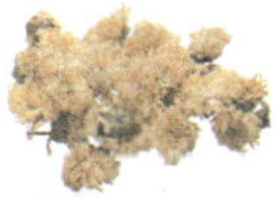
菊花适量

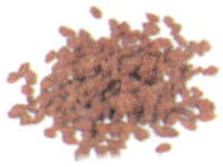
枸杞适量

做法 ①先用热水温杯后，放入菊花与枸杞。②直接加入开水冲泡，1~2分钟后即可饮用。

重点提示

1.适量常饮，清肝明目效果甚佳。
2.外邪实热、脾虚有湿、泄泻者忌服。

茶效

◎菊花具有散风清热、解毒消肿、健脑明目的功效；枸杞具有滋阴润肺、补肝明目的功效。此款茶饮具有清热明目的作用。

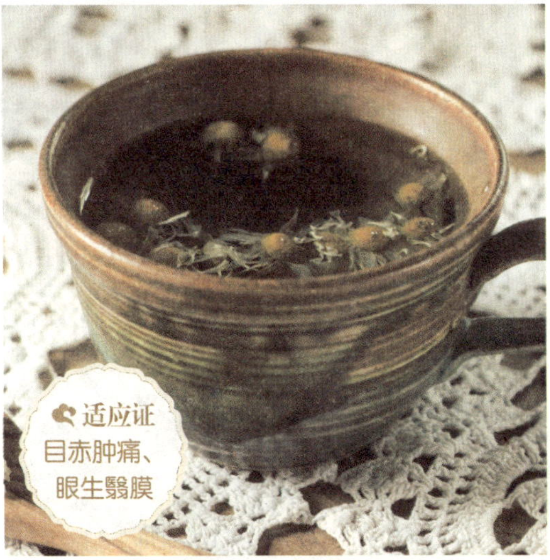
适应证
目赤肿痛、
眼生翳膜

谷精草茶

原料 谷精草、菊花各10克，蜂蜜20克

做法 ①将谷精草、菊花放入锅内，加清水煮沸。②5分钟后，滤出茶汁，加入蜂蜜即可饮用。

茶效

◎谷精草祛风散热、明目退翳，治目翳、雀盲、头痛、齿痛、喉痹；菊花能清热祛火，消除炎症；蜂蜜能润肠通便。三者为茶，可疏风清热、明目退翳。

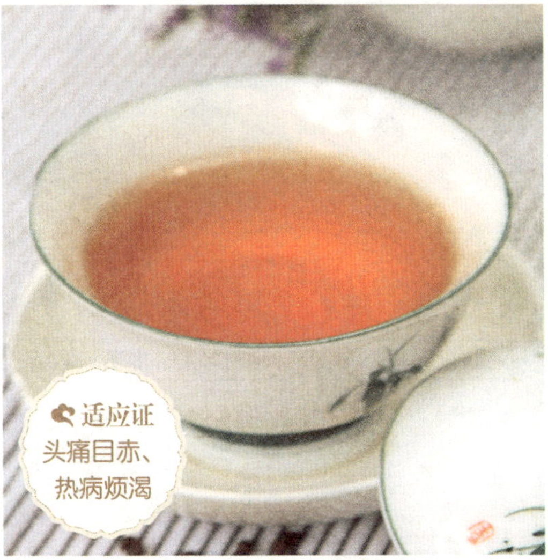
适应证
头痛目赤、
热病烦渴

决明苦丁茶

原料 炒决明子、苦丁茶各适量

做法 将炒决明子和苦丁茶一起放入茶杯中，倒入适量沸水，冲泡10分钟后即可饮用。

茶效

◎决明子具有清肝泻火、益肾滋阴的功效；苦丁茶具有散风除烦、利便祛腻的功效。饮用此款茶饮，能起到消暑明目的良好作用。

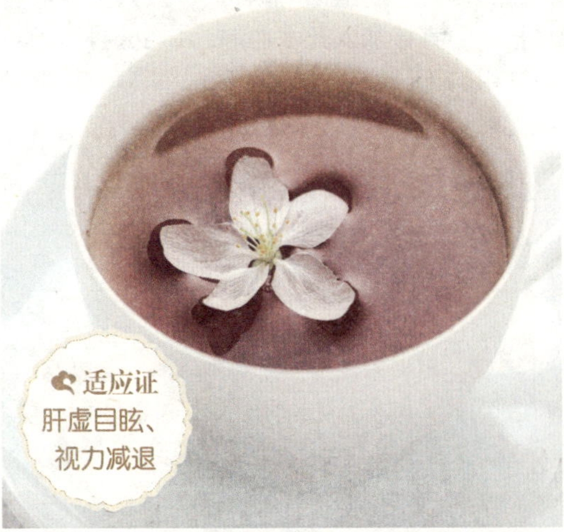
适应证
肝虚目眩、
视力减退

五味子茶

原料 北五味子5克，绿茶1克，蜂蜜25克

做法 ①将北五味子用文火炒至微焦。②将炒好的五味子与绿茶一起用沸水冲泡5分钟，趁热加入蜂蜜拌匀即可饮用。

茶效

◎五味子具有敛肺、滋肾、生津的功效；绿茶具有清热祛火、明目润肺的功效。饮用此款茶饮，能起到振奋精神、补肾益肝的良好作用。

桑菊甘草茶

原料 桑叶、白菊花各8克，甘草4克，白糖少许

做法 ①将桑叶、白菊花、甘草一起入锅中稍煮。②滤渣，加白糖调匀饮用。

◎桑叶有祛风清热、凉血明目等功效；菊花可以清热明目、祛火平肝。常饮这款茶，能清肺润喉，清肝明目，对风热感冒也有一定疗效。

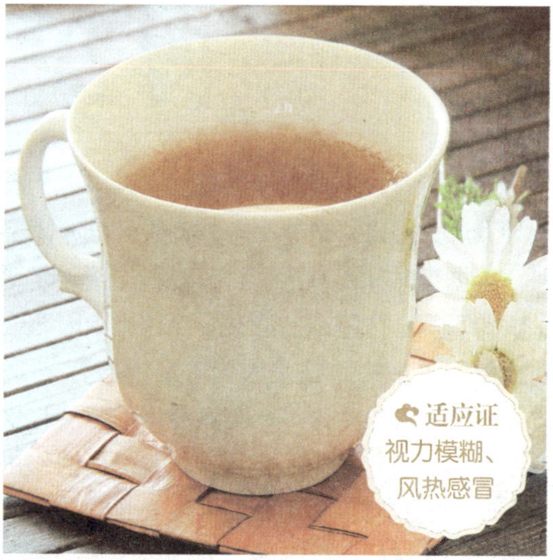
适应证
视力模糊、
风热感冒

清目除烦茶

原料 红茶5克，川芎3克

做法 ①锅中加入清水450毫升煮开，再放入红茶和川芎。②煮至剩一半水时，即可滤去茶汁饮用。

茶效

◎川芎具有行气开郁、祛风燥湿、活血止痛的功效；红茶能使神经松弛，具有缓和紧张情绪的作用。此茶可有效地活血除烦、清肝明目、安神定志。

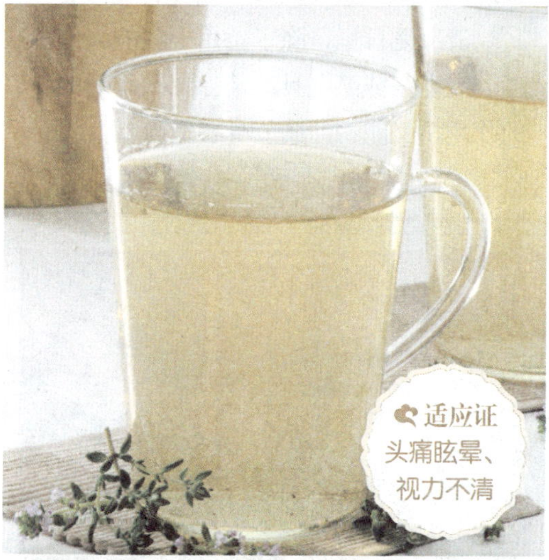
适应证
头痛眩晕、
视力不清

菊花蜜饮

原料 菊花50克，蜂蜜适量

做法 ①将菊花加水200毫升，稍煮后保温30分钟左右。②过滤后加入适量蜂蜜，搅匀之后饮用。

茶效

◎菊花具有疏风、清热、明目、解毒的功效；蜂蜜可治肺燥咳嗽、肠燥便秘、目赤、口疮等。二者为茶，具有养肝明目、生津止渴、清心健脑、润肠等作用。

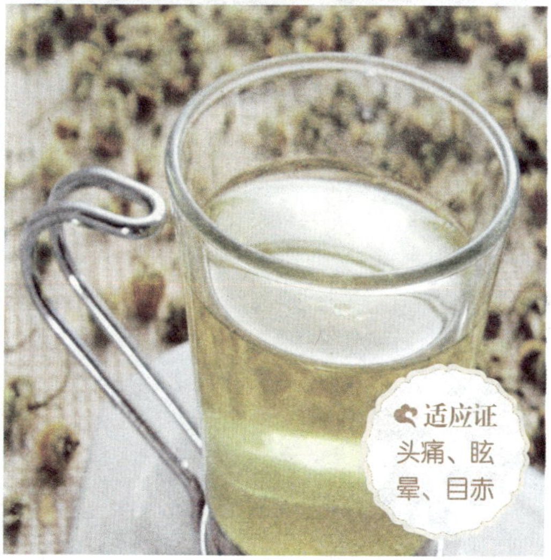
适应证
头痛、眩
晕、目赤

降火祛火

夏三月，赤日炎炎，暑气逼人。由于高温蒸人，人体大量出汗，体内消耗严重，导致肝火过盛，精神不振。而茶正是防暑降温的好饮料。

据李时珍《本草纲目》载："茶苦味寒，……最能降火，火为百病，火降则上清矣。温饮则火因寒气而下降，热饮则借火气而升散。"这是因为茶汤中含有茶多酚类、糖类、氨基酸、果胶、维生素等，与口腔中的唾液起化学反应，能滋润口腔，所以能起到生津止渴、强身健体的作用。与此同时，由于茶叶中的咖啡因作用，能促使大量的热量从人体的汗腺排出，故能使人感到凉爽解暑。

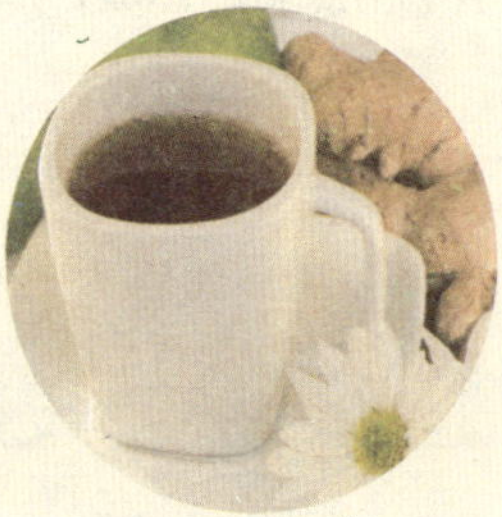

清凉夏日里，除了备用一些能起到降火作用的饮品之外，也可以适当选用诸如绿茶、乌龙茶或某些具有清凉祛火作用的花草茶来饮用，既能达到清热降火、消暑止渴的作用，又能帮助调节身心平衡。

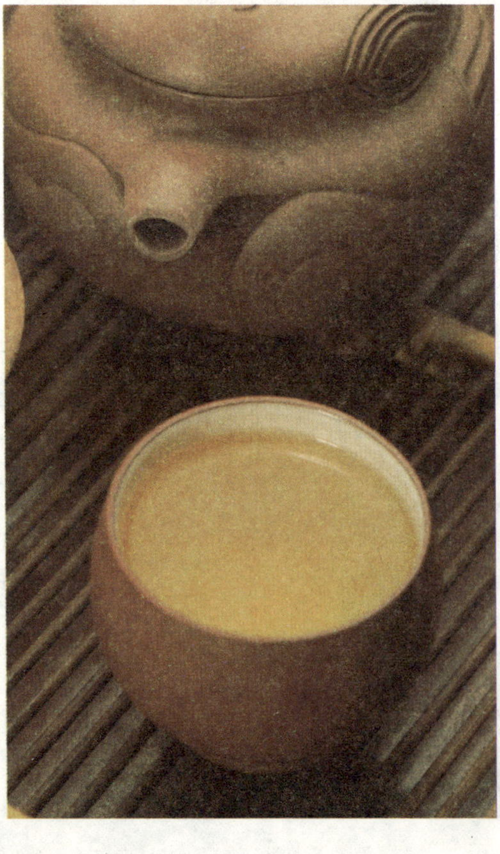

玄参绿茶

适应证：肝火上炎、热病烦渴、咽喉肿痛

原料

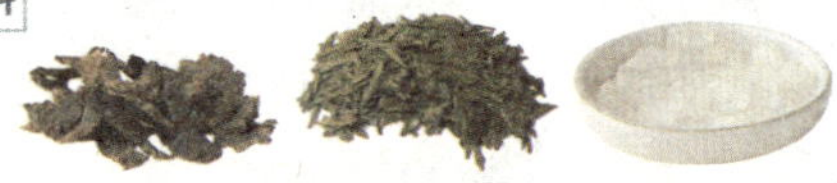

玄参10克　绿茶4克　冰糖5克

做法 ①将玄参和绿茶一起放入茶壶中。②用90摄氏度开水冲泡，加盖闷5分钟，可酌情加入适量冰糖，再倒入杯中饮用。

重点提示

1. 热病烦渴、便秘者饮用效果较好。
2. 脾胃有湿及脾虚便溏者忌服。

茶效

◎玄参具有滋阴降火、除烦解毒的功效；绿茶具有利尿解乏的作用，有利于人体尽快消除疲劳。此款茶饮具有除烦、解毒、滋阴降火的功效。

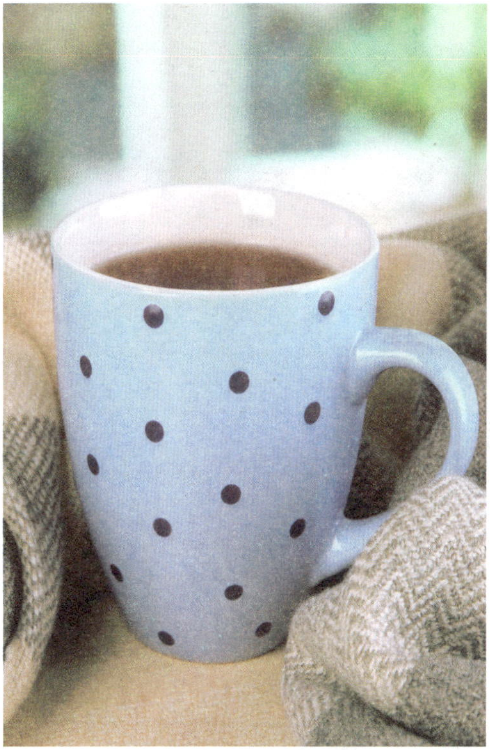

冬瓜鱼腥草茶

适应证：水肿、小便不利、泄泻、疮肿等

原料

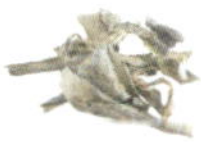
冬瓜皮少许

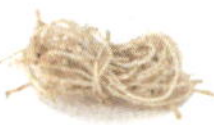
鱼腥草10克

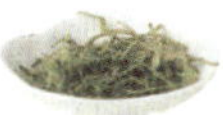
金银花10克

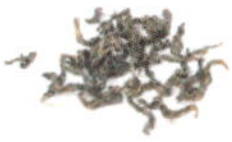
包种茶6克

做法 ①将冬瓜皮切成小片，其他原料用水过滤后放入茶壶中。②倒入开水冲泡，10～20分钟后再倒入杯中，待凉后饮用。

重点提示

1.夏季常饮，清热消暑，效果甚佳。

2.身体虚肿者忌服。

茶效

◎冬瓜皮具有治肿胀、消热毒、利小便的功效；鱼腥草具有清热解毒、利尿消肿的功效。此款茶饮具有利尿降火的作用。

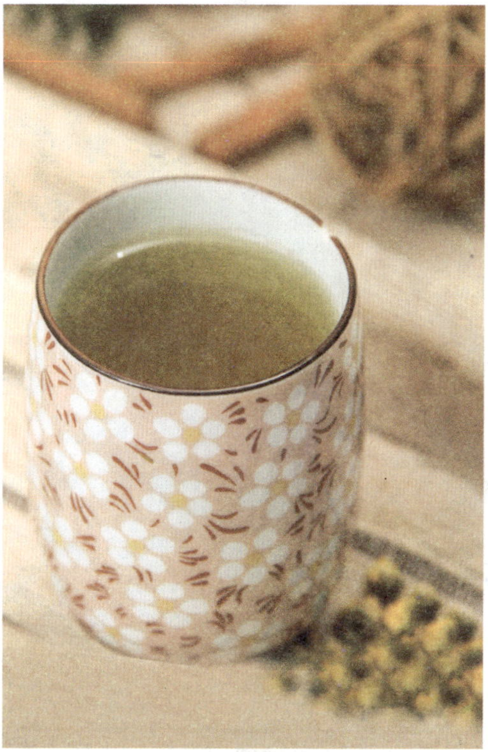

三花清凉茶

适应证：风热感冒、湿疹、皮肤瘙痒等

原料

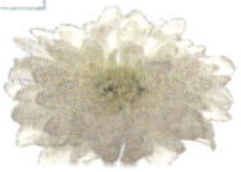
杭白菊适量

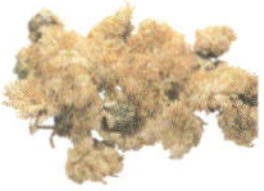
野菊花适量

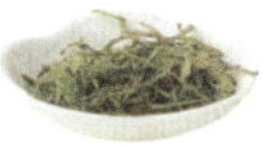
金银花适量

做法 ①将杭白菊、野菊花、金银花一起放入杯中。②往茶杯中倒入沸水，冲泡10分钟后即可饮用。

重点提示

1.切勿过量饮服，以防伤脾胃。

2.脾胃虚寒者、孕妇忌服。

茶效

◎杭白菊具有清热杀毒的功效；野菊花具有解毒消肿、健脑明目的功效。此款茶饮具有清热降火的作用。

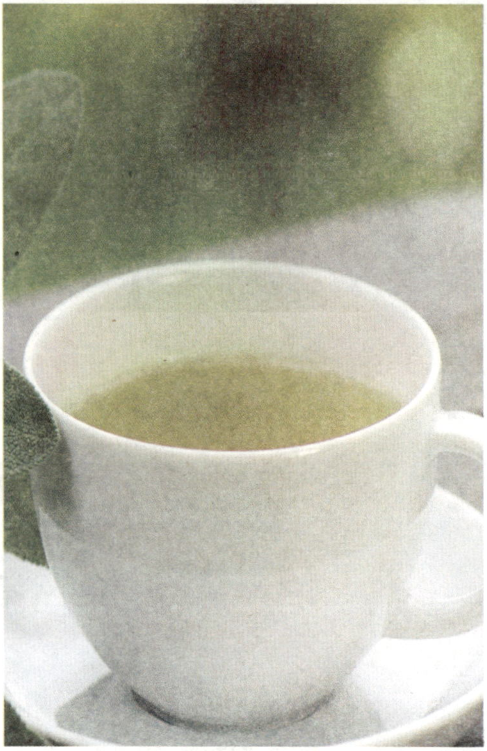

甘草莲子心茶

适应证：烦躁不眠、手足心热、口渴咽干等

原料

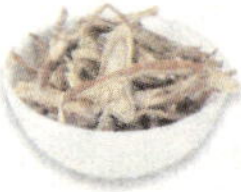

甘草2～3克

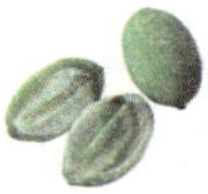

莲子心2～3克

做法 ①将甘草切小片或研粉，与莲子心一起放入茶具或保温杯中。②加入沸水，盖上盖子，静置5分钟左右即可频饮。

重点提示

1.烦躁、睡眠不安者饮用较好。

2.湿热、呕吐、水肿及高血压患者忌服。

茶效

◎莲子心具有清心火、平肝火、泻脾火、降肺火的功效；甘草治五脏六腑寒热邪气，坚筋骨。此款茶饮具有清心养神、泻火解毒的功效。

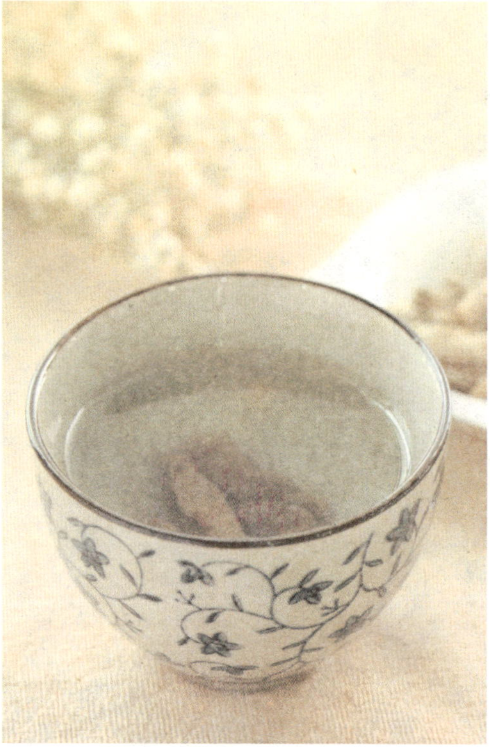

天麻茶

适应证：眩晕头痛、肢体麻木等

原料

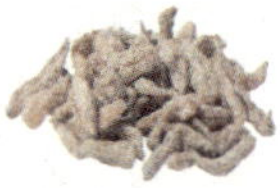

天麻10克

做法 ①天麻稍洗，放入杯中。②再倒入开水冲泡20分钟。③待凉后即可饮用。

重点提示

1.适当常饮，能提神醒脑。

2.津液衰少、血虚、阴虚者忌服。

茶效

◎天麻具有平肝熄风、散风止痛的功效，还能帮助增加脑血流量，起到降低血压、减慢心率、保护心肌缺血的作用。此款茶饮具有清热降火的功效。

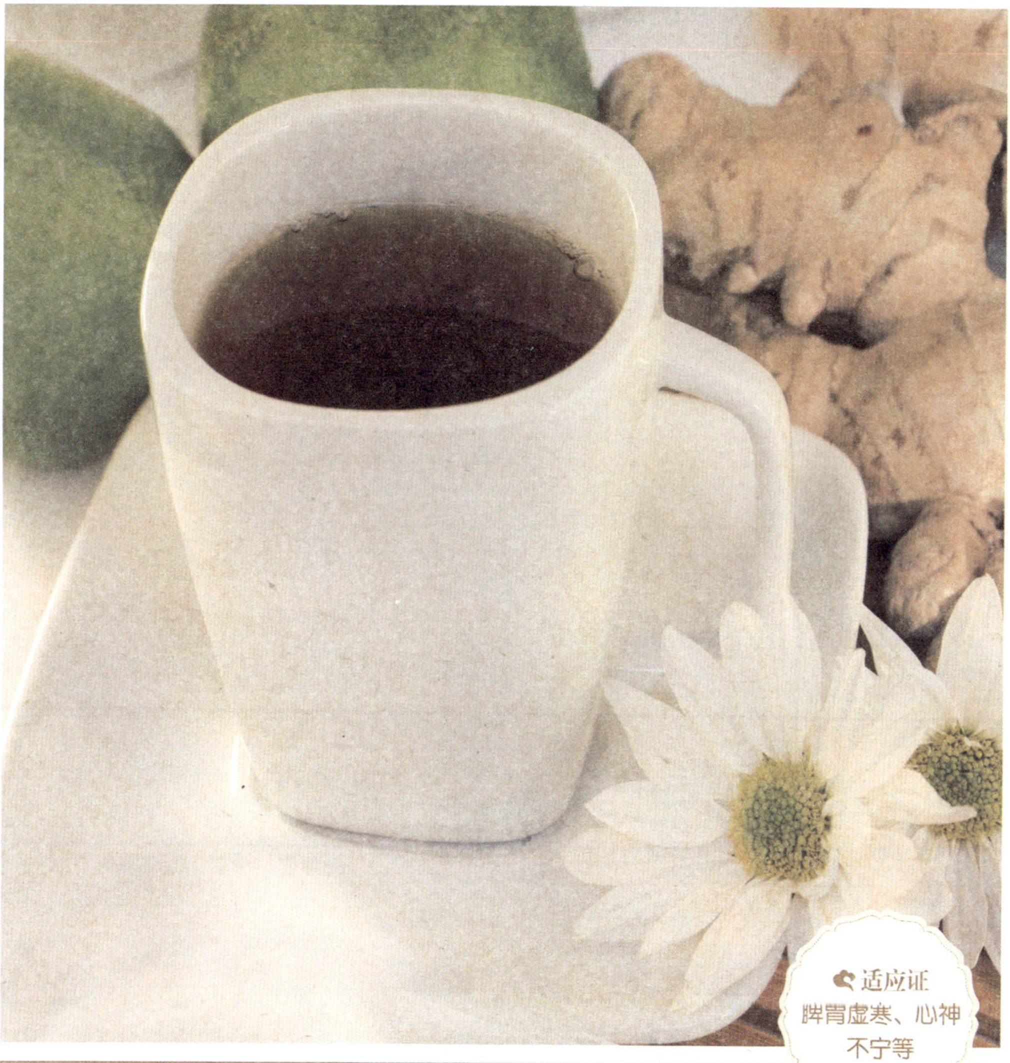

适应证
脾胃虚寒、心神不宁等

桂圆生姜茶

原料

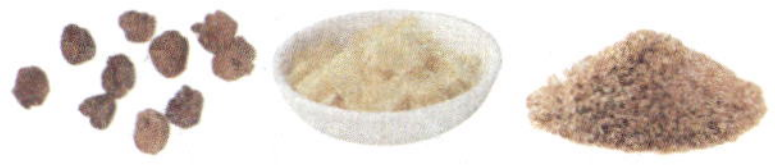

桂圆肉干15克　生姜1片　红糖适量

做法

①将桂圆肉与红糖、生姜一起放入茶壶中。

②往茶壶中倒入适当沸水，然后加盖，闷泡约20分钟后，开盖，将茶水倒在杯中，即可饮用。

重点提示

1.脾胃不和、失眠者饮用较佳。

2.精神疲乏的人不要食用桂圆，因其起到安神作用，容易引起嗜睡。

茶效

◎桂圆具有补中益气、健脾开胃的功效；生姜具有开胃止呕、化痰止咳、发汗解表的功效；红糖具有益气补血、健脾暖胃的功效。此款茶饮具有清心养神的作用。

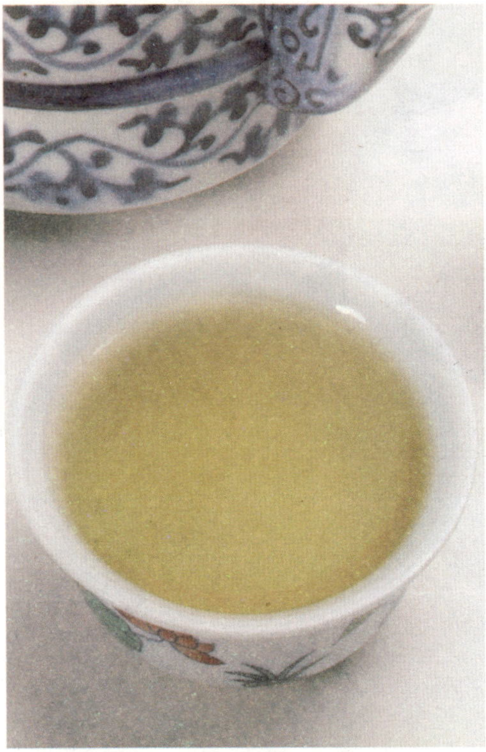

金银花百合茶

适应证：心烦不安

原料

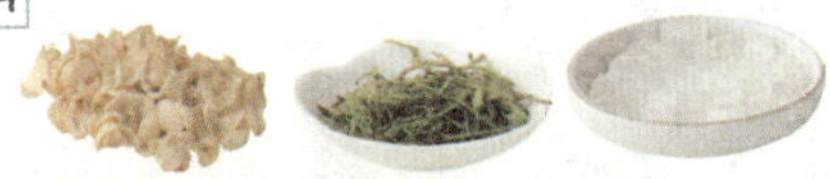

干百合花2～3克　金银花2～3克　冰糖适量

做法 ①将干百合花、金银花及冰糖同置于杯中。②冲入沸水，静置浸泡5分钟后，即可饮用。

重点提示

1.有暑热症状或烦躁不安时饮用较佳。
2.脾胃虚寒者不宜饮用。

茶效

◎金银花具有清热利咽的作用；百合花味甘微苦，有润肺、清火、安神功效，治咳嗽、眩晕、夜寐不安等功效。此茶可清心袪火、养阴解暑。

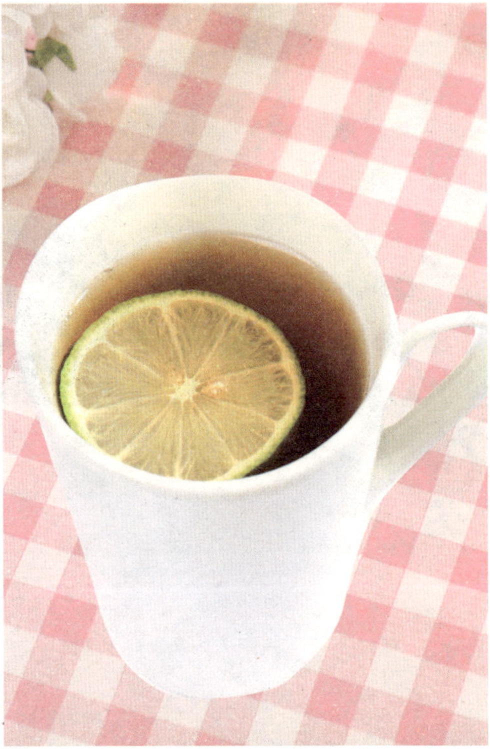

葡萄柚茶

适应证：肥胖症、感冒、喉咙痛等症状

原料

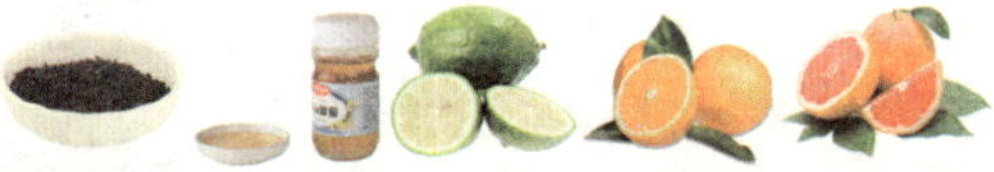

红茶包1个　蜂蜜1大匙　柠檬半个　广柑2个　葡萄柚2个

做法 ①将葡萄柚、广柑、柠檬榨汁加热。②待水沸加入蜂蜜、红茶包，搅匀即可饮用。

重点提示

1.常饮此茶，能抑制食欲，起到减肥功效。
2.高血压患者忌服。

茶效

◎葡萄柚具有抑制食欲、促进消化的功效；蜂蜜具有调补脾胃、润肺止咳、润肠通便的功效。此款茶饮具有消食除烦的作用。

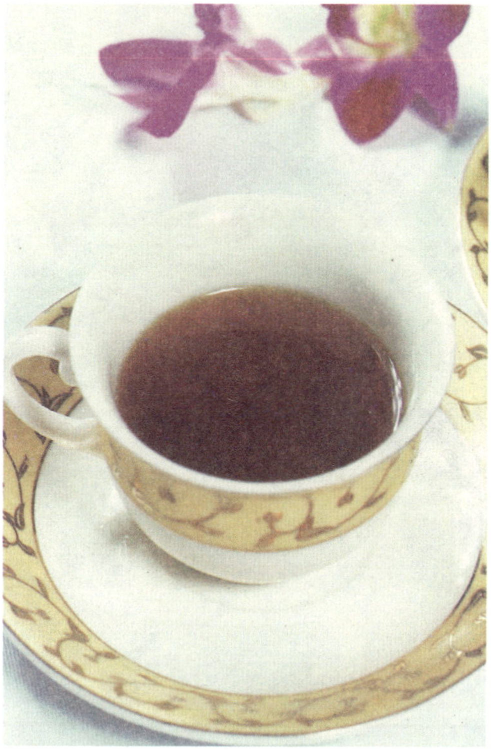

罗汉三宝茶

适应证：肝肾阴亏、腰膝酸软、虚劳咳嗽等

原料

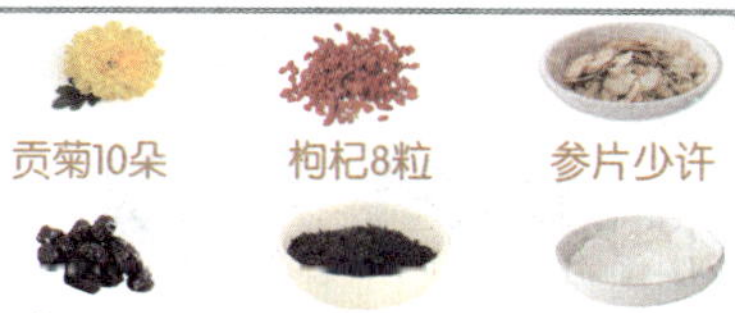

贡菊10朵　枸杞8粒　参片少许

蜜枣1颗　红茶包1包　冰糖适量

做法 ①将贡菊、枸杞、参片、蜜枣、红茶包、冰糖一起放入锅中，加水后煲20分钟。②将煮好的茶倒入壶中即可饮用。

重点提示

1.适量常饮，利肝清热效果甚佳。

2.外邪实热、脾虚有湿、泄泻者忌服。

茶效

◎贡菊具有散风清热、养肝明目、清凉解毒的功效；枸杞具有润肺养肾、补肝明目的功效。此款茶饮具有清热祛火的作用。

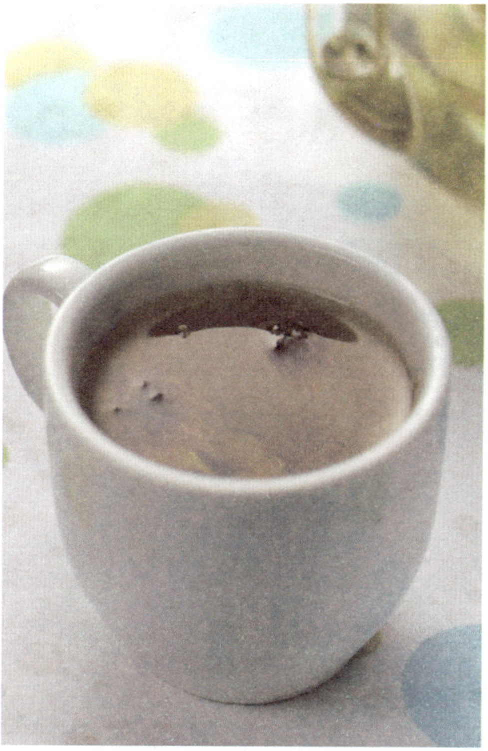

桑菊绿茶饮

适应证：肝火太盛、目赤昏花

原料

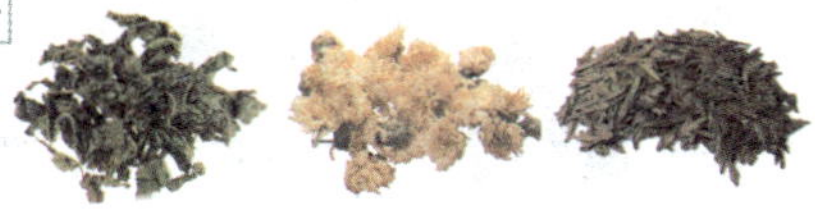

桑叶2克　菊花3克　绿茶3克

做法 ①将桑叶和菊花洗净，与茶叶一起放入杯中。②加入沸水冲泡，静置4分钟左右，即可饮用。

重点提示

1. 外感风热感冒心火太盛者饮用较好。

2.腹泻及脾胃虚寒者不宜饮用。

茶效

◎桑叶善于散风热而泄肺热；菊花能清热祛肝火；绿茶具有消炎抗菌的作用。此款茶饮具有疏散风热、祛肺火、清肝明目的功效。

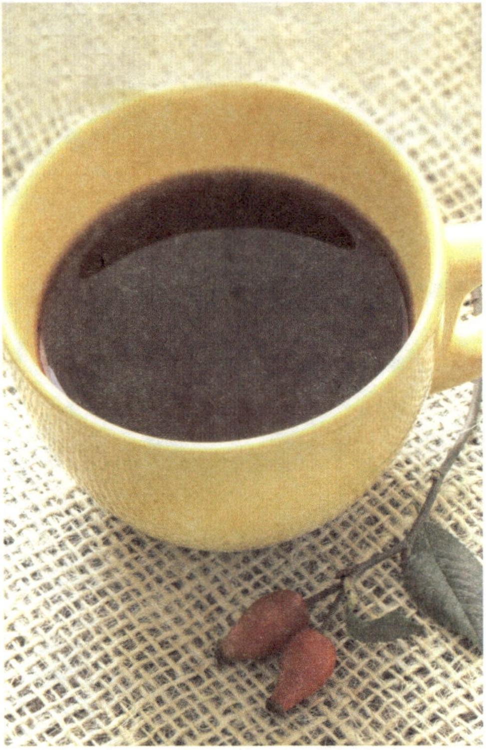

生地莲子心茶

适应证：口渴、心火偏盛、目赤肿痛等

原料

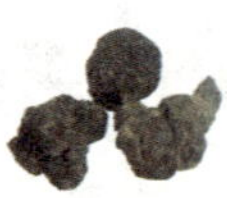

生地9克

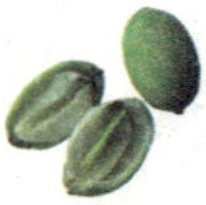

莲子心6克

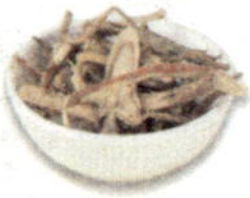

甘草6克

做法 ①先将水煮沸。②将上述材料放入沸水中水煎20～30分钟，即可饮用。

重点提示

1.高血压患者常饮，效果甚佳。
2.女性常饮，能消除多余脂肪，达到美容减肥功效。

茶效

◎生地具有清热凉血、滋阴生津的功效；莲子心具有宁心清热、止血涩精的功效。此款茶饮具有清热降火的作用。

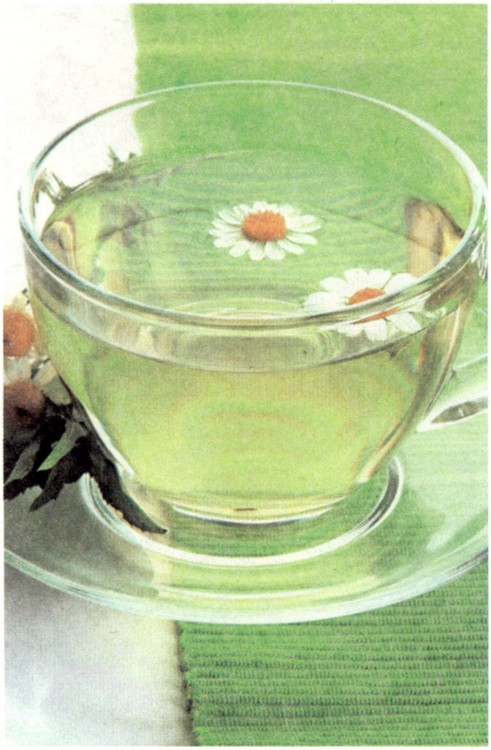

茉莉菊槐清火茶

适应证：高血压、头痛、头胀、眩晕等

原料

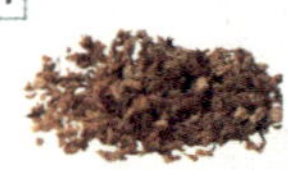

茉莉3克

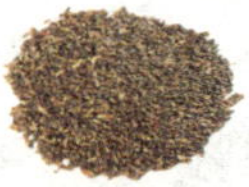

槐花3克

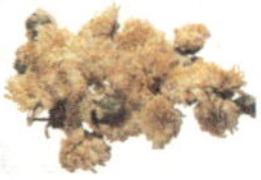

菊花3克

做法 ①将上述材料置入杯子中。②冲入沸水冲泡，静置5分钟，滤取茶汤后，即可饮用。

重点提示

1. 肝火炽盛及高血压患者饮用较好。
2. 气虚胃寒、食少泄泻患者宜少用。

茶效

◎茉莉花能抗菌、平喘、抗癌、强心益肝、降低血压；槐花具有清心、润肺、平肝明目作用，可预防角膜炎；菊花能清肝明目。此茶可平肝祛风、清火降压。

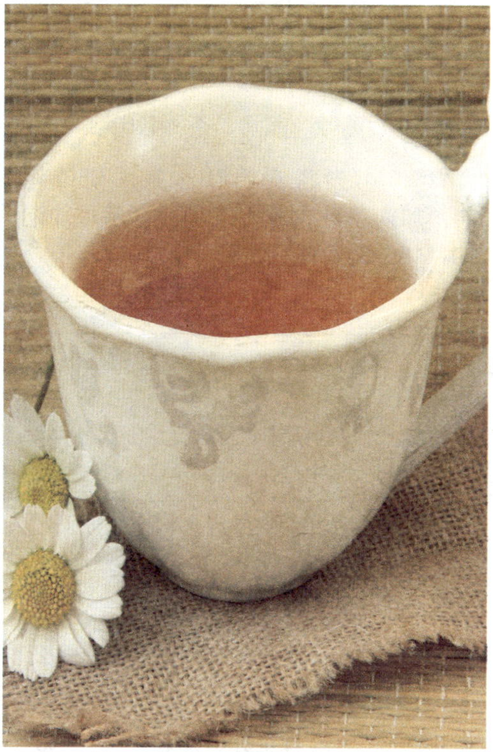

红巧梅苦丁栀子茶

适应证：大便干结、小便短赤、痤疮等

原料

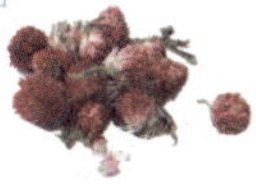

红巧梅2～3克

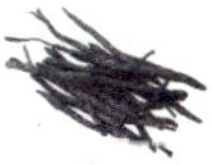

苦丁2克

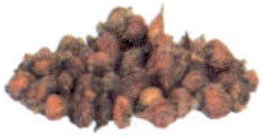

栀子2克

做法 ①将所有原料洗净，一起放入保温杯中。②加入沸水冲泡，静置4分钟即可饮用。

重点提示

1.便秘患者饮用较好。

2.体质虚弱、腹泻及脾胃虚寒者忌服。

茶效

◎苦丁具有散风热、清头目、除烦渴的作用；红巧梅具有降火消炎、排毒养颜、延缓衰老、活血养颜的功效。此茶能散风热、清头目、除烦渴。

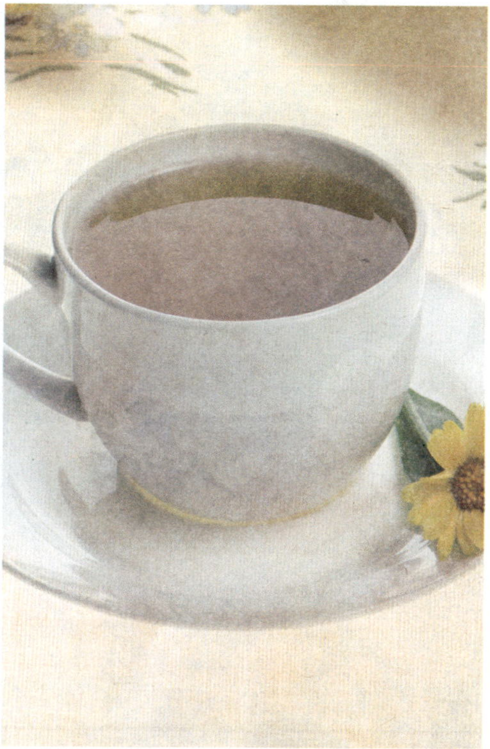

款冬菊花茶

适应证：咳嗽、气喘等症状

原料

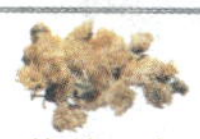

菊花10克

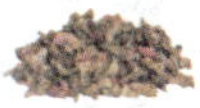

款冬花10克

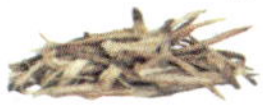

甘草5克

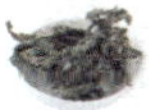

薄荷5克

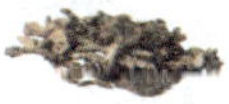

射干5克

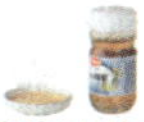

蜂蜜少许

做法 ①将所有原料用水过滤一遍。②所有药材用450毫升的热开水冲泡，10～20分钟后即可饮用。

重点提示

1.适量常饮，对经常咳嗽者有效。

2.阴虚劳嗽者忌服。

茶效

◎菊花具有疏风、清热、明目、解毒的功效；款冬花具有镇咳下气、润肺祛痰的功效。此款茶饮具有散风降火的作用。

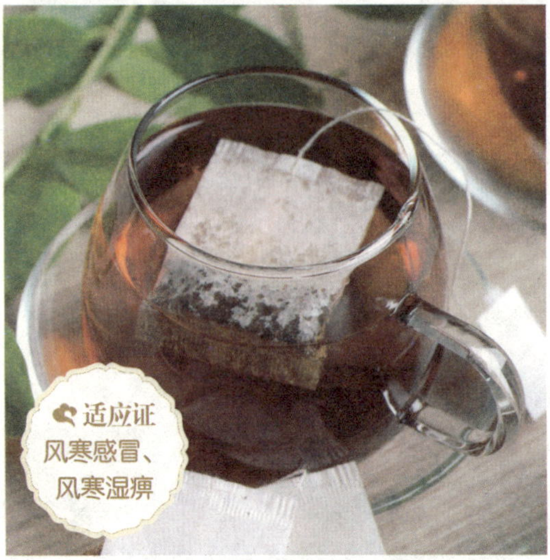
适应证
风寒感冒、
风寒湿痹

苏叶羌活茶

原料 紫苏叶、羌活、茶叶各6克。

做法 ①先将紫苏叶、羌活研成粗末，加入茶叶，放入茶钟。②沸水冲泡10～15分钟，即可饮用。

茶效

◎紫苏叶具有解表、散寒、理气的功效；羌活具有解表驱寒、散风祛湿的功效。此款茶饮具有清热散寒、降火祛湿的作用。

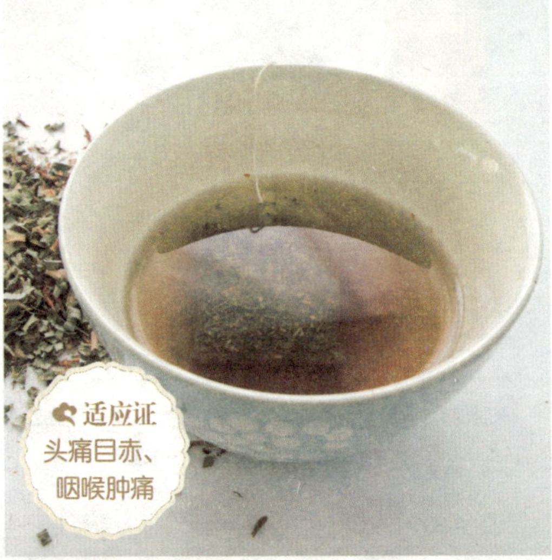
适应证
头痛目赤、
咽喉肿痛

清火茶

原料 青蒿、薄荷叶、荷叶、藿香各20克，甘草5克

做法 ①将除甘草外的药材小火微炒。②诸料研末后入袋，冲泡后即可饮用。

茶效

◎青蒿具有清热凉血的功效；薄荷叶具有清热散风、透疹利咽的功效。此款茶饮具有清热降火的作用。

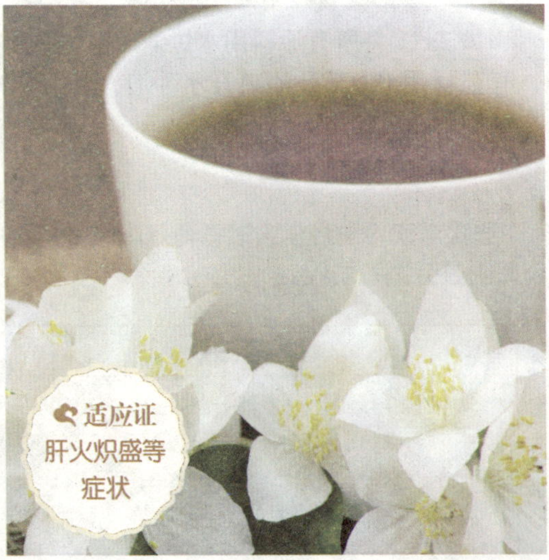
适应证
肝火炽盛等
症状

三花降火茶

原料 金银花18朵，菊花8朵，茉莉花10朵

做法 ①将诸料放入壶中，倒入开水。②不加盖浸泡10分钟后饮用。

茶效

◎茉莉花具有安定情绪、缓解疲劳的功效；金银花具有清热消炎的功效；菊花具有清肝明目的功效。此款茶饮具有清热、祛火、消炎的作用。

莲子饮

原料 桂圆肉干3克，莲子3枚，西洋参3克，红枣2枚。

做法 诸料入锅，加水300毫升，大火煮沸后小火煎煮20分钟至200毫升即可。

茶效

◎桂圆、莲子均归心、脾经，可益心脾，补气血；红枣能养血安神；西洋参可益肺阴、清虚火、生津止渴。四者为茶，可清心火、提精神。

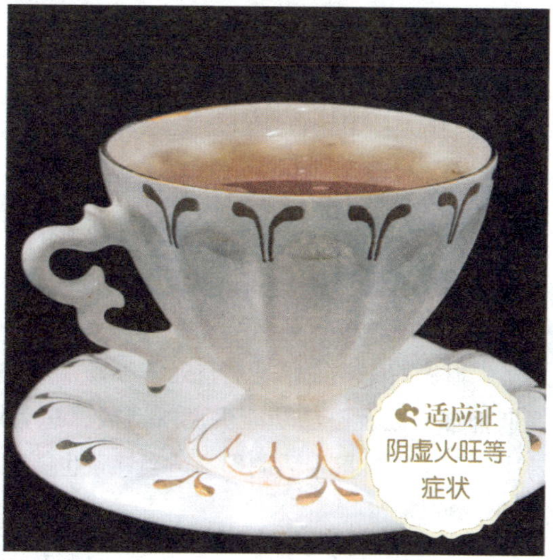

适应证
阴虚火旺等症状

洛神洋参茶

原料 洛神花、西洋参各10克，菊花、绿茶各5克，冰糖少许

做法 将菊花、绿茶包好后与诸料同过滤，再开水冲泡10分钟，加冰糖饮用。

茶效

◎洛神花具有润肺止咳、降压解酒的功效；西洋参具有清虚火、生津止渴的功效；此款茶饮具有润肺降火的作用。

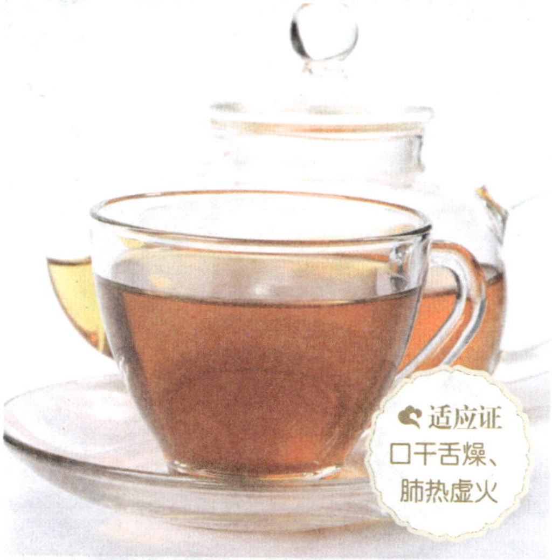

适应证
口干舌燥、肺热虚火

苏叶茶

原料 绿茶3克，紫苏叶6克，精盐6克

做法 ①先将绿茶在锅内炒至微焦。②将所有原料一起放入锅中，共煎取汁后饮用。

茶效

◎绿茶具有清肺止咳的功效；苏叶入脾、肺二经，具有发表散寒、理气和营的功效。此款茶饮具有清热宣肺、清咽利喉的功效。

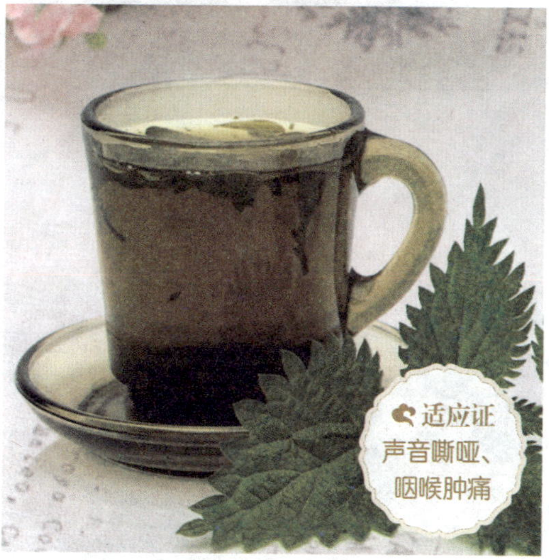

适应证
声音嘶哑、咽喉肿痛

活血化瘀

由于各种不同的原因，容易引起人体脏腑功能的失调，或者因为外力而导致局部血脉不通，从而致使人体的某一部位或组织出现血行不畅的症状，严重时甚至引起疼痛，或形成肿块等组织上的变化。这些症状都可以理解为瘀血症状。

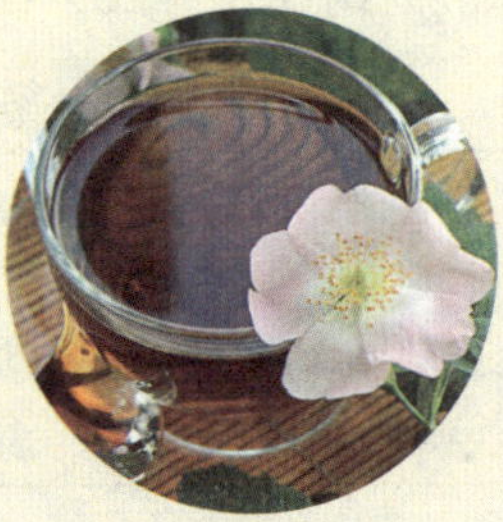

血瘀的主要征候是血行迟缓不畅，多半是因为情绪不佳长期抑郁，以及脏腑功能失调所造成，患者以身体较瘦的人为主。除了平日里生活调理，适当饮茶也能起到一定的活血化瘀的功效。

茶叶中富含多种矿物质和营养成分，能为人体提供多种营养，也能缓解瘀血症状，起到一定的辅助治疗和调节作用。用茶叶搭配具有消散作用，或能攻逐体内瘀血的药材、花草，泡制成独具特色的药茶、花草茶来饮用，也是极为有效的。

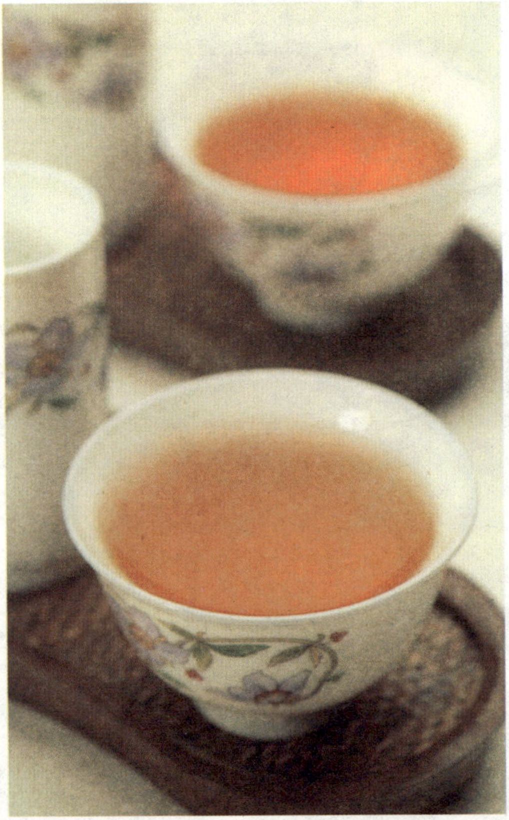

丹参茶

适应证：月经不调、痛经、闭经等

原料

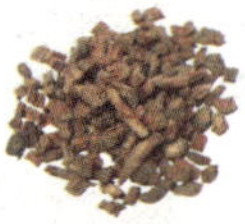

丹参3克

做法 ①将丹参放入茶壶中。②往茶壶中倒入沸水，加盖，闷泡10分钟后，将茶水倒入茶杯中即可。

重点提示

1.饮用后有不良反应者，应减少用量。
2.出血不停者忌饮此茶。

茶效

◎丹参具有活血化瘀、安神宁心、排脓止痛的功效。因此此款茶饮具有活血散法、安神宁心的作用。

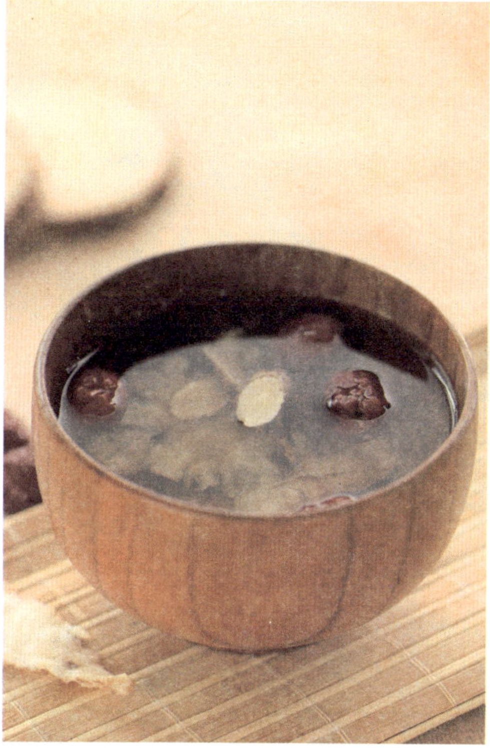

当归黄芪茶

适应证：血瘀

原料

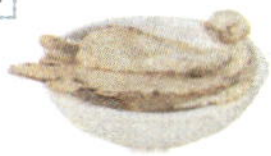

当归5克

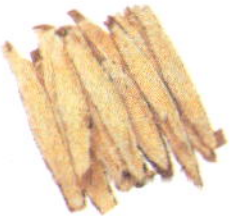

黄芪5克

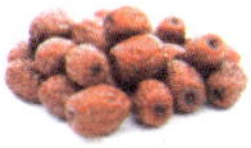

红枣2克

做法 ①将诸药材放入茶杯中。②茶杯中倒入沸水，加盖，闷泡10分钟后，将茶水倒入茶杯中饮用。

重点提示

1.面色无华、血瘀气滞时饮用，效果颇佳。
2.月经过多、有出血倾向者不宜饮用。

茶效

◎当归具有补血活血、调经止痛、润燥滑肠的功效；黄芪具有补气固表、利尿脱毒、排脓敛疮等功效。此款茶饮具有健脾和胃、活血理气、改善血瘀的作用。

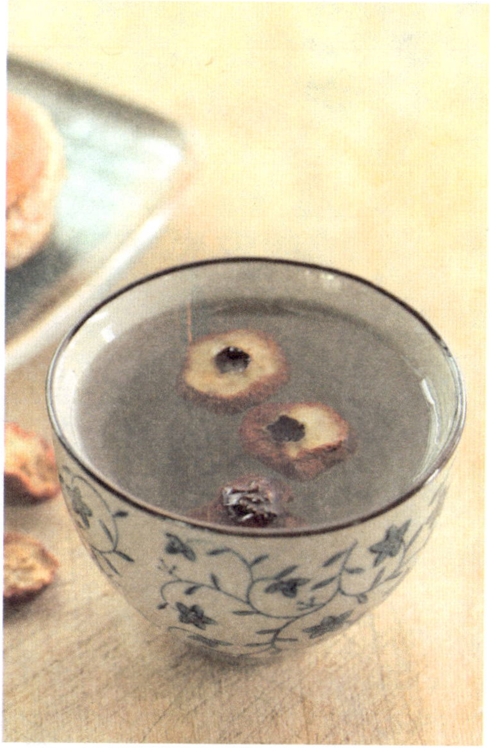

山楂冰糖茶

适应证：血瘀、消化不良

原料

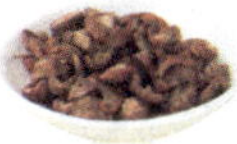

山楂5克

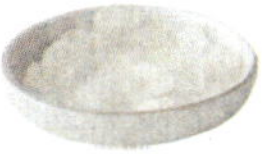

冰糖适量

做法 ①将山楂洗净，和冰糖一起放入茶杯中。②茶杯中倒入沸水，加盖，闷泡5分钟后，将茶水倒入茶杯中饮用。

重点提示

1.面色无华、血瘀气滞时饮用，效果颇佳。
2.月经过多、有出血倾向者不宜饮用。

茶效

◎山楂具有理气散瘀、健脾消食的功效。此款茶饮具有活血化瘀、消食化积、缓解情绪不佳导致的肠胃功能紊乱的作用。

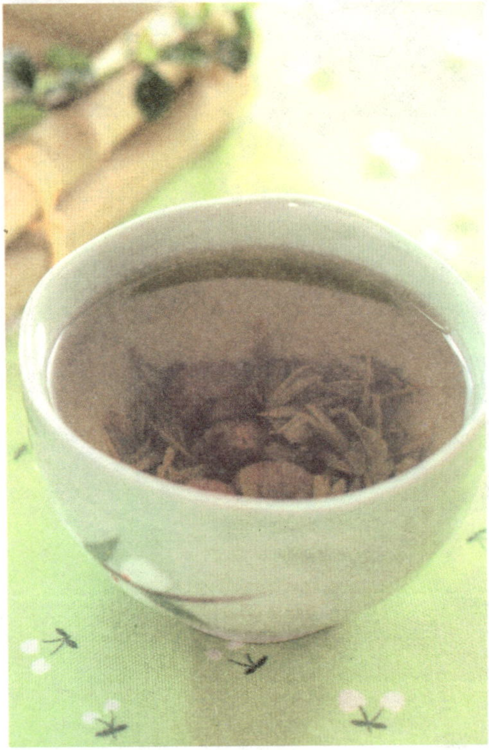

桂圆绿茶

适应证：贫血

原料

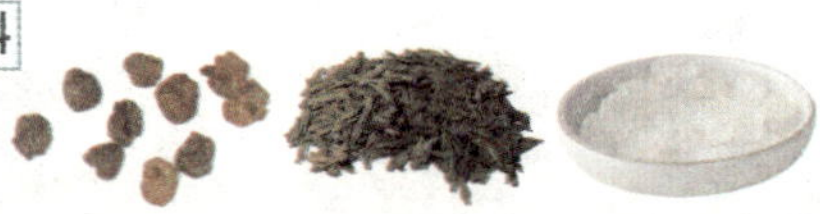

桂圆肉干20克　绿茶2克　冰糖适量

做法 ①将桂圆肉与绿茶、冰糖同入茶壶。②往茶杯中倒入沸水，加盖闷泡20分钟后饮用。

重点提示

1. 缺铁性贫血者、孕妇饮用颇佳。
2. 大便溏泄、慢性胃炎患者不宜饮用。

茶效

◎桂圆具有补益心脾、养血宁神、健脾止泻、利尿消肿的功效。此款茶饮能够起到滋养补血，调理虚弱体质的作用。

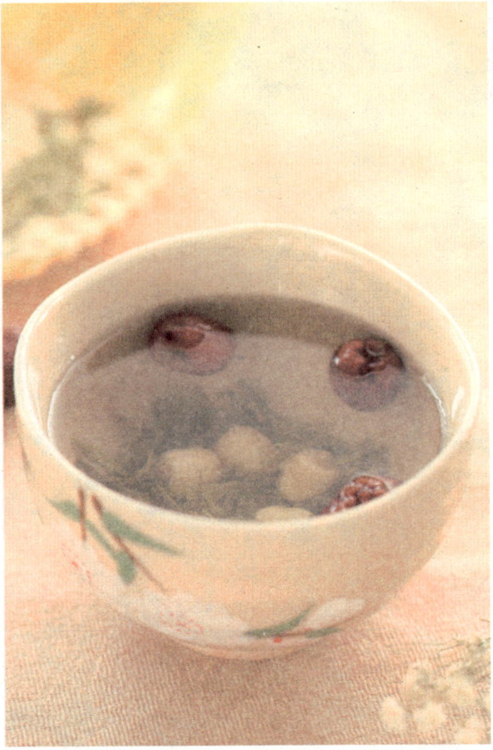

浮小麦绿茶

适应证：贫血、心悸

原料

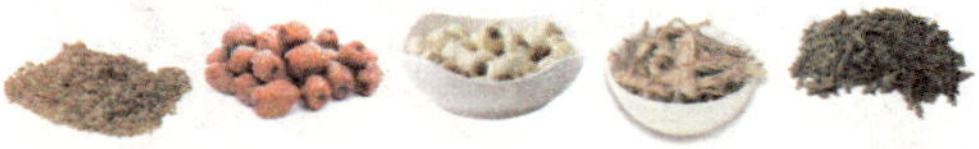

浮小麦50克　红枣20克　莲子20克　生甘草10克　绿茶2克

做法 ①将浮小麦、红枣、莲子、生甘草同入锅，加水煎至浮小麦熟。②将绿茶入锅，与诸料闷泡5分钟后饮用。

重点提示

1. 缺铁性贫血者饮用颇佳。
2. 便秘、糖尿病患者不宜饮用。

茶效

◎浮小麦具有止汗、镇静、止泻的功效；莲子具有清心醒脾、补脾止泻、安神明目、健脾补胃等功效。此款茶饮能有效地养血安神、助眠。

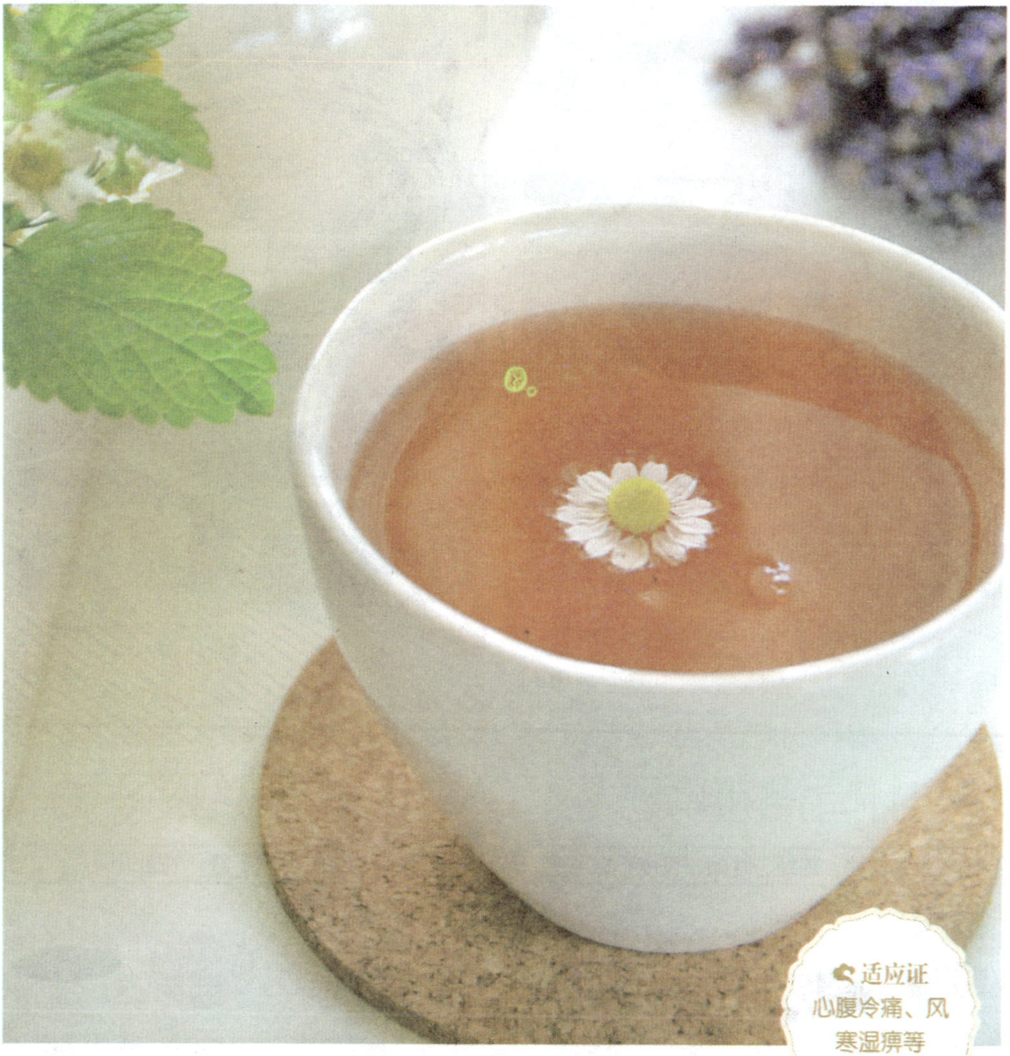

适应证
心腹冷痛、风寒湿痹等

白芍姜糖茶

原料

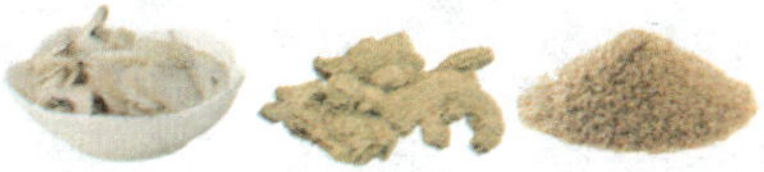

白芍8克　干姜3克　红糖适量

做法

①将白芍、干姜、红糖分别洗净，再一同置于保温杯中。
②冲入沸水浸泡，静置约15分钟，即可滤取茶汁饮用。

重点提示

1.女性适时适量常饮，养血驱寒效果甚佳。
2.阴虚内热、血热妄行者忌服。

茶效

◎白芍具有养血柔肝、缓中止痛、敛阴收汗的功效；干姜具有温中逐寒、回阳通脉的功效。此款茶饮具有养血温中的作用。

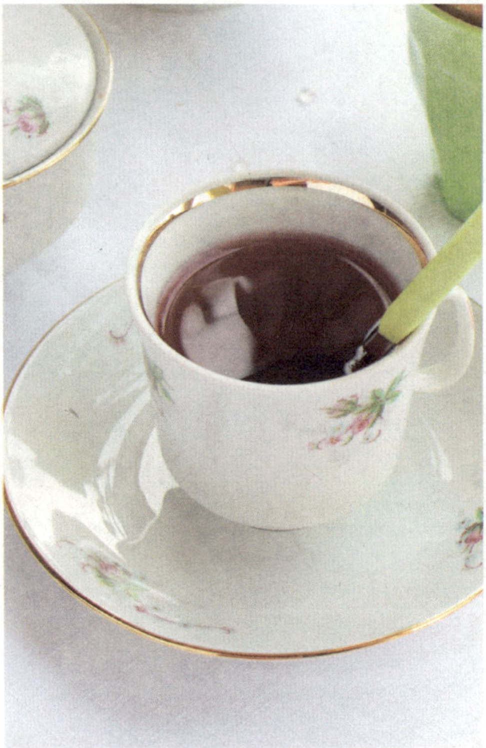

山楂洛神茶

适应证：便秘、痛经、吐衄、食欲不振等症

原料

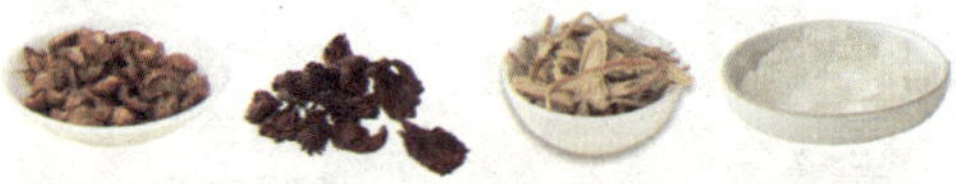

山楂70克　洛神花20克　甘草5克　冰糖适量

做法 ①将山楂、洛神花、甘草、冰糖一起放入锅中，加适量清水煎煮。②20分钟后，滤取汤汁，待温热即可饮用。

重点提示

1.女性常饮，活血补血效果甚佳。

2.血虚有寒、孕妇、月经过多者忌服。

茶效

◎山楂具有消食化积、行气散瘀的功效；洛神花具有消除疲劳、通便利尿、促进代谢的功效。此款茶饮具有提神消食、活血化瘀的作用。

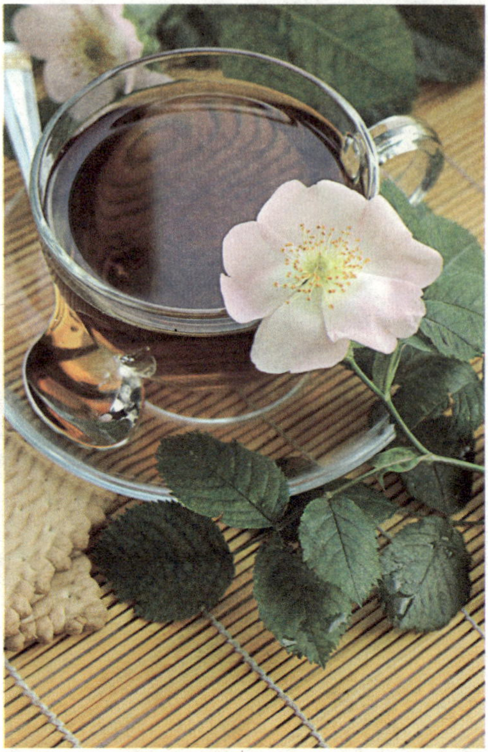

月季花红茶

适应证：肝气不舒、气血失调

原料

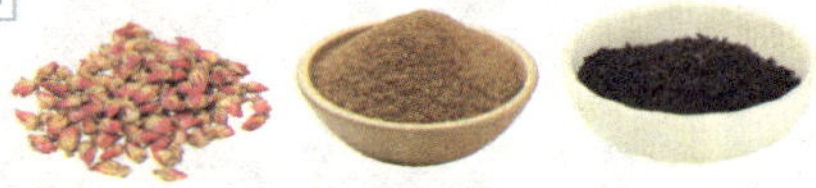

月季花5克　红糖25克　红茶1克

做法 ①将月季花、红糖、红茶一起放入茶壶中。②往茶杯中倒入沸水，加盖泡取浓汁饮用。

重点提示

1.瘀痕未除时饮用颇佳。

2.脾胃虚弱者、孕妇不宜饮用。

茶效

◎月季花具有活血调经、消肿解毒的功效；红糖有益气补血、健脾暖胃、缓中止痛、活血化瘀等作用。此款茶饮具有活血化瘀、缓解疼痛的功效。

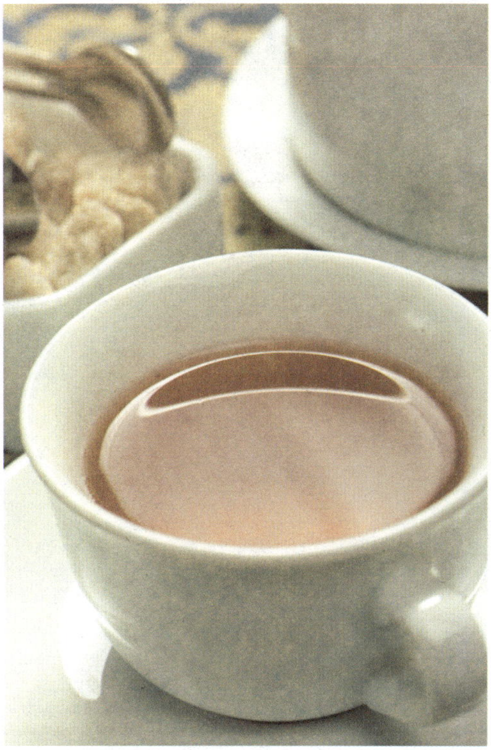

郁金川芎茶

适应证：月经不调、痛经

原料

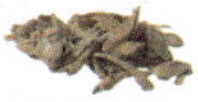
郁金15克

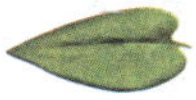
川七15克

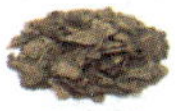
川芎10克

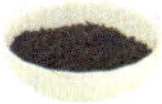
红茶10克

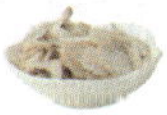
白芍5克

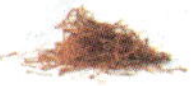
藏红花2克

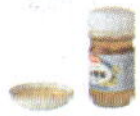
蜂蜜少许

做法 ①将上述材料（除蜂蜜外）分别用水过滤后装入茶壶中。②往壶中倒入热开水冲泡15分钟，将药茶过滤取得药茶汤。③若要增加甜度，可酌量增加少许蜂蜜。

重点提示

1.肝郁血瘀者饮用较佳。
2.月经过多、阴虚火旺者，均不宜用川芎。

茶效

◎郁金具有行气活血、止痛的功效；白芍具有养血柔肝、缓中止痛、敛阴收汗的功效。此款茶饮具有活血化瘀的作用。

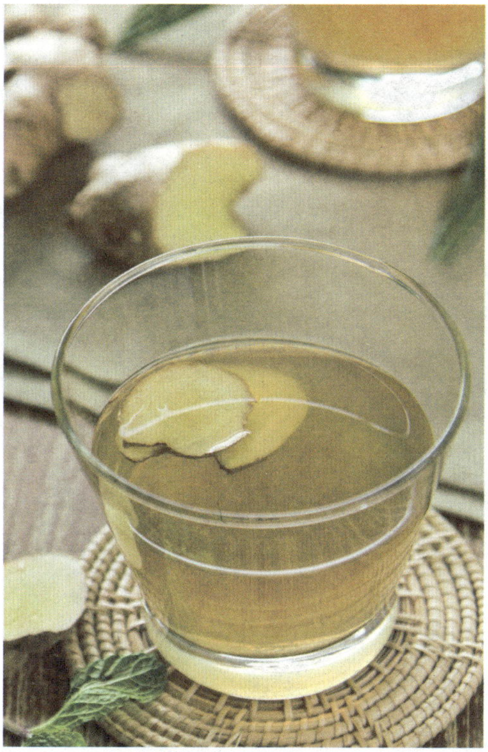

生姜益母草茶

适应证：恶心呕吐、月经不调、产后血晕等

原料

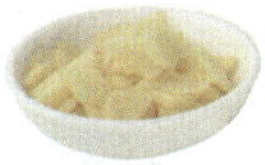
生姜8片

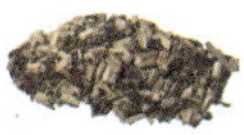
益母草12克

做法 ①将益母草、生姜一起放入砂锅中，加适量清水煎煮。②20分钟后，滤取汤汁，待温热即可饮用。

重点提示

1.此茶饮可辅助治疗皮肤暗沉，常饮有效。
2.阴虚血少者以及孕妇忌服。

茶效

◎生姜具有解表、散寒、止呕、开痰的功效；益母草具有活血化瘀、利水调经的功效。此款茶饮具有活血散寒的作用。

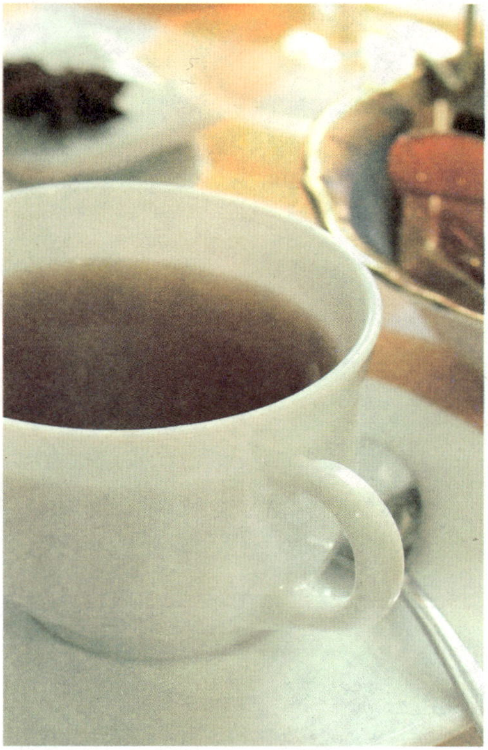

金银花马鞭草茶

适应证：水肿、热淋、痢疾等功效

原料

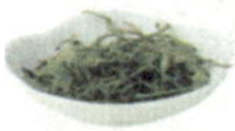

金银花15克

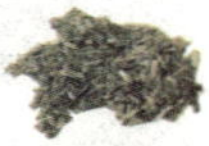

马鞭草10克

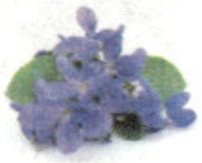

紫罗兰7克

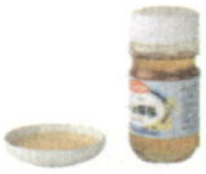

蜂蜜少许

做法 ①将诸原料过滤一次。②用450毫升热开水冲泡，10～20分钟后即可饮用。若要增加甜度，可酌量添加蜂蜜。

重点提示

1.久坐办公室时饮服，宁心安神，活血补血效果甚佳。

2.孕妇忌服。

茶效

◎金银花具有清热解毒的功效；马鞭草具有活血散瘀、截疟解毒、利水消肿的功效。此款茶饮具有清热降火的作用。

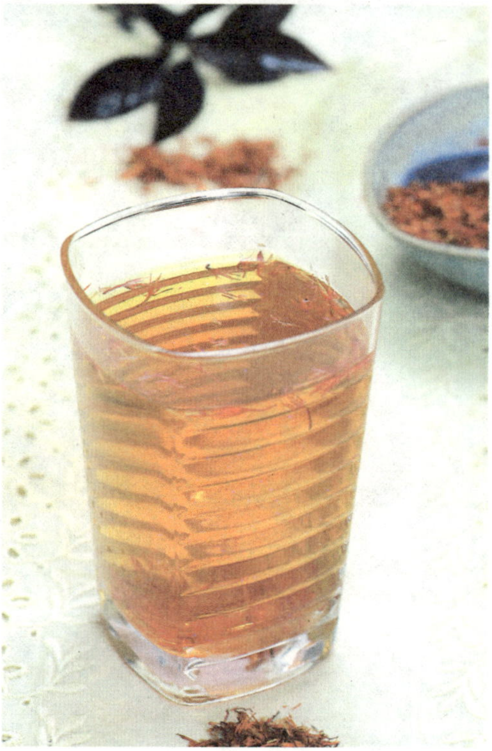

番红花茶

适应证：痛经、血瘀

原料

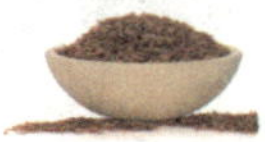

番红花3克

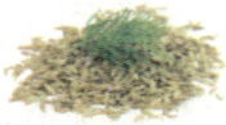

茴香3克

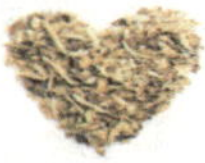

茶树根5克

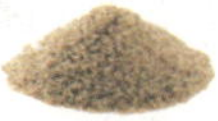

红糖适量

做法 ①将材料洗净备用。②将茶树根切碎，和番红花、茴香一起装入纱布中包裹。③将纱布包放在锅中，加入备好的开水再煮，沸腾后闷约10分钟，加入红糖即可饮用。

重点提示

1.气滞血瘀性痛经适合饮用。

2.孕妇忌用。

茶效

◎番红花具有活血化瘀、通络、凉血解毒、消炎止痛等作用，茶树根具有排毒养颜、促进睡眠、提高精力之功效，尤其是对女性养血活血具有良好的效果。此茶通经活血。

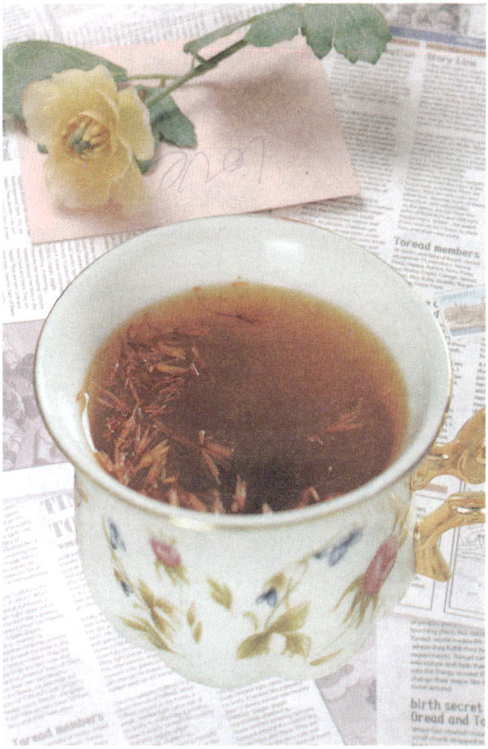

红花绿茶饮

适应证：血寒性闭经、各种瘀血性疼痛

原料

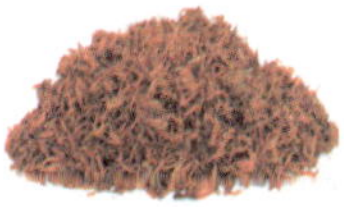

红花5克

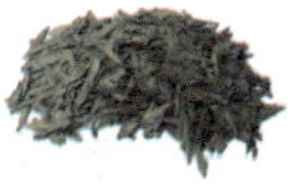

绿茶2克

做法 ①将红花、绿茶洗净。②用沸水冲泡，加盖。③过滤即可饮用。

重点提示

1.痛经的女性饮用此茶效果较好。

2.对高脂血症伴有肥胖症、冠心病患者有很好的效果。

茶效

◎红花具有活血通经、消肿止痛、美容祛斑的功效。常饮用此款茶饮，可活血、通经、祛瘀，具有降血压、降血脂，改善机体微循环的功能。

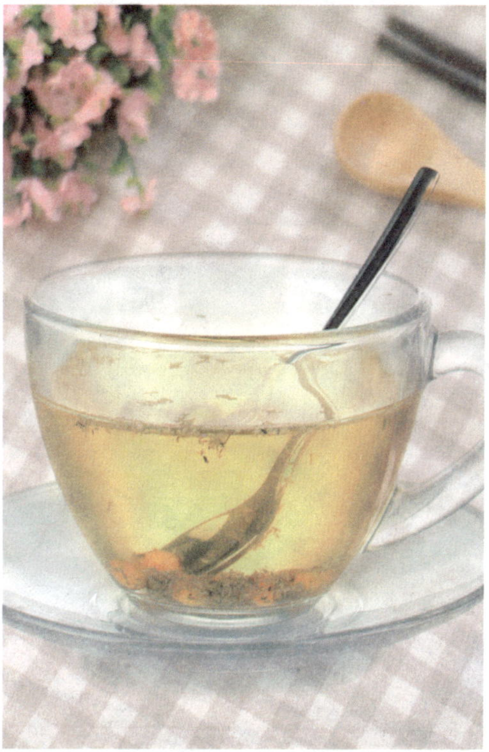

山楂桂花茶

适应证：牙痛、淋病、肠风血痢等症状

原料

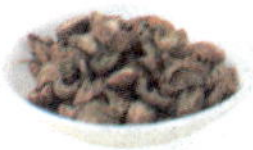

山楂肉15克

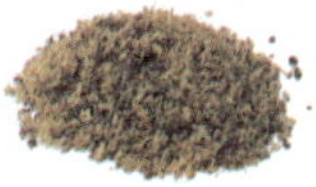

桂花10克

做法 ①将山楂和桂花均放入杯中。②用沸水冲泡15分钟左右，待凉后即可饮用。

重点提示

1.口臭、牙痛等患者饮用较佳。

2.表证未解、气血虚弱、脾胃虚寒、无实热淤结者忌服。

茶效

◎山楂肉具有消食化积、行气散瘀的功效；桂花茶具有美容养颜的作用，还可以舒缓喉咙、改善多痰、咳嗽症状。此款茶饮具有清热消食、活血化瘀的功效。

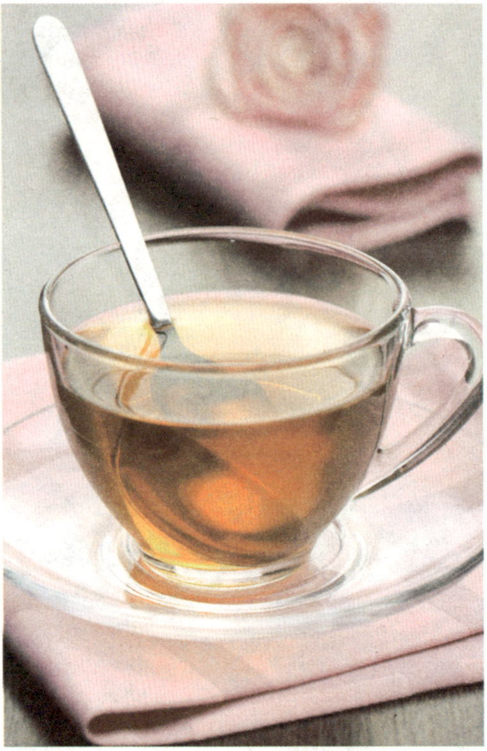

玫瑰益母茶

适应证：月经不调、难产、产后血晕

原料

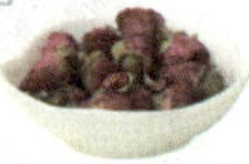

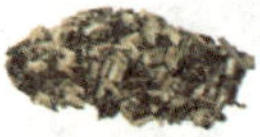

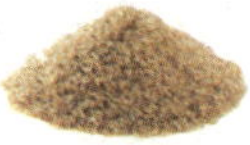

玫瑰花10克　益母草6克　红糖少许

做法 ①将益母草和玫瑰花分别洗净，再一同放入茶壶中。②倒入适量开水冲泡，再加少许红糖拌匀，静置8分钟左右即可。

重点提示

1.女性适时适量常饮，对调理月经不调效果甚佳。

2.阴虚血少、孕妇忌服。

茶效

◎玫瑰花具有理气解郁、和血散瘀的功效；益母草具有活血化瘀、利水调经的功效。此款茶饮具有理气活血的作用。

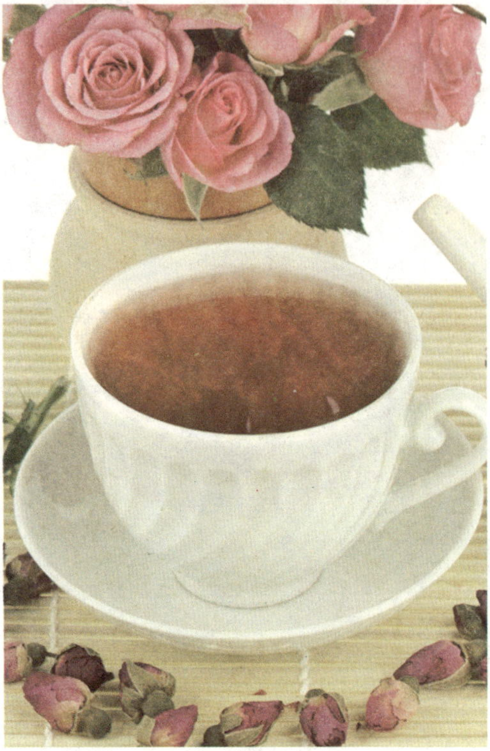

玫瑰茉莉花茶

适应证：通经、经期不适

原料

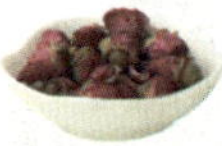

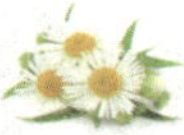

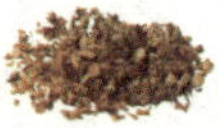

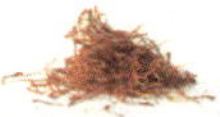

玫瑰花15克　洋甘菊5克　茉莉花5克　藏红花2克

做法 ①将所用原料用棉布袋包起来，放入茶壶中。②往茶壶中倒入90摄氏度开水冲泡20分钟，将药茶汤过滤后即可饮用。

重点提示

1.痛经、经期不适等女性可饮用此款茶饮，效果甚佳。

2.孕产妇不宜饮用。

茶效

◎洋甘菊可以有效改善女性经期不适；玫瑰花有减轻经期不适、防止痛经的作用。此款茶饮能起到有效减缓痛经、稳定情绪、活血化瘀的作用。

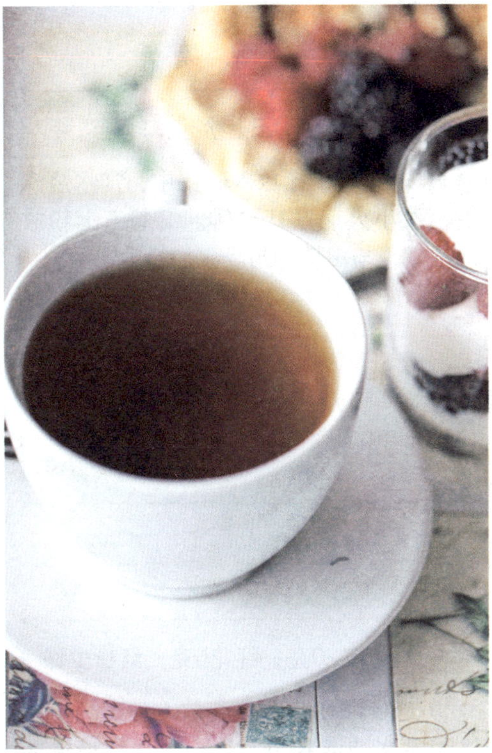

玫瑰泽兰茶

适应证：月经不调

原料

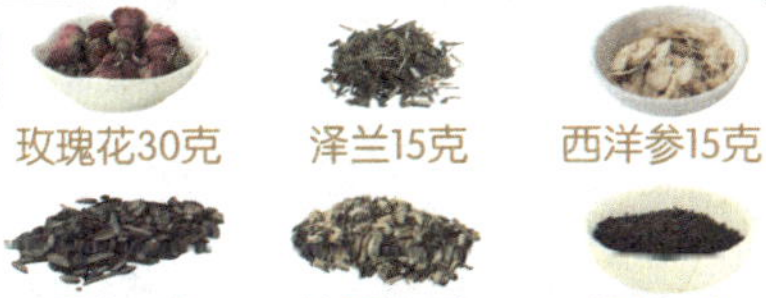

玫瑰花30克　泽兰15克　西洋参15克

香附15克　益母草7克　红茶8克

做法 ①将所有原料用水过滤。②再将所有原料用450毫升的热开水冲泡10～20分钟后，将药茶过滤，稍凉后即可饮用。

重点提示

1.月经不调、痛经等女性饮用此款茶饮效果最佳。

2.孕产妇慎用。

茶效

◎泽兰具有通经活血的功效，玫瑰花有行气活血的作用。此款茶饮具有行气活血、调经止痛的功效。

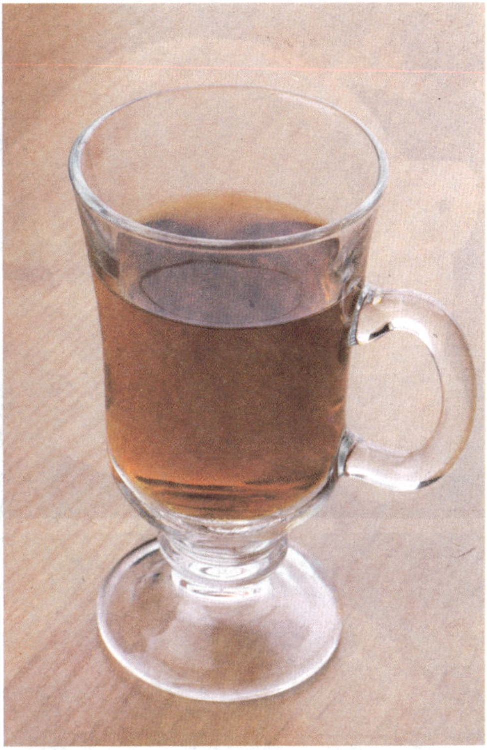

玫瑰益母草茶

适应证：经血不通、月经不调、产后腹痛

原料

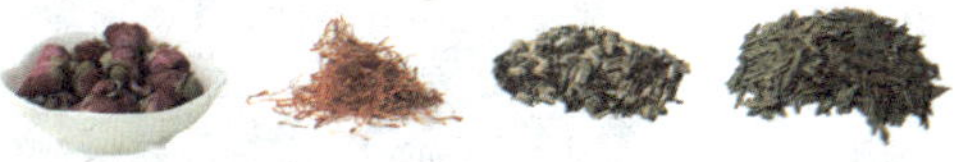

玫瑰花15克　藏红花2克　益母草8克　绿茶8克

做法 ①先将玫瑰花、益母草、藏红花、绿茶用棉布袋包起来用水过滤。②往茶壶中倒入450毫升的热开水冲泡，盖上壶盖闷泡10～20分钟。将药茶倒出来滤渣后即可饮用。

重点提示

1.产妇产后饮用能缓解产后腹痛。

2.儿童、老人不宜饮用。

茶效

◎益母草可以起到活血化瘀、消肿止痛的作用；藏红花可用于调理气血及经期不适等症状。此款茶饮有很好的活血化瘀、舒缓腹痛的作用。

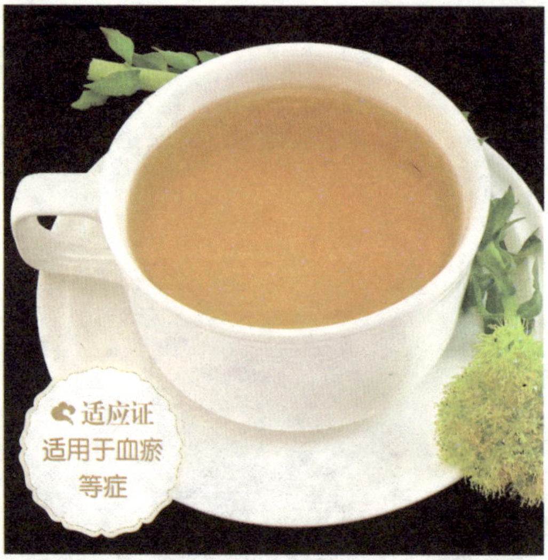
适应证
适用于血瘀等症

山楂三七茶

原料 山楂10克，三七粉2克，蜂蜜适量

做法 ①将山楂放入砂锅中，加水烧沸后，改小火煎煮15分钟。②将三七粉放入砂锅，与山楂拌匀。③加蜂蜜饮用。

茶效

◎山楂具有理气散瘀、健脾消食的功效；三七具有止血消肿的功效。此款茶饮具有调理血瘀体质者肠胃不适的作用。

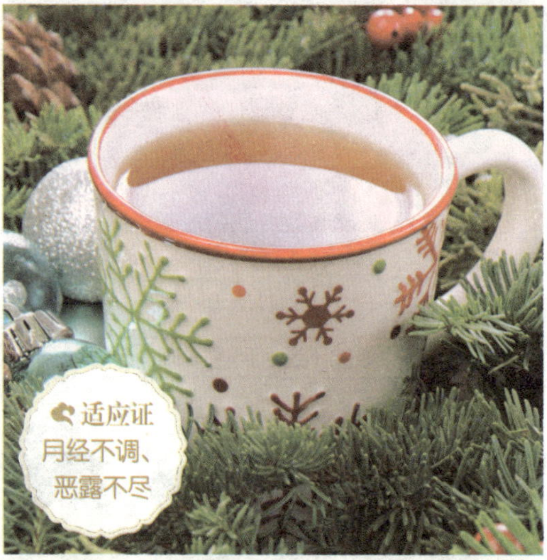
适应证
月经不调、恶露不尽

陈皮红花茶

原料 陈皮20克，红花5克，红糖少许

做法 ①将陈皮和红花放入玻璃杯中。②用沸水冲泡10分钟后，调入红糖搅拌均匀后即可饮用。

茶效

◎陈皮具有理气健脾、燥湿化痰的功效；红花具有活血化瘀、凉血解毒、解郁安神的功效。此款茶饮具有理气活血的作用。

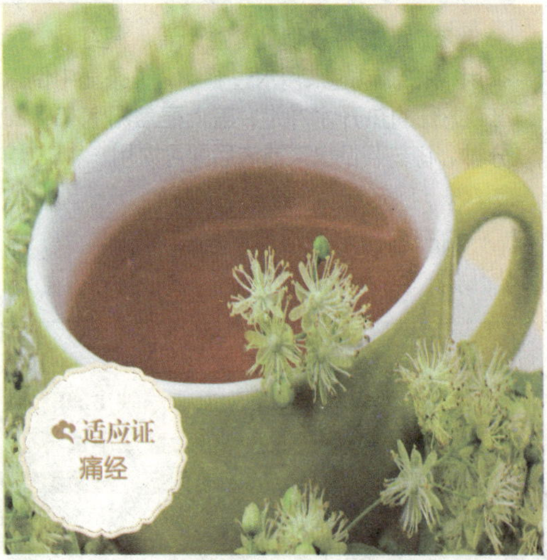
适应证
痛经

桃仁红花茶

原料 桃仁、郁金各15克，川芎、当归各8克，藏红花2克

做法 ①将所有原料放入茶壶中。②倒入热水冲泡10分钟后，过滤即可饮用。

茶效

◎藏红花可有效活血、化瘀、止痛；桃仁具有祛瘀行血、消炎、解毒、止痛的功效。此款茶饮有化瘀止痛、消炎润燥的作用。

当归桃仁茶

原料 当归、西洋参各15克，桃仁、白芍各10克，甘草5克

做法 ①将所有原料放入茶壶中。②用热水冲泡10分钟后，过滤即可饮用。

茶效

◎桃仁可活血化瘀，对女性月经不调、闭经等症状有很好的疗效；白芍可补血养颜、活血调经。此款茶饮可活血化瘀，改善妇女痛经等疾病。

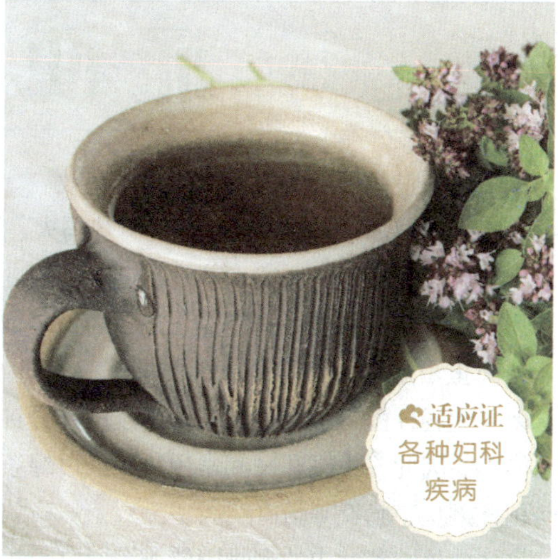
适应证
各种妇科
疾病

当归绿茶

原料 当归、白芍、枳壳、血竭各3克，猪脂油40克，生姜、白糖、绿茶各5克

做法 ①猪脂油炒出油，与诸药泡汁。②20分钟后饮绿茶，再10分钟饮余汁。

茶效

◎当归具有补血活血、调经止痛、润燥滑肠的功效；白芍具有养血柔肝、缓中止痛、敛阴收汗的功效。此款茶饮具有清肺润燥、活血化瘀的作用。

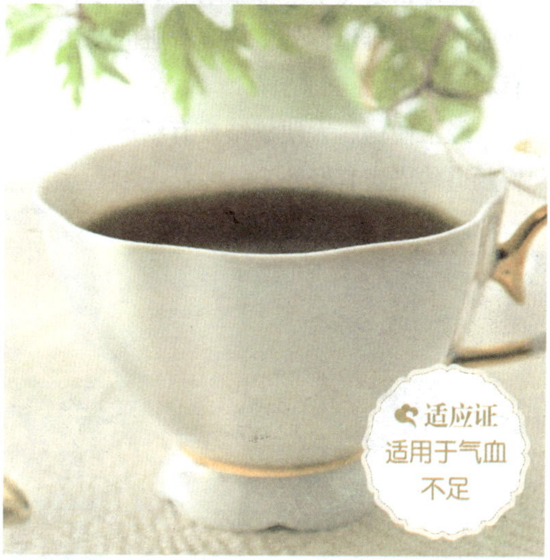
适应证
适用于气血
不足

金盏玫瑰茶

原料 玫瑰花、金盏花各12克，鼠尾草8克，红茶6克，蜂蜜适量

做法 ①将诸料过滤沥干，入玻璃杯。②开水冲泡10分钟，滤汁调蜂蜜饮用。

茶效

◎玫瑰花具有和血散瘀、理气解郁等作用，经常用于治疗月经不调、赤白带下以及肠炎等病症；金盏花可以舒缓女性痛经症状。此茶能活血化瘀、疏经止痛。

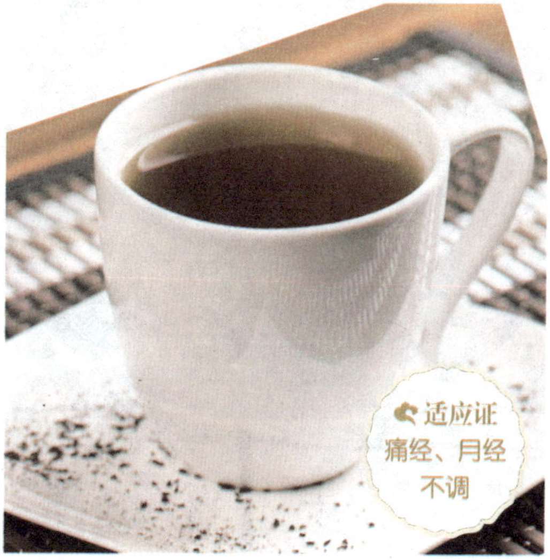
适应证
痛经、月经
不调

通便利尿

医圣张仲景说："茶治便脓血甚效"。茶叶有清热利尿作用，是因为茶叶苦寒，入膀胱经，苦可燥湿降泄，寒能清热泻火，湿祛热除则诸症自愈。

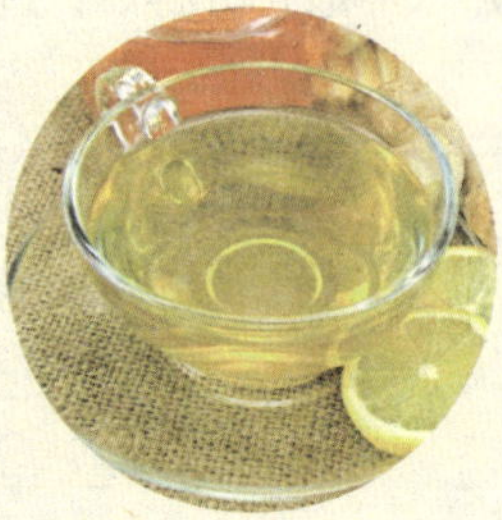

现代医学研究证实，茶是肠道疾病的良药。茶中的多酚类物质，能使蛋白质凝固沉淀。茶多酚与单细胞的细菌结合，能凝固蛋白质，将细菌杀死。如把危害严重的霍乱菌、伤寒杆菌、大肠杆菌等，放在浓茶汤中浸泡几分钟，多数会失去活动能力。因此，中医和民间常用浓茶或以绿茶研末服之，治疗细菌性痢疾、肠炎等肠道疾病。

此外，茶叶中的咖啡因能刺激肾脏，扩张周围微血管，促使尿液迅速排出体外，提高肾脏的滤出率，从而减少有害物质在肾脏中的滞留时间，有利尿作用。

经常便秘、大便秘结或有肠道疾病的人，可常饮茶，有净化、消毒作用，对预防胃肠道传染病有好处。

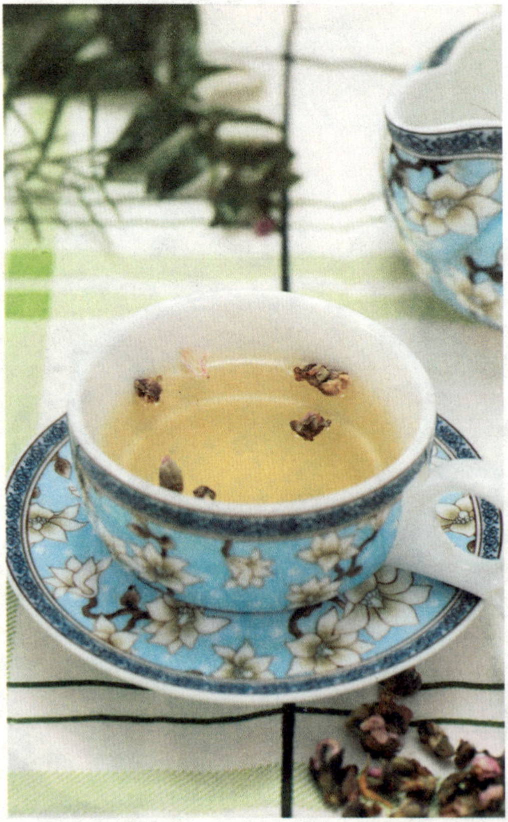

桃花清肠茶

适应证：水肿、腹水、便秘等症状

原料

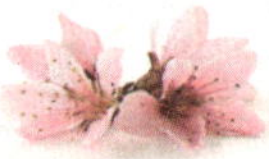

桃花5～8朵

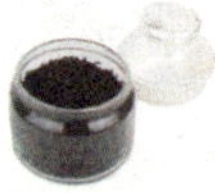

少许茶叶

做法 ①用少许开水冲洗桃花和茶叶。②再加开水冲泡，3分钟后即可饮用。

重点提示

1.此茶饮能润肤、通便、调理身体，对体弱女性改善体质效果甚佳。
2.孕妇、出血过多者忌服。

茶效

◎桃花具有泻下通便、利水消肿的功效，对水肿、皮肤瘙痒、便秘等都有很好疗效，还具有美容的功效。此款茶饮具有调理肠胃的作用。

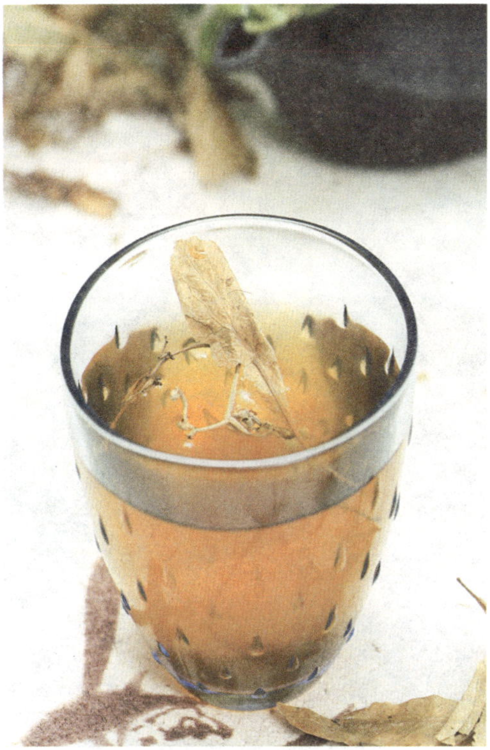

醒神疏筋茶

适应证：贫血、体虚、水肿、食欲不振等

原料

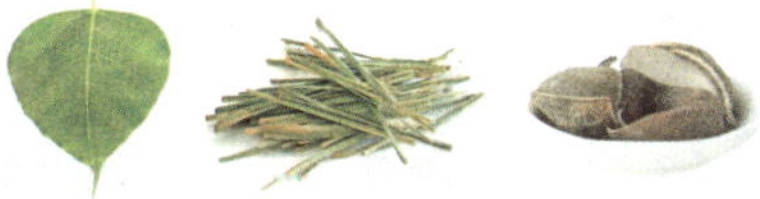

菩提叶适量 柠檬草适量 陈皮适量

做法 ①将菩提叶、柠檬草、陈皮一起放入茶壶中。②往茶壶中倒入热开水，冲泡至完全泡开，即可饮用。

重点提示

1.一般人群皆可饮用。

2.孕妇忌服。

茶效

◎菩提叶具有安神排毒的功效；柠檬草具有健胃利尿、滋润皮肤的功效。此款茶饮具有排毒润肤的功效。

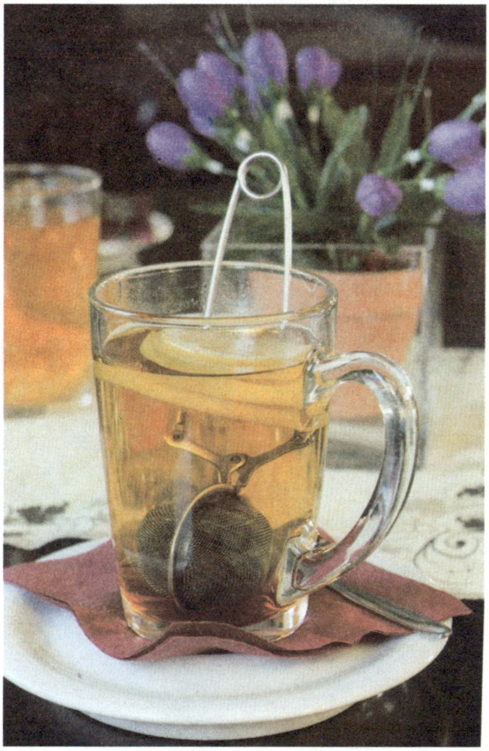

桂花决明茶

适应证：大便秘结、高血压、感冒、咳嗽等

原料

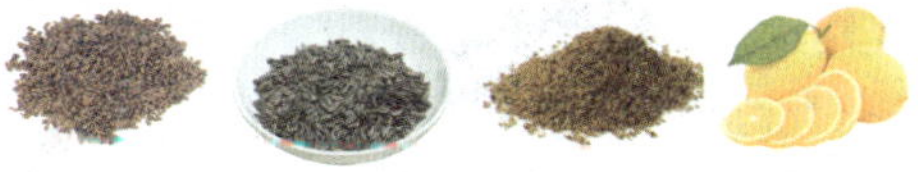

决明子10克 牛蒡子10克 桂花6克 柠檬50克

做法 ①将决明子、牛蒡子、桂花放入泡茶器中，柠檬洗净，切薄片；将以上材料放入杯中，倒入加适量开水冲泡15分钟。②待凉后即可饮用。

重点提示

脾虚、大便溏泻、低血压患者忌饮此茶。

茶效

◎决明子具有清热明目、润肠通便的功效；牛蒡子有散风清热、润肺透疹、消肿解毒的功效。此款茶饮具有清热排毒的作用。

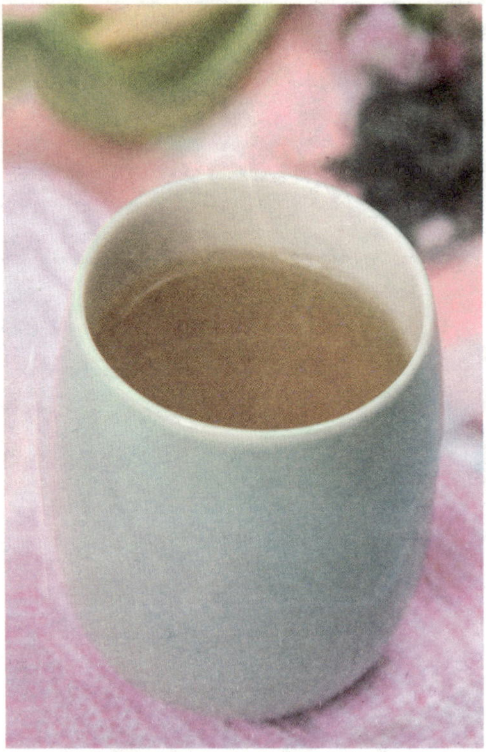

蜂蜜绿茶

适应证：咽炎、便秘

原料

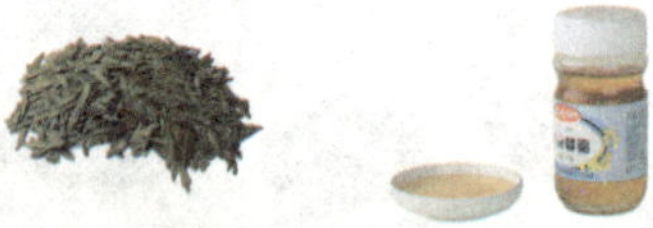

绿茶3克　蜂蜜2毫升

做法 ①将绿茶放入茶壶中。②倒入沸水盖壶盖闷泡5分钟即可。③稍凉后，加入蜂蜜搅拌均匀即可饮用。

重点提示

1.便秘、高血压、支气管哮喘患者适宜常饮。
2.脘腹胀满、苔厚腻者不宜饮用。

茶效

◎蜂蜜具有润肠通便、促进心脑血管功能等功效；绿茶具有清热解暑、消炎抗菌的功效。此款茶饮具有补中益气、润肠通便的作用。

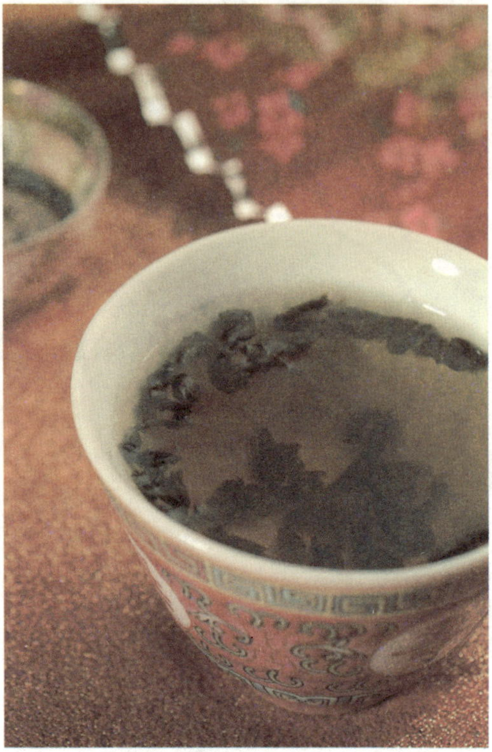

红糖茶

适应证：脘腹胀痛、口干咽肿、咳嗽等症状

原料

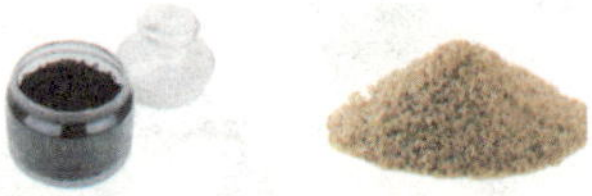

茶叶3克　红糖5克

做法 ①将以上2味放入茶杯中。②以开水冲泡后，加盖10分钟稍泡即可。

重点提示

1.红糖适合老人服用，特别是适合年老体弱、大病初愈的人进食。
2.糖尿病患者忌服。

茶效

◎红糖具有益气补血、健脾暖胃、缓中止痛、活血化瘀的功效。此款茶饮具有和胃清肠的功效。

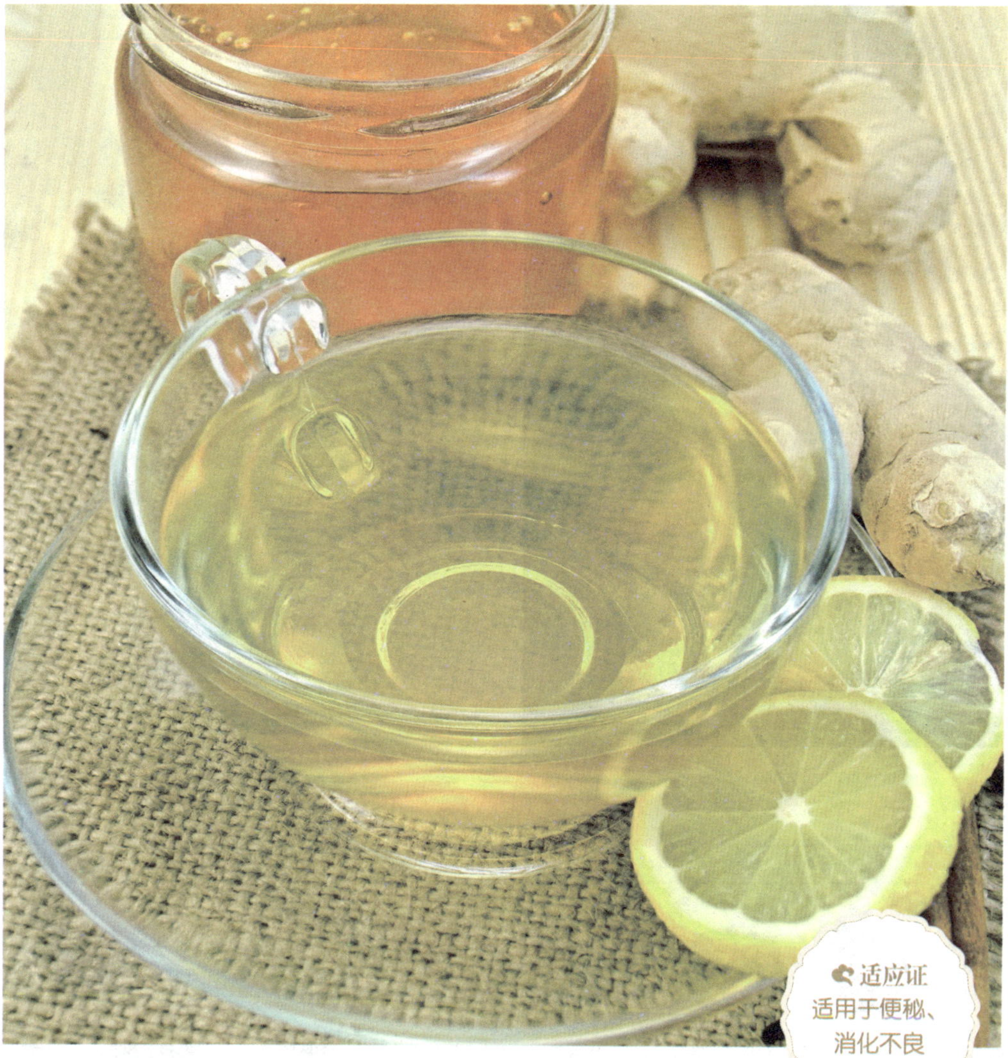

适应证
适用于便秘、消化不良

菩提柠檬茶

原料

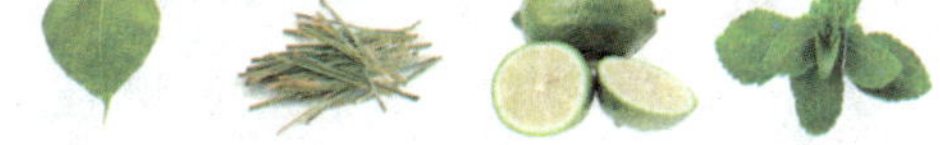

菩提叶3克 柠檬草5克 柠檬1片 甜菊叶1片

做法

①将菩提叶、柠檬草、甜菊叶同放入茶杯中。
②倒入沸水，浸泡3分钟。
③放入柠檬片，继续浸泡1分钟后，滤汁即可饮用。

重点提示

1.消化不良、肠胃不适时饮用，效果颇佳。
2.腹泻者不宜饮用。

茶效

◎菩提叶具有安神排毒的功效；柠檬草具有健胃利尿、预防贫血、滋润皮肤的功效。此款茶饮具有杀菌消炎、促进代谢、利尿排毒的功效。

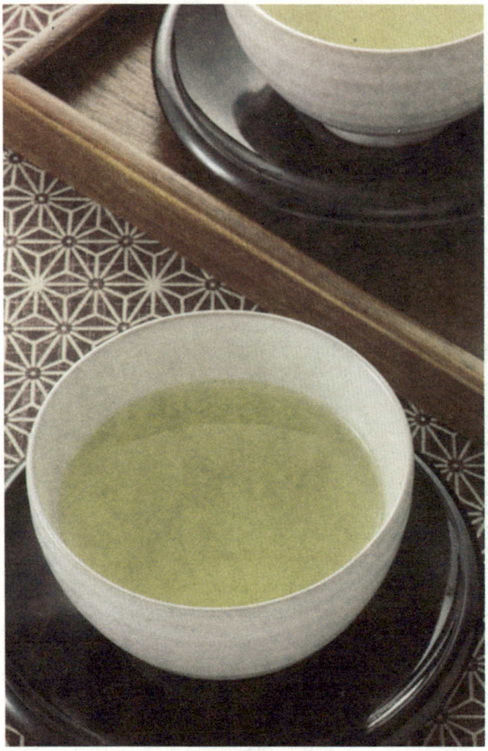

苹果绿茶

适应证：轻度便秘

原料

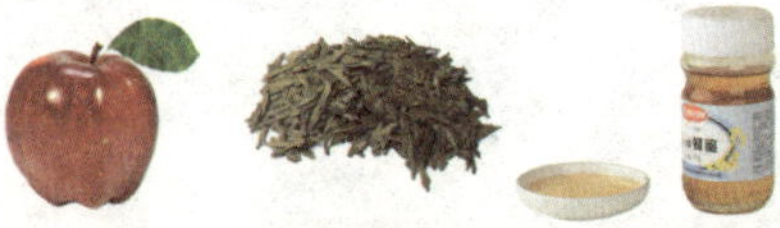

苹果50克　绿茶3克　蜂蜜适量

做法 ①将绿茶入茶杯，倒入85摄氏度沸水，浸泡5分钟后滤取茶汤。②放入切片的苹果，待茶温热时加入蜂蜜调匀饮用。

重点提示

1.大便干燥、便秘时饮用，效果颇佳。
2.糖尿病患者不宜饮用。

茶效

◎苹果具有润肺生津、健胃止渴、止泻消食的功效；蜂蜜具有润肠通便的功效。此款茶饮具有调理肠胃、润肠通便的作用。

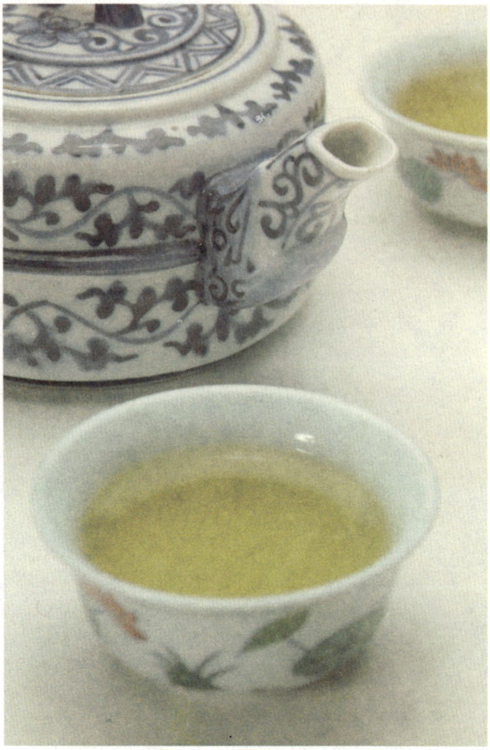

苦瓜绿茶

适应证：中暑发热、口渴烦躁、小便不利

原料

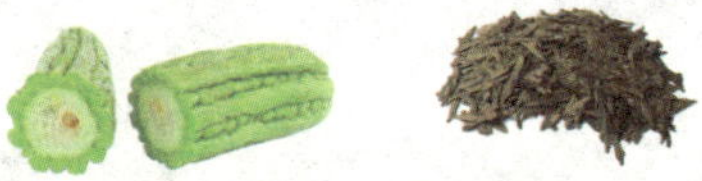

苦瓜1个　绿茶5克

做法 ①将苦瓜上端切开，去瓤。②将绿茶装入苦瓜中，置于通风处阴干。③取下苦瓜，同绿茶共捣碎，混匀，加水冲泡饮用。

重点提示

1.小便不利、糖尿病、痱子患者饮用颇佳。
2.脾胃虚寒者不宜饮用。

茶效

◎苦瓜具有明目消暑、清热解毒、降低血糖、补肾健脾、益气壮阳、提高免疫力的功效。饮用此款茶饮，能起到清热解暑、除烦利尿的作用。

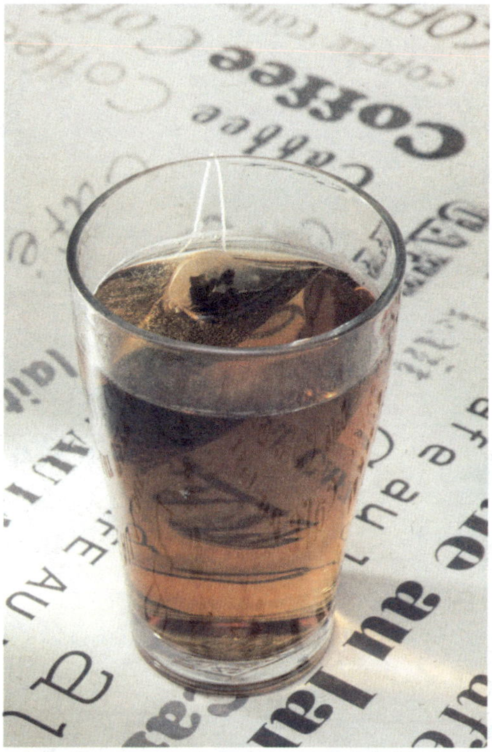

柠檬草甘丁茶

适应证：贫血、呃逆、胃肠胀气、心腹冷痛等

原料

柠檬草1匙　丁香3粒

山楂适量　橘皮适量　冰糖适量

做法 ①橘皮洗净切丝；锅内加适量清水，放入柠檬草、山楂、丁香煎煮约3分钟。②加入冰糖调匀至溶化，将茶汁倒入茶壶内，再加入橘皮即可。

重点提示

1.体虚、便秘时适量常饮效果较佳。

2.孕妇忌服。

茶效

◎柠檬草具有健胃利尿、滋润皮肤的功效；丁香具有温中暖胃、降逆的功效。此款茶饮具有通便利尿的作用。

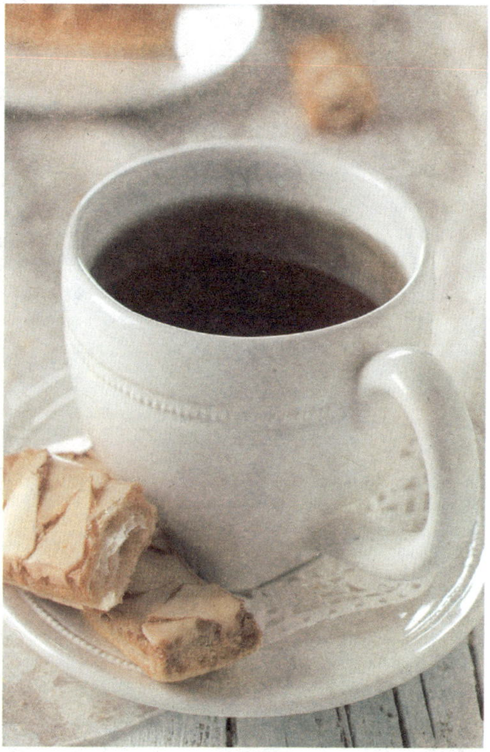

芝麻核桃玫瑰茶

适应证：便秘、神经衰弱

原料

黑芝麻10克　核桃10克　玫瑰花10克　绿茶5克　蜂蜜少许

做法 ①将黑芝麻与核桃分别捣碎，再放入棉布袋。②将玫瑰花、绿茶与棉布袋同放入茶杯中。③倒入开水，冲泡20分钟，加蜂蜜混匀饮用。

重点提示

1.失眠、便秘者饮用较佳。

2.慢性肠炎、便溏腹泻、阳痿遗精者忌饮。

茶效

◎芝麻具有调节胆固醇的功效；核桃具有温补肺肾、定喘润肠的功效。此款茶饮具有润肠通便、补肾助阳的作用。

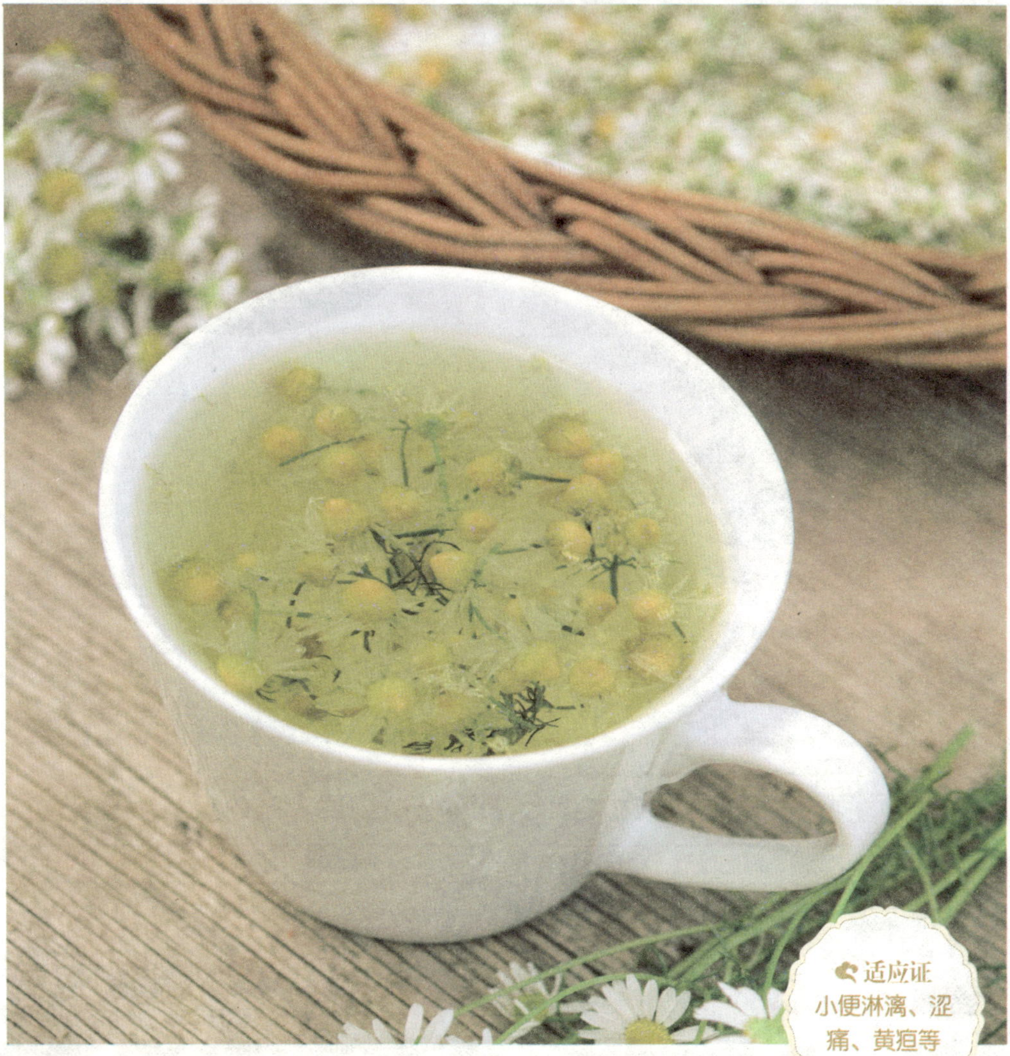

适应证
小便淋漓、涩痛、黄疸等

白茅根洋菊茶

原料

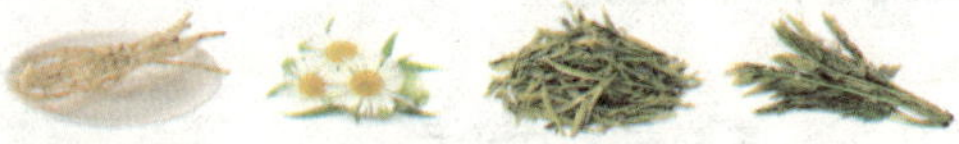

白茅根10克　洋甘菊8克　龙井茶5克　香椿5克

做法

①将上述材料分别用清水过滤一遍，倒入茶壶中。

②茶壶中倒入95摄氏度开水冲泡，盖上壶盖闷泡25分钟过后，将汤药过滤后即可饮用。

重点提示

1.一般人群皆可饮用。

2.脾胃虚寒者忌服白茅根。

茶效

◎白茅根具有凉血止血、清热生津、利尿通淋的功效；洋甘菊具有美容护肤、养心安神的功效。此款茶饮具有清热排毒、利尿通便的作用。

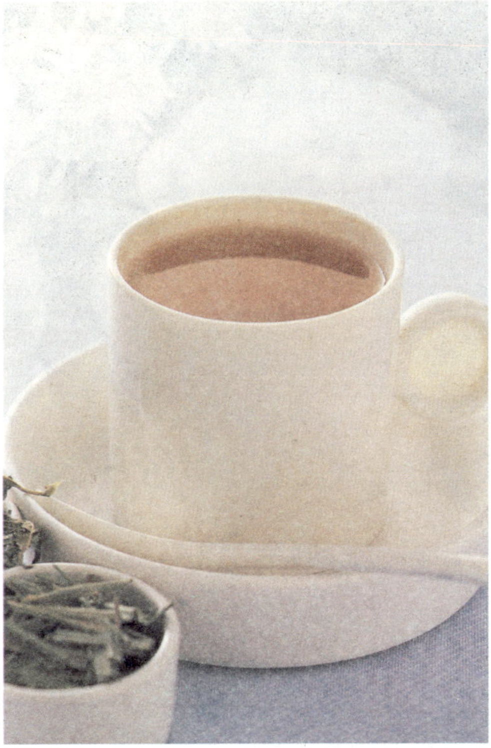

柠檬马鞭草茶

适应证：贫血、水肿、脚气、眩晕等症状

原料

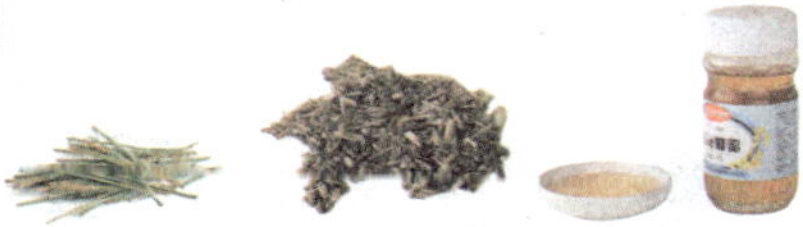

柠檬草1大匙　马鞭草1大匙　蜂蜜适量

做法 ①将所有干燥花草放入有滤杯的杯中或壶中，冲入热开水，浸泡约5分钟。②饮用时依个人喜好加入适量蜂蜜即可。

重点提示

1.肤色暗沉的女性适时适量常饮，效果甚佳。
2.孕妇忌服。

茶效

◎柠檬草具有健胃利尿、滋润皮肤的功效；马鞭草具有提神宁心、促进消化的功效。此款茶饮具有润脏养心、利尿通便的作用。

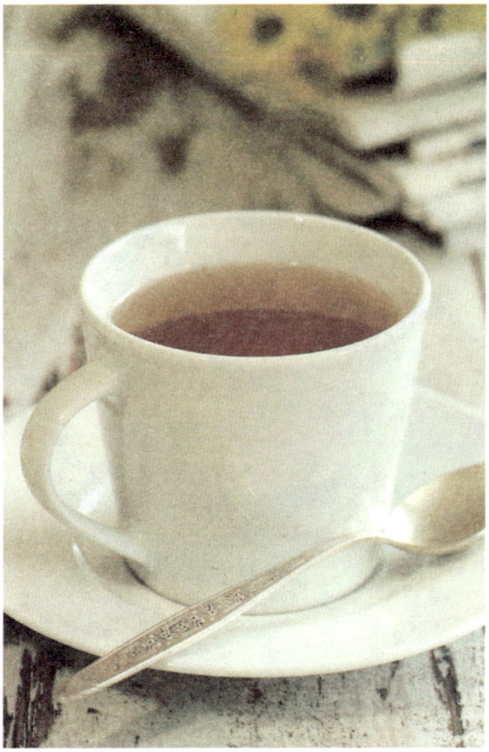

百合莲藕茶

适应证：肺热久嗽、痰血、脚气水肿等症状

原料

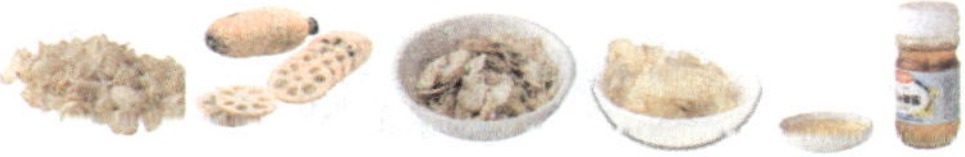

百合10克　干莲藕5克　西洋参4克　玉竹4克　蜂蜜少许

做法 ①将诸药材过滤。②将所有药材用450毫升的热开水冲泡10～20分钟后即可饮用，若要增加甜度，可酌量添加蜂蜜。

重点提示

1.此茶饮适宜老年人饮用。
2.风寒咳嗽、脾虚便溏者忌服。

茶效

◎百合具有润肺止咳、清心安神的功效；莲藕具有滋阴养血的功效。此款茶饮具有清热安神、利尿通便的作用。

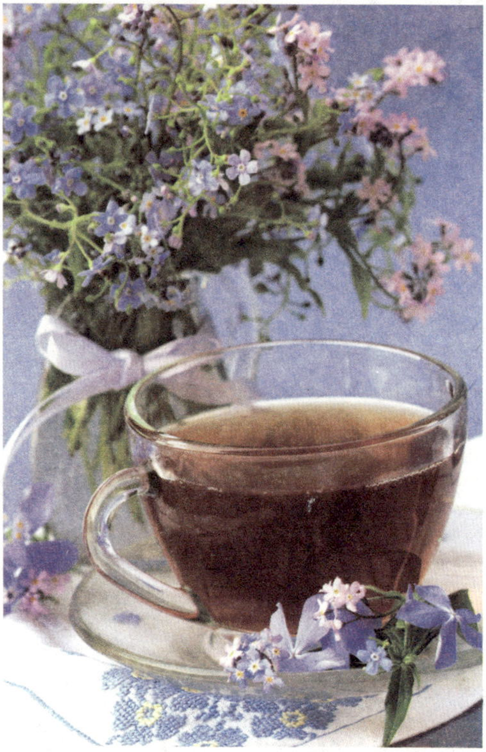

川七红花茶

适应证：产后瘀阻、便秘、痛经等

原料

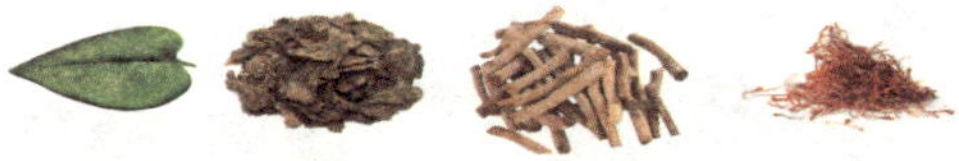

川七37.5克　川芎11克　怀牛膝11克　藏红花2克

做法　①将怀牛膝用水过滤。②将所有药材用450毫升的热开水冲泡10～20分钟后即可饮用。

重点提示

1.老年人适量常饮，效果甚佳。

2.月经过多、出血过多、阴虚火旺者忌服。

茶效

◎川七具有强壮腰膝、活血消肿的功效；川芎具有行气开郁、散风祛湿、活血止痛的功效。饮用此款茶饮，具有活血散风、利尿通便的功效。

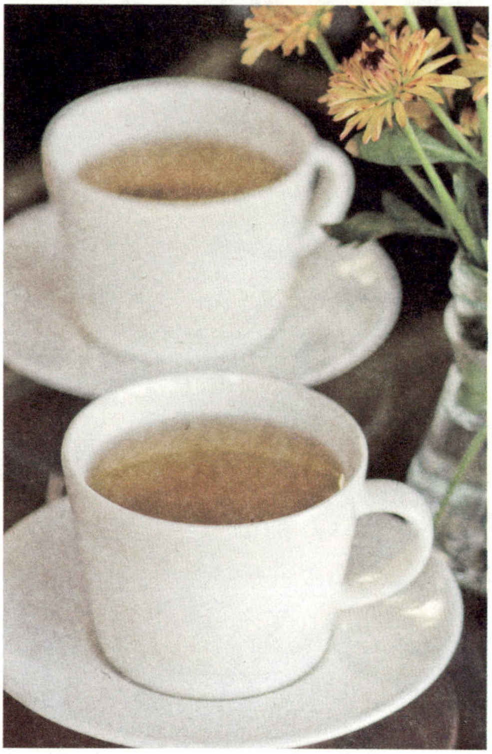

茉莉迷迭茶

适应证：胸腹胀痛、下痢肿痛、皮肤溃疡等

原料

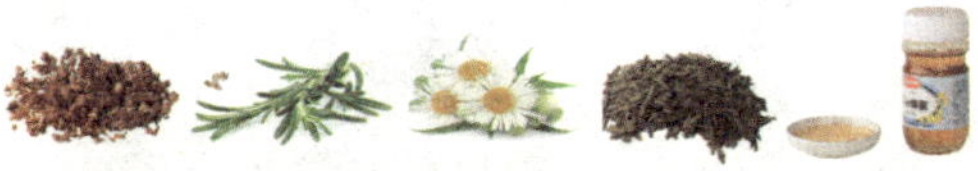

茉莉花14克　迷迭香10克　洋甘菊10克　绿茶5克　蜂蜜少许

做法　①将诸料包好，用450毫升的热开水冲泡10～20分钟后即可饮用。②若要增加甜度，可酌量添加蜂蜜。

重点提示

1.适量饮服即可，切勿过量。

2.此茶饮可清肠排毒，效果甚佳。

茶效

◎茉莉花具有理气解郁的功效；迷迭香具有提神醒脑、收敛止痛的功效。此款茶饮具有提神解郁、利尿通便的作用。

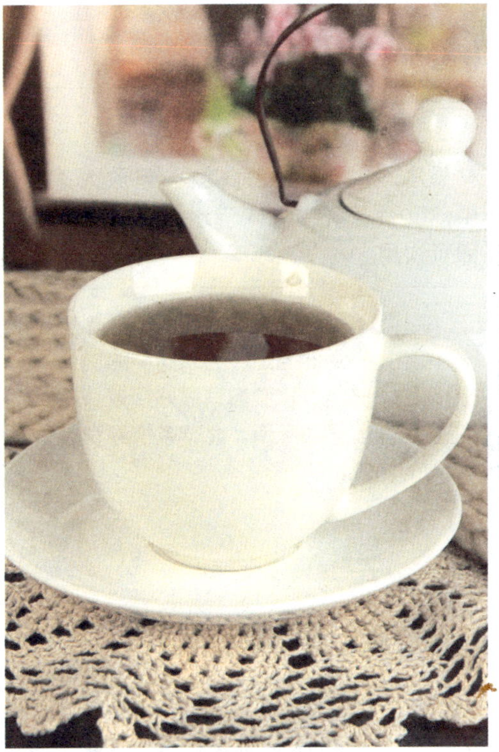

荷叶决明茶

适应证：头晕眼花、大便秘结、高血压等

原料

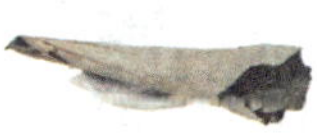

荷叶8克

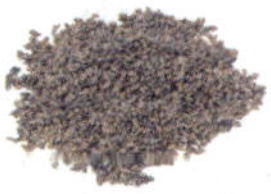

决明子粉8克

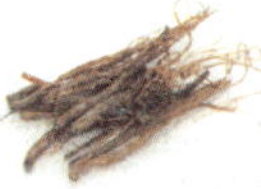

东洋参6克

做法 ①将荷叶粉、决明子粉、东洋参一起倒入茶杯中。②往茶杯中倒入温开水，冲泡后即可饮用。

重点提示

1.便秘时适量常饮，效果甚佳。

2.脾胃虚弱、泄泻者忌服。

茶效

◎荷叶粉具有清热解毒、凉血止血的功效；决明子粉具有清热明目、润肠通便的功效。此款茶饮具有清热排毒、利尿通便的作用。

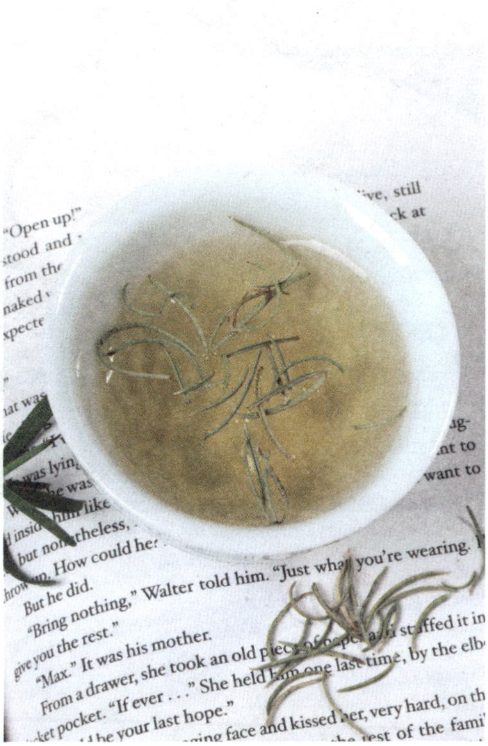

金钱草迷迭茶

适应证：小便不利、结石

原料

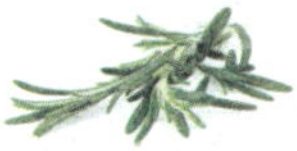

迷迭香10克

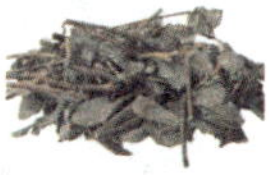

金钱草7克

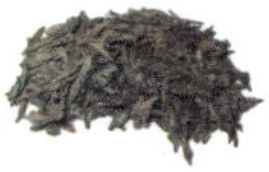

绿茶5克

做法 ①将金钱草、迷迭香用水过滤。②将所有原料放入沸水中煮10～15分钟后，即可饮用。

重点提示

1.尿道结石患者、小便不利者适宜常饮。

2.脾胃虚寒者最好少饮用此茶。

茶效

◎金钱草具有清热、利尿、镇咳、消肿、解毒的功效；迷迭香可以帮助尿道里的结石排出。此款茶饮具有通便利尿的作用。

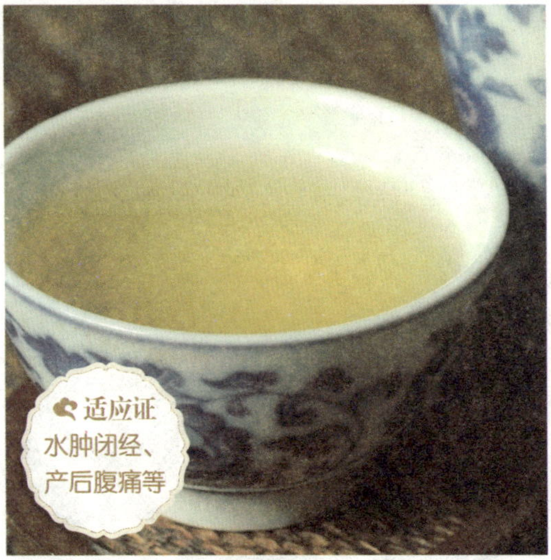
适应证
水肿闭经、
产后腹痛等

泽兰茶

原料 泽兰20克，白糖15克。

做法 ①将泽兰、白糖一起放入茶杯中。②往茶杯中冲入沸水，3～5分钟后即可饮用。

茶效

◎泽兰具有活血通经、利尿消肿的功效，对闭经、痛经、水肿均有很好疗效；加入白糖，可以调和味道。此款茶饮具有排毒利尿的功效。

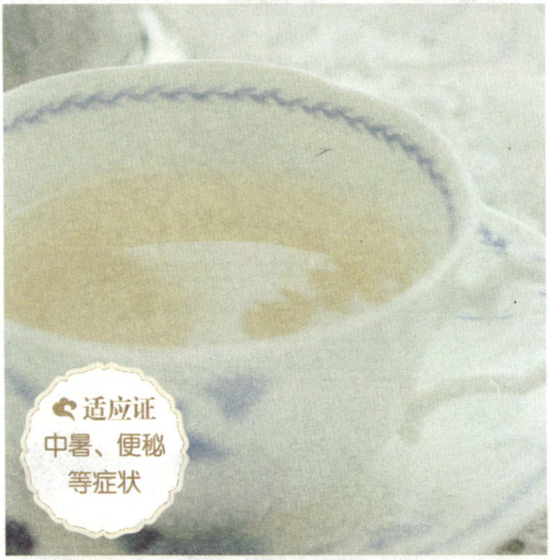
适应证
中暑、便秘
等症状

莲心茶

原料 莲子心6克，冬瓜皮15克

做法 ①将莲子心、冬瓜皮一起放入茶杯中。②往茶杯中倒入沸水，冲泡，静置3分钟后即可饮用。

茶效

◎莲子心具有清心火、平肝火、泻脾火、降肺火的功效；冬瓜皮具有利尿消肿的功效。此款茶饮具有清热降火、利尿通便的作用。

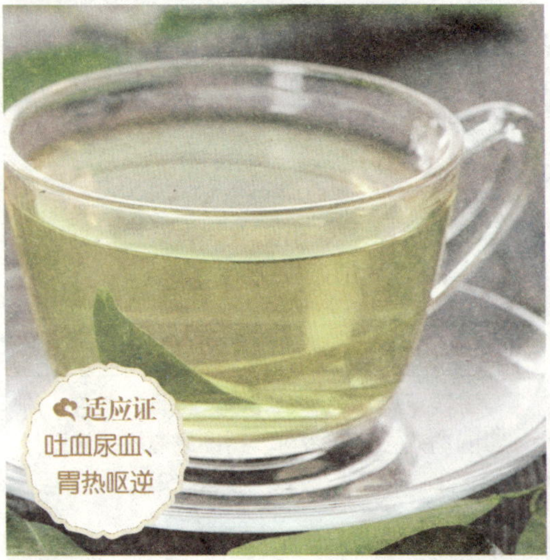
适应证
吐血尿血、
胃热呕逆

白茅根绿茶

原料 新鲜白茅根15克，绿茶5克

做法 ①白茅根择净根须，洗净。②将白茅根入砂锅，加水煮沸10分钟，再加入绿茶，稍煮片刻，去渣取汁即可。

茶效

◎白茅根具有凉血止血、清热生津、利尿通淋的功效；绿茶具有清热解暑、消炎抗菌的功效。饮用此款茶，具有排毒利尿的作用。

马蹄冬瓜茶

原料 马蹄100克，川七22.5克，芥菜、冬瓜各60克

做法 ①将马蹄、芥菜、冬瓜洗净切碎。②诸料入锅加水，煮10分钟，取汁饮。

茶效

◎马蹄具有清热解毒、利尿通便、消食除胀的功效；川七具有强壮腰膝、活血消肿的功效。此款茶饮具有活血排毒、利尿通便的功效。

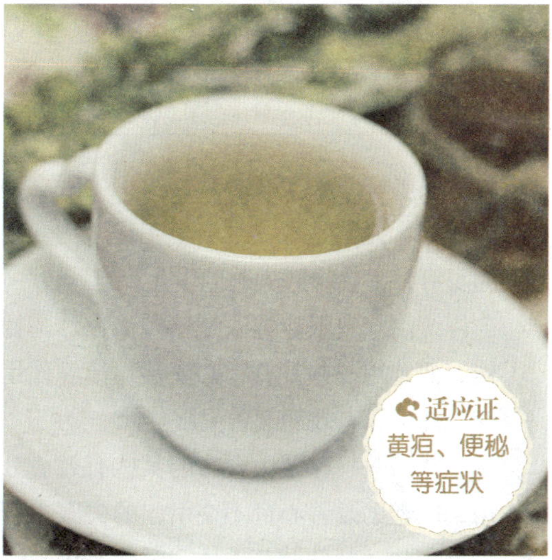
适应证
黄疸、便秘等症状

车前金钱草茶

原料 金钱草15克，车前子、鸡内金各10克，蒲公英、甜菊叶各5克

做法 ①将诸料包好后过滤。②杯中倒入450毫升热开水冲泡10分钟后，取汁饮用。

茶效

◎金钱草具有改善泌尿系统和肝胆道结石的作用；车前子利尿作用明显；鸡内金能有效改善消化不良、反胃呕吐、结石等症状。此茶饮可通便利尿。

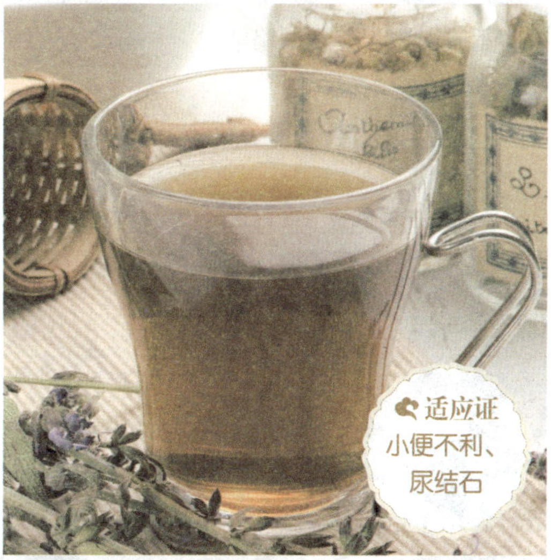
适应证
小便不利、尿结石

车前蒲公英茶

原料 车前子、蒲公英各12克，金银花、川七各8克，枸杞子15克

做法 ①将诸料包好后过滤。②用450毫升热开水冲泡10分钟后，取汁饮用。

茶效

◎车前子可以排出体内多余的盐分，对便秘、肾炎等有很好的疗效；蒲公英具有利尿作用，可以帮助肾脏排出毒素。此款茶饮可有效预防肾炎、通便利尿。

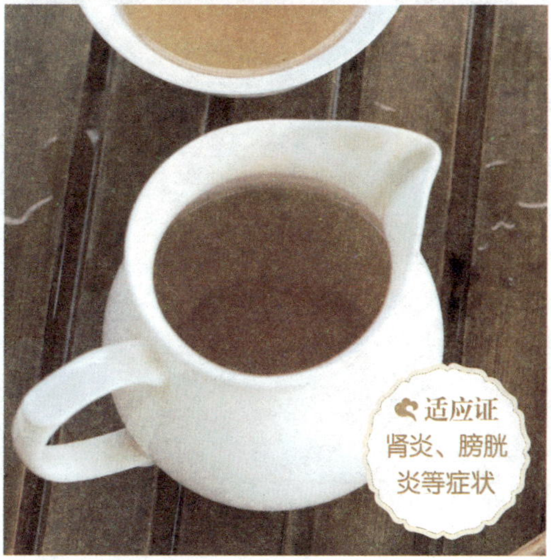
适应证
肾炎、膀胱炎等症状

改善睡眠

睡眠不好的人多有多梦易惊、失眠、神疲困倦、精神恍惚的症状。许多人都有失眠的体会，尤其是现代社会，工作压力、生活环境恶劣及种种不好的境遇，再加上疾病缠身等，都会导致失眠的发生。

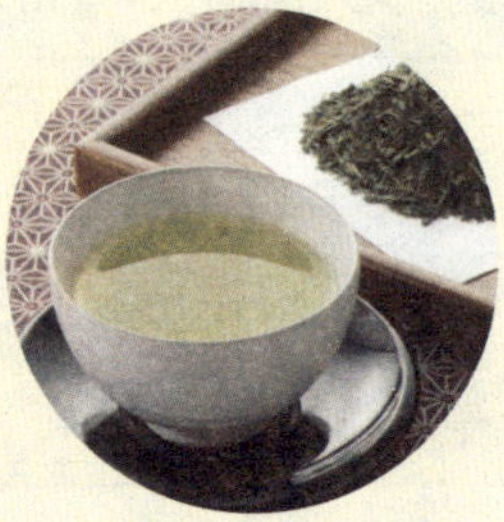

传统治疗失眠症方法是精神治疗、药物治疗，但是效果都不佳，而选用一些具有宁心安神、镇静作用的药茶或花茶进行茶疗，却可以有效地改善失眠症状。

这些药茶、花茶中含有的某些有效成分，具有安神益智的作用，能帮助改善心肾不交引起的失眠多梦、健忘惊悸、神志恍惚等症状，帮助调节人体“觉醒系统”，以此确保人体脏腑功能的恢复，起到通络活血、镇静安眠的作用，使人体的气机顺畅，情绪安定，从而安然入眠。

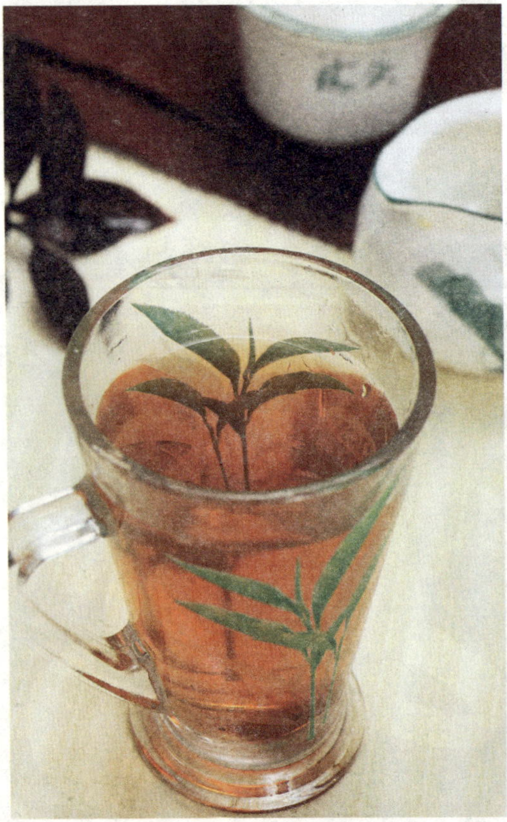

勿忘我薰衣草茶

适应证：失眠、过度紧张

原料

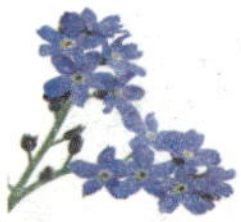

勿忘我5克

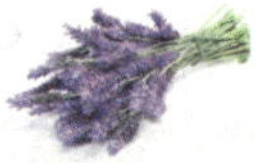

薰衣草3克

做法 ①将勿忘我、薰衣草一起放入茶杯中。②往茶杯中倒入沸水，加盖浸泡5分钟后饮用。

重点提示

1.因心烦、紧张而失眠时饮用，效果颇佳。

2.孕妇、脾胃虚寒者不宜饮用。

茶效

◎勿忘我具有滋阴补肾、预防雀斑的功效；薰衣草具有舒缓压力、松弛神经、改善睡眠的功效。此款茶饮具有调节神经、缓解失眠的作用。

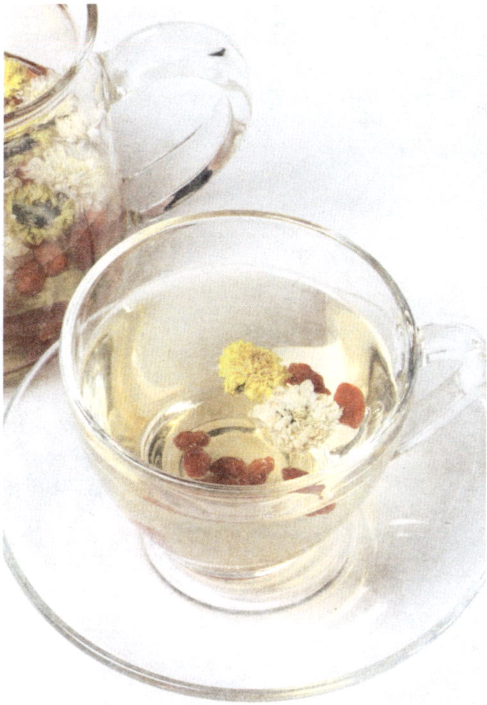

菊花人参花茶

适应证：失眠、气虚疲乏

原料

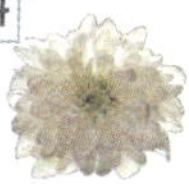

杭白菊5克

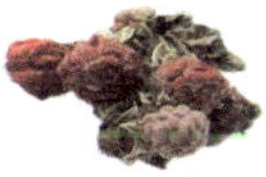

人参花5克

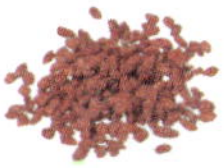

枸杞3克

做法 ①将杭白菊、人参花、枸杞同放入茶杯中。②往茶杯中倒入沸水，加盖闷泡5分钟后饮用。

重点提示

1.睡眠不佳时饮用，效果颇佳。
2.腹泻、感冒发热患者不宜饮用。

茶效

◎杭白菊具有散风祛热、平肝明目、清热解毒的功效。此款茶饮具有益气补肾、镇静神经、改善睡眠、缓解气虚的功效。

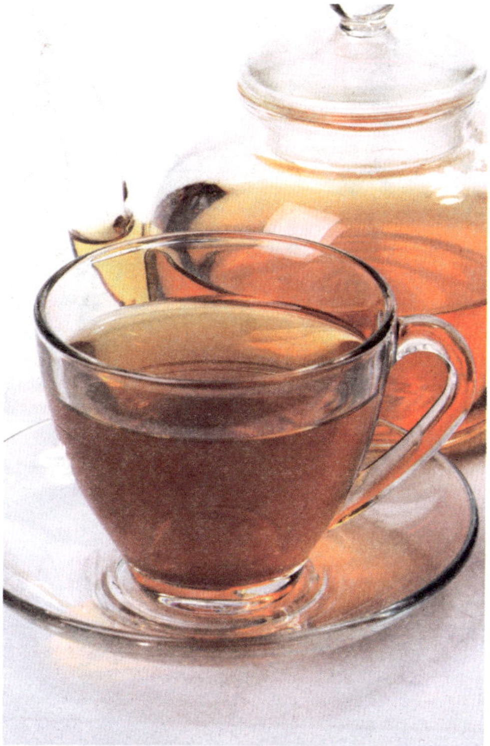

天麻防己茶

适应证：神经衰弱、失眠等症状

原料

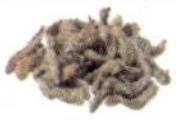

天麻15克

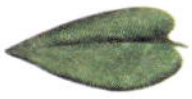

川七10克

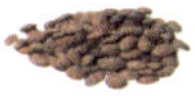

桃仁10克

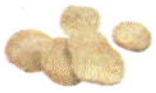

泽泻10克

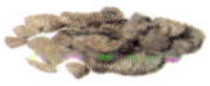

粉防己8克

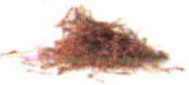

藏红花2克

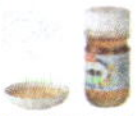

蜂蜜少许

做法 ①将天麻、粉防己、川七、泽泻、藏红花用水过滤。②将诸料用450毫升热开水冲泡10分钟，取汁饮用，可酌量添加蜂蜜饮用。

重点提示

1.粉防己不宜大量使用，以免损伤胃气。
2.食欲不振及阴虚无湿热者忌饮此茶。

茶效

◎天麻能改善头痛症状，对神经衰弱有很好的疗效；粉防己有祛风止痛、利水消肿的功效。此款茶饮可有效改善神经衰弱的症状，对失眠症状有很好的改善作用。

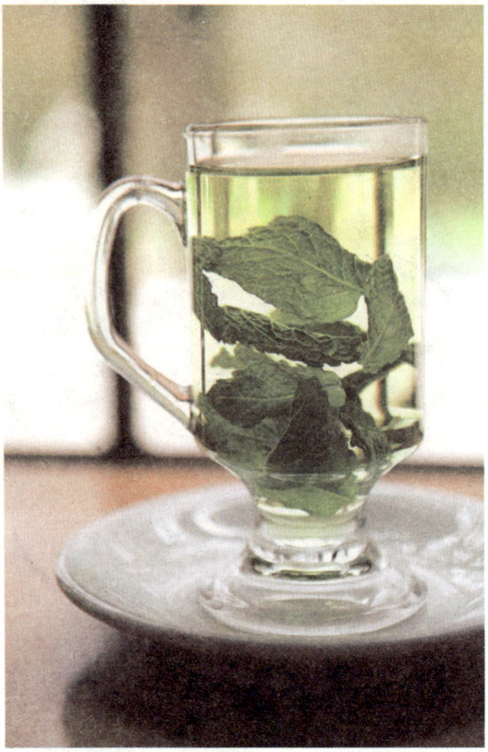

天麻绿茶

适应证：肝热引起头痛、失眠

原料

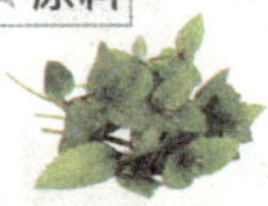

薄荷叶适量

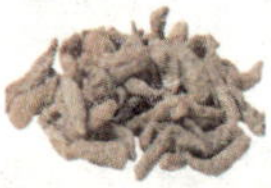

天麻片4克

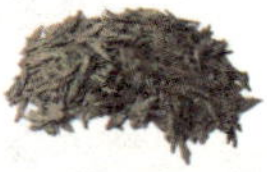

绿茶1克

做法 ①将薄荷叶洗净；将天麻片和绿茶放入茶包中。②将薄荷叶和茶包一起放入玻璃杯中，冲入开水冲泡，静置8分钟左右取出茶包即可。

重点提示

1.失眠、头痛者饮用较佳。
2.津液衰少、血虚、阴虚者慎用。

茶效

◎天麻有定惊止痉、平肝熄风、镇静催眠作用；绿茶具有清热解毒、安定神经的功效。此款茶饮具有清热平肝、熄风助眠的良好作用。

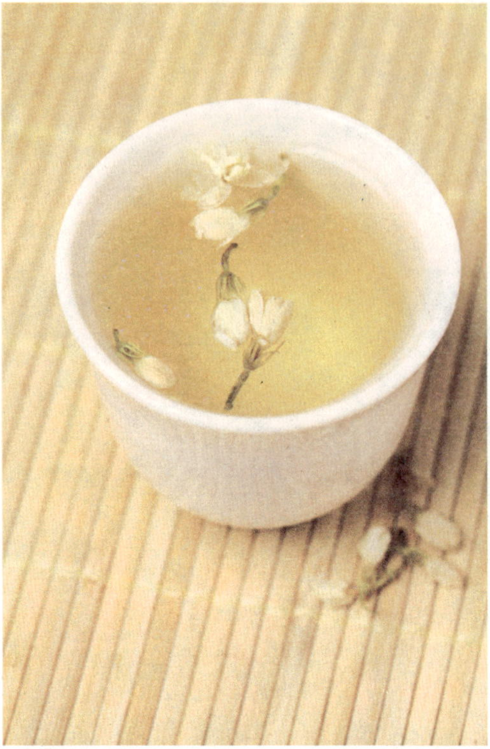

玫瑰茉莉菩提茶

适应证：失眠、疲劳

原料

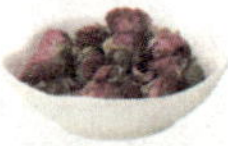

玫瑰花3克

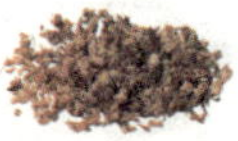

茉莉花3克

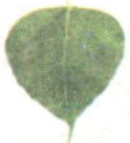

菩提叶2克

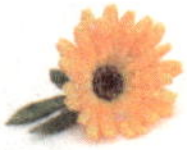

金盏花2克

做法 ①将诸药材同放入茶杯中。②倒入沸水，加盖浸泡3分钟后，滤取茶汁即可饮用。

重点提示

1.熬夜过度、头晕烦躁时饮用，效果颇佳。
2.孕妇不宜饮用。

茶效

◎玫瑰花具有理气解郁、和血散瘀等功效；菩提叶具有安神排毒的功效。此款茶饮具有安神宁心、缓解疲劳的作用。

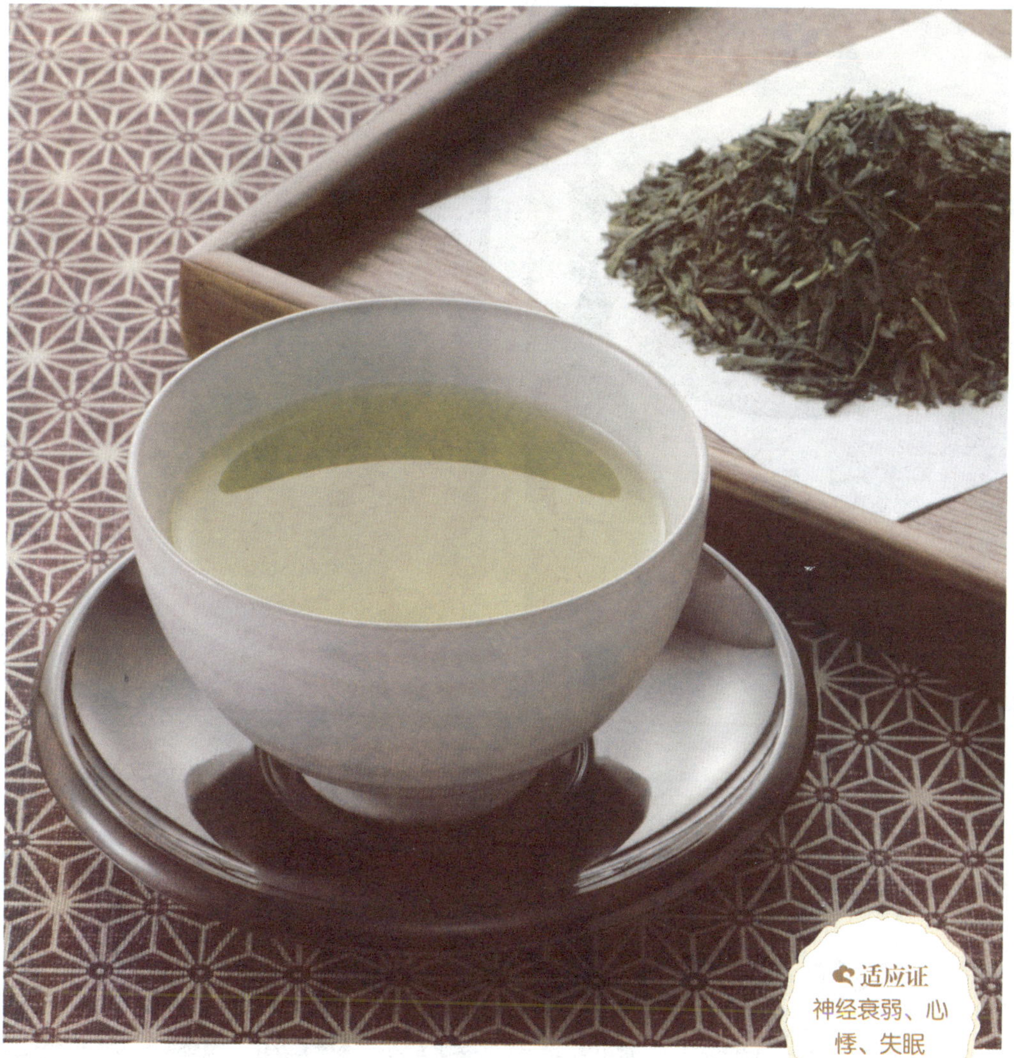

适应证
神经衰弱、心悸、失眠

桂圆茶

原料

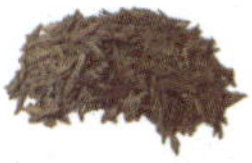
绿茶1克

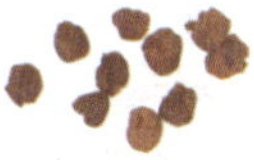
桂圆肉20克

做法

①将桂圆肉和茶叶一起放入茶壶中。
②往茶壶中倒入热开水，加盖冲泡约10分钟，将茶汤倒入茶碗中，待凉后即可饮用。

重点提示

1.孕妇适当饮用，可舒缓身心。
2.腹胀、大便滑泻、慢性胃炎患者忌服。

茶效

◎桂圆肉具有养心健脾、补血安神、健脾止泻、利尿消肿的功效。此款茶饮具有安神助眠的作用。

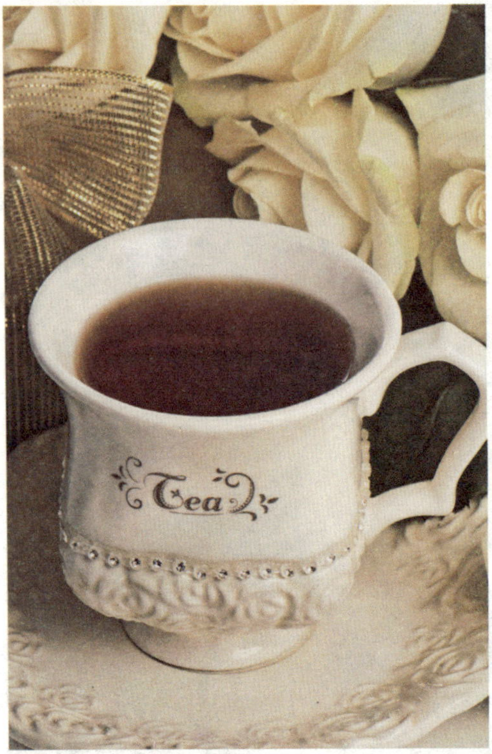

红枣甘麦茶

适应证：脾胃虚弱、倦怠乏力、心悸失眠

原料

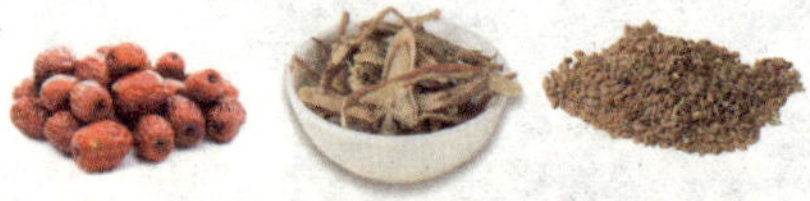

红枣10枚　甘草3片　浮小麦3克

做法 ①将红枣、甘草、浮小麦一起放入砂锅中，加适量清水煎煮10分钟。②滤水取汁，待温饮服。

重点提示

1.失眠、疲劳时饮用，效果甚佳。
2.湿热中满、呕吐、水肿、高血压患者忌服。

茶效

◎红枣具有补脾和胃、益气生津的功效；甘草具有补脾理气、清热解毒的功效。此款茶饮具有理气安神的作用。

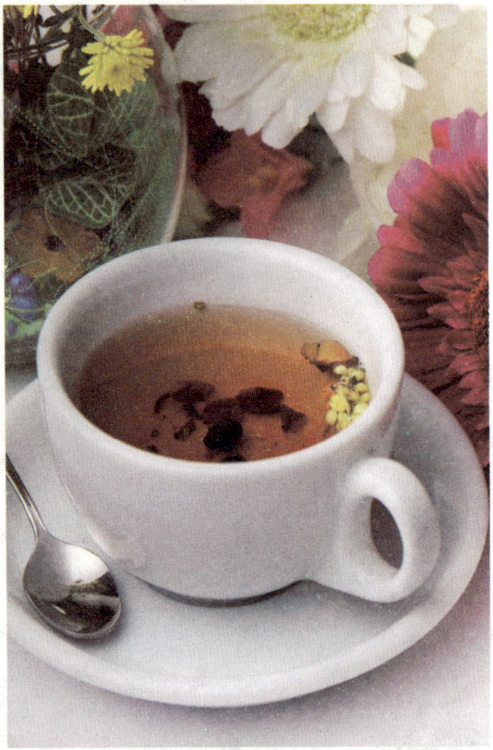

浮小麦枣仁茶

适应证：自汗、盗汗、失眠、心烦等症状

原料

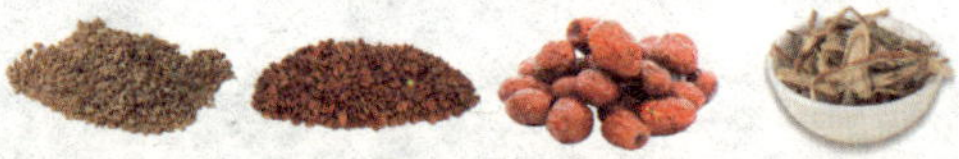

浮小麦12克　酸枣仁12克　红枣10枚　甘草6克

做法 ①将浮小麦、酸枣仁、红枣、甘草一起放入砂锅中。②加水煎煮40分钟后，取汁，即可饮用。

重点提示

1.饮用此茶，既安神又强身，效果甚佳。
2.无汗而烦躁、虚脱汗出者忌服。

茶效

◎浮小麦具有止汗缩尿、安神镇静的功效；酸枣仁具有宁心安神、养肝敛汗的功效.此款茶饮具有安神止汗的作用。

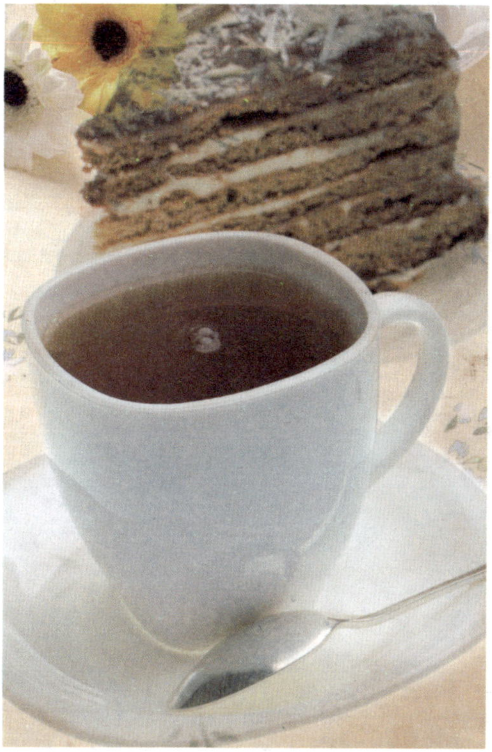

夏枯草黄连茶

适应证：头晕目眩、筋骨酸疼等症状

原料

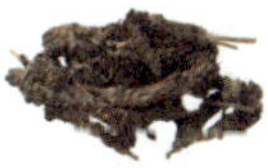

夏枯草15克

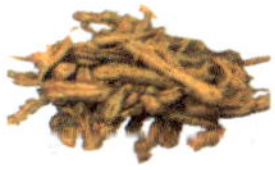

黄连6克

做法 ①将夏枯草、黄连分别制为粗末，放入保温杯中。②冲入沸水，加盖温浸30分钟，即可饮用。

重点提示

1.失眠时常饮，效果甚佳。
2.脾胃虚弱、气虚者忌服。

茶效

◎夏枯草具有清肝散结的功效；黄连具有泻火祛湿、解毒杀虫的功效；此款茶饮具有解郁降火、助益睡眠的作用。

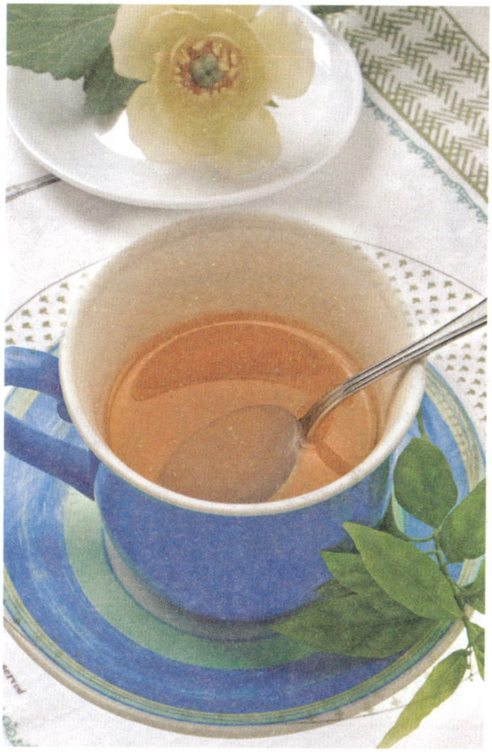

麦冬莲子茶

适应证：心烦失眠、大便溏泄等症状

原料

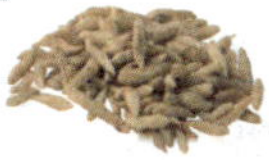

麦冬20克

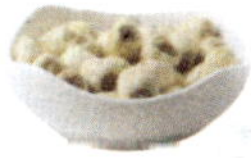

莲子15克

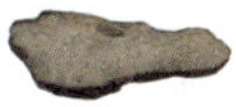

茯神10克

做法 ①将麦冬、莲子、茯神分别制为粗末，放入保温杯中。②冲入沸水，加盖温浸30分钟，即可饮用。

重点提示

1.勿与牛奶同饮，易加重便秘。
2.中满痞胀、大便燥结者忌服。

茶效

◎麦冬具有养阴生津、润肺清心、滋润补水的功效；莲子具有补脾止泻、安神明目的功效。此款茶饮具有安神润肺的作用。

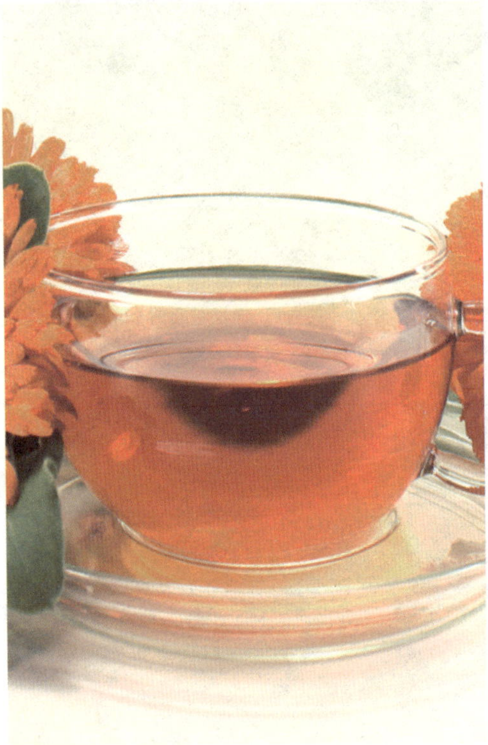

金盏菊玫瑰茶

适应证：胃溃疡、失眠等症状

原料

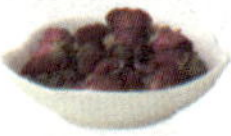

玫瑰花3克

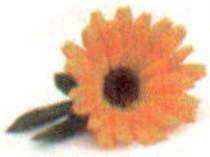

金盏菊3克

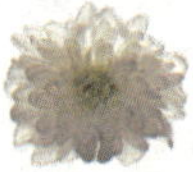

杭白菊3克

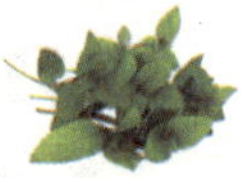

薄荷叶1克

做法 ①玫瑰花、金盏菊、杭白菊、薄荷叶同置杯中。②加沸水，静置1分钟即可饮用。

重点提示

1.胃部不适的人适当饮用有益。
2.对牛奶过敏、脾胃虚寒者不宜饮用。

茶效

◎金盏菊具有理气活血的功效；杭白菊具有散风祛湿、平肝明目、清热解毒的功效。此款茶饮具有和胃除烦、清热下火的功效。

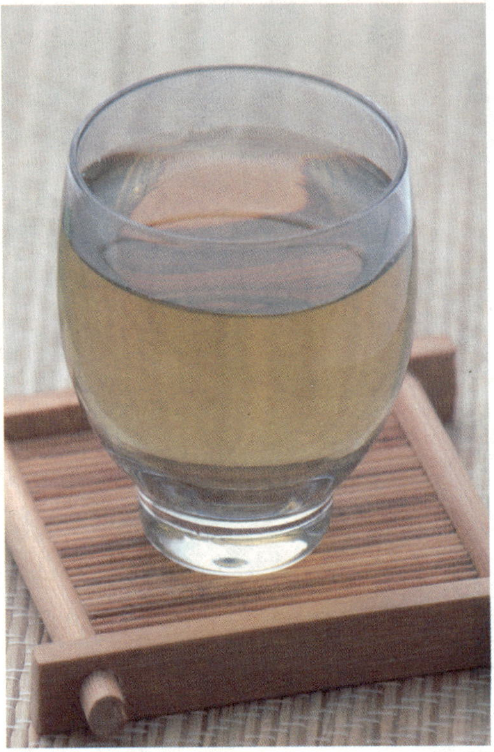

知母茶

适应证：高热烦渴、咳嗽气喘、虚烦不眠等

原料

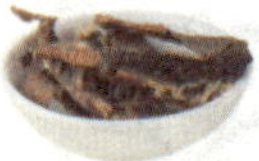

知母12克

做法 ①将知母制为粗末，然后放入茶壶中。②往茶壶中冲入沸水，静置2～3钟后即可倒入杯中饮用。

重点提示

1.上火、失眠患者饮用此茶效果甚佳。
2.脾胃虚寒、大便溏泻者忌饮此茶。

茶效

◎知母具有清热泻火、生津润燥的功效，对便秘、虚烦不眠有很好的辅助治疗作用。此款茶饮具有清热除烦、安神助眠的功效。

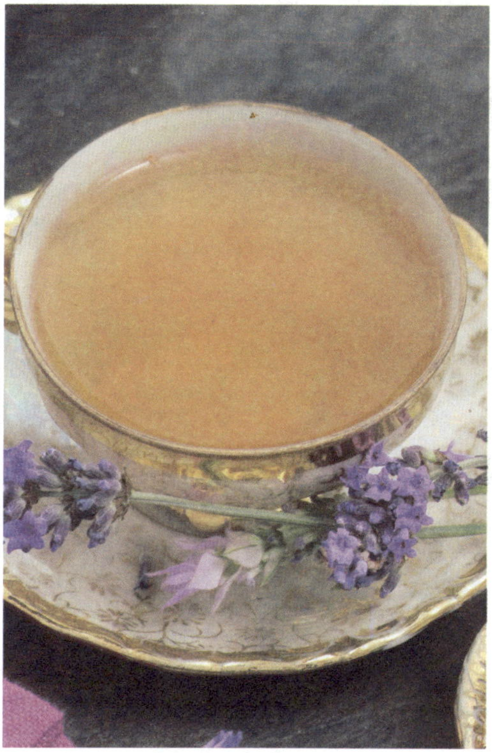

一夜好眠茶

适应证：失眠、神经衰弱等症状

原料

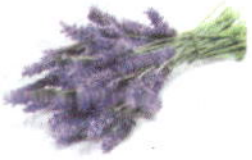

薰衣草1小匙

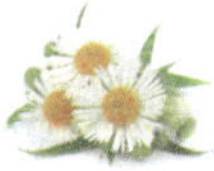

洋甘菊2小匙

做法 ①先将薰衣草、洋甘菊放入滤茶袋中。②再将滤茶袋放入壶中，冲入热开水，静置3～5分钟即可饮用。

重点提示

1.女性常饮，对改善失眠有益。
2.孕妇忌服。

茶效

◎薰衣草具有舒缓压力、松弛神经、改善睡眠的功效；洋甘菊具有美容护肤、养心安神的功效。此款茶饮具有改善睡眠的作用。

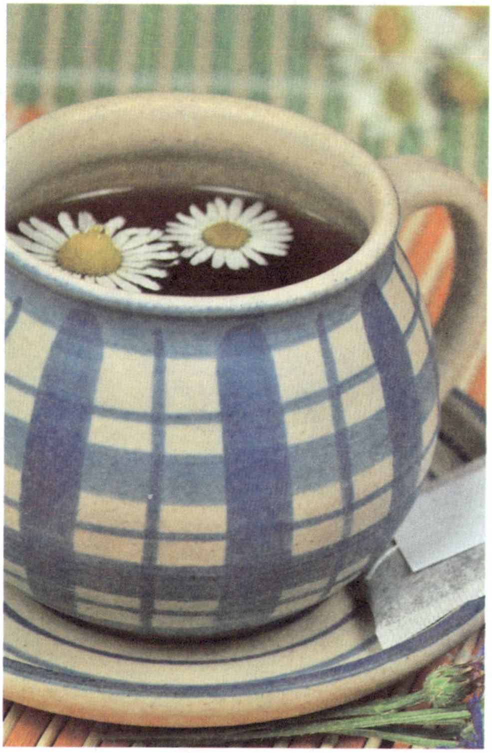

沉静舒眠茶

适应证：痤疮、失眠、牙痛、经痛等症状

原料

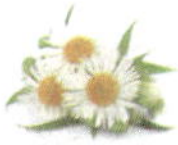

洋甘菊适量

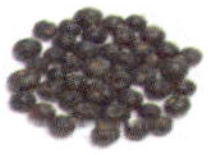

菩提子适量

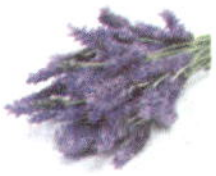

薰衣草适量

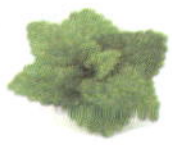

香蜂草适量

做法 ①将洋甘菊、菩提子、薰衣草、香蜂草一起放入壶中。②用热水冲泡后，静置2～3分钟后，即可饮用。

重点提示

1.失眠者适当适量饮用，效果甚佳。
2.孕妇忌服。

茶效

◎洋甘菊具有美容护肤、养心安神的功效；薰衣草具有舒缓压力、松弛神经、改善睡眠的功效。此款茶饮具有安神助眠的作用。

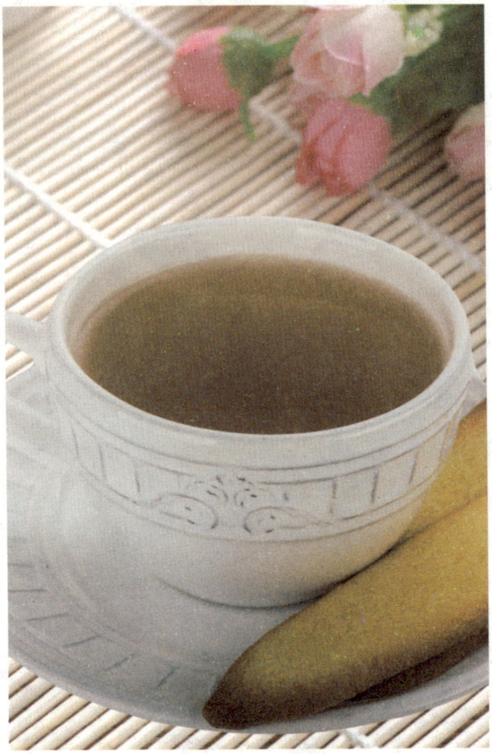

甘草芡实茶

适应证：失眠、心悸烦闷

原料

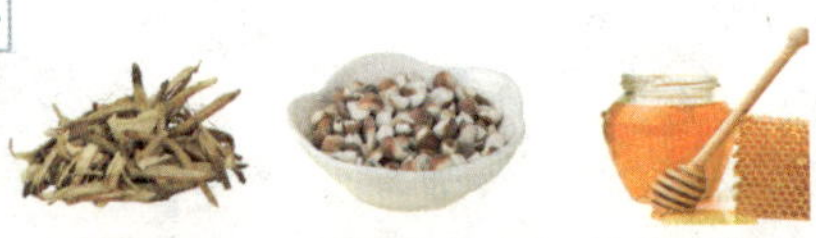

甘草10克　芡实5克　蜂蜜适量

做法 ①将甘草、芡实分别洗净，然后放入茶杯中。②往茶杯中倒入热开水，加盖冲泡10分钟后，调入蜂蜜饮用。

重点提示

湿盛胀满、浮肿、大便干结、腹胀者不宜饮用此款茶饮。

茶效

◎甘草具有补脾益气、清热解毒、祛痰止咳的功效；芡实具有补中益气、滋补强身的功效。此款茶饮具有润肺理气、安神助眠的良好作用。

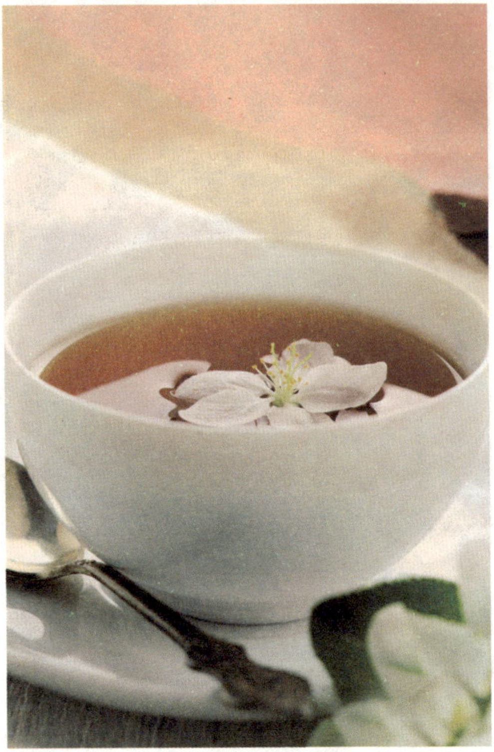

生地麦冬茶

适应证：虚劳咳嗽、心烦失眠、内热消渴等

原料

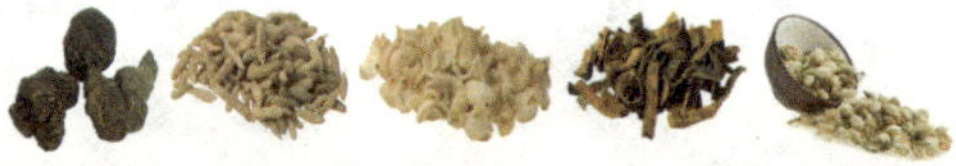

生地30克　麦冬15克　百合10克　黄柏6克　茉莉花少许

做法 ①将上述生地、麦冬、百合、黄柏制为粗末，放入茶壶中。②冲入沸水，加盖温闷20分钟，滤取茶汤即可饮用，最后撒上茉莉花即可。

重点提示

脾胃虚寒、泄泻、风寒咳嗽者忌服。

茶效

◎生地具有清热凉血、滋阴生津的功效；麦冬具有养阴生津、润肺清心的功效。此款茶饮具有润肺滋阴、养心宁神的作用。

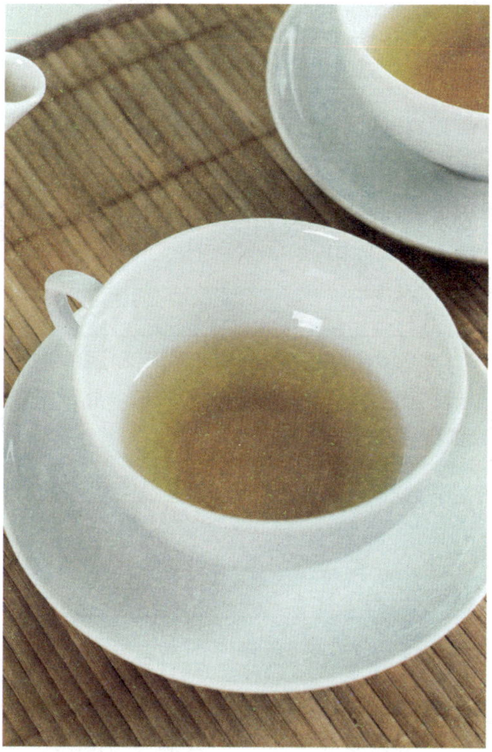

枸杞子天冬茶

适应证：慢性气管炎、肺结核、失眠等症状

原料

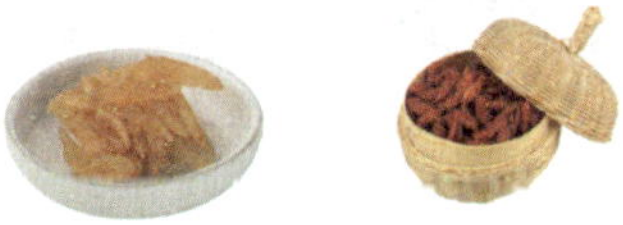

天冬20克　枸杞子15克

做法 ①将天冬、枸杞子分别制为粗末，放入保温杯中。②冲入沸水，加盖温浸30分钟，即可饮用。

重点提示

1.常饮可润肺补肾，效果甚佳。
2.脾胃虚寒、便溏者忌服。

茶效

◎枸杞子具有补肾润肺、养肝明目的功效；天冬具有养阴生津、润肺清心的功效。此款茶饮具有润肺安神的作用。

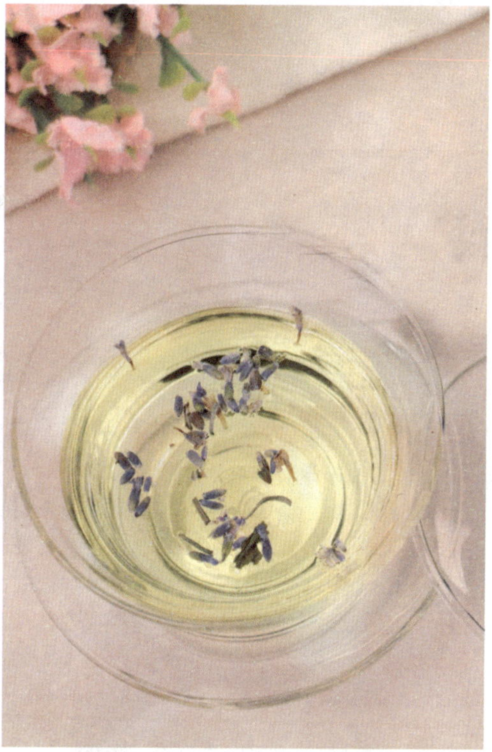

薰衣草舒眠茶

适应证：痤疮、失眠、口臭等症状

原料

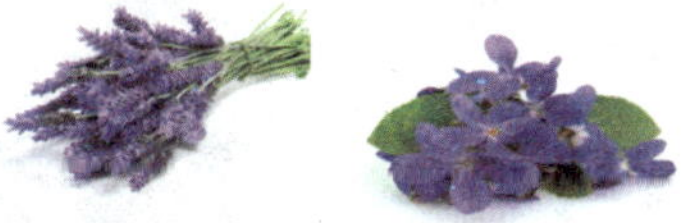

薰衣草1小匙　紫罗兰6朵

做法 ①热水倒入壶中湿壶后倒出，放入茶材。②冲入热开水，3～5分钟后即可饮用。

重点提示

1.精神紧张时饮用，能舒缓身心，对健康有效。
2.孕妇忌服。

茶效

◎薰衣草具有舒缓压力、松弛神经、改善睡眠的功效；紫罗兰具有清热解毒、美白祛斑、清除异味的功效；此款茶饮具有改善睡眠的功效。

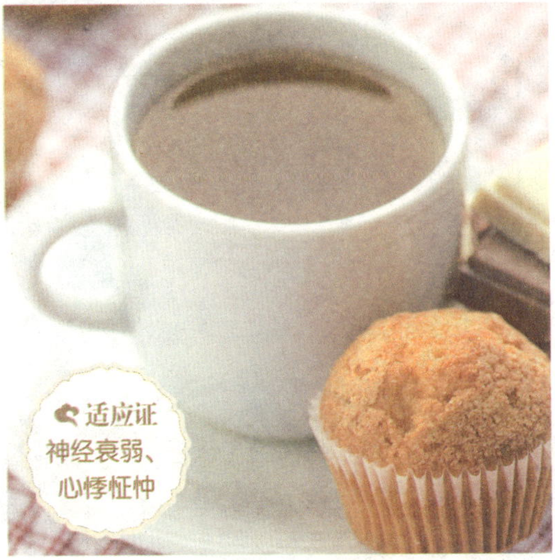
适应证
神经衰弱、
心悸怔忡

桂圆冰糖茶

原料 桂圆肉25克，冰糖10克

做法 ①把桂圆肉洗净。②把上述材料放入杯中，沸水冲泡，加盖闷5～10分钟，即可饮用。

茶效

◎桂圆肉具有安神健脾、止泻利尿的功效；加上冰糖，能适当调和味道。此款茶饮具有安神助眠的作用。

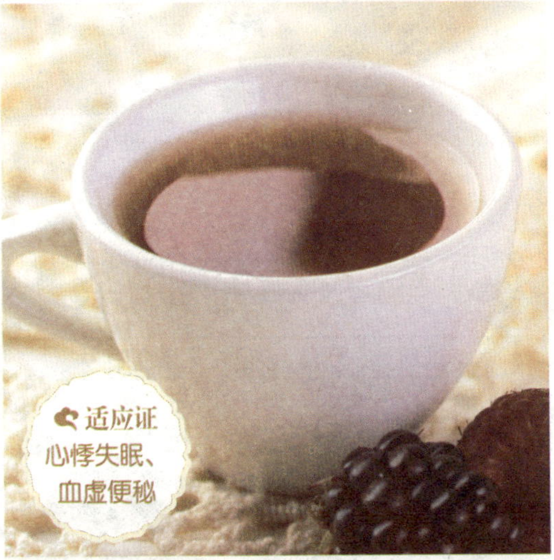
适应证
心悸失眠、
血虚便秘

桑葚生地茶

原料 桑葚子、生地、白芍各15克

做法 ①将上3味制为粗末，放入保温杯中。②冲入沸水，加盖温浸30分钟，即可饮用。

茶效

◎桑葚有补血滋阴、养肝益肾的功效；生地具有清热凉血、滋阴生津的功效。此款茶饮具有滋阴润燥、宁心安神的良好作用。

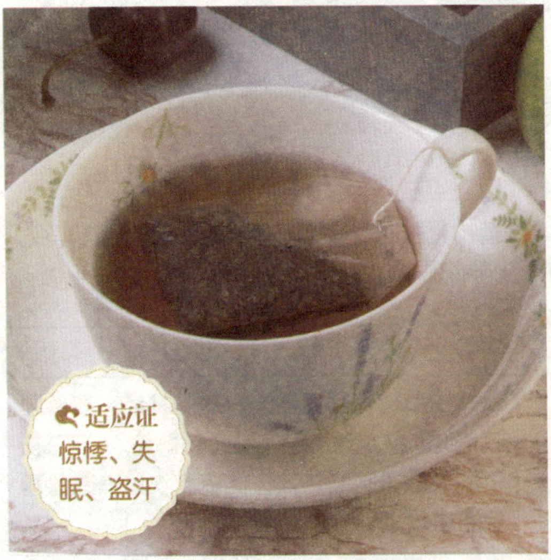
适应证
惊悸、失
眠、盗汗

菟丝子柏仁茶

原料 菟丝子15克，柏子仁9克

做法 ①将上2味捣碎，放入保温杯中。②冲入沸水，加盖温浸30分钟，即可饮用。

茶效

◎菟丝子具有滋补肝肾、固精缩尿的功效；柏子仁具有养心安神、润肠通便的功效。此款茶饮具有安神助眠的作用。

花草木三友茶

原料 菩提子、洋甘菊、薰衣草各适量

做法 ①将菩提子、洋甘菊、薰衣草一起放入茶壶中。②往茶壶中倒入热水，冲泡后即可饮用。

茶效

◎洋甘菊具有美容护肤、养心安神的功效；薰衣草具有舒缓压力、松弛神经、改善睡眠的功效。此款茶饮具有改善睡眠的良好作用。

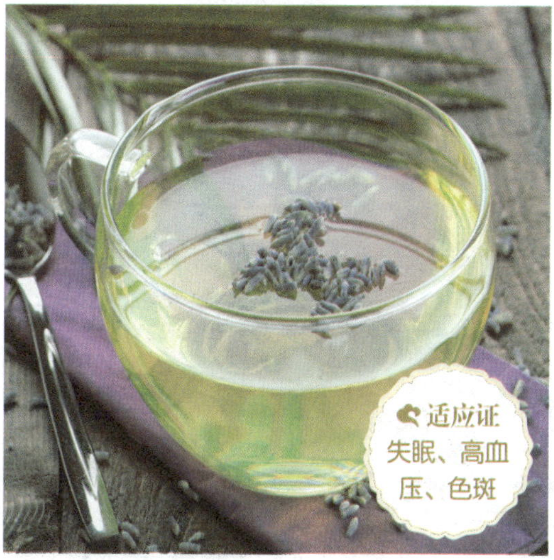
适应证
失眠、高血压、色斑

桂圆枣仁茶

原料 桂圆肉、酸枣仁、丹参各15克。

做法 ①将上3味制为粗末，放入保温杯中。②冲入沸水，加盖温浸30分钟，即可饮用。

茶效

◎桂圆肉具有安神健脾、止泻利尿的功效；酸枣仁具有宁心安神、养肝敛汗的功效。此款茶饮具有安神助眠的作用。

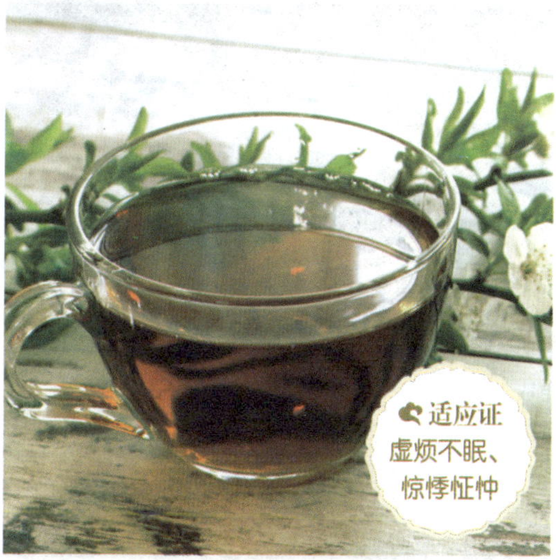
适应证
虚烦不眠、惊悸怔忡

白芍黄连茶

原料 白芍15克，黄连5克

做法 ①将上2味制为粗末，放入保温杯中。②冲入沸水，加盖温浸30分钟，即可饮用。

茶效

◎白芍具有养血补肝、缓中止痛、敛阴收汗的功效；黄连具有泻火祛湿、解毒杀虫的功效。此款茶饮具有清心安神和中下火的作用。

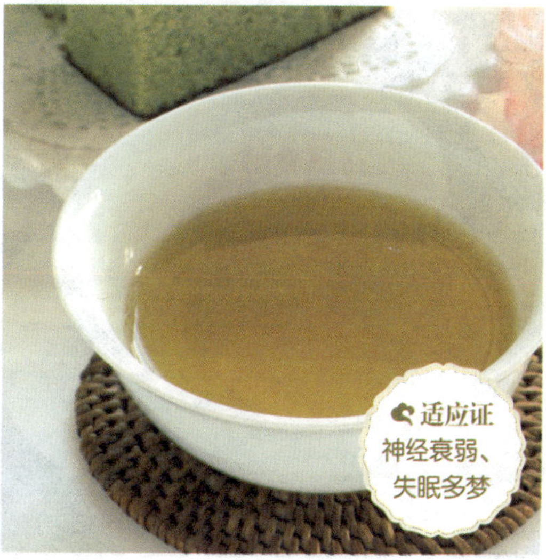
适应证
神经衰弱、失眠多梦

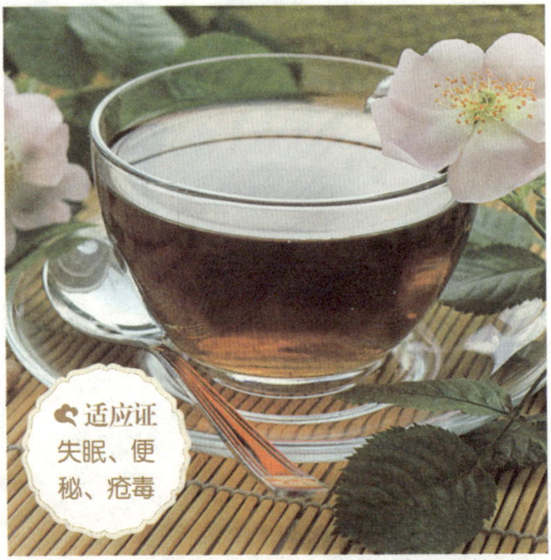
适应证
失眠、便秘、疮毒

百合玄参茶

原料 百合30克，玄参12克

做法 ①将百合、玄参一起放入砂锅中。②往砂锅中加水，煎沸40分钟，取汁，即可饮用。

茶效

◎百合具有润肺止咳、清心安神的功效；玄参具有滋阴降火、除烦解毒的功效。此款茶饮具有安神除烦的良好作用。

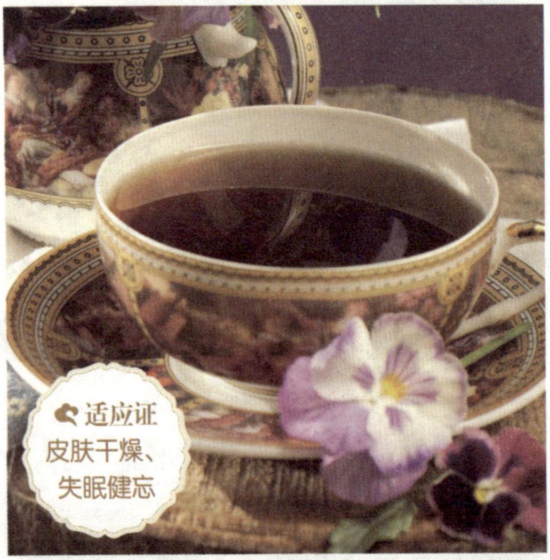
适应证
皮肤干燥、失眠健忘

紫罗兰护肤茶

原料 紫罗兰3克，茉莉花3克，金盏花5克

做法 ①将紫罗兰、茉莉花、金盏花同放入茶杯中。②倒入沸水，浸泡5分钟后饮用。

茶效

◎紫罗兰具有清热解毒、美白祛斑的功效；茉莉花具有理气解郁的功效；金盏花具有消炎抗菌的功效。此款茶饮具有润肤、助眠的作用。

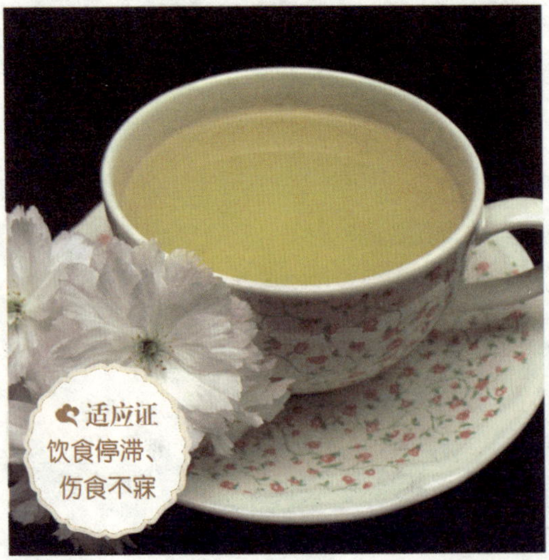
适应证
饮食停滞、伤食不寐

莱菔子茶

原料 莱菔子10克，生姜2片

做法 ①将莱菔子炒黄，捣碎，与生姜片一同放入杯中。②用沸水冲泡，取汁，即可饮用。

茶效

◎莱菔子具有消食除胀、降气化痰的功效；生姜有解表散寒、止呕化痰的功效。此款茶饮具有理气散寒、安神助眠作用。

西洋参桂圆茶

适应证
虚热烦闷、
失眠心烦

原料 西洋参12克，桂圆肉、酸枣仁各15克，白糖10克

做法 ①将诸药制粗末，放入砂锅中。②加水煎煮30分钟，取汁调白糖饮用。

茶效

◎西洋参有益肺阴、清虚火、生津止渴的功效；桂圆肉具有安神健脾、止泻利尿的功效。此款茶饮具有安神清热的作用。

营养红茶

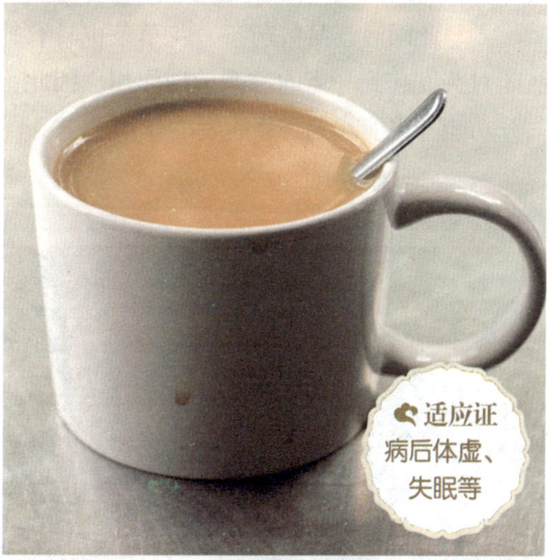
适应证
病后体虚、
失眠等

原料 红茶3克，麦片6克，牛奶适量

做法 ①将红茶和麦片放入杯中。②牛奶入锅加热至沸。③将牛奶倒入红茶杯中即可。

茶效

◎红茶具有助消化、增食欲、利尿消肿的功效；原味麦片具有养心安神、润肺通肠、补虚养血、促进代谢的功效。此款茶饮具有美容养颜、宁心安神的作用。

石菖蒲绿茶

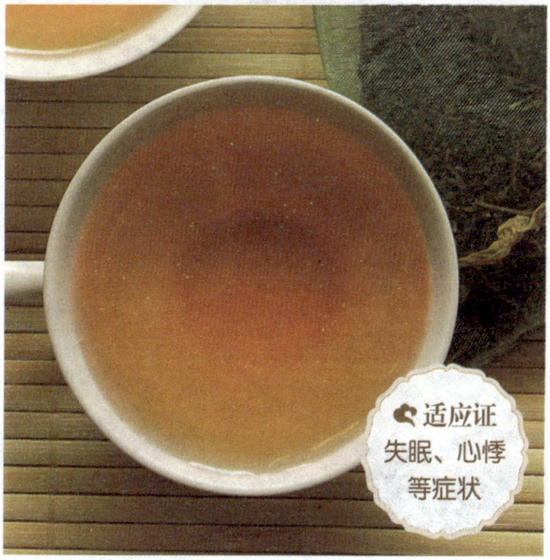
适应证
失眠、心悸
等症状

原料 石菖蒲2克，茉莉花3克，绿茶4克

做法 ①将诸药同研粗末，入茶壶中。②倒入沸水冲泡，5分钟后即可饮用。

茶效

◎石菖蒲具有开窍醒神、化湿和胃、宁神益志的功效。此款茶饮具有理气化湿、安神补脑的作用。

防治脱发

脱发是指头发脱落的现象。正常脱落的头发都是处于退行期及休止期的毛发；病理性脱发是指头发异常或过度的脱落，其原因很多，比如内分泌失调、精神创伤等，而且根治不易。

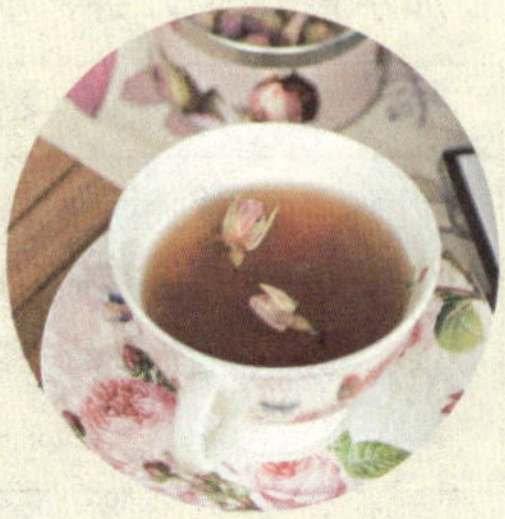

导致脱发的主要原因是营养不足。而合理的膳食是供给毛发营养的重要因素。蛋白质、碳水化合物、脂肪、维生素、矿物质是毛发健康的营养资源。为了防治脱发，除了要合理安排饮食以外，采用茶疗也有不错的辅助效果。

据有关的报道，茶叶中的茶多酚对毛发的生长具有促进作用，对抑制脱发有显著的预防作用。

与此同时，某些药茶、花草茶也具有补肾、养血等多种功效，其含有的某些物质能对头发起到一定的滋润护理作用。因此，不管男女老少，适当饮茶能调节身体各部分功能，也能起到防止脱发的作用。

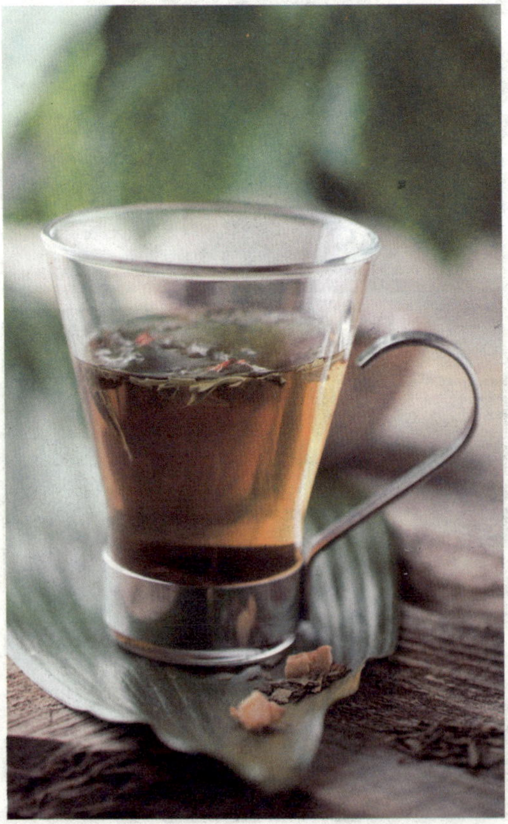

芝麻养发茶

适应证：肾阴不足、皮肤干燥、毛发干枯等

原料

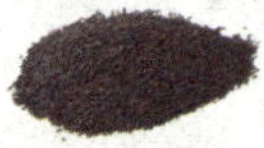

黑芝麻2克

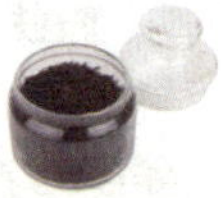

茶叶3克

做法 ①将芝麻焙黄，加入茶叶拌匀。②加适量水煎沸3分钟，待茶温即可饮用。

重点提示

1. 肝肾不足导致视物不清、发枯发落、头发早白者饮用有益。
2. 慢性肠炎、便溏腹泻患者不宜多用。

茶效

◎芝麻具有润肠、通乳、补肝、益肾、养发、强身体、抗衰老等食疗作用；茶叶可清热解毒。二者为茶，能起到滋阴补肾、滋养毛发的作用。

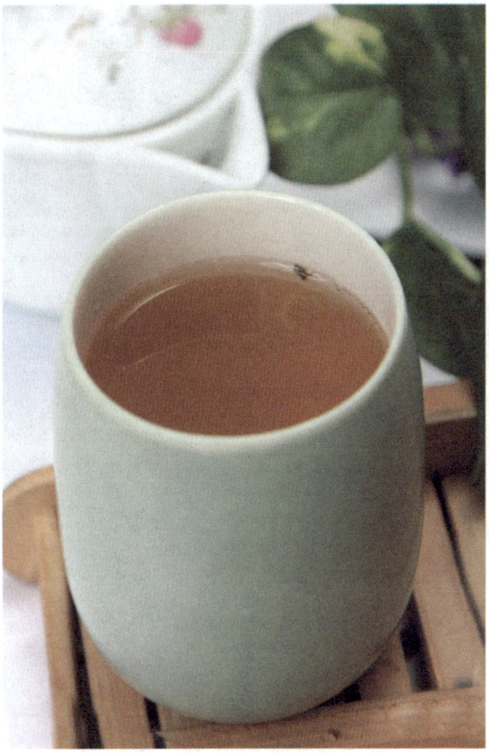

杜仲茶

适应证：精血亏虚、头晕眼花、须发早白

原料

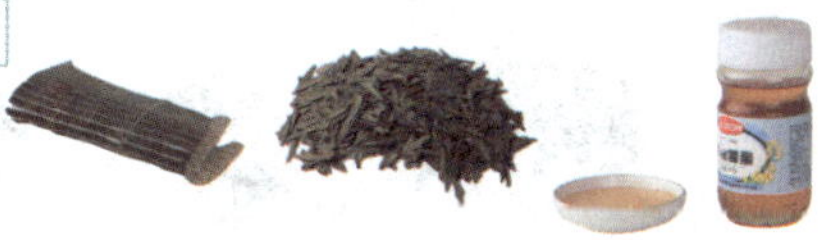

杜仲6克　绿茶适量　蜂蜜适量

做法 ①将杜仲研成粗末。②用沸水冲泡绿茶，滤出茶水冲杜仲，加蜂蜜即可饮用。每日2次，每次3克。

重点提示

1.肝肾亏虚、头发脱落者饮用较好。

2. 阴虚火旺者慎服。

茶效

◎杜仲具有降血压、补肝肾、强筋骨、安胎气的功效。饮用此款茶饮，能起到补肝肾、强筋骨、降血压、防脱发的作用。

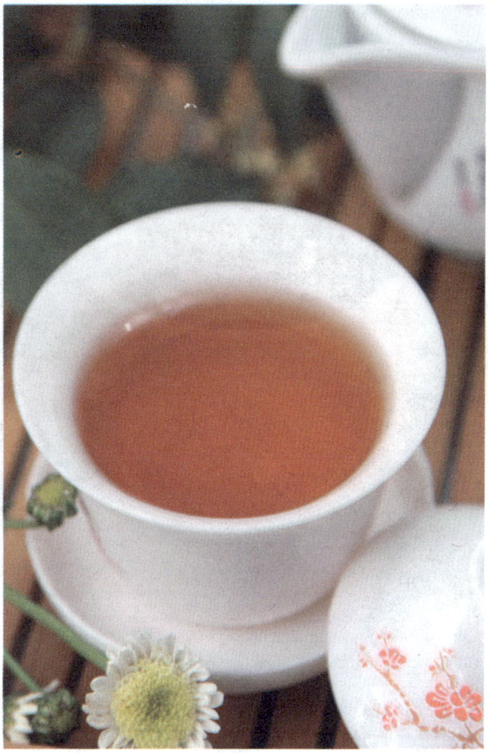

松针首乌茶

适应证：肝肾亏虚导致脱发

原料

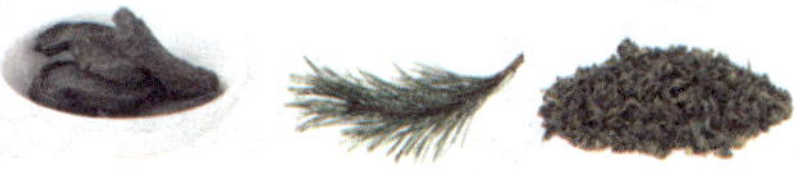

何首乌15克　松针25克　乌龙茶5克

做法 ①先将首乌、松针或松花煎沸20分钟，去渣。②以药汁冲泡乌龙茶，静置5分钟即可饮用。每日1剂，不拘时饮服。

重点提示

1.脱发者饮用较佳。

2.大便溏泄及有湿痰者不宜服用。

茶效

◎首乌能补益精血、乌须发、强筋骨、补肝肾；松针中含有一种松针发根素，能使毛囊长出3 5根头发。此款茶可补精益血、扶正祛邪。

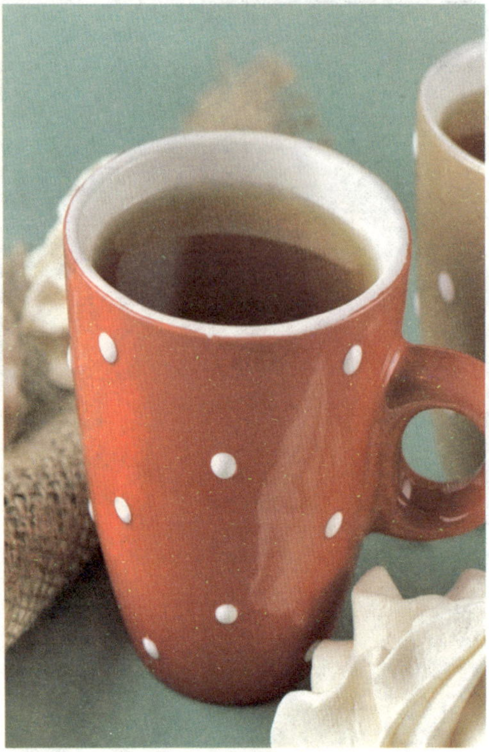

花生红枣饮

适应证：脱发

原料

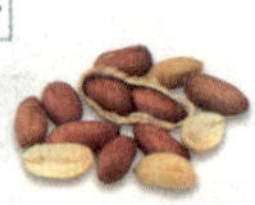
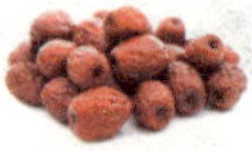
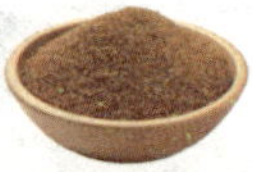

花生米90克　红枣10枚　红糖适量

做法 ①花生米用温水泡发，保留此水。②取花生衣与红枣同放入锅内，再入泡花生米的水，小火煎煮半小时，加入红糖即成。

重点提示

1. 适于身体虚弱者，生发、乌发效果较好。
2. 腹部胀满、便秘者忌用。

茶效

◎花生可以促进人体的新陈代谢、增强记忆力，可益智、抗衰老；红枣可补脾和胃、益气生津。二者为茶，能起到补气滋阴、养血生发的作用。

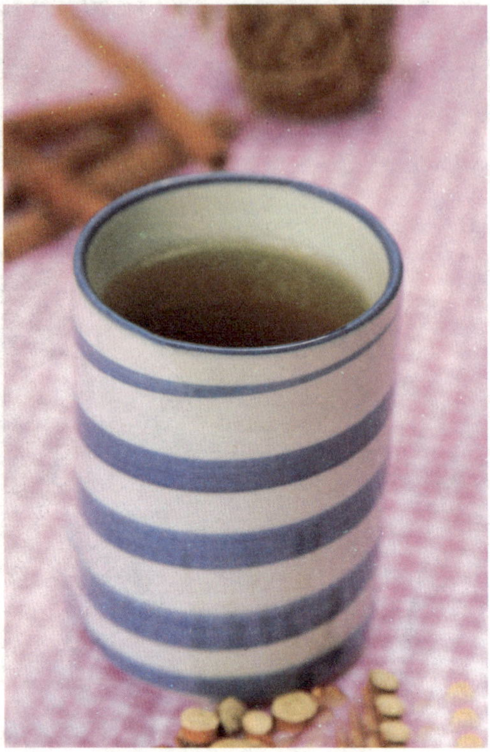

甘草白术茶

适应证：肾虚体弱、脱发

原料

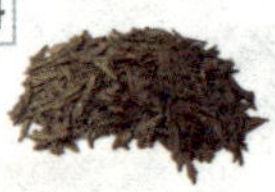
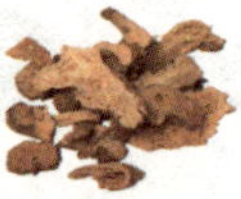
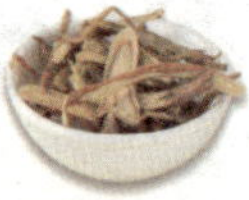

绿茶3克　白术12克　甘草3克

做法 ①将白术、甘草同入锅内加水500毫升。②煮沸10分钟左右，加入绿茶冲泡即可，分3次温饮，再泡再服，日服1剂。

重点提示

1. 因肾虚引起少发、干发、脱发，宜饮用。
2. 湿热中阻、呕吐、水肿、高血压者忌服。

茶效

◎白术有健脾益气、燥湿利水、止汗安胎的功效；甘草有补脾益气、清热解毒、祛痰止咳、缓急止痛等作用。此款茶可健脾补肾、益气生血、滋养毛发。

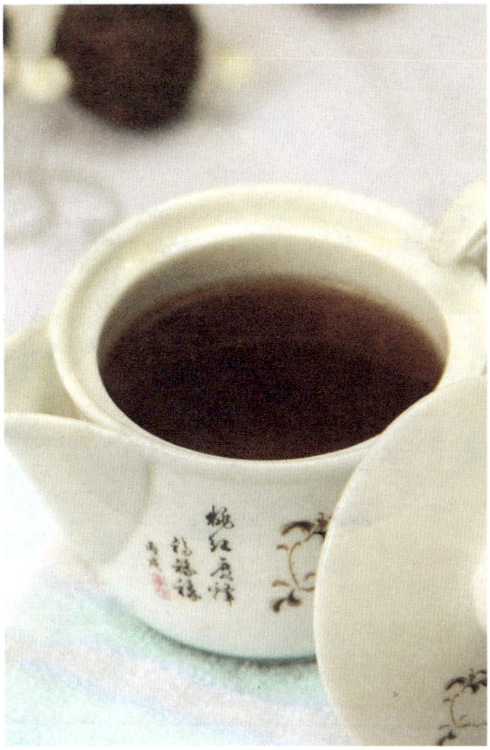

乌发茶

适应证：脱发、白发

原料

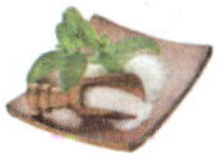

白糖10克

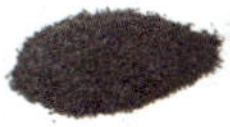

黑芝麻500克

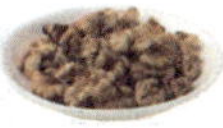

核桃仁200克

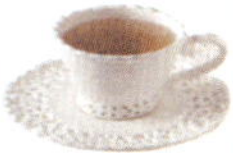

茶适量

做法 ①将黑芝麻、核桃仁分别拍碎，再一起放入茶杯中。②往茶杯中加入白糖，用茶冲服后饮用。

重点提示

1.头发枯黄、脱落者饮用较佳。
2. 腹泻、阴虚火旺者忌用。

茶效

◎核桃仁有温补肺肾、定喘润肠的功效，可治肝肾亏虚所致腰腿酸软、须发早白等；芝麻具有养发、抗衰老的食疗作用。二者为茶，可乌发，防脱发。

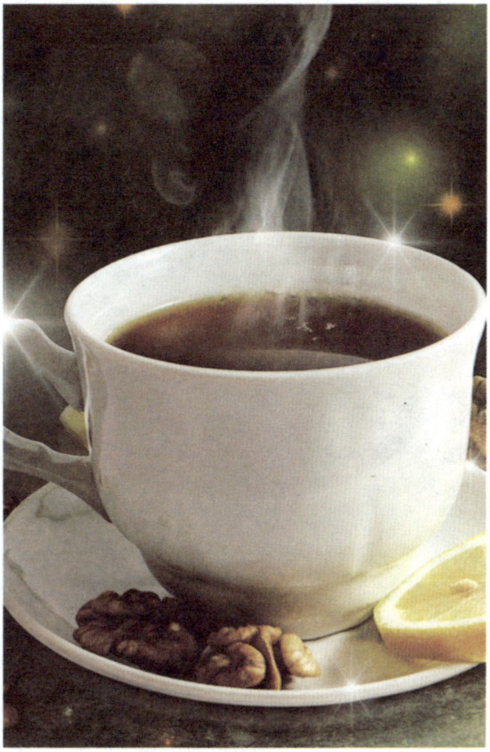

核桃仁首乌茶

适应证：须发早白、咳嗽、筋骨疼痛等症状

原料

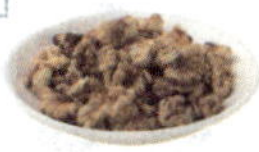

核桃仁30克

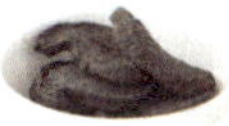

何首乌20克

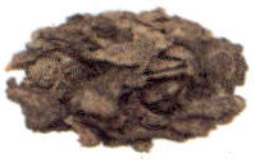

川芎5克

做法 ①将核桃仁、何首乌、川芎制为粗末，放入保温杯。②冲入沸水，加盖温浸30分钟，即可饮用。

重点提示

1.常饮此茶，止咳润肺，营养毛发。
2.腹泻、阴虚火旺者忌服。

茶效

◎核桃仁具有温补肺肾、定喘润肠的功效；何首乌具有抗衰护发、补肝益肾的功效。此款茶饮具有乌发定喘的作用。

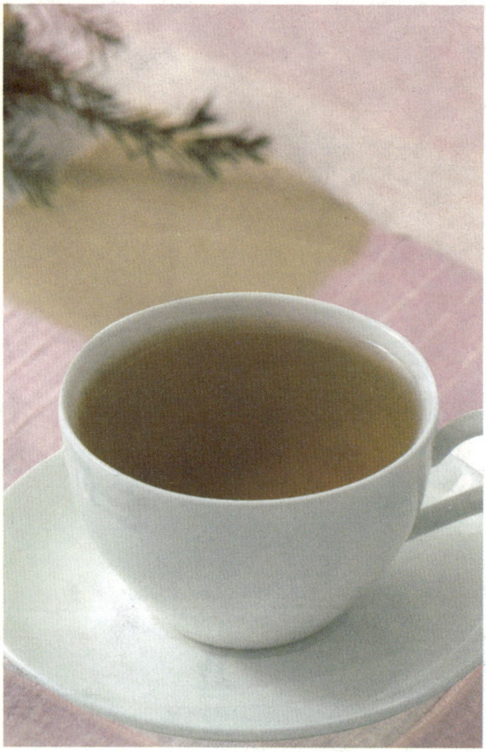

淮山生地茶

适应证：血虚风燥型脱发

原料

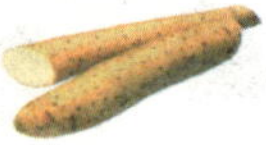

淮山片45克

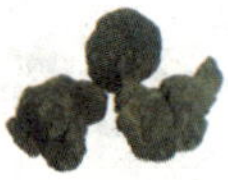

生地30克

做法 ①将淮山片和生地研成粗末，放入保温杯中。②倒入沸水冲泡，加盖静置半小时即可饮用。

重点提示

1.脱发者饮用较佳。

2.腹泻者或患有感冒、发热者不宜服用。

茶效

◎生地具有清热凉血、养阴、生津的功效；淮山具有补脾养胃、生津益肺、补肾涩精等作用。二者为茶，能起到滋阴清热、滋养毛发的作用。

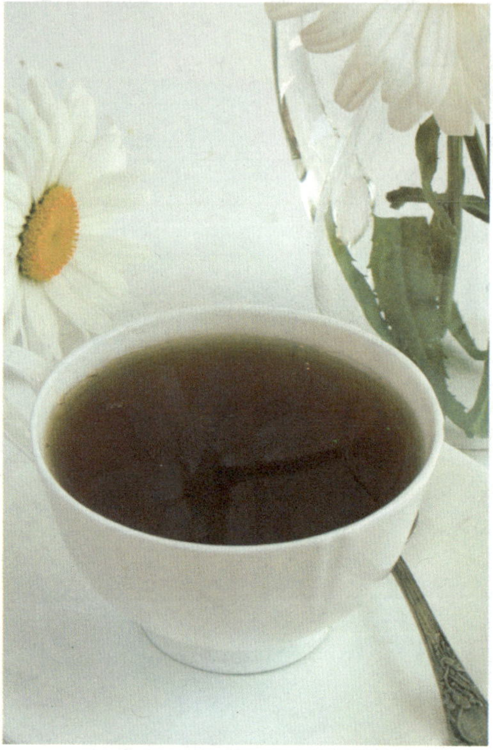

黑芝麻桑叶茶

适应证：发枯发落、眼花、头发早白等症状

原料

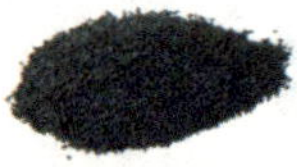

黑芝麻600克

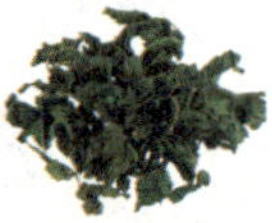

桑叶180克

做法 ①将黑芝麻略炒，与桑叶共研为末，混匀备用。②每次取药9克，放入杯中，用沸水冲泡。

重点提示

慢性肠炎、便溏腹泻、阳痿、遗精患者，切忌服用。

茶效

◎黑芝麻具有润肠通乳、补肝益肾、养发强身的功效；桑叶具有散风清热、凉血明目的功效。此款茶饮具有散风乌发的作用。

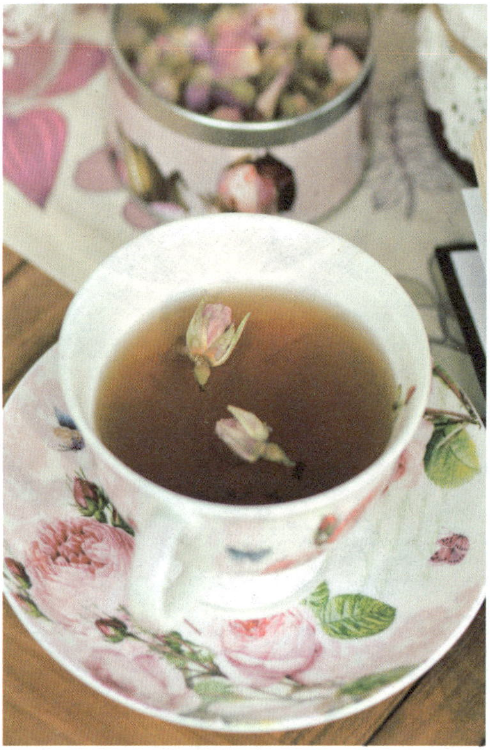

山楂红花茶

适应证：闭经、脱发、食欲不振等症状

原料

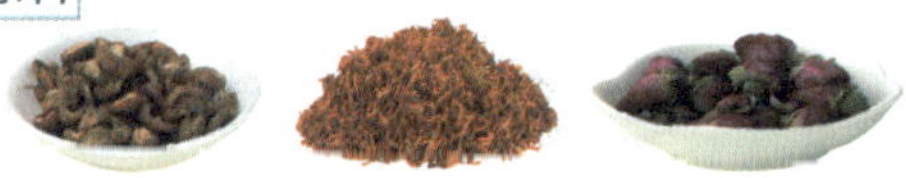

山楂15克　红花6克　玫瑰花10克

做法 ①将山楂、红花、玫瑰花一起放入茶壶中。②倒入适量开水冲泡，过滤取汁，待凉后即可饮用。

重点提示

1.女性饮用此款茶饮效果甚佳。
2.脾胃虚弱、胃有不适者忌服。

茶效

◎山楂具有消食化积、行气散瘀的功效；红花具有活血通经、化瘀止痛的功效；此款茶饮具有活血化瘀的功效。

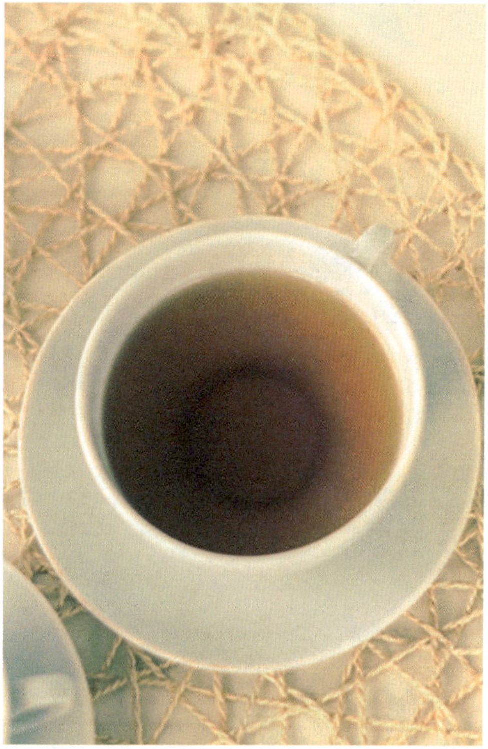

首乌红枣茶

适应证：脱发、须发早白、腰膝软弱等症状

原料

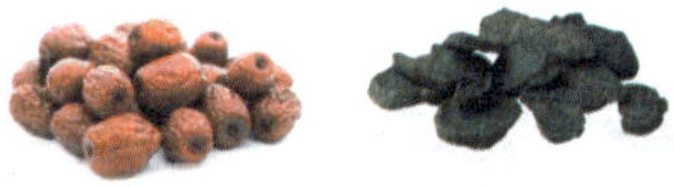

红枣8枚　首乌20克

做法 ①将红枣洗净，去核。②将红枣及首乌入锅，加适量清水煎煮10分钟即可滤取茶汁，待温饮用。

重点提示

1.女性常饮，效果甚佳。
2.大便溏稀、腹痛痰饮者忌服。

茶效

◎红枣具有补脾和胃、益气生津的功效；首乌具有抗衰护发、补肝益肾的功效；此款茶饮具有理气润发的功效。

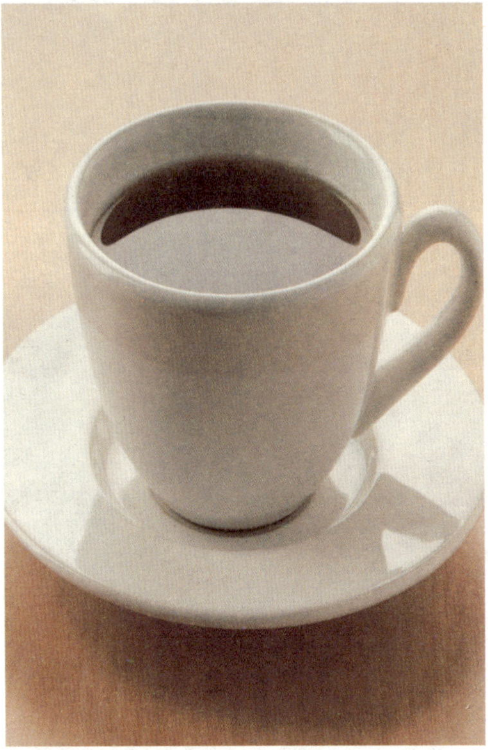

黑芝麻枸杞茶

适应证：须发早白、耳鸣耳聋等症状

原料

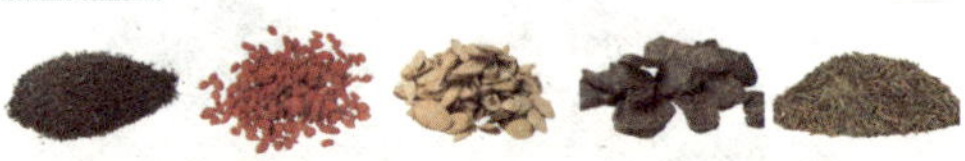

黑芝麻50克　枸杞30克　桑枝20克　制首乌20克　侧柏叶15克

做法 ①将黑芝麻、枸杞、桑枝、制首乌、侧柏叶一起放入砂锅中。②加水煎煮50分钟，取汁，即可饮用。

重点提示

腹泻腹痛、阳痿遗精者最好不用饮用此款茶饮。

茶效

◎黑芝麻具有润肠通乳、补肝益肾、养发强身的功效；制首乌具有抗衰护发、补肝益肾的功效。此款茶饮具有乌发润肠的作用。

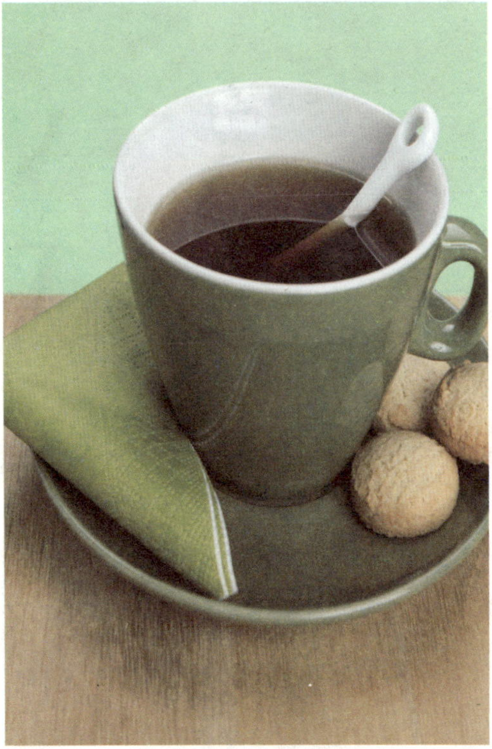

乌发童颜茶

适应证：肝肾两虚、头晕目花、脱发等

原料

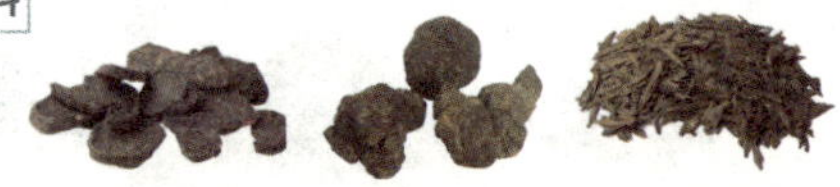

制首乌等份　生地等份　绿茶等份

做法 ①将制首乌、生地、绿茶一起放入砂锅内，加水煎煮。②取汁饮服。

重点提示

1. 未老先衰、头发早白及脱落、贫血体弱者饮用此茶效果较佳。
2. 脾虚湿滞、腹满便溏者不宜饮用此茶。

茶效

◎首乌是抗衰护发的滋补佳品，有补肝益肾、养血祛风的功效，治肝肾阴亏、发须早白；生地具有清热凉血、养阴、生津的功效。此款茶能补肝肾、强筋骨、乌须发。

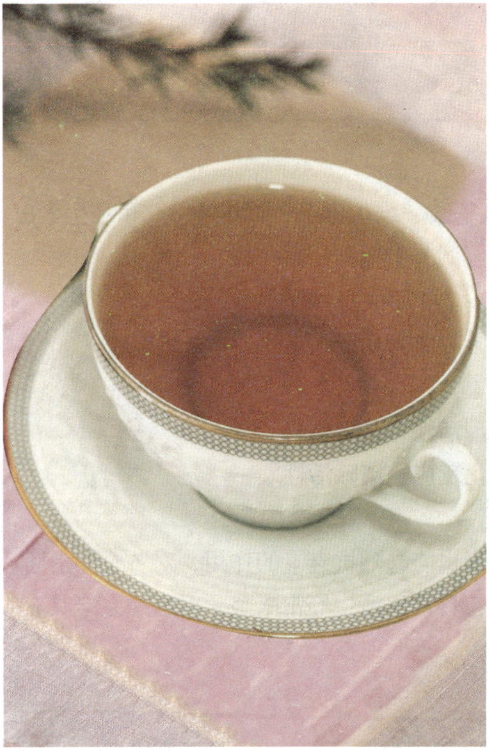

桂花红枣生发茶

适应证：脂溢性脱发

原料

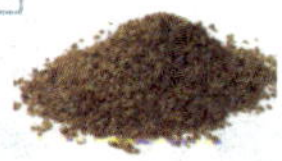
干桂花2克

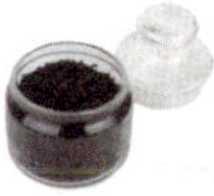
茶叶2克

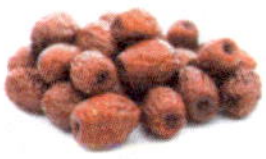
红枣 5枚

做法 ①将干桂花、茶叶、红枣混合。②用沸水冲泡，静置5分钟即可饮用，每日饮两次。

重点提示

1. 脂溢性脱发导致头皮油腻者饮用较好。
2. 腹部胀满、便秘、消化不良者忌饮。

茶效

◎红枣有补脾和胃、益气生津、调营卫、解药毒等功效；桂花能温经活血。二者与茶叶相配，能起到强肌润肤、乌发养颜的作用。

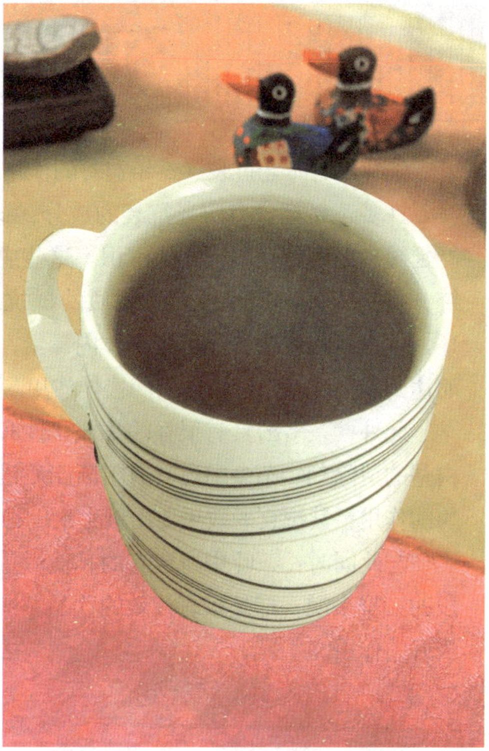

双地首乌茶

适应证：脱发、须发早白、肝肾阴亏等症状

原料

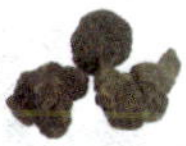
生地20克

熟地20克

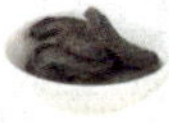
何首乌20克

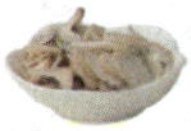
白芍20克

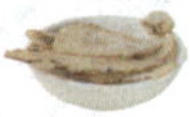
当归20克

做法 ①将上5味制为粗末，放入保温杯中。②冲入沸水，加盖温浸30分钟，即可饮用。

重点提示

1.用于乌发防脱发，常饮有效。
2.大便溏泄、有湿痰者忌服。

茶效

◎生地具有清热凉血、滋阴生津的功效；何首乌具有抗衰护发、补肝益肾的功效。此款茶饮具有滋阴凉血的作用。

延缓衰老

茶叶具有防老抗衰、延年益寿的作用。

许多茶材都含有防老抗衰的成分，如氨基酸、维生素等，而维生素C和维生素E能延缓衰老则是众所皆知的常识。这些成分可调节中枢神经系统，提高人体对病毒或有害物质的抵抗力，并可加快身体循环、促进新陈代谢，还可排出体内毒素，改善心血管功能，从而达到养生滋补、延年益寿的极佳作用。

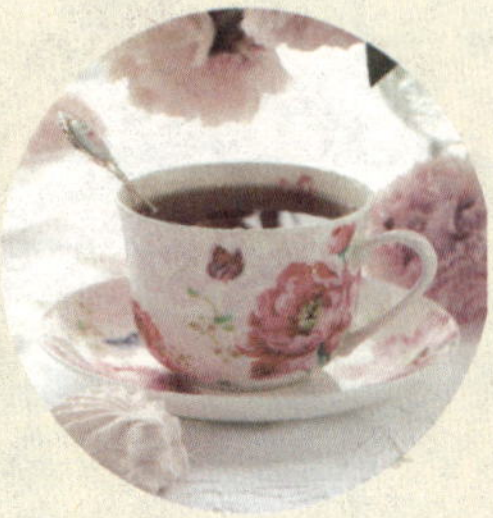

此外，茶多酚具有很强的抗氧化性和生理活性，是人体自由基的清除剂。茶多酚还具有阻断脂质过氧化反应、清除活性酶的作用，其抗衰老效果要比维生素E强18倍。

与此同时，茶叶中所含有的其他微量元素也能起到抗衰老的作用，对各个年龄阶段的人群来说，都是极有疗效的饮品。所以，日常生活中经常喝茶，对延缓衰老具有极好的作用。

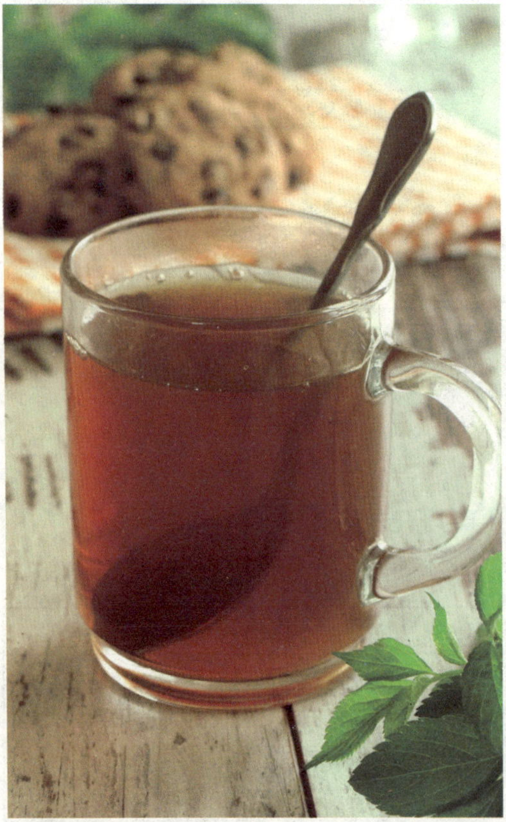

延寿红茶

适应证：体虚神衰

原料

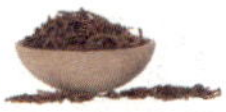
远志2克

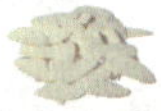
淮山片2克

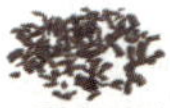
巴戟2克

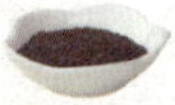
菟丝子2克

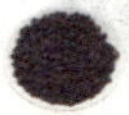
五味子2克

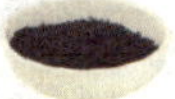
红茶10克

做法 ①用500毫升水煎煮上药。②至水沸后10～15分钟，冲泡红茶饮用。可加蜂蜜。冲饮至味淡。

重点提示

1.中老年神疲力倦者饮用较佳。

2.外有表邪、内有实热者不宜用。

茶效

◎远志安神益智、祛痰、解郁；淮山补脾养胃、生津益肺、补肾涩精；巴戟补肾阳、壮筋骨、祛风湿；五味子敛肺、滋肾、生津、收汗。此茶可延年益寿，益智宁神。

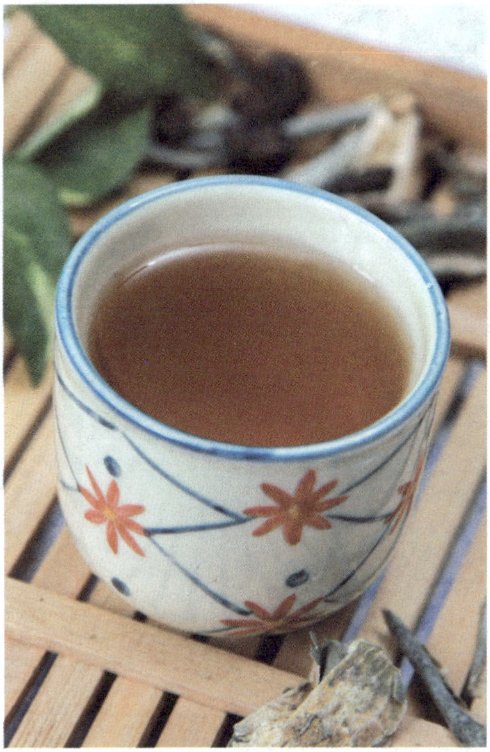

乌龙山楂茶

适应证：动脉硬化、高血脂、须发早白等

原料

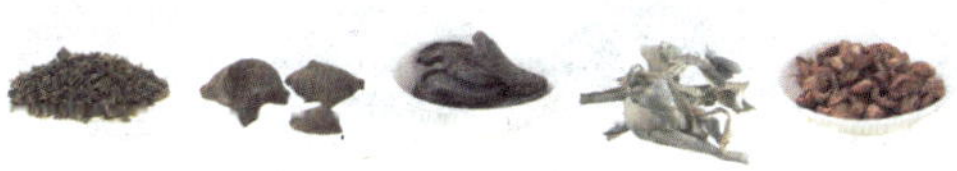

乌龙茶3克　槐角18克　何首乌30克　冬瓜皮18克　山楂肉15克

做法 ①将槐角、何首乌、冬瓜皮、山楂肉一起放入砂锅中。②加水煎药，去渣，取汁冲泡乌龙茶即可。

重点提示

1.患有老年病的人饮用此款茶效果较佳。
2.大便溏泄及有湿痰者不宜服用。

茶效

◎何首乌是抗衰护发的滋补佳品，有补肝益肾、养血祛风的功效；冬瓜皮清热凉血，滋阴润燥。此款茶具有抗衰防老、延年益寿的良好功效。

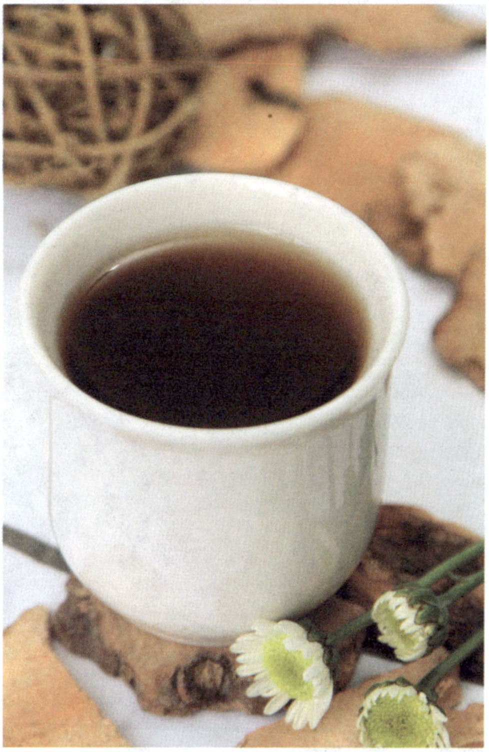

乌龙茯苓溶脂茶

适应证：咳嗽久喘、高血压、神衰力疲

原料

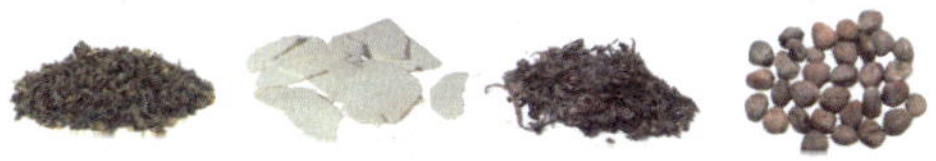

乌龙茶5克　茯苓3克　普洱茶2克　莱菔子2克

做法 ①将乌龙茶、茯苓、普洱茶、莱菔子一起放入砂锅中。②加入300毫升开水中冲泡3分钟即可。

重点提示

1.消化不良时饮服，效果甚佳。
2.气虚、无食积、痰滞者慎服。

茶效

◎茯苓具有利水祛湿、健脾补中、宁心安神的功效；莱菔子具有消食除胀、降气化痰的功效。此款茶饮具有延缓衰老的作用。

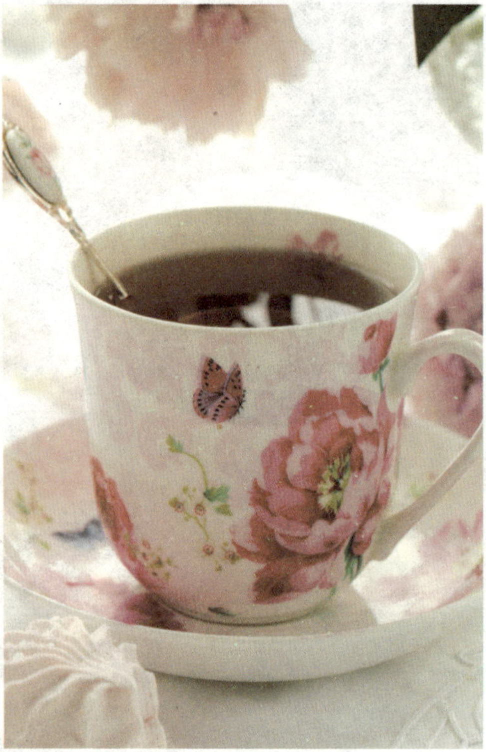

康乃馨茶

适应证：内分泌失调、心烦不安、皮肤暗沉

原料

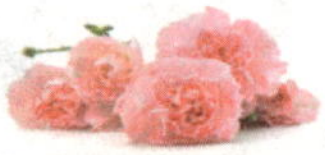

康乃馨6克

做法 ①将康乃馨放入茶杯中。②倒入沸水，加盖浸泡5分钟后饮用。

重点提示

1. 内分泌紊乱、女性更年期时饮用，效果颇佳。
2. 寒性体质者不宜饮用。

茶效

◎康乃馨具有滋阴补肾、活血理气、乌发润肤、调节内分泌等功效。此款茶饮具有排毒养颜、延缓衰老的作用。

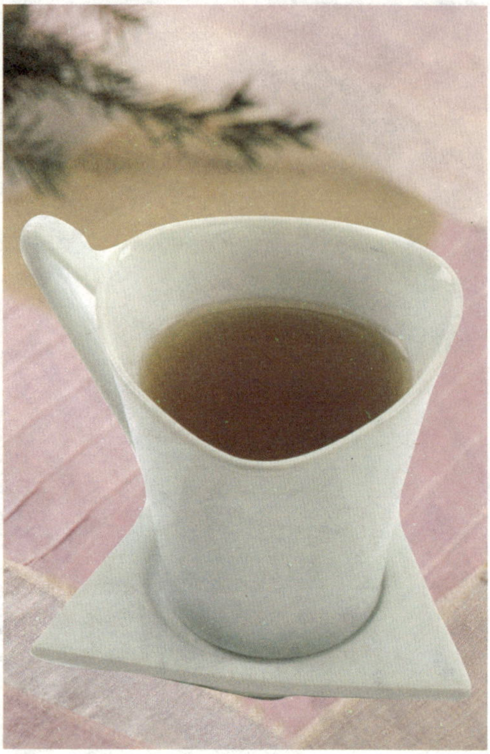

芝麻绿茶

适应证：早衰

原料

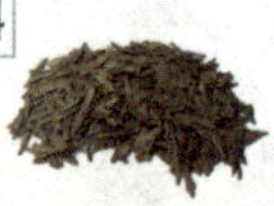

绿茶10克

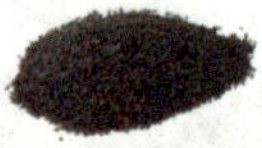

黑芝麻30克

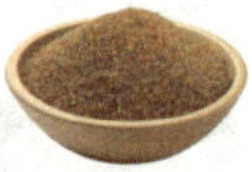

红糖10克

做法 ①黑芝麻入锅，炒香备用。②将绿茶放入茶壶，用沸水略冲，去除杂质后将水倒除。③茶壶中再加入黑芝麻，注入沸水，约2分钟后倒入杯中，加红糖拌匀即可。

重点提示

慢性肠炎、便溏腹泻、阳痿遗精者忌饮。

茶效

◎黑芝麻具有润肠通乳、补肝益肾、抗衰老的功效；绿茶具有消炎抗菌、防癌抗癌的功效。此款茶饮具有延缓衰老的作用。

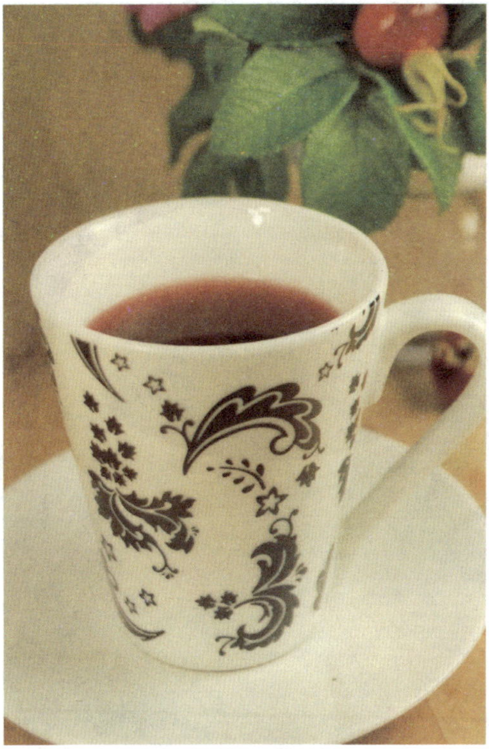

草菇红茶饮

适应证：早衰

原料

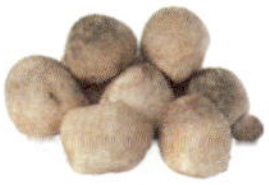

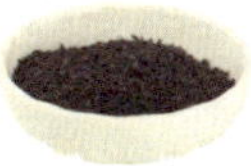

干草菇3克　红茶3克

做法 ①将干草菇捣碎，与红茶混匀后放入杯中。②倒入开水，冲泡饮用。

重点提示

1.高血压、高血脂患者饮用最佳；老年人常饮有益。
2.脾胃虚寒者不宜饮用。

茶效

◎草菇具有清热解暑、养阴生津、降压、降血脂、滋阴壮阳等功效。此款茶饮具有预防早衰、抗衰老的作用。

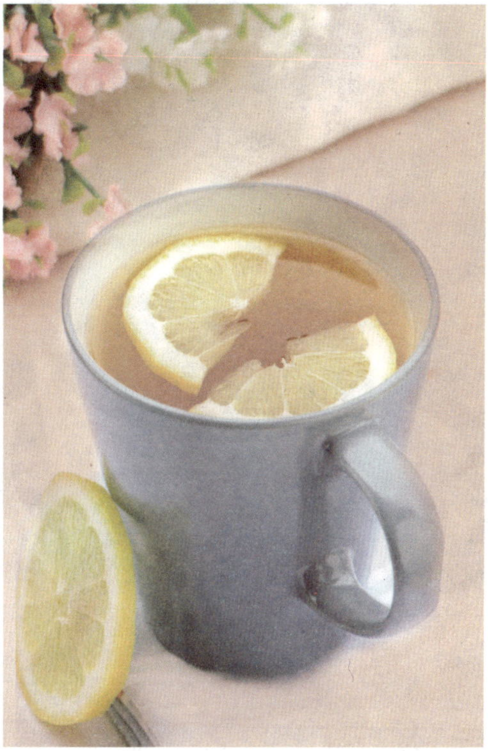

桃花百合柠檬茶

适应证：色斑、皮肤暗沉

原料

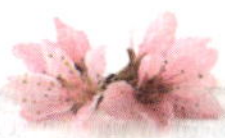

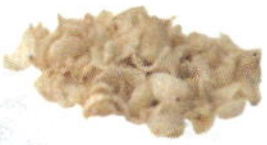

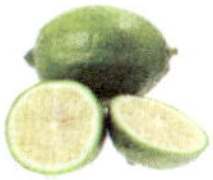

桃花3克　干百合5克　柠檬2克

做法 ①将桃花、百合、柠檬一起放入茶杯中。②往茶杯中倒入沸水，加盖闷泡5分钟后饮用。

重点提示

1.皮肤松弛显老时饮用，效果颇佳。
2.孕妇不宜饮用。

茶效

◎桃花具有改善血液循环、防治色斑形成的功效；百合具有清热降火、防止皮肤粗糙的功效；柠檬具有延缓皮肤衰老的功效。此款茶饮具有美白嫩肤、延缓衰老的作用。

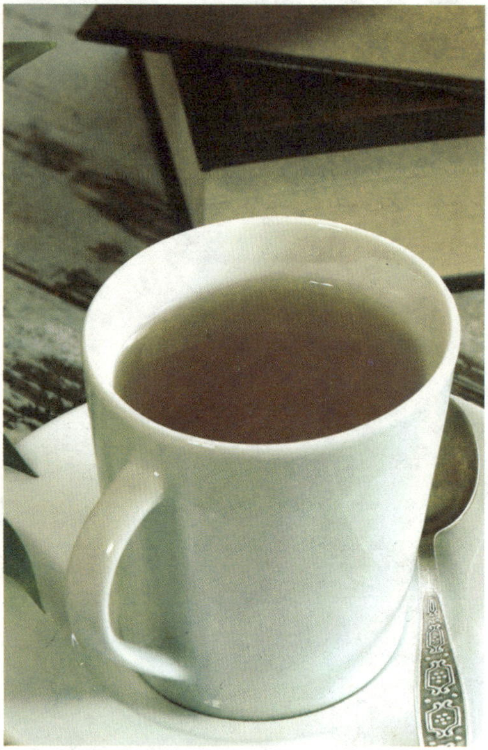

益智安神茶

适应证：中老年体虚、精力不济

原料

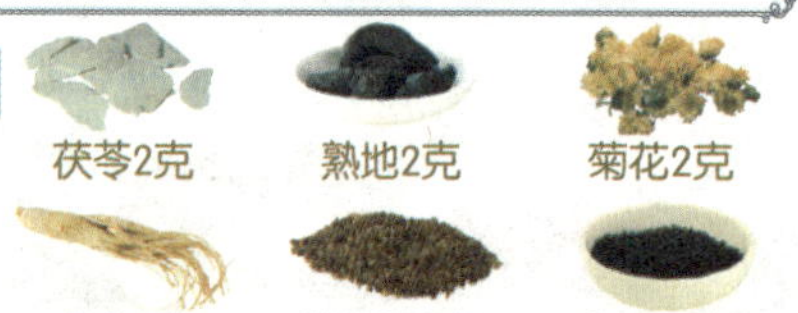

茯苓2克　熟地2克　菊花2克

人参2克　柏子仁2克　红茶5克

做法 ①用500毫升水煎煮上述药材。②至水沸后12分钟左右，滤取汁液冲泡红茶饮用。

重点提示

1.中老年人体力不支者饮用较佳。
2.便溏及痰多者忌服。

茶效

◎人参大补元气、复脉固脱；菊花疏风清热，清肝明目；茯苓祛湿、解毒、通利关节；柏子仁养心安神、润肠通便。此茶可补脏益智，延缓衰老。

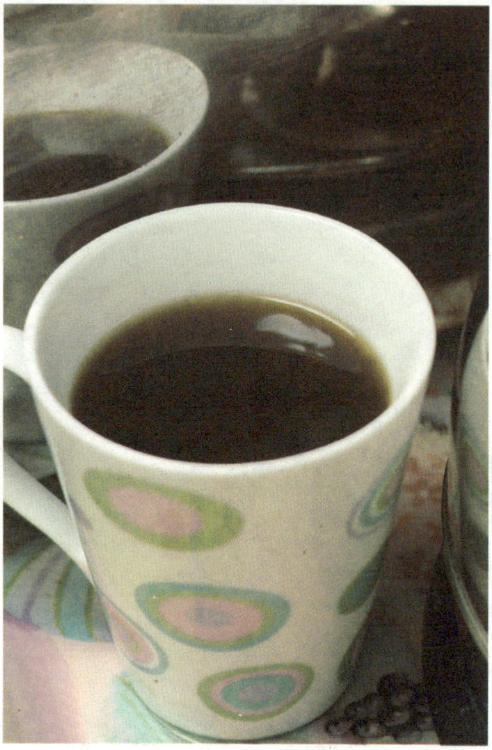

补肾健骨茶

适应证：中老年体弱多病者

原料

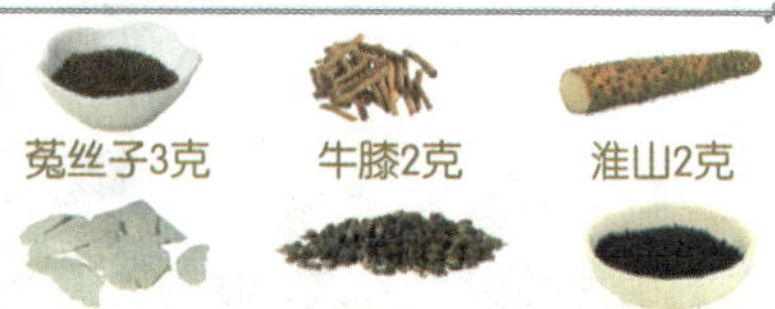

菟丝子3克　牛膝2克　淮山2克

茯苓2克　续断2克　红茶10克

做法 ①用500毫升水煎煮上药。②至水沸后10～15分钟，冲泡红茶饮用。③可加蜂蜜。冲饮至味淡。

重点提示

1.中老年人体弱多病、精力不济者饮用较佳。
2. 阴虚火旺、便秘者忌用。

茶效

◎菟丝子能滋补肝肾，固精缩尿；牛膝可逐瘀通经，通利关节，利尿通淋，补益肝肾；茯苓祛湿，解毒，通利关节；续断补肝肾，续筋骨，调血脉。此款茶补脾肾、防衰老。

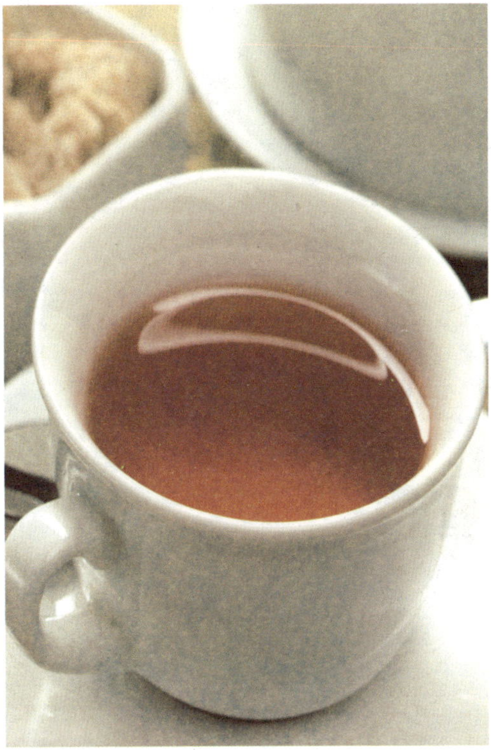

求真养生茶

适应证：体胖痰湿、筋骨酸软

原料

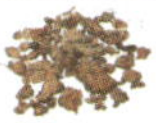
苍术2克
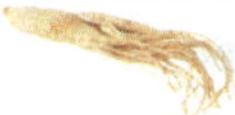
人参2克
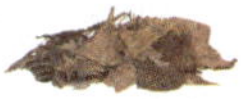
淫羊藿2克
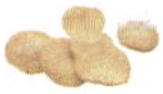
泽泻2克
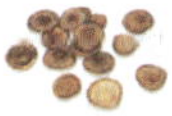
鹿茸0.5克
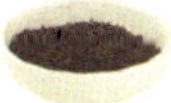
红茶5克

做法 ①砂锅中加500毫升水煎煮上药。②至水沸后12分钟左右，泡红茶饮用。可加蜂蜜。冲饮至味淡。

重点提示

1.中老年人身体较胖且有痰湿者饮用较佳。
2.阴虚阳亢、血分有热者忌用。

茶效

◎苍术燥湿健脾、祛风散寒；人参大补元气、复脉固脱；泽泻利水、渗湿、泄热；鹿茸补肾壮阳、益精生血、强筋壮骨。此款茶可补阳祛湿，强身壮体。

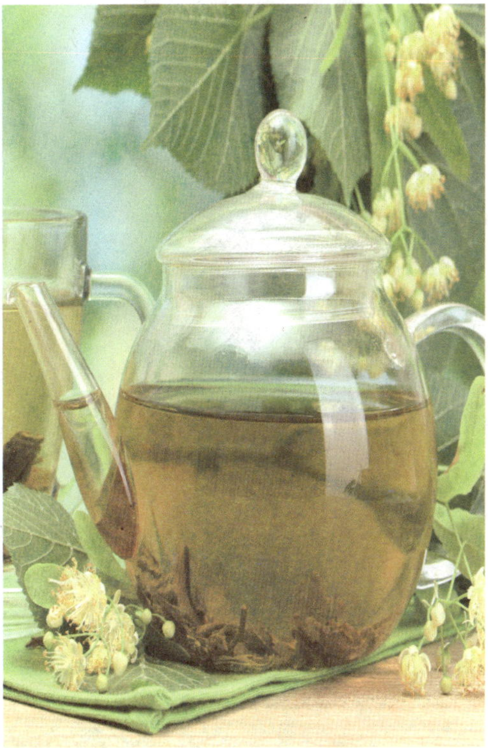

香蜂柠檬草茶

适应证：忧郁、心神不宁

原料

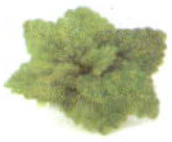
香蜂草10克
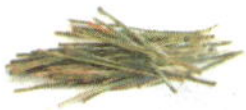
柠檬草8克
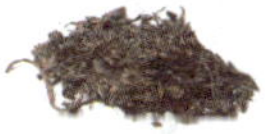
普洱茶适量
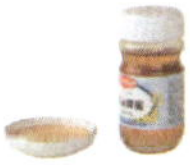
蜂蜜少许

做法 ①将香蜂草、柠檬草、普洱茶放入茶壶中。②倒入沸水冲泡，盖壶闷泡10分钟后即可倒茶汤至杯中，调入蜂蜜即可饮用。

重点提示

1.儿童和孕产妇不宜饮用此款茶饮。
2.心情抑郁者饮用较好。

茶效

◎香蜂草具有延缓衰老、抵抗抑郁的作用；柠檬草具有提神健脑、镇静安神的功效。此茶饮具有延缓衰老、增加活力的作用。

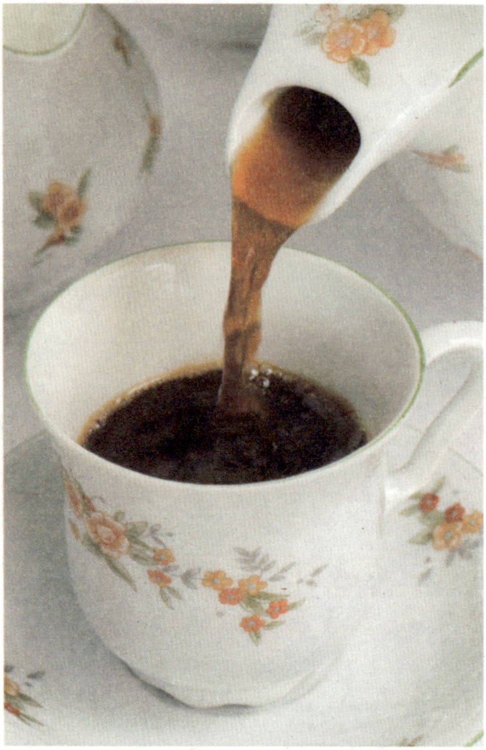

延年益寿茶

适应证：中老年人体弱，精力不济

原料

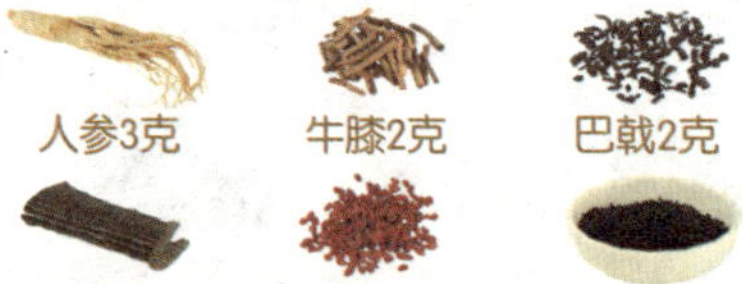

人参3克　牛膝2克　巴戟2克
杜仲2克　枸杞2克　红茶5克

做法 ①将上述材药材用500毫升水煎煮。②至水沸后12分钟左右，即可冲泡红茶饮用。可加蜂蜜。冲饮至味淡。

重点提示

1.体质较弱的中老年人饮用强身健体较佳。
2.孕妇禁用。

茶效

◎牛膝能逐瘀通经、通利关节、利尿通淋，还能补益肝肾；杜仲和巴戟也是温肾壮阳的药物；人参和枸杞能补益气血。此款茶能补益肝肾、滋补气血、养精益脑。

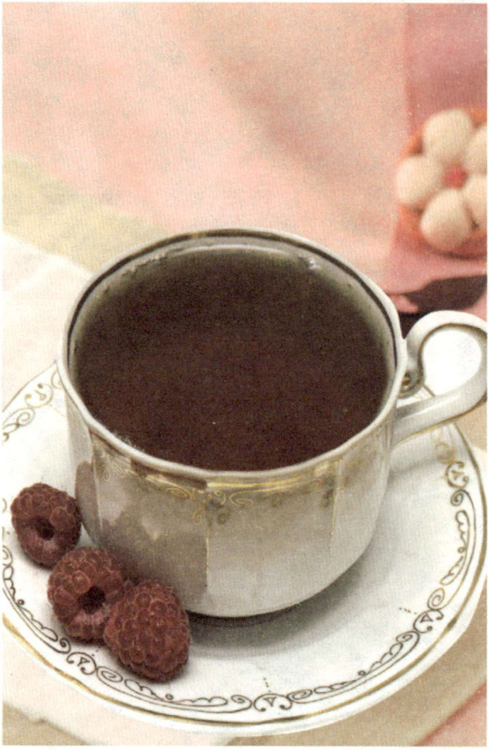

延龄长寿茶

适应证：中老年肝肾不足、房事渐衰者

原料

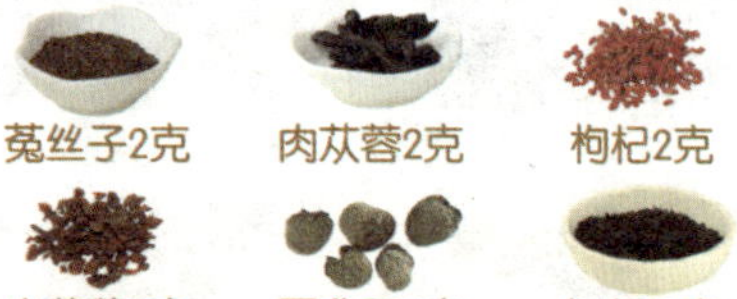

菟丝子2克　肉苁蓉2克　枸杞2克
山茱萸2克　覆盆子2克　红茶10克

做法 ①将诸药材一起放入锅中，加水煎煮至500毫升。②将药液泡红茶饮用。可加蜂蜜。冲饮至味淡。

重点提示

1.中老年肝肾不足、房事渐衰者饮用较佳。
2.素有湿热、小便不利者不宜用。

茶效

◎菟丝子、枸杞、肉苁蓉、覆盆子、山茱萸都是滋补肝肾的良品，具有较好功效。经常饮用此款茶饮能起到滋补肝肾，延年增智的功效。

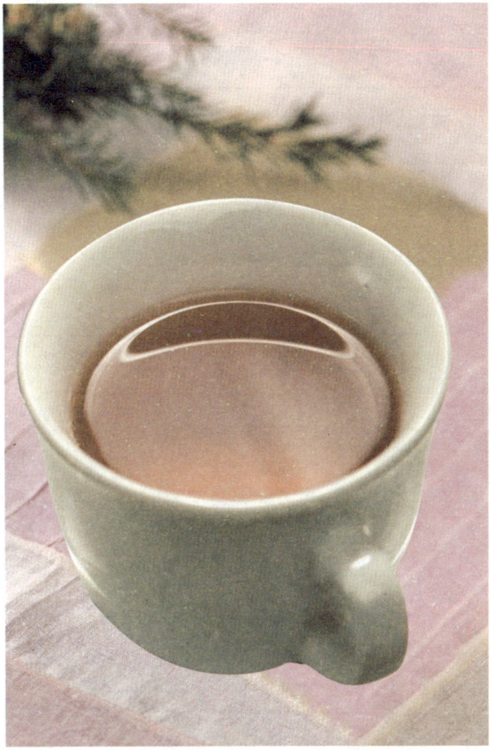

芙蓉洋甘菊茶

适应证：月经不调、失眠、发炎等症状

原料

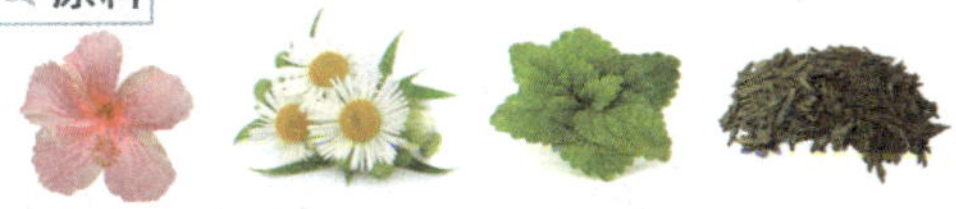

芙蓉花10克　洋甘菊10克　香蜂草10克　绿茶6克

做法 ①将上述药材用水过滤。②所有原料用450毫升的热开水冲泡，10～20分钟后即可饮用。

重点提示

1.失眠烦躁时常饮，对健康有效。

2.一般人群皆可饮用。

茶效

◎芙蓉花具有清热解毒、消肿排脓、凉血止血的功效；洋甘菊具有美容护肤、养心安神的功效。此款茶饮具有清热护肤、助眠防衰的作用。

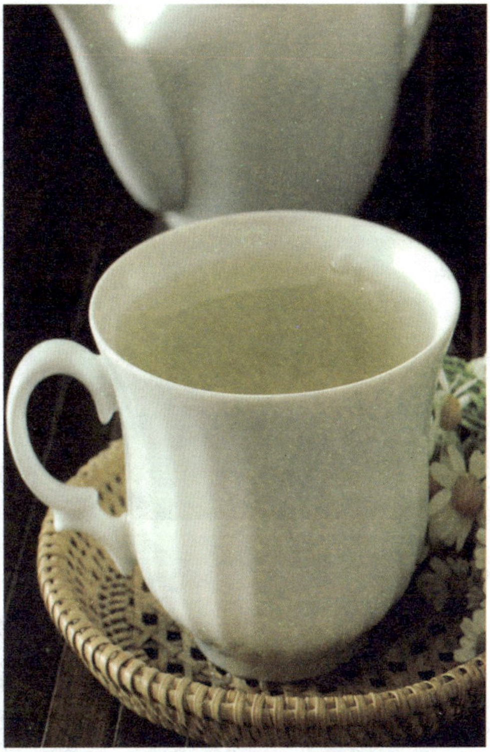

西洋参玉竹茶

适应证：皮肤暗沉、肌肤老化、除斑祛斑

原料

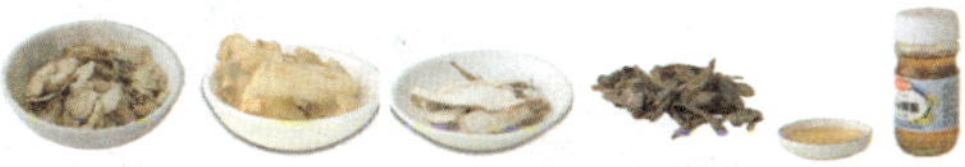

西洋参10克　玉竹10克　白芷6克　郁金5克　蜂蜜适量

做法 ①将所有药材用水过滤一遍，沥干备用。②再将所有药材用热开水冲泡10分钟，将茶汤倒出来过滤即可饮用。

重点提示

体质虚寒、胃有寒湿、风寒咳嗽、消化不良者忌服。

茶效

◎玉竹可以延缓衰老，滋阴润肺；白芷有美白肌肤、养颜护肤的功效。此茶饮具有养颜护肤、延缓衰老的作用。

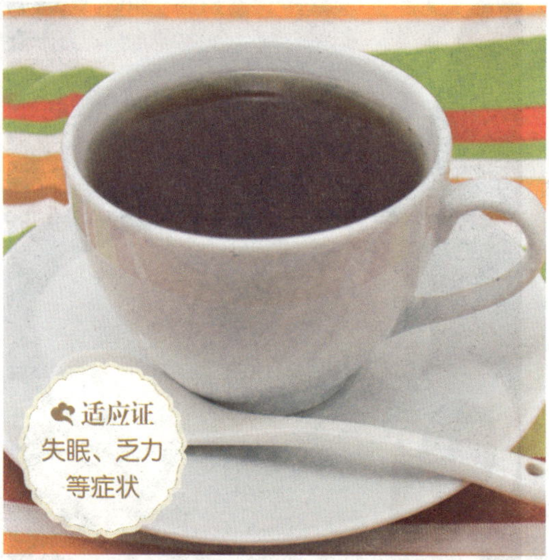
适应证
失眠、乏力等症状

灵芝蜜茶

原料 灵芝、蜂蜜各30克

做法 ①先将500毫升的水煮沸。②放入灵芝闷泡约10分钟后滤渣。③加入蜂蜜拌匀即可饮用。

茶效

◎灵芝具有益气血、安心神、健脾胃的功效；蜂蜜具有润肠通便、润肤生肌的功效。此款茶饮具有延缓衰老的作用。

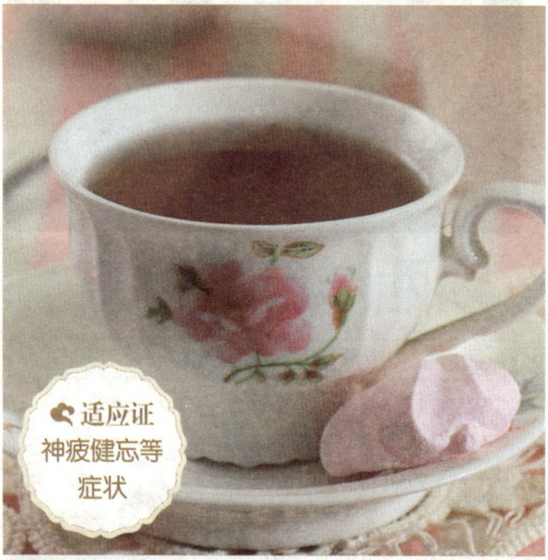
适应证
神疲健忘等症状

延年养生茶

原料 覆盆子、石斛、杜仲、续断、五味子各2克，红茶10克

做法 ①用500毫升水煎煮上药。②至水沸后12分钟左右，泡茶饮用。

茶效

◎覆盆子调肝肾，壮阳；石斛调肺肾，滋阴益胃，益精止渴；续断补肝肾，续筋骨，调血脉；五味子收敛固涩，生津止渴。此茶可养生延年，益智健脑。

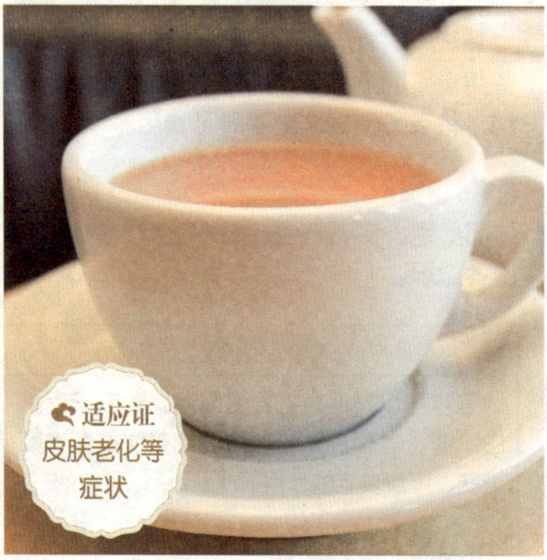
适应证
皮肤老化等症状

补气杏仁茶

原料 杏仁20克，黑芝麻20克，西洋参20克，川七20克，牛奶、蜂蜜各少许

做法 ①诸药研细入茶杯。②倒沸水冲泡10分钟。③入蜂蜜、牛奶混匀饮用。

茶效

◎杏仁具有止咳平喘、润肠祛痰的功效；芝麻具有润肠通乳、补肝益肾、养发、抗衰老的功效。此款茶饮具有补充体力、美肤排毒的功效。

川七天花茶

原料 淮山、川七、天花粉、枸杞子各10克，番石榴叶5克，绿茶8克

做法 ①将诸药过滤后入茶杯。②倒入沸水冲泡18分钟。③滤取茶汤饮用。

茶效

◎天花粉中富含钙、铁、镁、B族维生素等成分，具有抗组织老化、动脉硬化的功效，可以有效改善体质。此茶饮具有延缓衰老、增强食欲的作用。

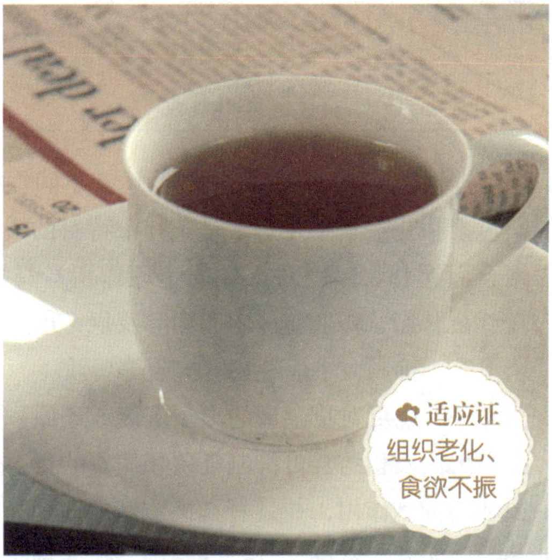
适应证
组织老化、
食欲不振

龟鹿柠檬茶

原料 龟鹿胶10克，柠檬1片，红茶少许

做法 ①将上述材料放入杯中。②往杯中倒入热开水冲泡15分钟后，将汤药倒出来过滤后即可。

茶效

◎龟鹿胶有强健筋骨，改善腰膝酸痛的症状；柠檬对人体的血液循环及钙质的吸收有一定的作用。此款茶饮有强化筋骨、延缓衰老的功效。

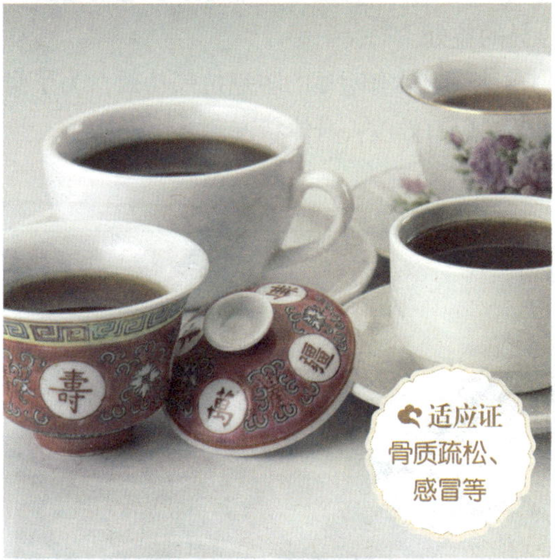
适应证
骨质疏松、
感冒等

龟鹤二仙茶

原料 鹿角、龟板各2克，人参3克，枸杞、红茶各5克

做法 ①用350毫升水煎煮前三味药。②水沸25分钟，取汁冲泡后二味饮用。

茶效

◎人参强心温肾，大补元气；鹿角补肾阳，益精血；龟板滋肾潜阳、退虚热；枸杞清肝明目。此款茶具有滋精补血，益气提神的作用。

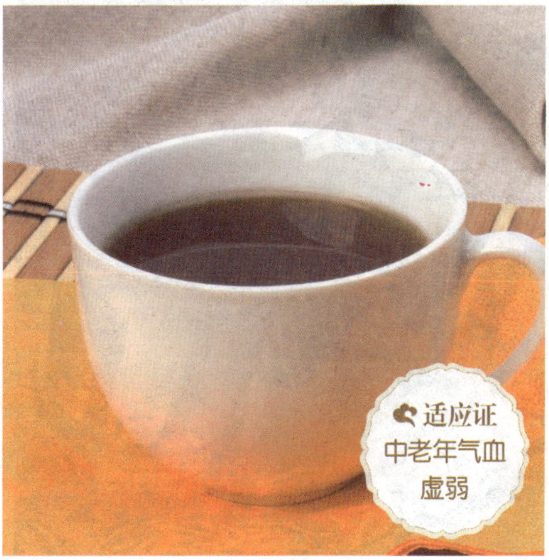
适应证
中老年气血
虚弱

防癌抗癌

据报道，茶叶中的黄酮类物质有不同程度的体外抗癌作用,作用较强的有牡荆碱、桑色素和儿茶素。儿茶素是茶叶中特有的成分，具有苦、涩味及收敛性，可与咖啡因结合而缓和咖啡因对人体的生理作用，具抗氧化、抗突然异变、抗肿瘤、降低血液中胆固醇及低密度脂蛋白含量、抑制血压上升、抑制血小板凝集、抗菌等功效。

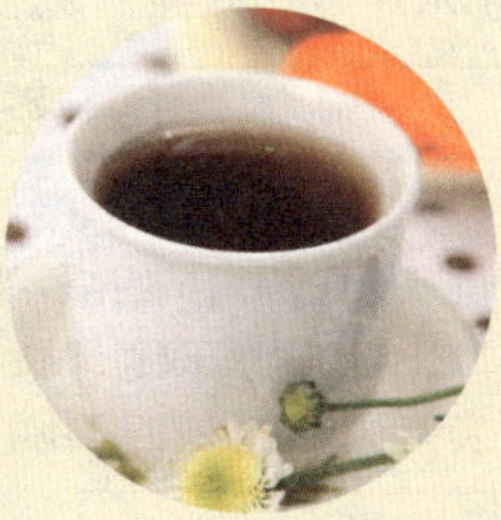

茶叶还可对重金属的离子沉淀或还原。茶叶中所含的茶多酚与蛋白质相结合可抑制细菌和病毒的毒害，对多种致癌物有很强的抑制作用，并具有直接杀伤癌细胞和提高机体免疫力的功效，尤其对胃癌、肠癌等多种癌症的预防和辅助治疗均有明显的益处。

茶叶具有明显的防癌抗癌功效，为了身体健康，在日常生活中可以试着尽量多饮茶，以有效改善身体状况。

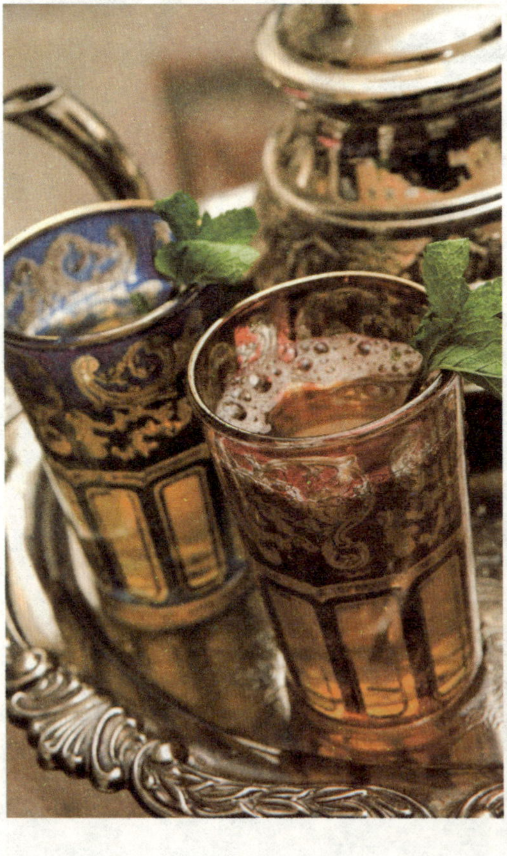

冬贝茶

适应证：乳腺癌肿

原料

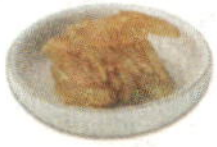

天门冬25克

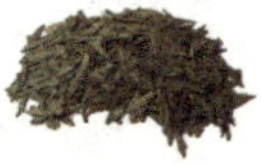

绿茶3克

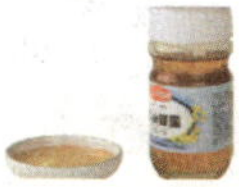

蜂蜜适量

做法 ①将天门冬放入砂锅，加适量清水煎煮。②8分钟左右取汁泡茶加蜂蜜饮服。

重点提示

1.虚寒泄泻、外感风寒者忌服。
2.适当饮用，对乳腺癌肿患者有益。

茶效

◎天冬具有养阴生津、润肺清心的功效；土贝母散结毒，消痈肿，治乳痈、疮疡肿毒及蛇虫毒。此款茶具有抗癌、清热解毒的功效。

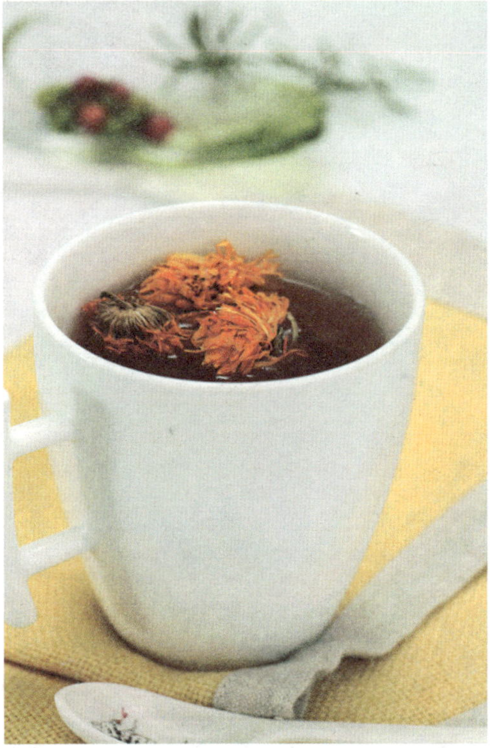

金盏润肠茶

适应证：皮肤干燥、瘢痕、各类炎症

原料

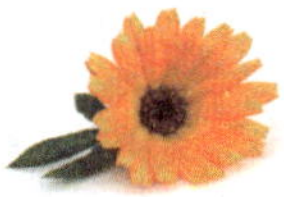

金盏菊鲜花10朵

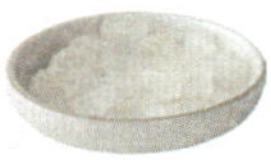

冰糖少许

做法 ①将金盏菊洗净备用。②将洗净的金盏菊放入锅中，加冰糖，加水，煮沸。③煮沸后继续煎煮约30分钟，关火即可服用。

重点提示

月经不调女性可适当常饮，效果甚佳。

茶效

◎金盏菊具有消炎抗菌、清热降火、治痘消炎的功效。此款茶饮具有理气消炎的功效，对防癌抗癌也能起到一定的辅助作用。

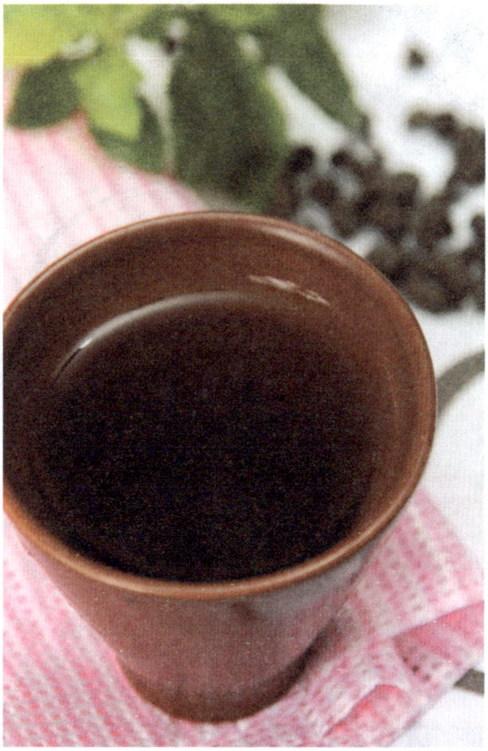

绿茶乌梅饮

适应证：肠癌、肺癌

原料

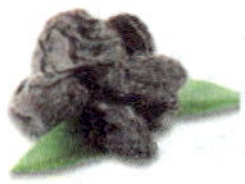

乌梅20克

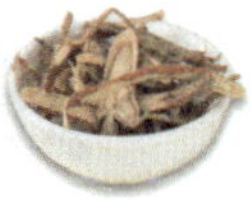

甘草5克

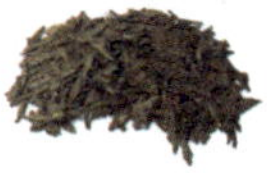

绿茶2克

做法 ①将乌梅洗净，与甘草同入砂锅。②加清水600毫升煮沸5分钟，放入绿茶再煮3分钟。待茶汤温，滤取汁液即可饮用。

重点提示

1.癌症见久咳不止、虚热烦渴者均可饮用。
2.有实邪者忌服。

茶效

◎乌梅有收敛涩肠、生津止渴、杀虫解毒的作用，与绿茶相配，能起到消炎祛痰、解毒抗癌的作用。

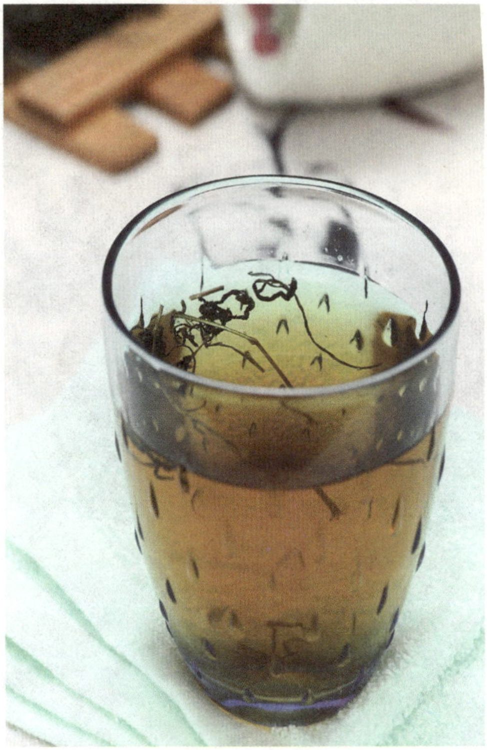

绞股蓝茶

适应证：心血管疾病、头痛

原料

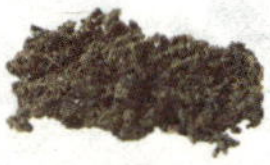

绞股蓝40克

做法 ①锅中加入适量清水，放入绞股蓝煮开。②煎汤代茶，或用开水冲泡，连服数月即成。

重点提示

1.有心血管疾病和偏头痛者宜饮用。

2.胃寒、畏冷者慎用。

茶效

◎绞股蓝甘苦微寒，益气养血，消瘀散结，扶正抗癌。此茶可降压降糖、降血脂、抗癌防癌，抑制杀灭癌细胞。

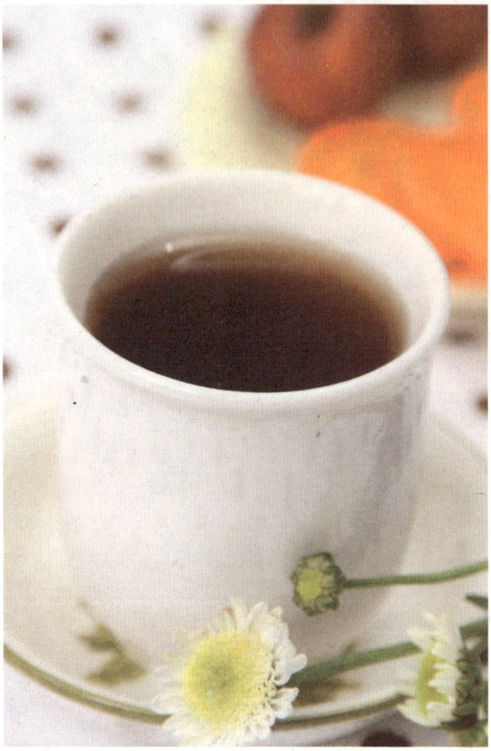

薏米红枣茶

适应证：胃虚食少、气血津液不足

原料

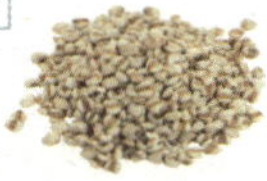

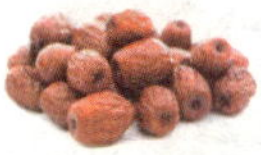

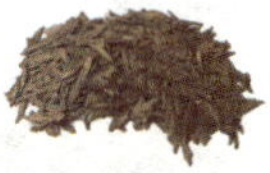

薏米50克　红枣25克　绿茶2克

做法 ①将薏米、红枣去核，放入砂锅中。②加适量清水煮至软烂。③绿茶用沸水冲泡后，入锅同煮3分钟即可饮用。

重点提示

1.脾胃不和、气血不足者饮用较好。

2.脾虚便难及妊娠期妇女慎服。

茶效

◎薏米具有健脾、补肺、清热、利湿的功效；红枣补脾和胃、益气生津；绿茶可消炎抗菌、防癌抗癌。此款茶具有益气健脾、解毒抗癌的功效。

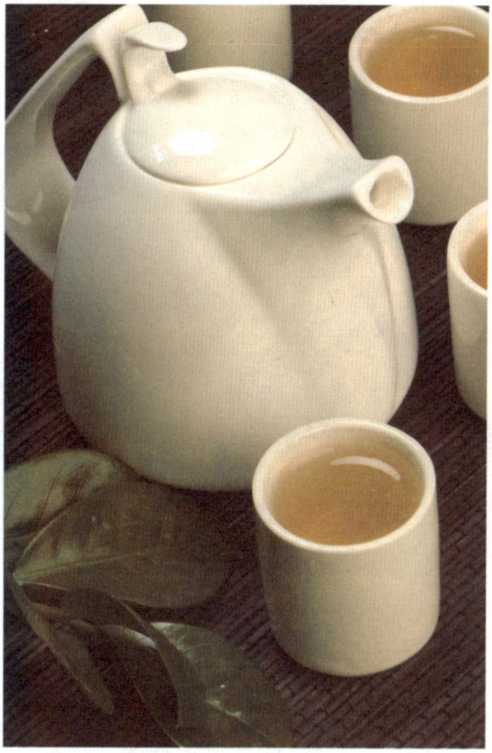

参花补气茶

适应证：面色淡白、疲乏无力

原料

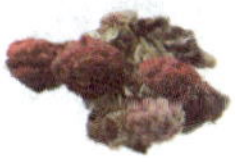
人参花3克

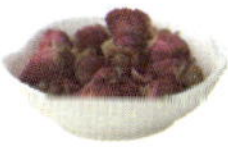
玫瑰花3克

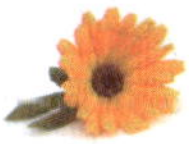
金盏花2克

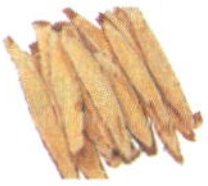
黄芪3克

做法 ①将诸药材一起放入茶杯中。②往茶杯中倒入沸水，加盖浸泡5分钟，倒入茶杯后即可饮用。

重点提示

1.体虚者饮用，补气养血效果颇佳。

2.月经期妇女不宜饮用。

茶效

◎人参花具有补气强身、延缓衰老的功效；玫瑰花具有理气活血的功效。此款茶饮具有补气活血、强身健体、延缓衰老的功效。

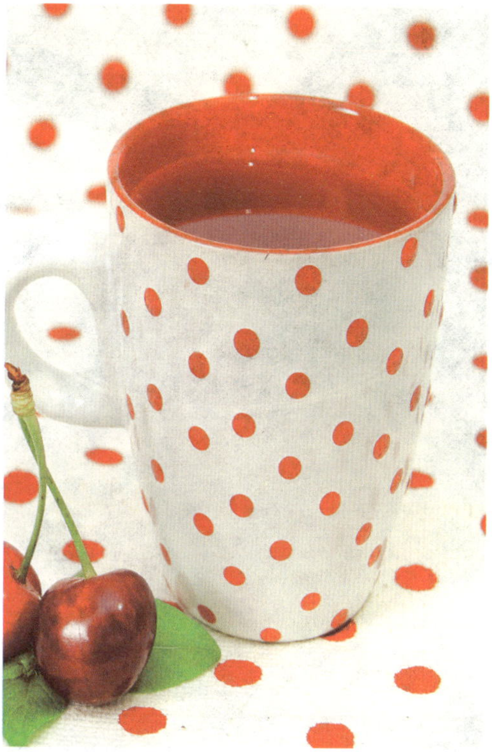

樱桃红茶

适应证：脾胃虚弱、食欲不振、四肢乏力等

原料

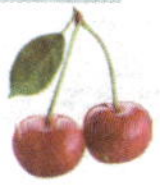
樱桃12颗

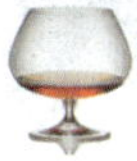
白兰地酒7克

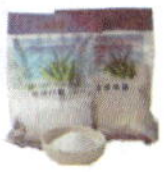
白砂糖适量

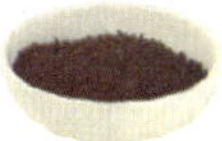
红茶适量

做法 ①樱桃去梗、核，捣泥。②锅中加水烧沸，入樱桃泥再沸，加入白兰地、白糖拌匀。③加入红茶，待茶出味后饮用。

重点提示

因樱桃多食容易发热，因此有暗风症状的人不宜食用。

茶效

◎樱桃具有益脾养胃、涩精止泻、生津止渴的功效，对脾胃虚弱、肝肾不足、腰膝酸软等有较好疗效。此款茶饮能起到防癌抗癌、强身健体的功效。

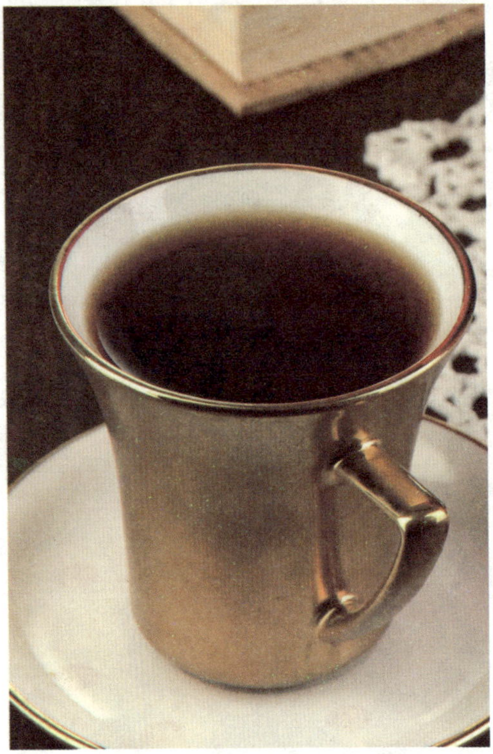

绿茶大蒜饮

适应证：肠癌、食管癌及子宫颈癌

原料

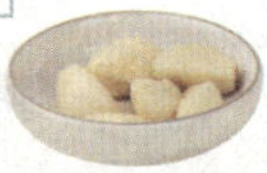

大蒜20克

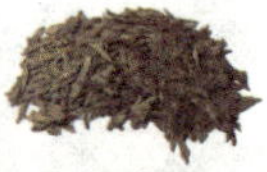

绿茶2克

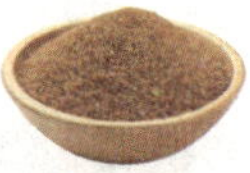

红糖20克

做法 ①将大蒜捣成泥状。②将大蒜泥、绿茶、红糖放入保温杯中。③冲入沸火适量，浸泡5分钟，温饮，每日1剂。

重点提示

1.肠癌、食管癌及子宫颈癌患者饮用较有益。

2.阴虚火旺、肺胃积热、目昏眼干者忌用。

茶效

◎大蒜性热味辛，具有祛寒湿、消肿痛的功效，与具有抗菌消炎作用的绿茶配用，能起到清热解毒、防癌抗癌的功效。

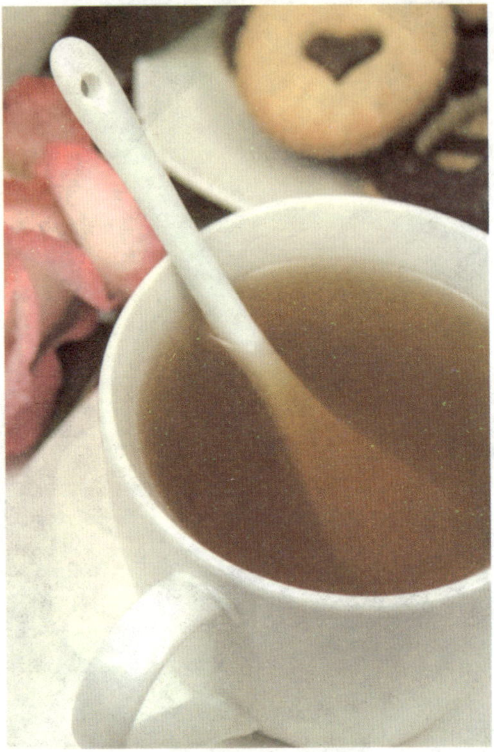

绿茶赤芍饮

适应证：防癌肿

原料

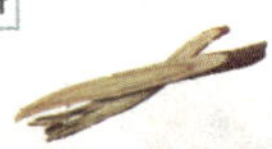

水赤芍10克

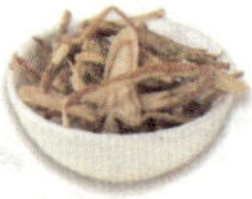

甘草5克

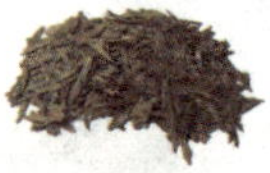

绿茶2克

做法 ①将水赤芍和甘草同置于砂锅内。②加水煮沸，5分钟后，滤取汤汁冲泡绿茶，待温即可饮用。

重点提示

1. 温毒发斑、吐血衄血者饮用较佳。

2. 血虚者慎服。

茶效

◎赤芍性凉味酸苦，能去瘀、止痛、凉血、消肿，与具有防癌抗癌作用的绿茶配用，能起到活血凉血、祛瘀抗癌的功效。

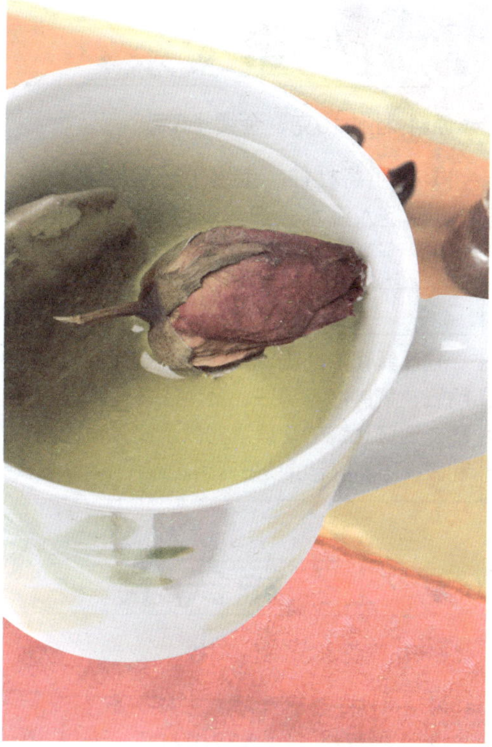

川七灵芝茶

适应证：久咳气喘、冠心病、肿瘤等症状

原料

川七19克　灵芝11克　北黄芪15克
玫瑰花11克　茯苓19克　枸杞子19克　西洋参11克

做法 ①将上述药材用水过滤。②将所有的药材加入5碗水，用大火煮开，再转小火续煮30分钟，将药材倒出来过滤即可饮用。

重点提示

此茶饮对各类出血症状，有显著辅助治疗作用。

茶效

◎川七具有强壮腰膝、活血消肿的功效；灵芝具有益气血、安心神、健脾胃的功效；此款茶饮具有活血理气、定喘止咳的作用。

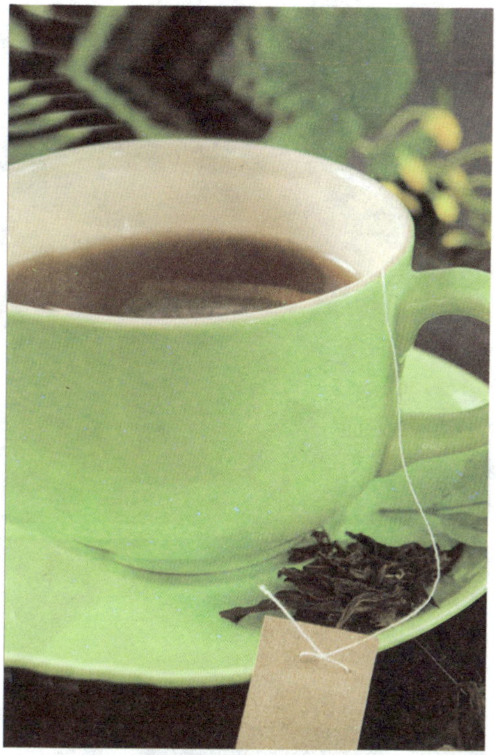

泽兰灵芝茶

适应证：肺热咳嗽、淋病、痢疾、疔疮等

原料

山泽兰19克　绿茶7.5克　水丁香15克
灵芝7.5克　蜂蜜少许

做法 ①将诸药过滤。②用450毫升的热开水冲泡，10～20分钟后即可饮用。若要增加甜度，可酌量添加少许蜂蜜。

重点提示

1.此茶饮能帮助排出体内毒素，效果甚佳。
2.一般人群皆可食用。

茶效

◎山泽兰具有清热补肝、润肺止咳的功效；水丁香具有利尿消肿、清热解毒的功效。此款茶饮具有清热利尿、补肝解毒的作用。

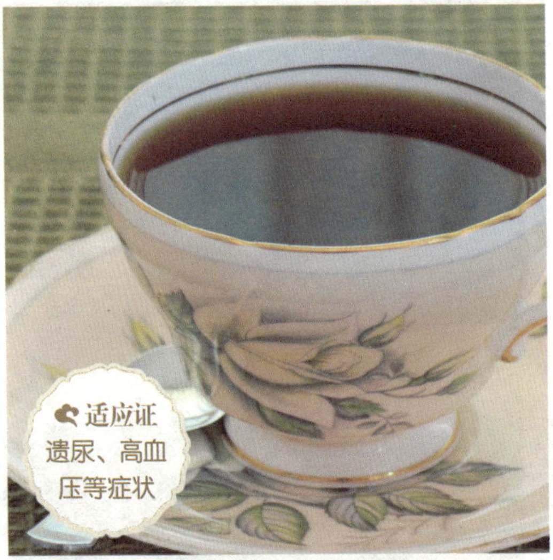
适应证
遗尿、高血压等症状

杜仲金缨茶

原料 杜仲10克，金缨子5克

做法 ①将杜仲、金缨子一起放入茶杯中。②倒入沸水，加盖闷泡5分钟后即可饮用。

茶效

◎杜仲具有降血压、补肝肾、强筋骨、安胎气、抗肿瘤等功效；金缨子具有收敛固精、涩肠止泻的功效。此款茶饮具有通便利尿、防癌抗癌的良好作用。

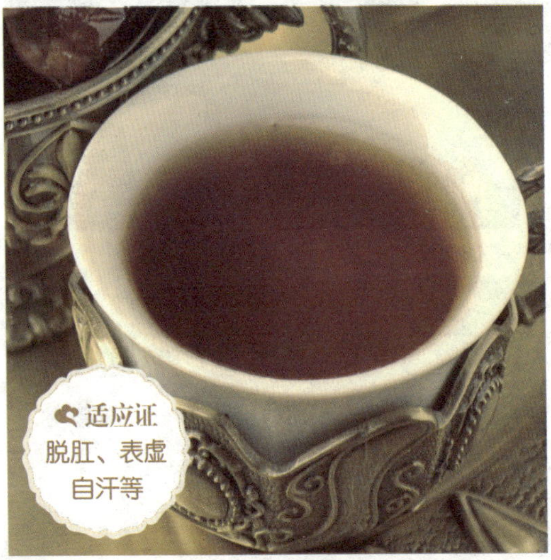
适应证
脱肛、表虚自汗等

红枣黄芪茶

原料 黄芪3片，红枣3枚

做法 ①将红枣洗净、去核，取枣肉。②将所有原料一并入保温杯中，倒入沸水冲泡，静置10分钟即可饮用。

茶效

◎黄芪具有补气固表、利尿排毒、排脓敛疮的功效；红枣具有补脾和胃、益气生津的功效。此款茶饮具有补气排毒的作用。

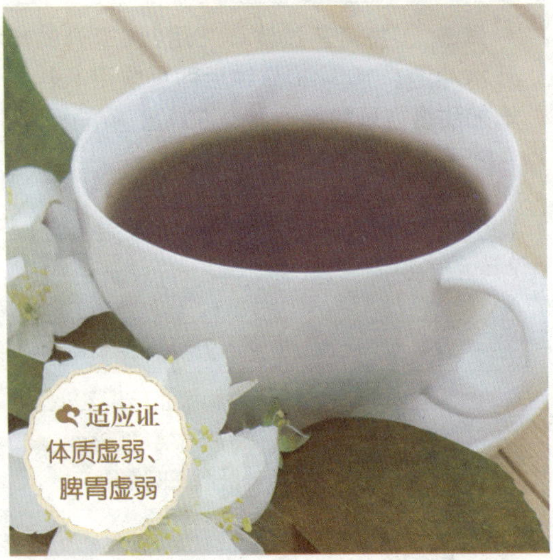
适应证
体质虚弱、脾胃虚弱

灵芝茯苓茶

原料 灵芝10克，茯苓22克，桑枝15克，绿茶6克

做法 ①诸药过滤。②开水冲泡20分钟，入绿茶闷3分钟，取汁饮用。

茶效

◎灵芝具有益气血、安心神、健脾胃等功效；茯苓具有利水除湿的功效。此款茶饮具有促进新陈代谢、利尿排毒、健脾开胃的作用。

绞股蓝绿茶

原料 绞股蓝8克，绿茶2克

做法 ①先将绞股蓝烘焙去腥味，研为细末，再与绿茶一道共置于杯子中。② 倒入沸水冲泡，5分钟后即可饮用。

茶效

◎绞股蓝具有降血脂、降血压、助眠、消炎解毒、防正常细胞癌化、防癌抗癌的功效。此款茶饮具有除烦、强身的功效。

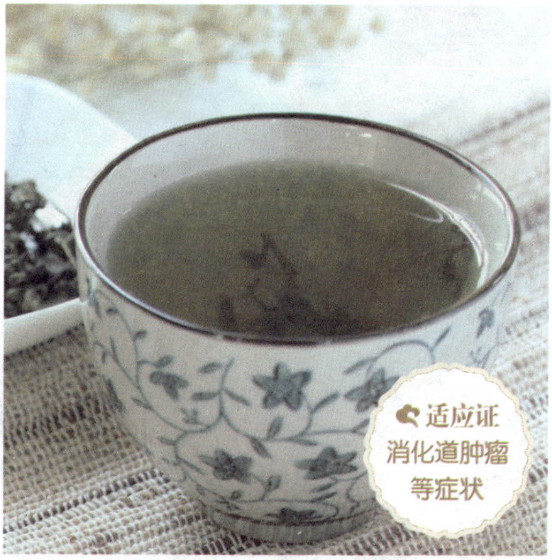
适应证
消化道肿瘤
等症状

甘草绿茶

原料 甘草10克，绿茶2克

做法 ①先将甘草放入锅中，加适量清水煎煮5分钟。②再将绿茶放入，待温即可饮用。

茶效

◎甘草具有补脾理气、清热解毒的功效，对脾胃虚弱、痈肿疮毒有较好疗效。此款茶饮具有理气解毒的功效。

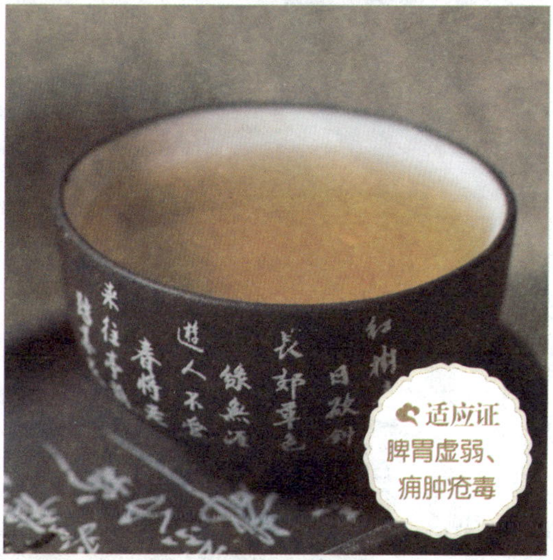
适应证
脾胃虚弱、
痈肿疮毒

萝卜香椿茶

原料 胡萝卜70克，香椿37.5克，西洋参粉7.5克，菠萝37.5克

做法 ①胡萝卜、菠萝切开，香椿切碎。②果汁机打成浆汁，入西洋参粉饮用。

茶效

◎胡萝卜具有健脾和胃、补肝明目、理气透疹的功效；香椿具有清热解毒、健胃理气、辅助抗肿瘤的功效。此款茶饮具有理气解毒的功效。

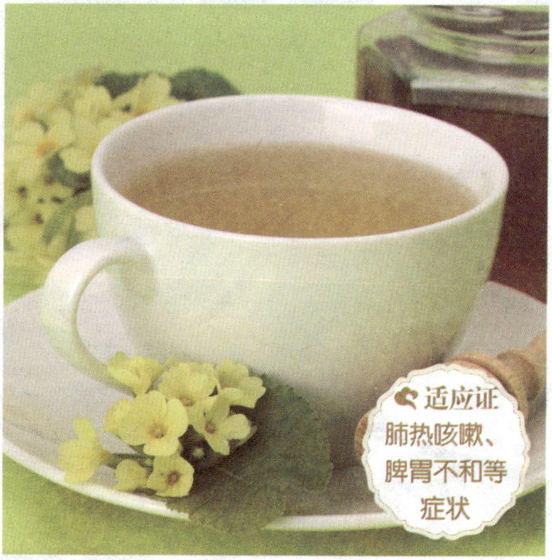
适应证
肺热咳嗽、
脾胃不和等
症状

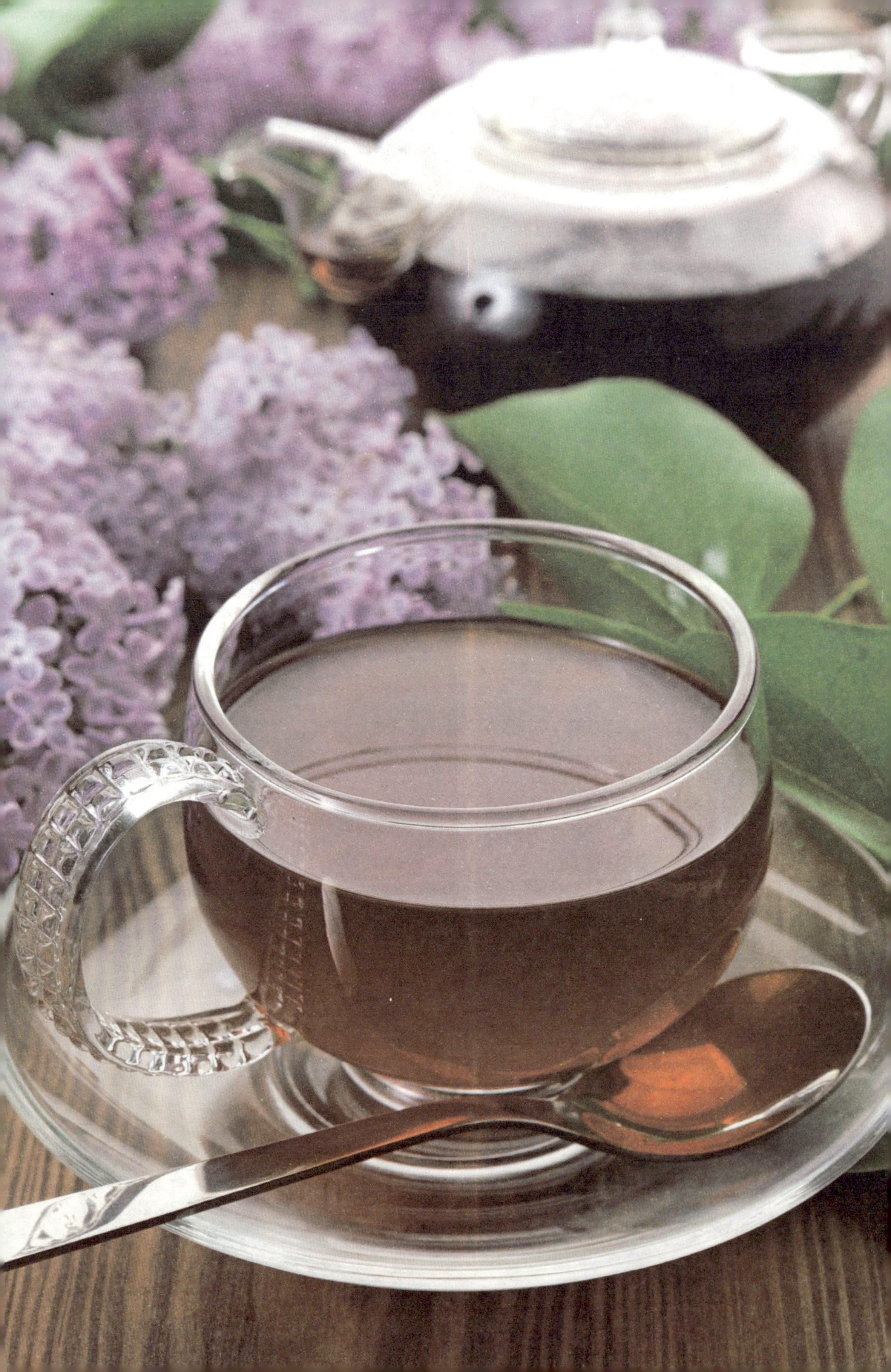

第二篇

不同人群如何选择茶饮

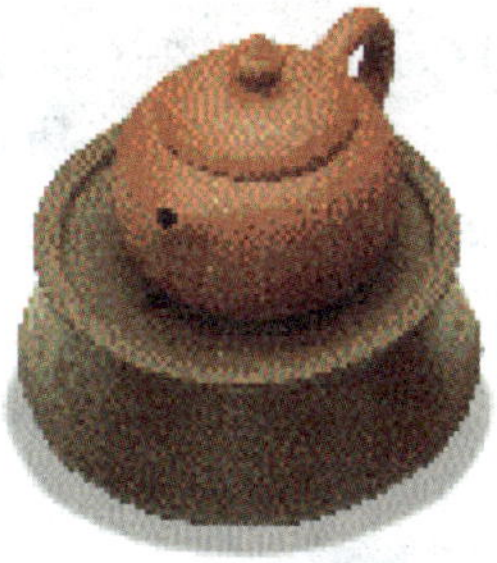

茶对提神健脑、消烦除渴、强心抗癌等固然都有良好的功效，但茶也并非完美无缺，饮茶也要因人而异，因人制宜。

什么人该饮什么茶是很有讲究的。要根据不同的体质、年龄、工作环境、工作性质等，选择不同种类的茶叶，采用不同的方式饮用。

中年人身强力壮者宜饮用红茶或绿茶；老年人多肠胃不好，宜饮用红茶；而女性美容养颜以花茶为好。

就工作性质而言，经常接触电脑的人群，宜喝浓绿茶，以减少辐射对身体造成的伤害；上班族也应喝点高级绿茶，以提神醒思，振奋精神……

中老年人

中老年人最容易患上高血压、高血脂、冠心病、脑卒中、糖尿病等心脑血管方面的疾病。

经常饮茶有利于降低血压，防止动脉硬化。因为茶叶中含有的儿茶素，具有增加微血管弹性、降低血脂以及溶解脂肪的作用，因而能防止血液或肝脏中胆固醇和中性脂肪的积聚，对防止血管硬化有一定作用。

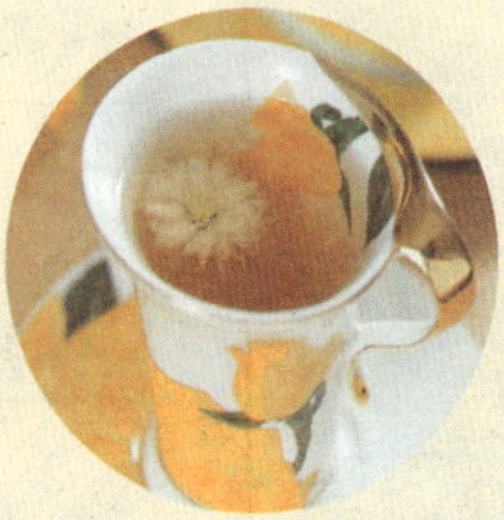

中老年人要根据自身情况选择适合自己的茶饮。在饮茶种类上，应以红茶为主，乌龙茶可以利尿，也很适合中老年人。

高血压患者以及体质较好、肥胖的中老年人宜饮绿茶，而体质较弱、胃寒的老年人宜饮红茶。有溃疡病和胃肠功能紊乱者，不宜饮茶，尤其是性凉的绿茶。中老年人若根据自身的体质和身体状况，选择适宜的茶，适当饮用几小杯，对健康有益。

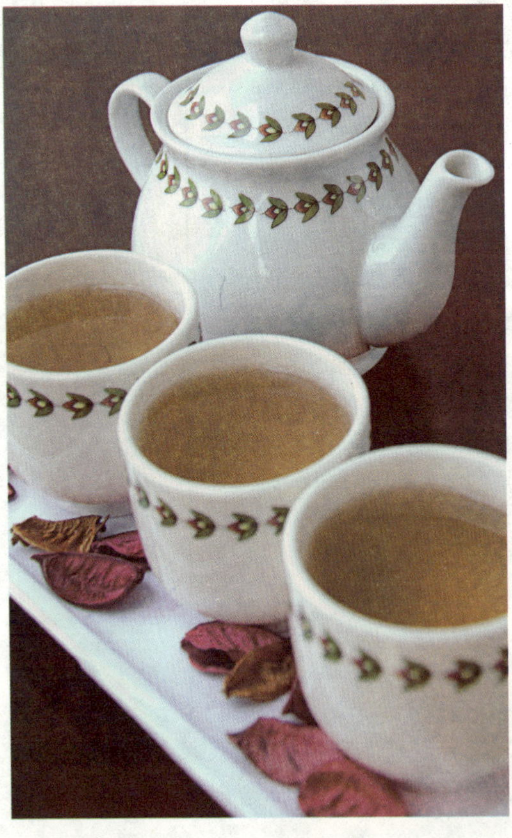

山桑降脂茶

适应证：血脂高肺热、风热咳嗽、干咳等症状

原料

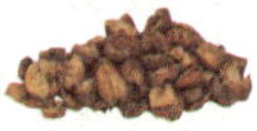

山楂5克

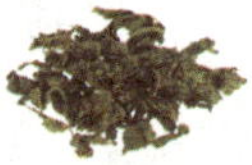

桑叶3克

做法 ①将山楂、桑叶一起放入锅中，加入适量清水进行煎煮。②5分钟后，滤取汤汁即可饮用。

重点提示

1.常饮此茶，能消除脸部痤疮，效果甚佳。

2.一般人群皆可饮用。

茶效

◎山楂具有消食化积、行气散瘀的功效；桑叶具有散风清热、凉血明目的功效；此款茶饮具有理气凉血、消食降脂的作用。

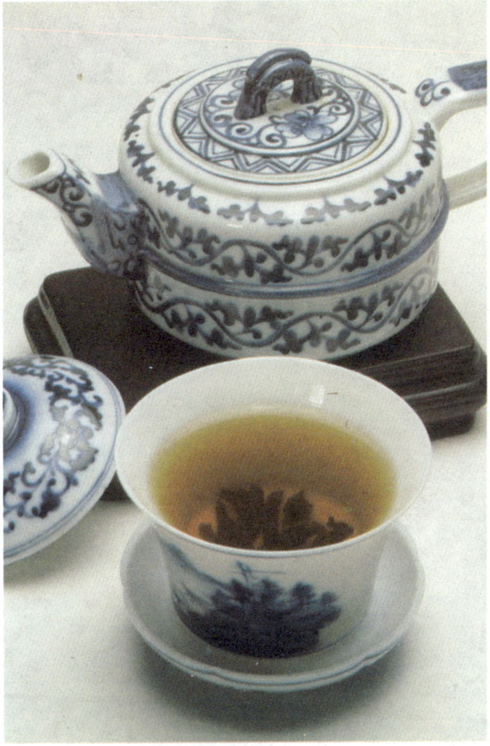

丹参绿茶

适应证：冠心病、心绞痛

原料

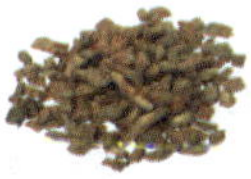

丹参8克

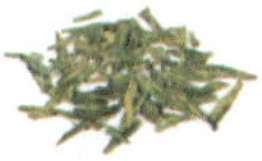

绿茶3克

做法 ①将丹参与绿茶一起放入保温杯中。②往保温杯中倒入沸水浸泡，加盖闷8分钟即可饮用。

重点提示

1.有心血管方面疾病的患者饮用较佳。
2.出血不停的人慎用。

茶效

◎丹参具有活血化瘀、安神宁心、止痛的功效；与有降脂、降胆固醇作用的绿茶一起为茶，可降低血脂、止痛除烦。

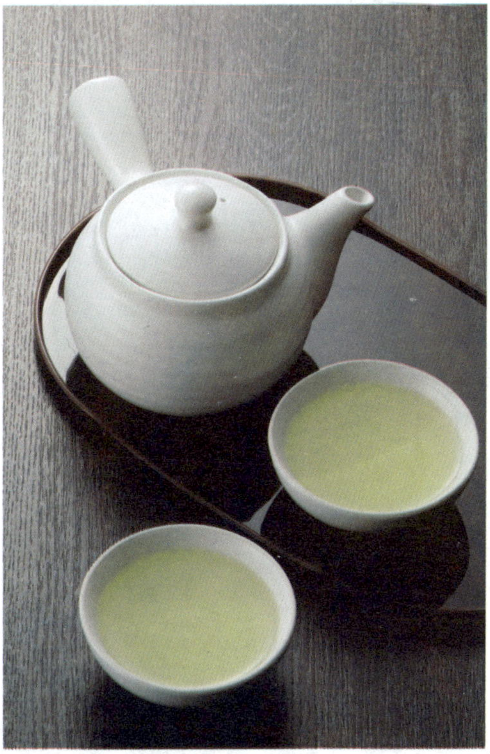

腊梅花茶

适应证：头痛、咽喉肿痛

原料

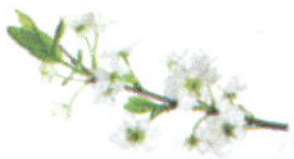

新鲜腊梅花或干腊梅花7～8朵

做法 ①将腊梅花洗净，放入保温杯中。②往杯中倒入沸水，加盖冲泡5分钟左右，即可倒入杯中饮用。

重点提示

1.久咳、暑热烦渴、头晕者饮用较佳。
2.体质偏虚弱的人一般不宜服用。

茶效

◎腊梅花味甘，微苦，既是味道颇佳的食品，又能解热生津、清肝明目、疏利咽喉。以此为茶，可解暑生津、开胃散郁、解毒生肌、顺气止咳。

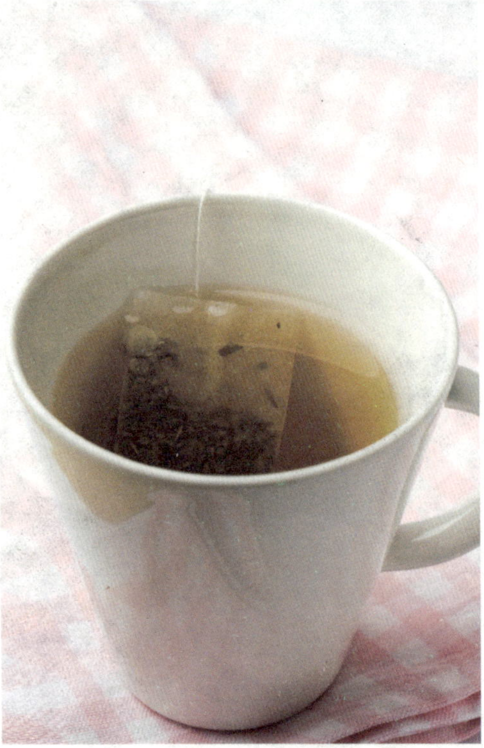

苦瓜绞股蓝茶

适应证：血脂较高

原料

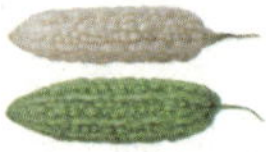

干苦瓜片3～4克

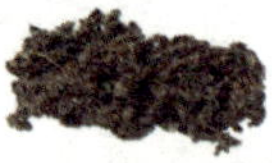

绞股蓝5克

做法 ①将干苦瓜片及绞股蓝一同放入保温杯中。②加沸水冲泡，加盖闷5分钟左右即可饮用。

重点提示

1.因血脂高引起头晕、头痛等症者饮用较好。
2.脾胃虚寒者、腹泻者不宜饮用。

茶效

◎绞股蓝具有降血脂、调血压、消炎解毒等功效；苦瓜具有除烦、解毒、明目、清热消暑、降低血糖等作用。二者为茶，可降血脂，减少胆固醇在体内的堆积。

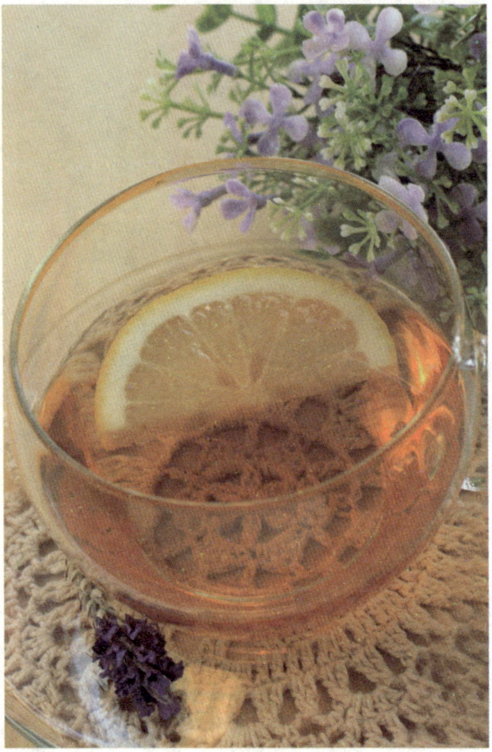

黄芪蜜茶

适应证：气虚衰弱、子宫脱垂、便秘等症状

原料

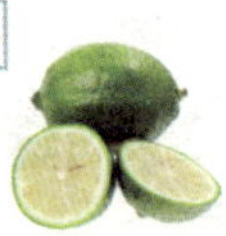

柠檬1片

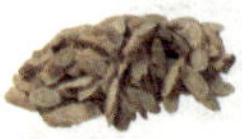

黄芪15克

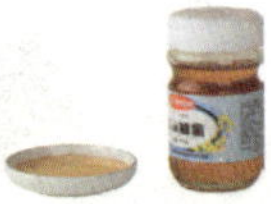

蜂蜜30克

做法 ①将黄芪和柠檬片放入茶壶中，加适量开水冲泡15分钟。②最后将茶汤倒入杯中，加入蜂蜜拌匀即可饮用。

重点提示

1.长服黄芪太热，可加些知母、玄参降火。
2.消化不良、腹胀者忌服。

茶效

◎黄芪具有补气固表、利尿解毒、排脓的功效；蜂蜜具有清热解毒的功效。此款茶饮具有降火排毒、补气提神的作用。

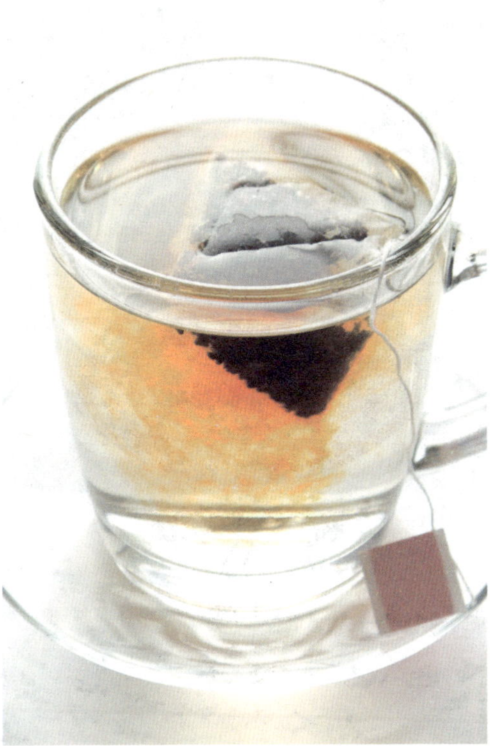

罗布麻山菊茶

适应证：水肿、感冒、心力衰竭、高血压等

原料

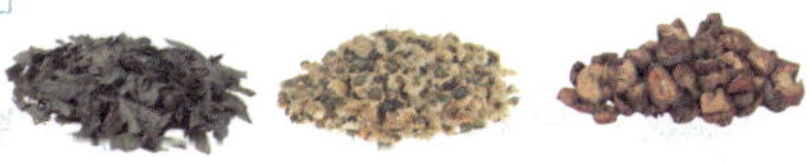

罗布麻叶12克 菊花20克 山楂25克

做法 ①将上述材料混匀，分成10个茶包。②每次取一个茶包，倒入沸水冲泡，静置10分钟即可饮用。

重点提示

1.可供中老年人日常饮用，保健效果甚佳。
2.常饮此茶，可帮助促进新陈代谢。

茶效

◎罗布麻叶具有抗衰老、利尿、降血脂的功效；菊花具有疏风、清热、明目、解毒的功效。此款茶饮具有利尿解毒的作用。

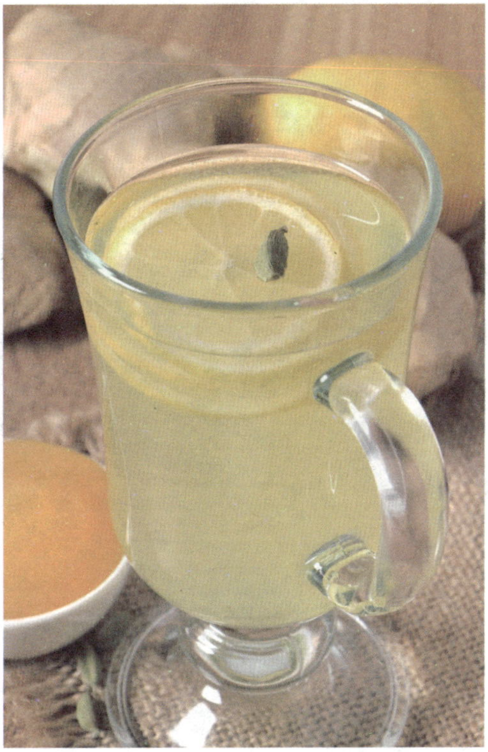

枸杞柠檬茶

适应证：疲累无力、头痛

原料

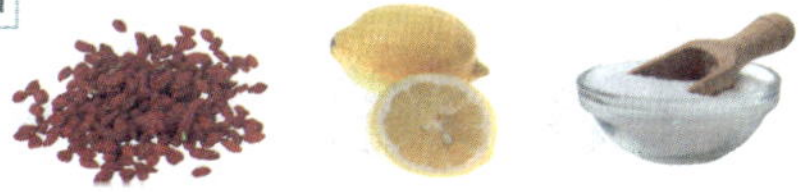

枸杞6克 柠檬3片 食盐少许

做法 ①新鲜柠檬片加少许食盐，与枸杞一起置保温杯中。②用热开水冲泡，加盖5分钟左右即可饮用。

重点提示

1.劳心劳力、精力不济时饮用较佳。
2.外邪实热、脾虚有湿及泄泻者不宜饮用。

茶效

◎枸杞茶能滋肾、养肝、润肺、明目、消除疲劳，对长期使用计算机引起眼睛疲劳者尤为适宜。柠檬能醒脑提神，生津止渴。这款茶能顺气化痰、消除疲劳、减轻头痛。

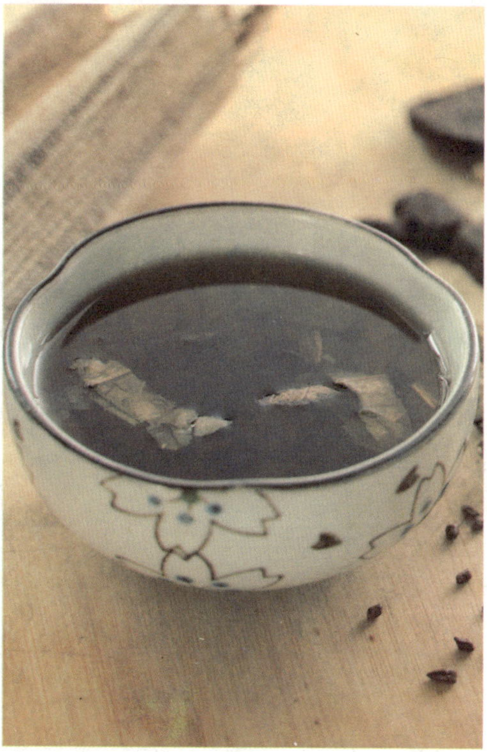

首乌决明茶

适应证：高血压、高血脂、视物模糊等

原料

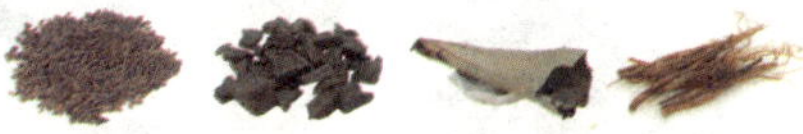

决明子37.5克 何首乌7.5克 荷叶7.5克 东洋参7.5克

做法 ①1.将决明子、荷叶分别先过滤，决明子用棉布袋包起来。②将所有药材用热开水冲泡10～20分钟后即可滤汁饮用。

重点提示

1.高血压患者适量饮用此茶降压效果甚佳。
2.大便溏泄、有湿痰者忌饮此茶。

茶效

◎决明子具有清热明目、润肠通便的功效；何首乌具有补肝益肾、养血祛风的功效。此款茶饮具有清热散风、减脂祛脂的功效。

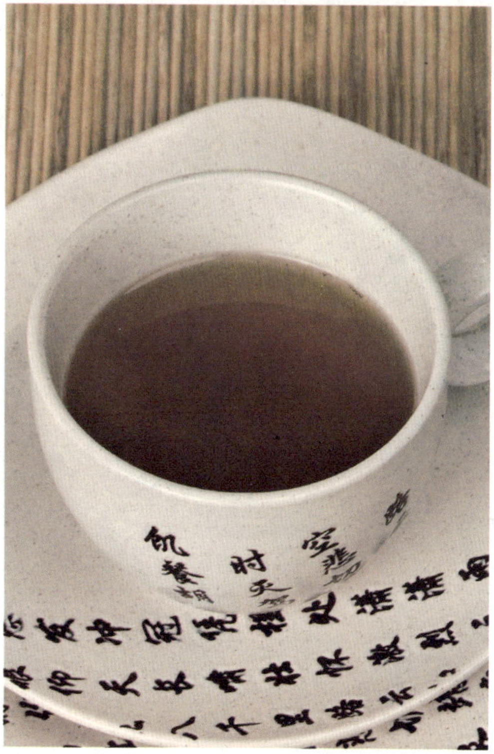

川七首乌茶

适应证：高血压、高血脂、高血糖

原料

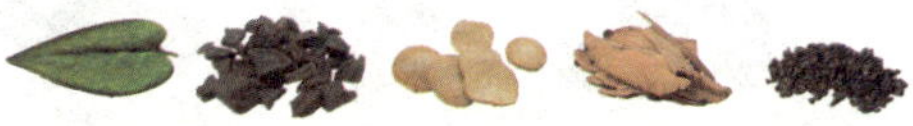

川七15克 何首乌10克 泽泻10克 灵芝6克 乌龙茶少许

做法 ①将泽泻、何首乌、川七等用水过滤。②将所有药材和乌龙茶用450毫升的热开水冲泡10～20分钟后，滤汁即可饮用。

重点提示

1. “三高”患者常饮此茶可降血压、降血糖。
2.孕产妇和儿童慎饮此茶。

茶效

◎泽泻能起到降血压、降血糖的作用；何首乌可有效降血压，减少血栓的发生，能有效预防动脉硬化、脑卒中和心肌梗死。此款茶饮有降脂降压、排毒消肿的功效。

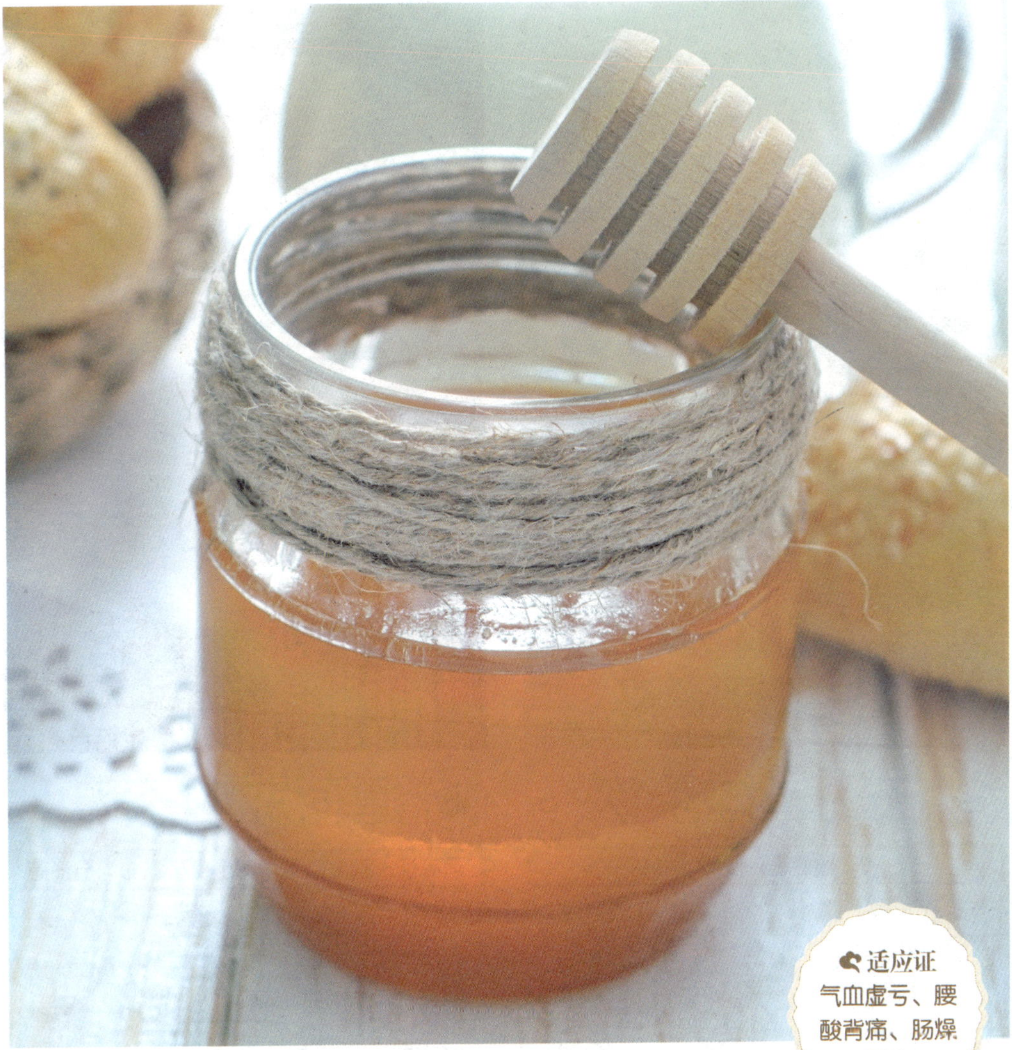

适应证
气血虚亏、腰酸背痛、肠燥胃热

鸡蛋蜜茶

原料

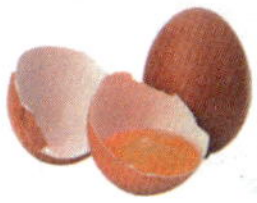

鸡蛋2个

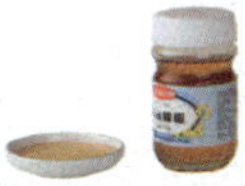

蜂蜜25克

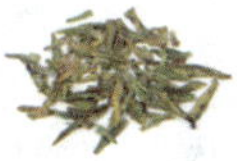

绿茶1～2克

做法

①取新鲜的鸡蛋，并将鸡蛋打入杯中，搅拌均匀。

②取新烧开的沸水适量冲入杯中，静置5分钟，调入蜂蜜混匀，即可食用（当茶饮）。

重点提示

1.气血不足引起腰肌劳损者饮用较佳。

2.糖尿病患者忌用。

茶效

◎鸡蛋味甘，性平，能起到补阴除燥、补气养血的作用；蜂蜜与绿茶配伍，有很好的清热解毒的作用。三者为茶，能补益气血、祛除毒热。

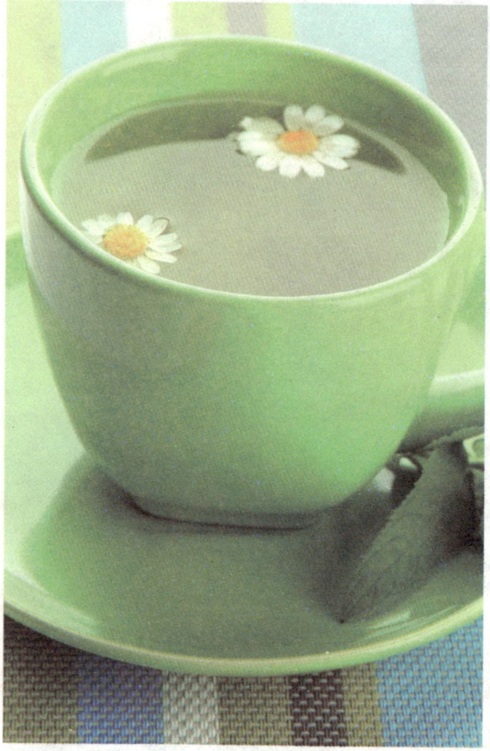

决明子绿茶饮

适应证：便秘

原料

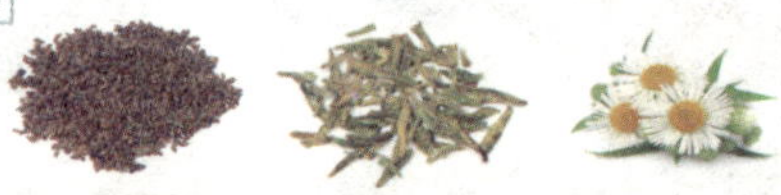

决明子10克　绿茶3克　洋甘菊少许

做法 ①将决明子、绿茶、洋甘菊一同放入茶壶中。②倒入适量开水，加盖闷泡15分钟后，倒入杯中即可饮用。

重点提示

1.便秘患者适宜常饮此款茶。
2.脾虚泄泻、低血压患者不宜饮用此茶。

茶效

◎决明子具有清热明目、润肠通便的功效；绿茶具有清热祛火，养声润肺的功效。此款茶饮具有清肝益肾、润肠通便的作用。

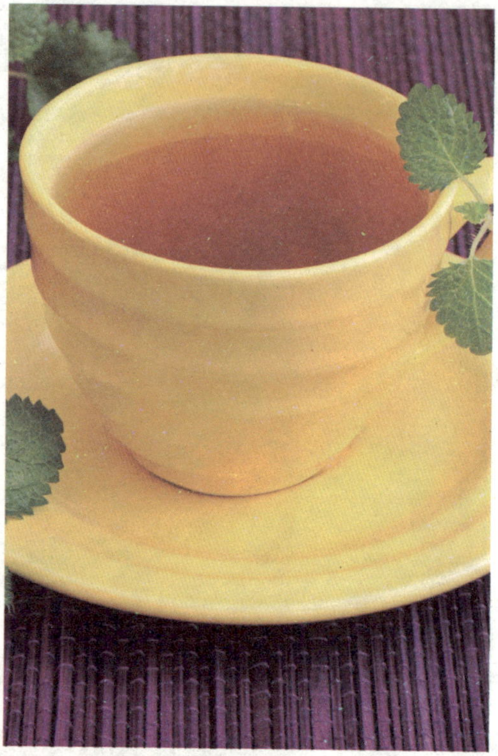

薄荷戒烟茶

适应证：肺虚咳嗽、脾虚食少、心悸自汗等

原料

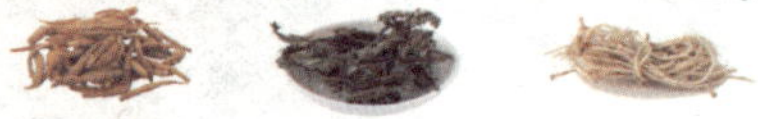

太子参15克　薄荷8克　鱼腥草8克

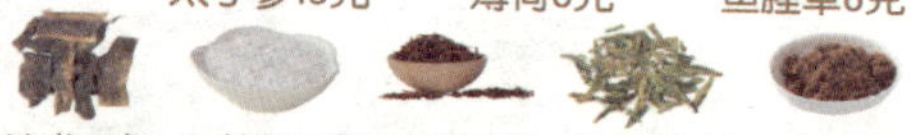

地龙5克　小苏打5克　远志10克　绿茶适量　红糖适量

做法 ①将前六种茶材混匀研成细末。②每次取细末2克，取适量绿茶与红糖，用沸水冲泡10分钟后即可饮用。

重点提示

虚寒、阴性外疡者忌服。

茶效

◎太子参具有润肺、健脾的功效；鱼腥草具有清热解毒、利尿消肿的功效。此款茶饮具有清热润肺的作用。

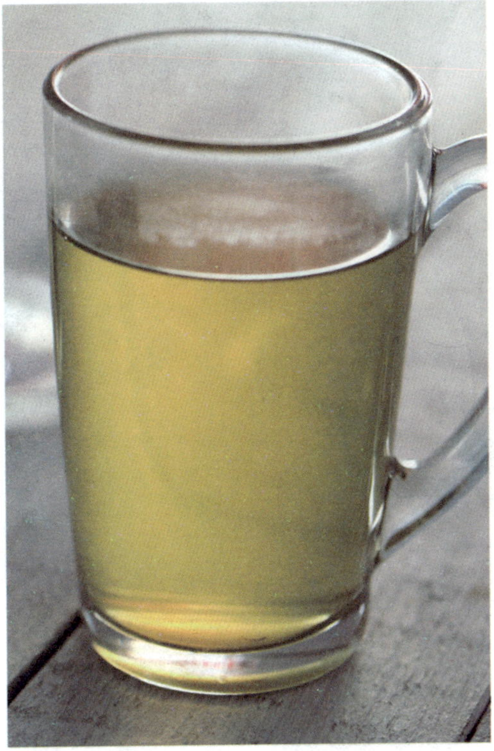

沙参麦冬茶

适应证：皮肤粗糙、内分泌失调

原料

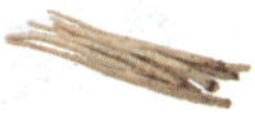

北沙参7克

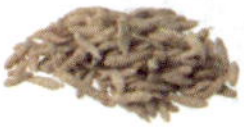

麦冬6克

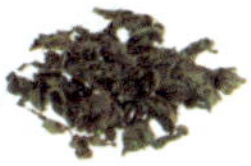

桑叶6克

做法 ①将沙参、麦冬、桑叶一起放入保温杯中。②冲入开水冲泡，静置7分钟，即可饮用。

重点提示

1.皮肝起皱，无弹性的中老年女性饮用有益。
2.风寒咳嗽和肺胃虚寒的人不能服用此茶。

茶效

◎北沙参养阴清肺，益胃生津，并能润泽皮肤；麦冬养阴生津，润肺清心，对肌肤也有很好的滋润补水作用。二者与桑叶为茶，能润肤生津，防止皮肤干燥。

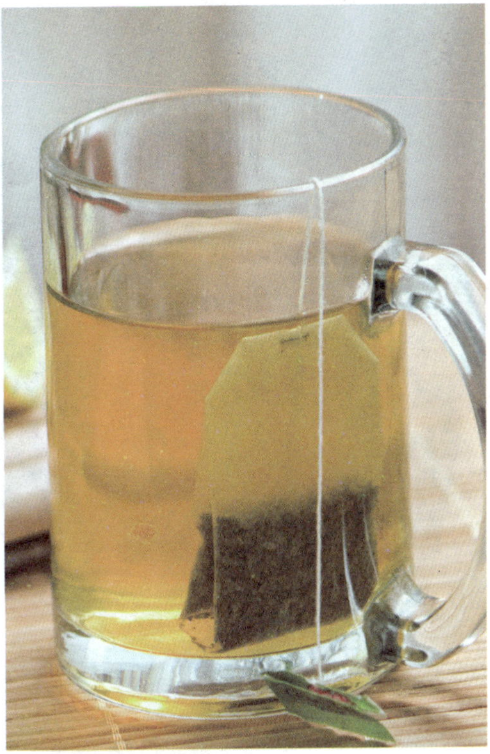

沙苑子茶

适应证：骨质疏松症引起的腰痛

原料

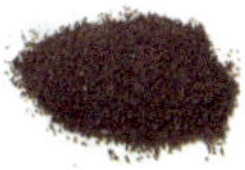

沙苑子10克

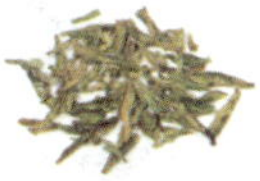

绿茶3～4克

做法 ①将沙苑子洗净研成粗末。②将绿茶与沙苑子同入保温杯中。③倒入沸水冲泡5分钟即可饮用。

重点提示

1.肾虚腰痛、头晕目眩者饮用较佳。
2.肾与膀胱偏于热者禁用。

茶效

◎沙苑子含有丰富的硒、铜、铁、锌等，味甘，性温，入肝、肾经，有补肾固精、养肝明目、强健筋骨等作用。此茶补肾强腰、润肤嫩肤。

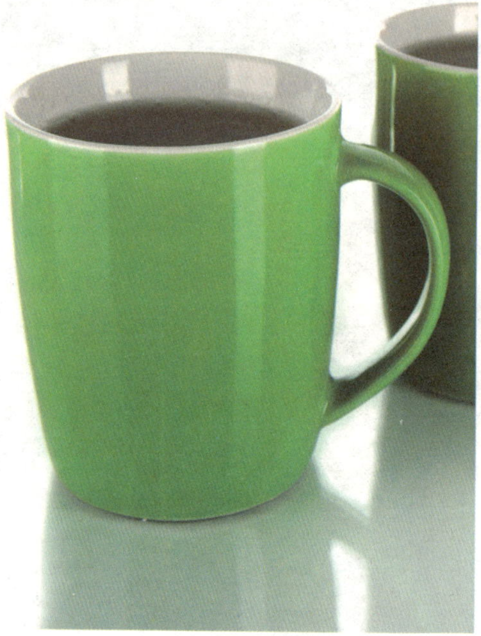

葫芦降脂茶

适应证：牙齿松动、四肢肿痛、水肿等症状

原料

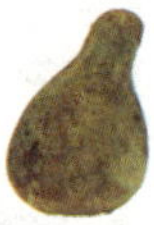

葫芦15克

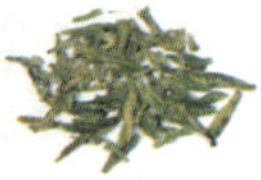

绿茶3克

做法 ①将绿茶与葫芦混合，然后研成粉末。②将粉末放入杯子中，冲入沸水，静置几分钟即可饮用。

重点提示

1.愈是陈年的葫芦，疗效愈高。

2.老年人常饮，保健效果甚佳。

茶效

◎葫芦具有消热解毒、润肺通便的功效；绿茶具有清热祛火，养声润肺的功效。此款茶饮具有清热通便、利水消肿的功效。

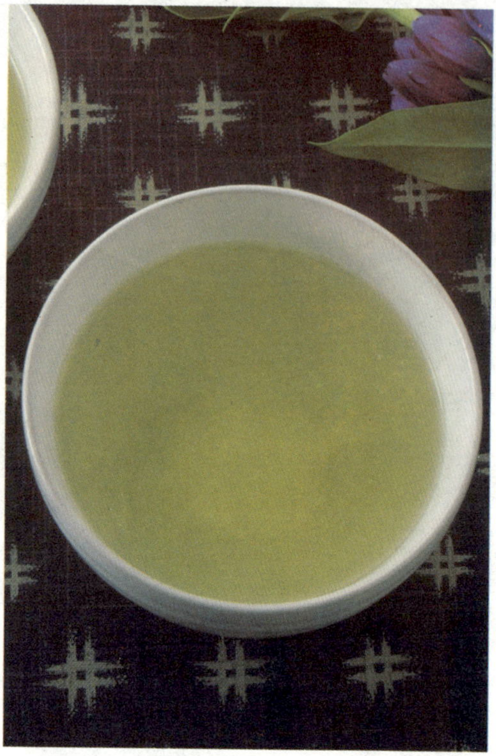

龙茶散

适应证：肝火鼎盛所致的高血压、口苦

原料

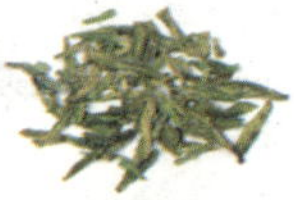

绿茶50克

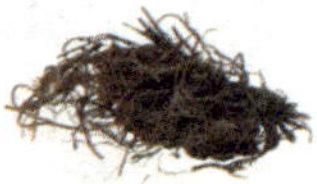

龙胆草30克

做法 ①将绿茶和龙胆草研细末，同置杯中。②以温水冲服。每次3克，每日2次。

重点提示

1.高血压引起头痛、眩晕、口苦之人饮用较佳。

2.脾胃虚弱作泄及无湿热实火者忌用。

茶效

◎龙胆草能清热燥湿，泻肝定惊；绿茶中富含类黄铜，能减少血板过渡聚集，防范脑血栓等疾病。二者为茶，能起到清热泻火、平肝降压的功效。

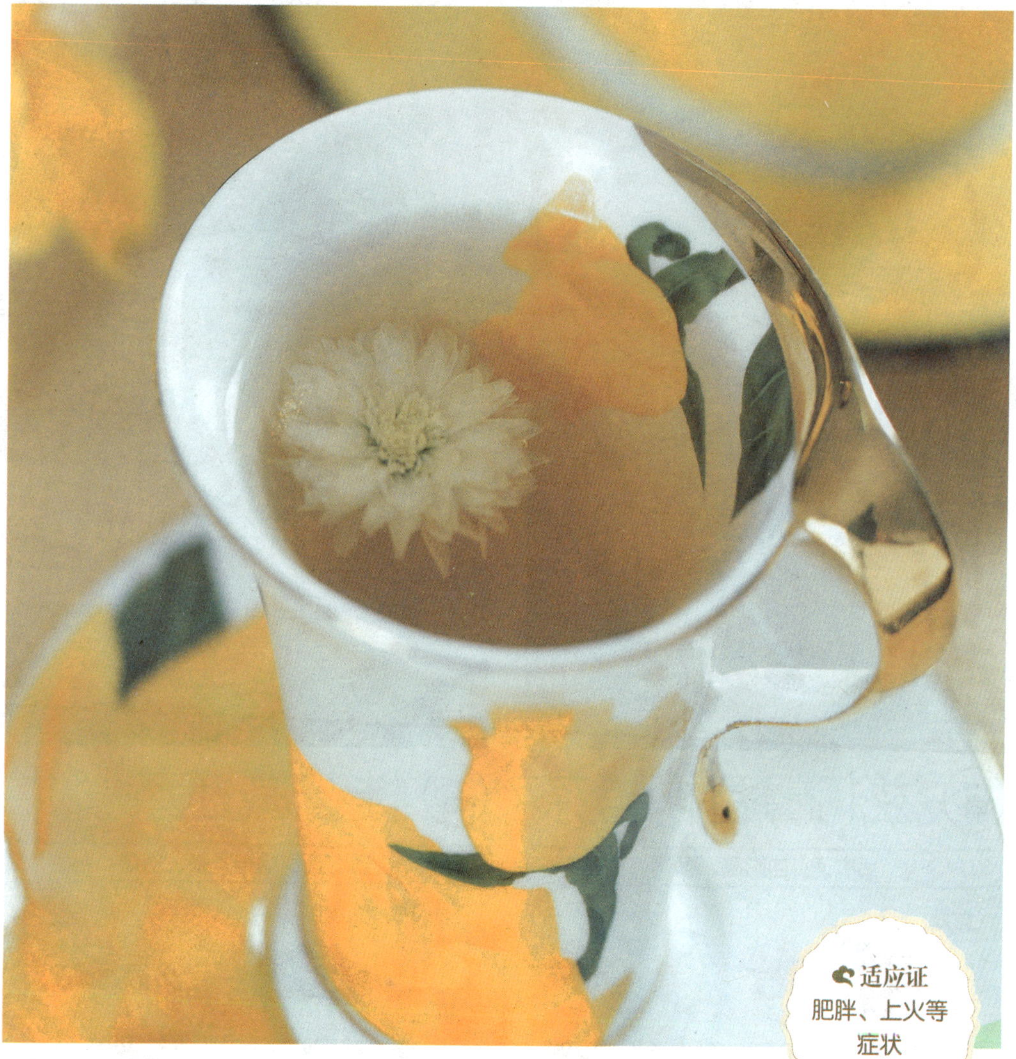

适应证
肥胖、上火等症状

菊花决明茶

原料

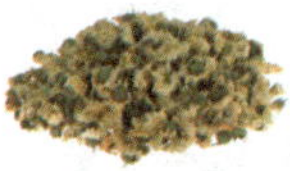

菊花10克

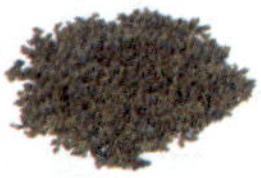

决明子15克

做法

①将决明子打碎。
②将菊花和决明子一起放入锅中，加适量清水煎煮20分钟。
③过滤，取汁即可。

重点提示

1.女性饮用，减肥祛脂效果颇佳。
2.脾虚、泄泻、低血压患者不宜饮用。

茶效

◎菊花具有疏风明目、清热解毒的功效；决明子具有清热明目、润肠通便的功效。此款茶饮具有排毒养颜、纤体瘦身的作用。

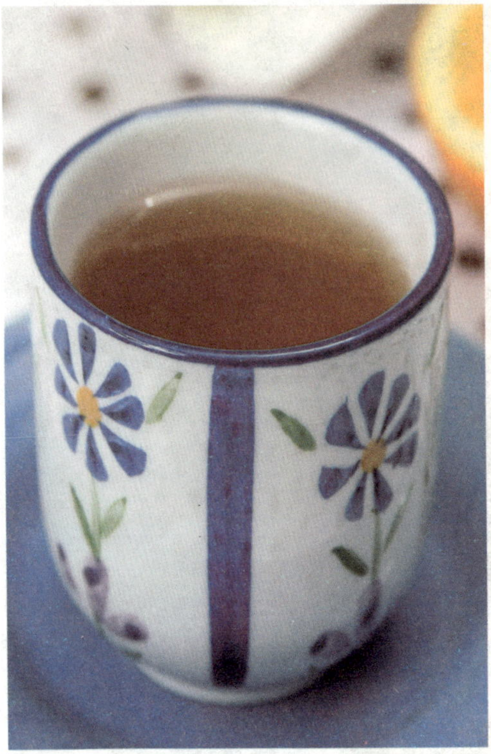

滋润馨香柳橙茶

适应证：血脂高、多渴

原料

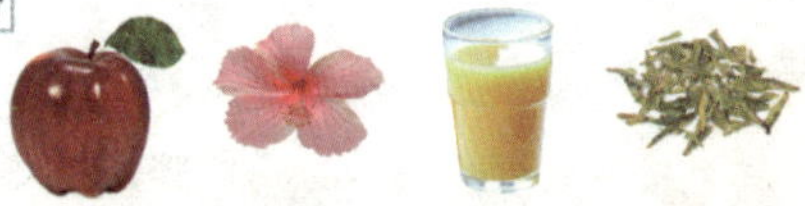

苹果干果粒2克 芙蓉花茶2克 柳橙汁10毫升 绿茶2克

做法 ①将苹果干果粒、芙蓉花茶、绿茶泡入约300毫升的开水中。②随后加入柳橙汁即可。

重点提示

1.烦躁、胃口不好时饮用较好。
2.泄泻者忌用。

茶效

◎柳橙有延缓衰老、美白肌肤、降血脂的作用。苹果和芙蓉花可以美颜抗衰。此款茶含有丰富的维生素C，可以生津润肺、预防高血压、美容养颜。

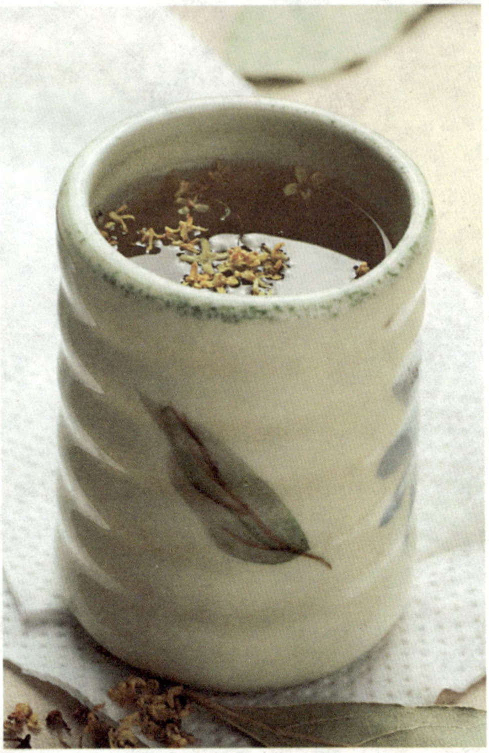

桂花减压茶

适应证：精神紧张、焦虑

原料

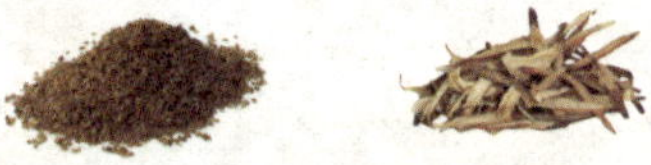

桂花10克 甘草少许

做法 ①将桂花、甘草一起放入杯中，再往杯中冲入热开水。②将茶汤静置5分钟后即可饮用。

重点提示

1.因压力大导致身体不适时饮用较佳。
2.服减肥药者忌用。

茶效

◎桂花茶有清香提神功效；甘草可补脾益气、清热解毒、祛痰止咳、缓急止痛。二者为茶，可化痰散瘀、缓解压力，让你的身心获得释放。

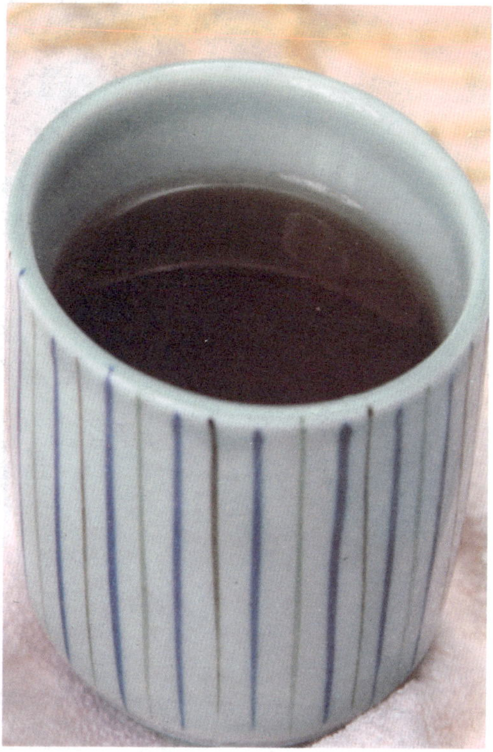

马蹄茅根茶

适应证：黄疸、便秘、吐血、肺热咳喘等

原料

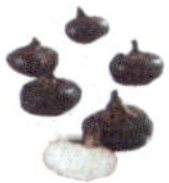

鲜马蹄100克

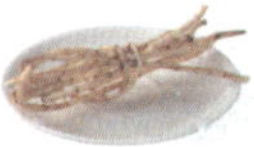

鲜茅根100克

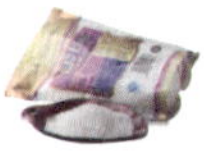

白糖少许

做法 ①鲜马蹄、鲜茅根洗净切碎，所有材料入沸水煮20分钟左右。②去渣，加白糖适量，饮服。

重点提示

1.一般人群皆可饮用。

2.脾胃虚寒者忌服。

茶效

◎马蹄具有清热解毒、利尿通便、化湿祛痰、消食除胀的功效；茅根具有清热生津、利尿通淋的功效。此款茶饮具有清热祛湿的作用。

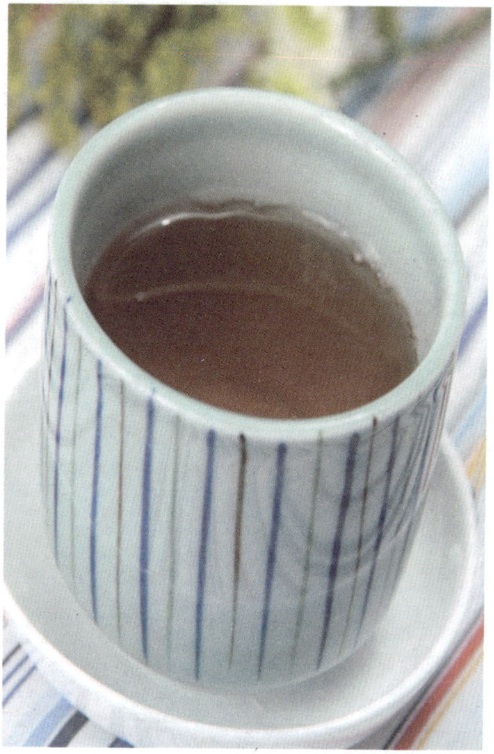

荷叶薏米茶

适应证：冠心病、高脂血症和高血压等

原料

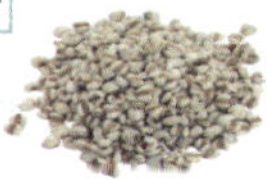

炒薏米10克

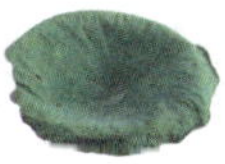

鲜荷叶5克

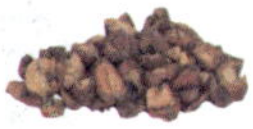

山楂5克

做法 ①将炒薏米、鲜荷叶、山楂分别用沸水冲一遍，再一起放入茶壶中。②加开水浸泡约5分钟即可饮用。

重点提示

1.有冠心病者饮用较佳。

2.脾胃虚弱者慎用。

茶效

◎荷叶能软化血管，降低血脂，防止脑动脉硬化；山楂是消食健胃的好帮手，主治肉食积滞、胃脘胀满、高脂血症等病症。二者为茶，能活血化瘀、降压减脂、清热除火。

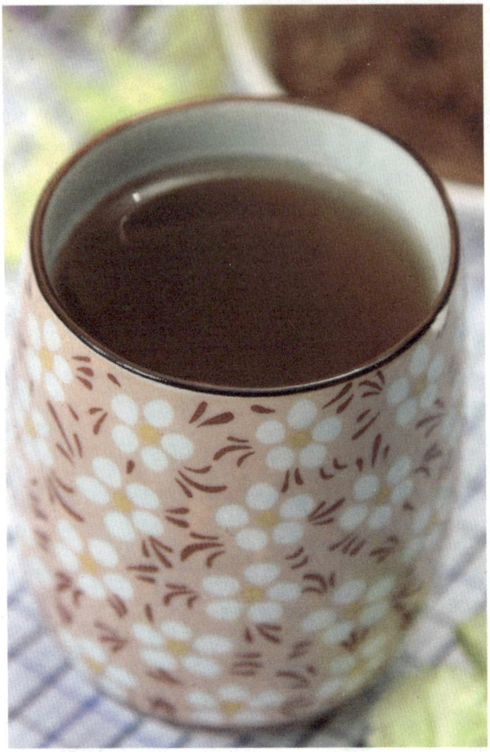

金钱玉须茶

适应证：黄疸、水肿、小便赤灼痛、膀胱结石

原料

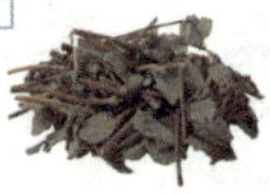

金钱草20克

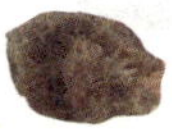

玉米须20克

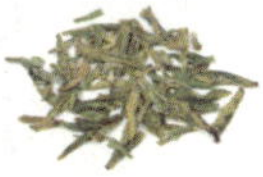

绿茶3克

做法 ①将金钱草、玉米须分别洗净。②加入清水，放入金钱草和玉米须。③煎煮15分钟后，滤出汁液，冲泡绿茶即可。

重点提示

1.肾、胆、尿路有结石者饮用较佳。

2.素体虚寒者忌服。

茶效

◎金钱草有清热利胆、解毒退黄的作用；玉米须是利水通淋、降血压的良药，具有利尿、泻热、平肝、利胆的功效。二者与绿茶为茶，能清热利尿、镇咳、消肿、解毒。

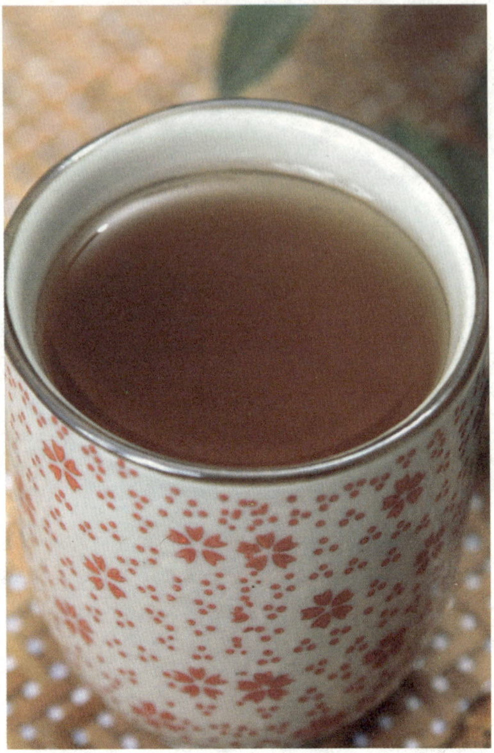

大黄绿茶

适应证：肥胖症

原料

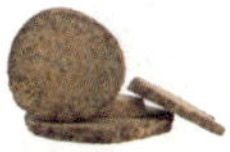

大黄3克

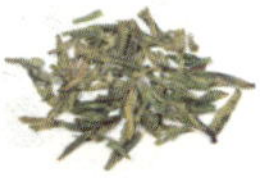

绿茶8克

做法 ①将大黄、绿茶放入茶壶中。②倒入沸水，加盖浸泡10分钟后饮用。

重点提示

1.一般群体皆可饮用。

2.气血虚弱、脾胃虚寒、孕妇、无实热瘀结者不宜饮用。

茶效

◎大黄具有攻积滞、清湿热、泻火、凉血、化瘀、解毒的功效。此款茶饮具有清热解毒、消积祛脂、通便泻火的功效。

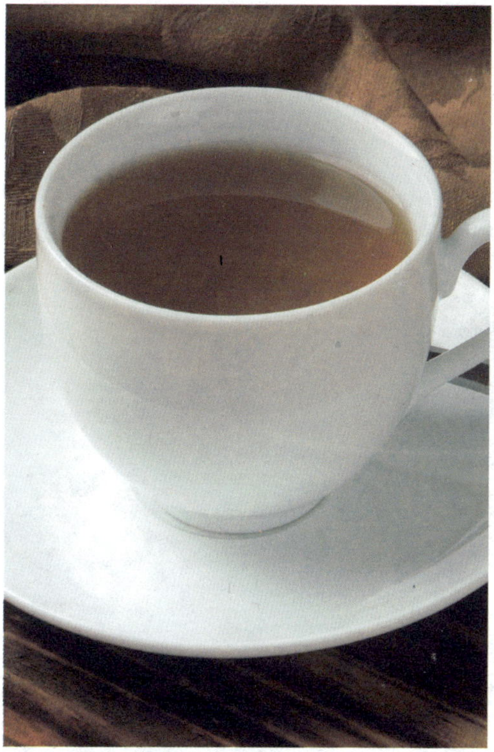

清肝火茶

适应证：眼前模糊、飞蚊症

原料

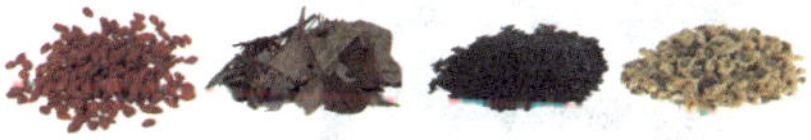

枸杞10克 淫羊藿10克 车前子6克 甘菊花6克

做法 ①将上述材料放热水瓶中，冲入沸水半瓶。②加盖闷约20分钟，代茶频频饮用。每日1剂。

重点提示

1.肝肾阴亏、肝火上炎致视力下降者宜用。
2.湿热上泛或痰湿内困者忌用。

茶效

◎菊花、车前子均能清肝明目；枸杞补肝肾，尤以养肝明目擅长。此茶具有补肾养肝、清热明目之妙。

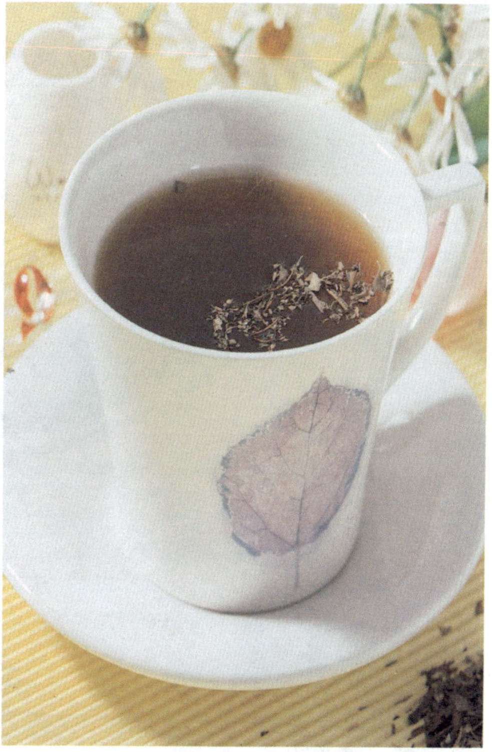

番石榴蕊叶茶

适应证：泻痢腹痛、食积腹胀、血糖高

原料

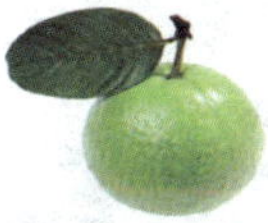

番石榴的嫩叶

做法 ①将土生番石榴的嫩叶晒干，取约3克。②洗净后，放入保温杯中用600毫升沸水冲泡。③约泡20分钟后，滤渣即可饮用。

重点提示

1.泄泻、久痢、湿疹及血糖高时饮用较好。
2.大便秘结、泻痢积滞未清者忌服。

茶效

◎番石榴叶具有健胃消食、涩肠止泻、杀虫止痒、收敛止血的作用。近年来研究还发现，它还具有很好的降糖、降脂作用。

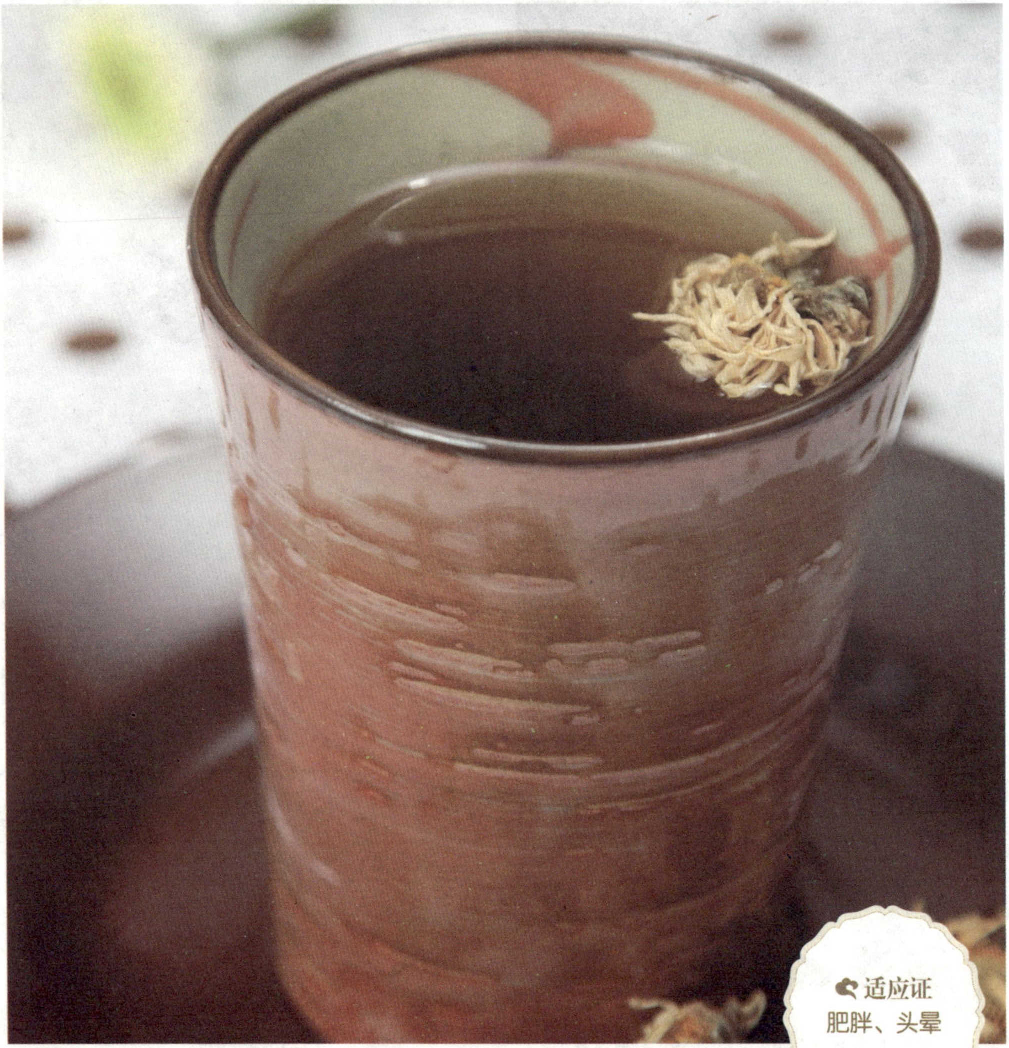

适应证
肥胖、头晕

降脂茶

原料

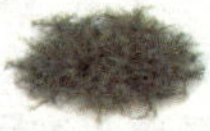

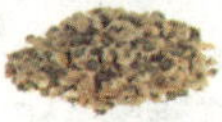

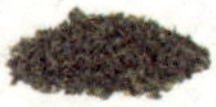

松萝3克　杭菊花10克　龙井茶叶3克

做法

①将松萝、菊花、茶叶一起放入陶瓷茶杯中。

②往茶杯中倒入沸水，冲泡15分钟后即可饮用。

重点提示

1.尤其适合女性排毒瘦身饮用。

2.便溏者不宜多饮。

茶效

◎松萝具有清热解毒、止咳化痰的功效；杭菊花具有散风清热、平肝明目的功效；此款茶饮具有清热解毒、纤体瘦身的功效。

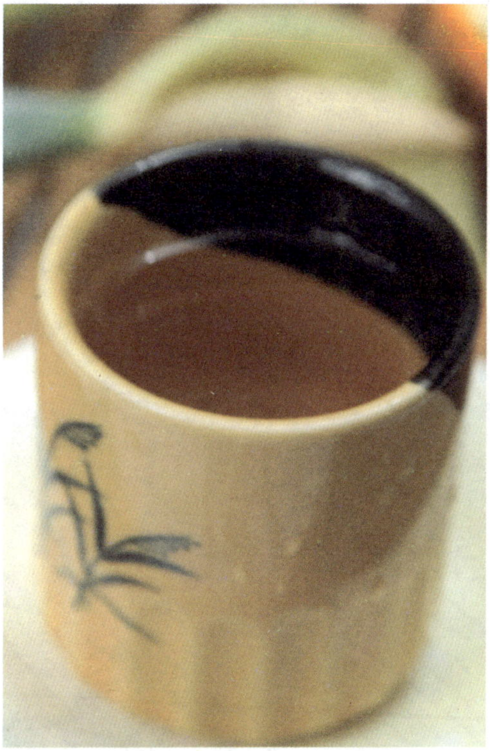

番石榴消食茶

适应证：肥胖

原料

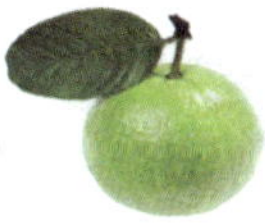

番石榴4片

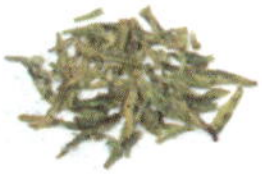

绿茶2克

做法 取水和番石榴同煮，水开后转用小火续熬8分钟去渣，留汁与已冲泡好的绿茶汁调匀即可。

重点提示

1.女性饮用减肥去脂效果好。
2.脾虚、泄泻、低血压患者最好不要饮用此茶。

茶效

◎番石榴具有收敛止泻的功效；绿茶具有清热祛火，养身润肺的功效。此款茶饮具有排毒养颜、纤体瘦身的作用。

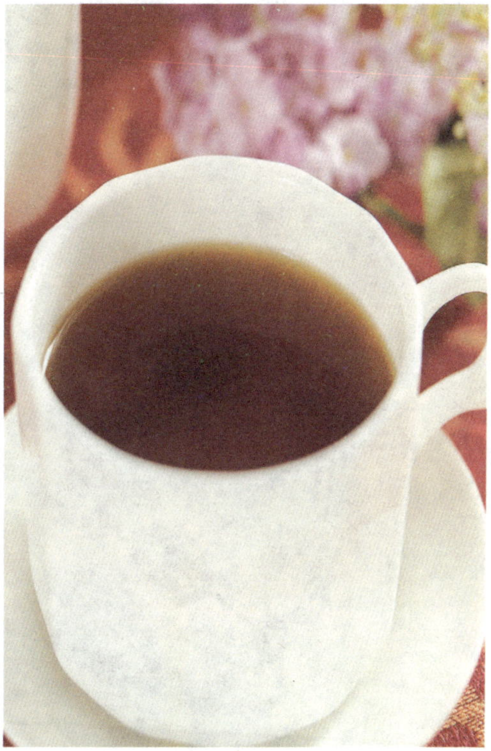

大黄通便茶

适应证：便秘、食物积滞、胸腹胀满等症状

原料

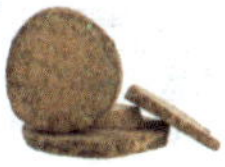

大黄10克

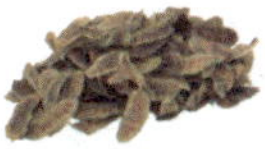

番泻叶10克

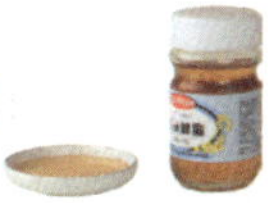

蜂蜜20毫升

做法 ①将大黄用适量水煎煮大约半小时。②熄火，加番泻叶、蜂蜜，加盖闷10分钟，取汁即可。

重点提示

痔疮、体质虚弱者，经期、孕期、产后及哺乳期妇女忌饮此茶。

茶效

◎大黄具有除积清热、泻火凉血的功效；番泻叶具有清热行滞、通便利水的功效。此款茶饮具有清热消食的作用。

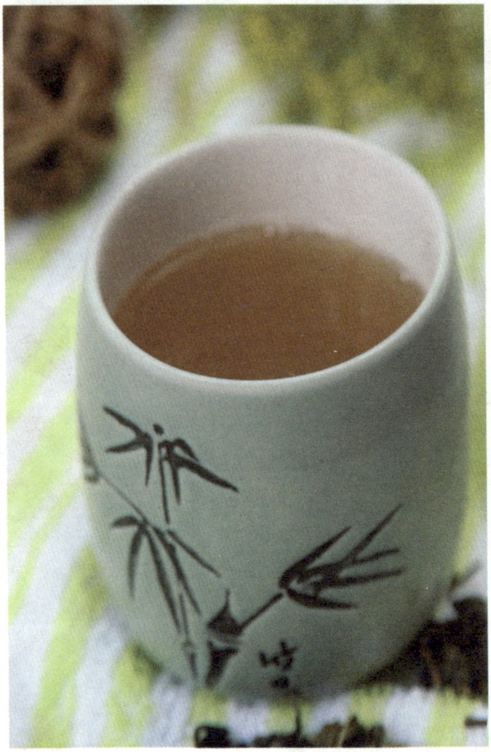

消脂山楂茶

适应证：肥胖、消化不良等症状

原料

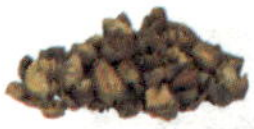

山楂5克

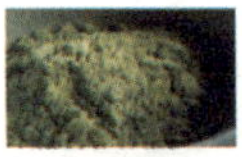

绿茶粉6克

做法 ①将山楂和绿茶粉一起放入砂锅中。②往砂锅中加适量清水，熬煮10分钟后，取汁饮用即可。

重点提示

1.进食油腻、消化不良后饮用，效果颇佳。
2.月经期妇女不宜饮用。

茶效

◎山楂具有消食化积、行气散瘀的功效；绿茶粉具有消炎抗菌、防癌抗癌的功效。此款茶饮具有消食清热的作用。

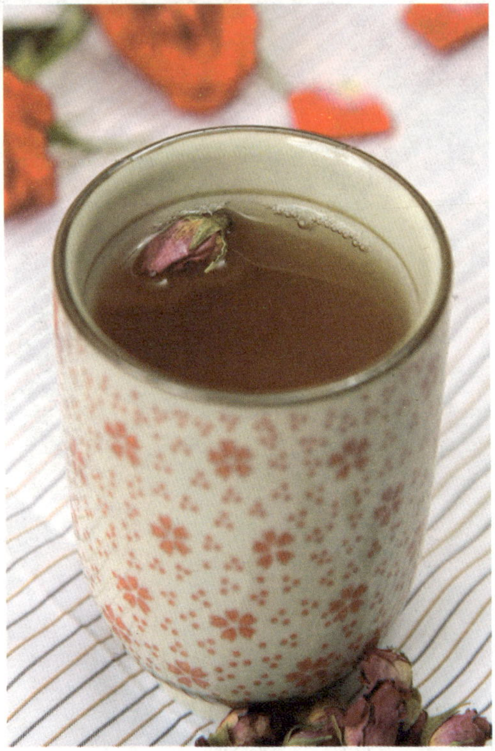

荷叶茶

适应证：疲劳、体虚、肥胖

原料

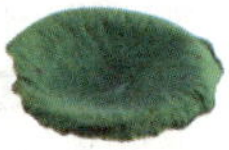

荷叶3克

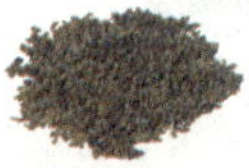

炒决明子6克

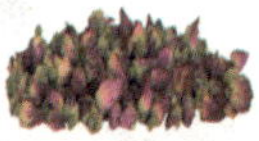

玫瑰花3朵

做法 ①将诸药同入砂锅。②加适量清水，熬煮10分钟后，取汁饮用即可。

重点提示

1.气滞胃痛、工作压力大或食少呕吐时饮用此茶最佳。
2.便秘、阴虚内火旺者不宜饮用。

茶效

◎玫瑰花能起到平衡内分泌、补血气、调理肝胃的作用。此款茶饮有理气活血、调理肠胃的功效。

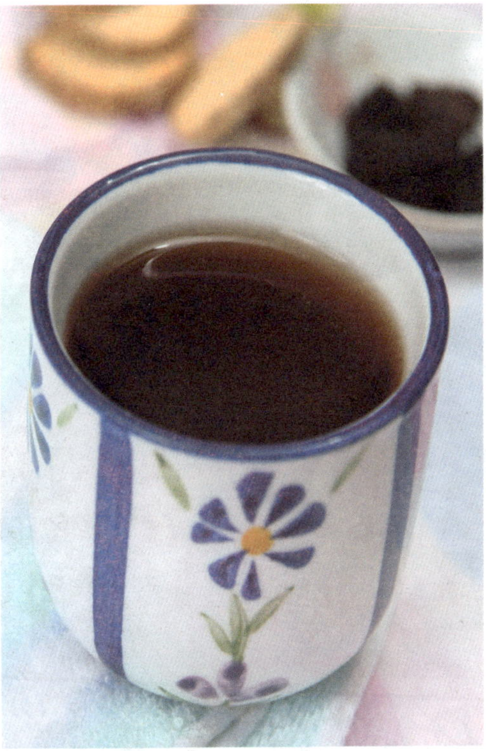

何首乌茶

适应证：脱发、肥胖症、视物不明

原料

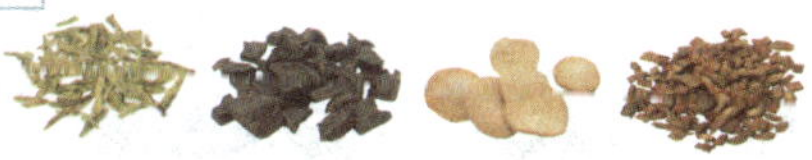

绿茶适量 何首乌适量 泽泻适量 丹参适量

做法 ①将诸药一起放入砂锅中。②往砂锅中加适量清水，熬煮10分钟后，过滤，取汁饮用即可。

重点提示

1.肥胖及脱发者饮用较好。

2.大便溏泄、肾虚精滑、有湿痰者不宜饮用。

茶效

◎何首乌具有补肝益肾、养血祛风的功效；泽泻具有利水、渗湿、泻热等功效。此款茶饮具有清热利湿、去脂化滞、补肾乌发的功效。

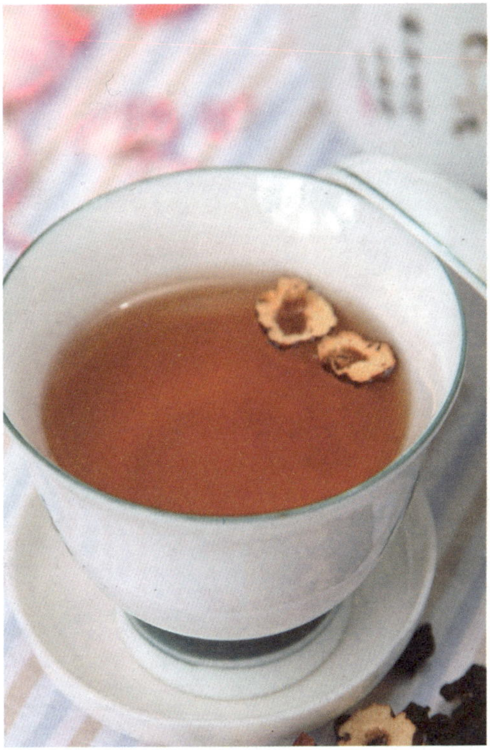

山楂五味子茶

适应证：肉食积滞、胃脘胀满

原料

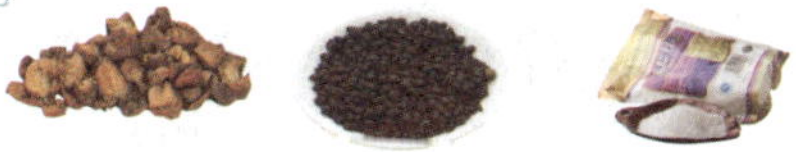

山楂50克 五味子30克 白糖少许

做法 ①将山楂、五味子一起放入锅中，加水煎煮2次。②取汁混匀，调入白糖，即可饮用。

重点提示

1.腹胀腹满、消化不良者饮用较佳。

2.脾胃虚弱者慎用。

茶效

◎山楂是消食健胃的好帮手，具有消食化积、行气散瘀的功效。此茶可大大减轻胃部消化负担，消除从肉食中摄入的油脂，同时化痰、排走残留在身体中的废物。

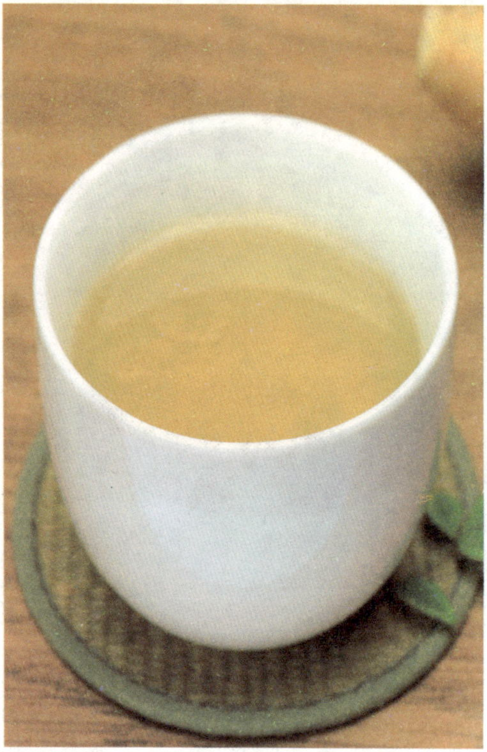

白芍姜枣茶

适应证：腹痛、自汗、盗汗、发热等症状

原料

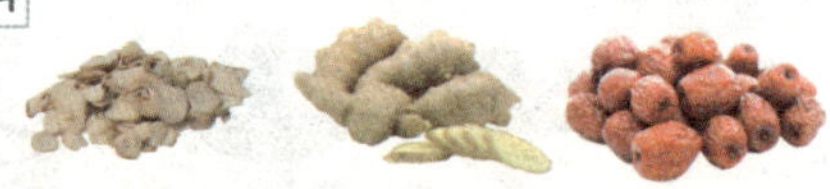

白芍12克　生姜2片　红枣2枚

做法 ①将白芍、生姜、红枣一起放入锅内，加适量清水煮沸。②待水剩下一半时即可熄火。

重点提示

1.自汗盗汗的女性适时适量常饮，效果甚佳。
2.泄泻者以及孕妇忌服。

茶效

◎白芍具有养血柔肝、缓中止痛、敛阴收汗的功效；生姜具有解表、散寒、止呕、开痰的功效。此款茶饮具有养血散寒、调和营卫的作用。

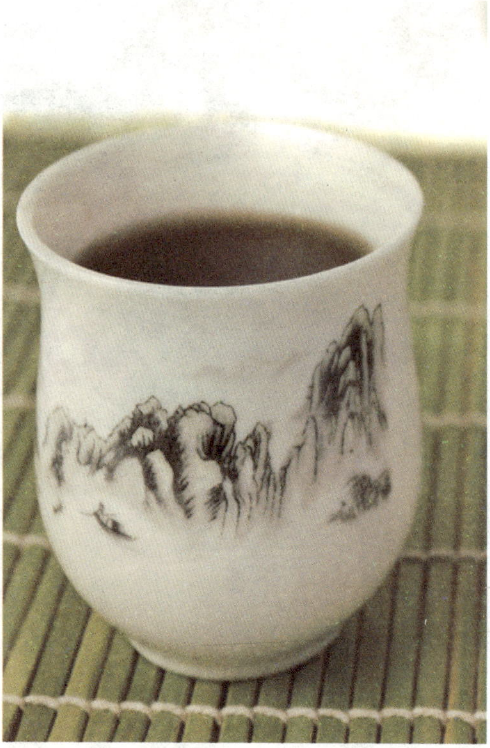

决明麻仁茶

适应证：便秘

原料

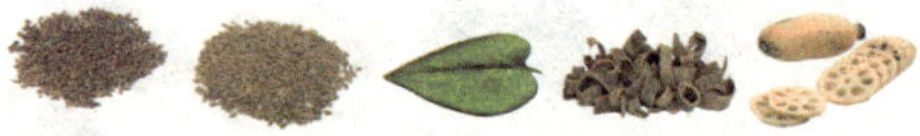

决明子12克　胡麻仁6克　川七5克　厚朴3克　莲藕4克

做法 ①将莲藕切块，放入茶杯中。②将其余诸药放入棉布袋，过滤后放入茶杯。③倒入沸水，冲泡20分钟，取汁饮用。

重点提示

1.大便不畅时饮用，效果颇佳。
2.脾虚、泄泻、低血压患者不宜饮用。

茶效

◎决明子具有清热明目、润肠通便的功效；胡麻仁具有润肠通便的功效。此款茶饮具有改善便秘、健胃整肠的作用。

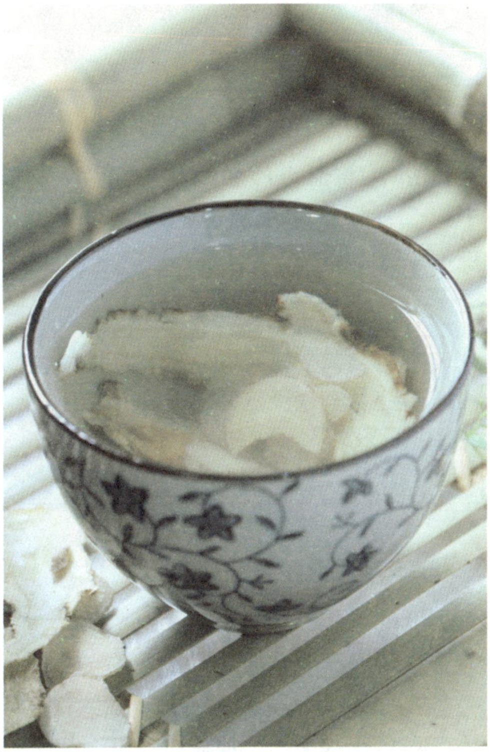

白芍当归茶

适应证：泻痢腹痛、自汗盗汗、阴虚发热

原料

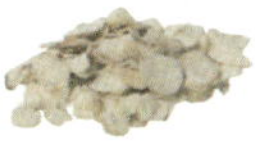

白芍12克

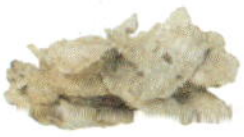

当归10克

做法 ①将当归、白芍一起放入砂锅，加入适量清水，煎煮片刻。②滤取茶汁即可饮用。

重点提示

1.女性适时适量常饮，效果甚佳。
2.虚寒、泄泻者以及产后妇女忌服。

茶效

◎白芍具有养血柔肝、缓中止痛、敛阴收汗的功效；当归具有补血活血、调经止痛、润燥滑肠的功效。此款茶饮具有活血止痛、敛阴止汗的良好作用。

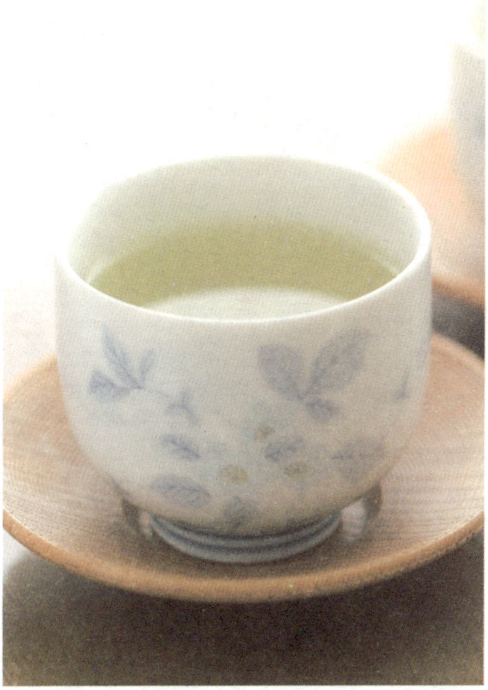

茯苓绿茶

适应证：小便不利、水肿、咳嗽、呕吐泄泻

原料

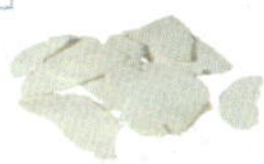

茯苓10克

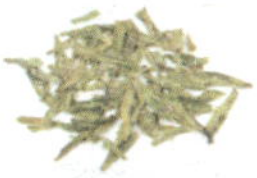

绿茶2克

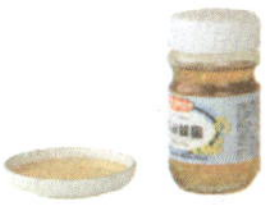

蜂蜜25克

做法 ①茯苓洗净，放入砂锅。②加水适量，煎取浓汁，趁热加入绿茶、蜂蜜即可饮用。

重点提示

1.常饮此茶，可养心安神，效果甚佳。
2.虚寒精滑、气虚下陷者忌服。

茶效

◎茯苓具有利水祛湿、健脾补中、宁心安神的功效；蜂蜜具有缓急止痛、润肠通便的功效。此款茶饮具有利水止痛、清热止痰的作用。

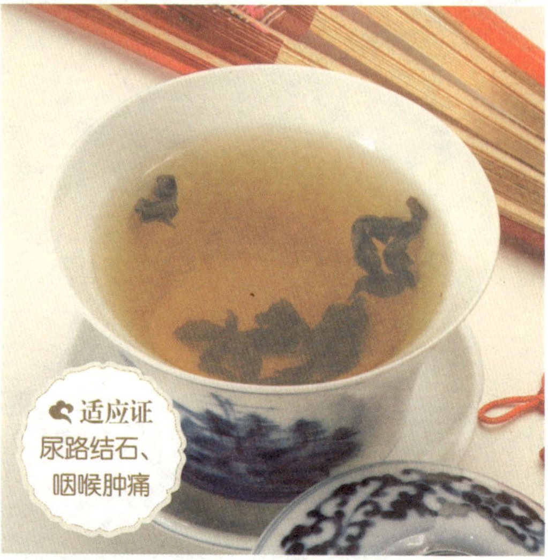
适应证
尿路结石、
咽喉肿痛

海金沙茶

原料 海金沙12克，绿茶3克

做法 ①将海金沙和绿茶一起放入杯中。②往杯中冲入沸水，闷泡3～5分钟，即可饮用。

茶效

◎海金沙具有清热解毒、利水通淋的功效；绿茶具有消炎抗菌、防癌抗癌的功效。此款茶饮具有通便利尿的作用。

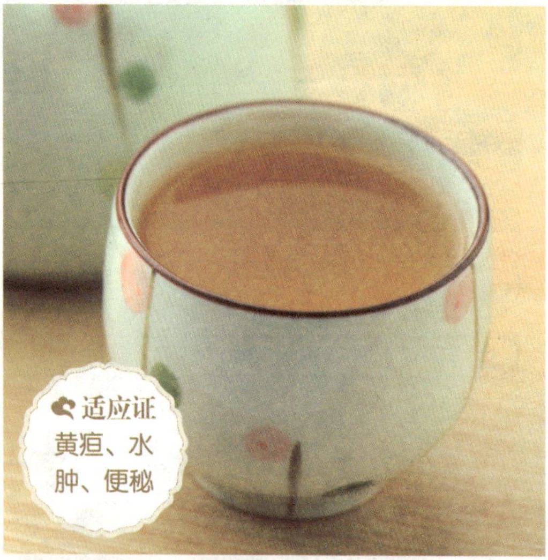
适应证
黄疸、水
肿、便秘

双草茶

原料 金钱草30克，生甘草10克

做法 ①将上两味制为粗末，放入保温杯中。②冲入沸水，加盖闷泡30分钟后倒入杯中，待凉后即可饮用。

茶效

◎金钱草具有清热、利尿、镇咳、消肿、解毒的功效；生甘草具有补脾益气、清热解毒、缓急止痛之功。此款茶饮具有通便利尿的功效。

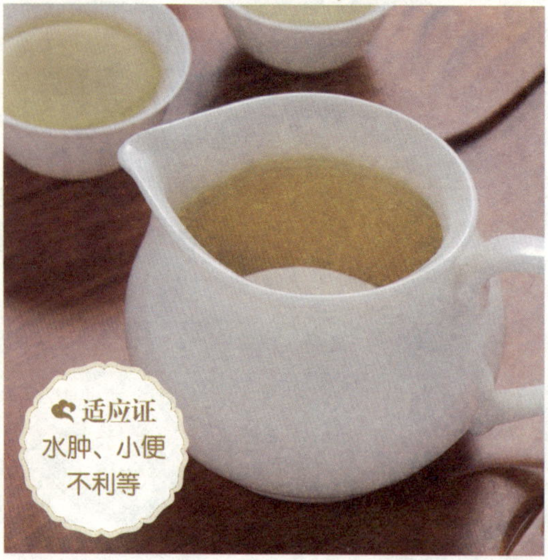
适应证
水肿、小便
不利等

双草茅根茶

原料 白茅根30克，灯芯草、通草各3克，绿茶6克

做法 ①将上4味放入杯中。②冲入沸水，5～10分钟后即可饮用。

茶效

◎白茅根具有凉血止血、清热生津、利尿通淋的功效；灯芯草具有清心降火、利尿通淋的功效。此款茶饮具有通便利尿的良好作用。

双色芝麻乌龙茶

原料 乌龙茶2克，黑、白芝麻各5克，沸水250毫升

做法 ①芝麻沥干；乌龙茶沸水过滤。②芝麻炒香研粗末，与乌龙茶同泡茶。

茶效

◎白芝麻具有补血明目、散风润肠、养肝护发的功效；黑芝麻具有润肠通乳、补肝益肾的功效。此款茶饮具有散风润脏的良好作用。

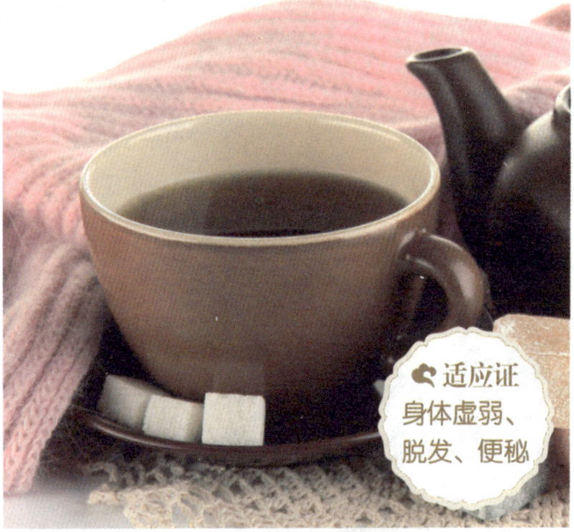

适应证 身体虚弱、脱发、便秘

益母草陈皮茶

原料 益母草、陈皮各12克

做法 ①将益母草和陈皮一起放入杯中。②往杯中冲入沸水，3~5分钟后即可饮用。

茶效

◎益母草具有活血化瘀、利水调经的功效；陈皮具有理气健脾、燥湿化痰的功效。此款茶饮具有利水祛湿、活血调经的功效。

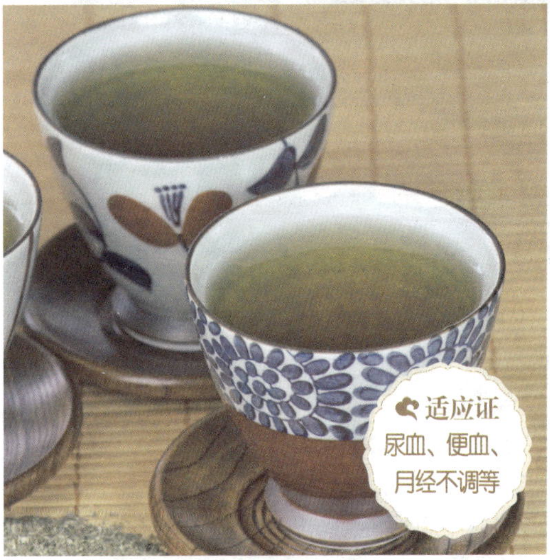

适应证 尿血、便血、月经不调等

桑葚乌梅茶

原料 桑葚40克，乌梅汁少许

做法 ①将桑葚洗净，和乌梅汁一同倒入茶壶中。②往茶壶中加入适量开水，加盖冲泡，最后取汁即可饮用。

茶效

◎桑葚具有补血滋阴、生津润燥、助眠抗衰的功效；用乌梅汁能起到调和味道的作用。此款茶饮具有安神助眠、宁心理气、抗衰老的功效。

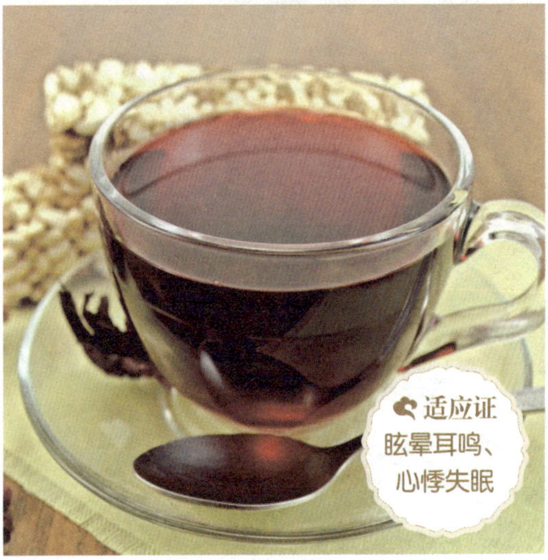

适应证 眩晕耳鸣、心悸失眠

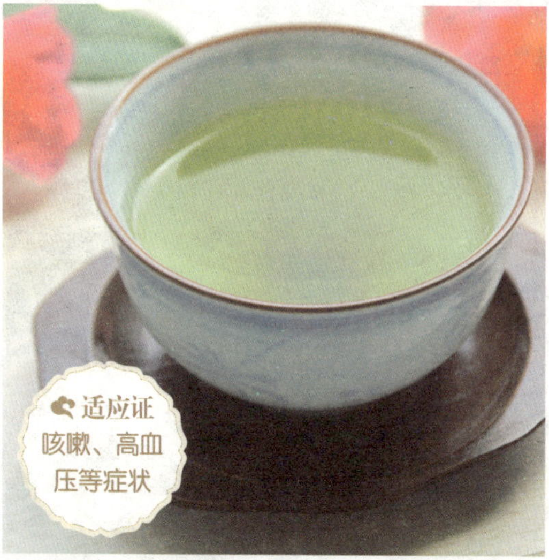
适应证
咳嗽、高血压等症状

沙梨茶

原料 沙梨200克，绿茶1克

做法 ①将沙梨洗净，去核，切成小块。②将沙梨煎煮5分钟后，加入绿茶即可饮用。

茶效

◎沙梨具有滋阴清热、降压镇静、清暑解渴、生津收敛的功效；绿茶具有消炎抗菌、防癌抗癌的功效。此款茶饮具有滋阴润肺、降压的作用。

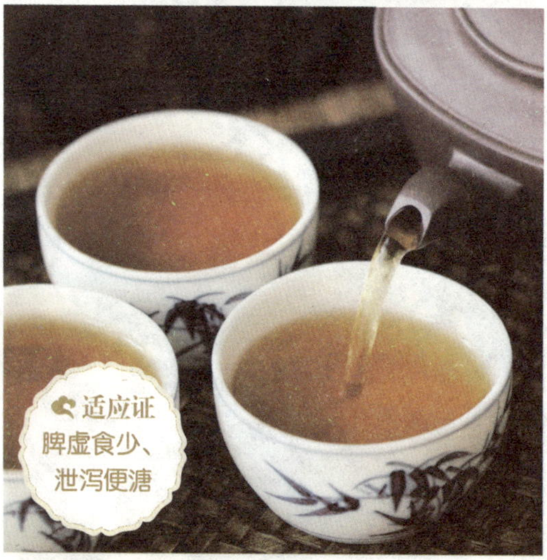
适应证
脾虚食少、泄泻便溏

赤豆川七茶

原料 川七19克，淮山11克，菟丝子11克，赤小豆22.5克，东洋参11克

做法 ①将菟丝子包好，其余诸药过滤。②加4碗水，煎煮20分钟后取汁饮。

茶效

◎川七具有强壮腰膝、活血消肿的功效；淮山具有补脾养胃、生津益肺、壮骨祛湿的功效。此款茶饮具有健脾益胃的功效。

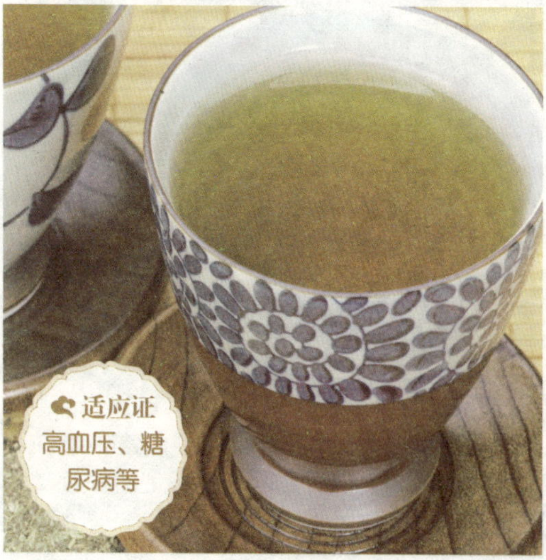
适应证
高血压、糖尿病等

玉米须绿茶

原料 玉米须100克，绿茶2克

做法 ①将玉米须去杂质、洗净，放入锅内。②加水适量，煮沸5分钟，投入绿茶即可。

茶效

◎玉米须具有利尿清热、平肝利胆的功效；绿茶具有消炎抗菌、防癌抗癌的功效。此款茶饮具有排毒瘦身、降压利肝的作用。

芝麻核桃蜜茶

原料 黑芝麻、核桃各5克，花茶、蜂蜜各6克

做法 ①将黑芝麻、核桃捣碎。②加入花茶，用沸水冲泡，待稍凉后调入蜂蜜饮用。

茶效

◎黑芝麻具有润肠通乳、补肝益肾的功效；核桃仁具有温补肺肾、定喘润肠的功效。此款茶饮具有滋润五脏、润燥通便的作用。

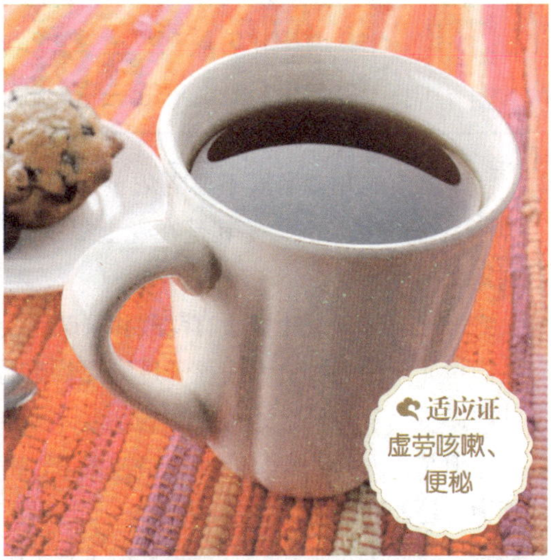
适应证
虚劳咳嗽、
便秘

三味内金茶

原料 鸡内金15克，金钱草30克，海金沙12克

做法 ①将海金沙包好，与诸药同入砂锅。②加水煎煮20分钟，取汁饮用。

茶效

◎鸡内金具有消积食、止泻痢的功效；金钱草具有改善泌尿系统和肝胆道结石的功效。此款茶饮具有消食排毒的作用。

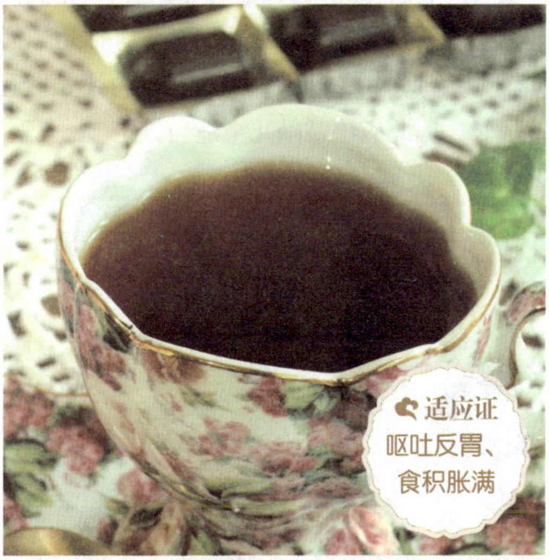
适应证
呕吐反胃、
食积胀满

玫瑰花灯芯茶

原料 玫瑰花瓣10克，灯芯草3克。

做法 ①将玫瑰花瓣和灯芯草一起放入杯中。②用沸水冲泡，静置3分钟后即可饮用。

茶效

◎玫瑰花具有理气解郁、和血散瘀的功效；灯芯草具有清心降火、利尿通淋的功效。此款茶饮具有清热利尿的作用。

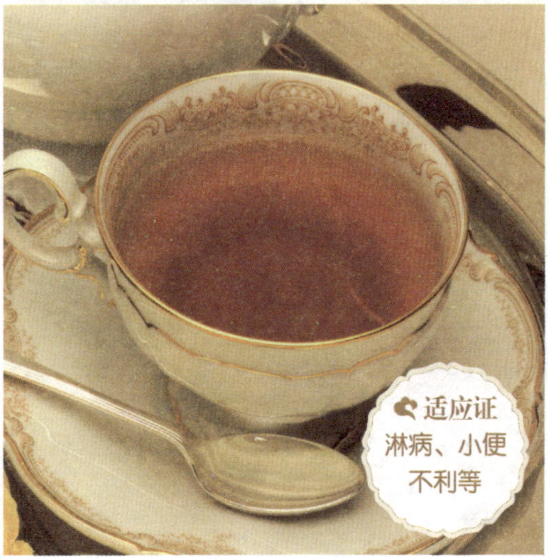
适应证
淋病、小便
不利等

儿童健康茶饮

学龄前的儿童尽量不要喝浓茶。因为茶里含有茶碱等物质，很容易令人的中枢神经系统产生兴奋。尤其是在晚上喝茶，还会使孩子产生失眠、尿频等问题，影响到睡眠。

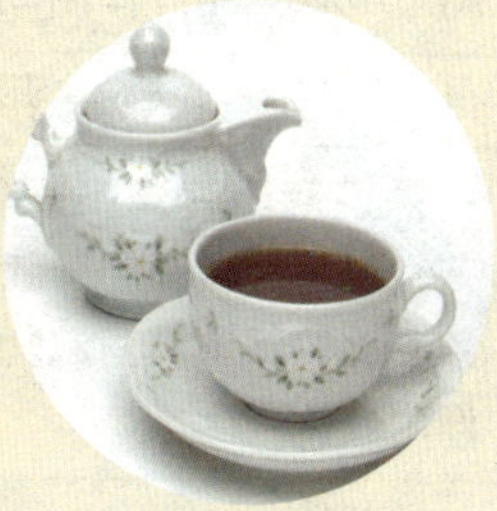

与此同时，茶叶里含有鞣酸和茶碱，会抑制孩子身体对一些微量元素的吸收。因而孩子过量喝茶或喝浓茶，可能会导致体内微量元素的缺乏。

但是，因为一般茶能使人精神振奋，活跃思维和增强记忆能力，还能防暑降温，消除疲劳，促进新陈代谢，维持心脏、血管、胃肠等正常功能，预防龋齿（据英国的一次调查表明，儿童经常饮茶龋齿可减少60%）等作用，因此儿童适量饮用淡绿茶、花茶及一些具有辅助治疗作用的药茶，对成长发育还是能起到一定的积极促进作用的，有助于其健康成长，因此应该鼓励儿童适当饮茶。

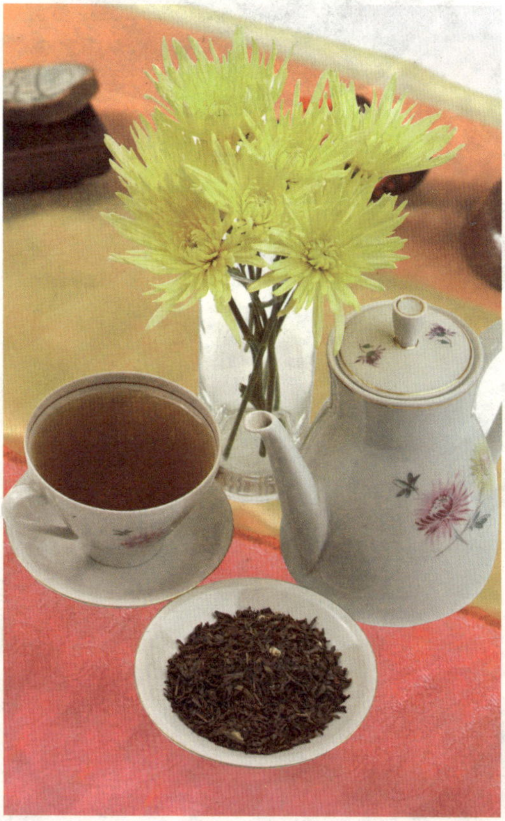

梅干红茶

适应证：感冒、小儿厌食、挑食等症状

原料

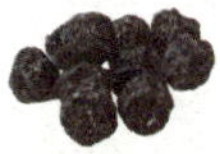

乌梅2粒

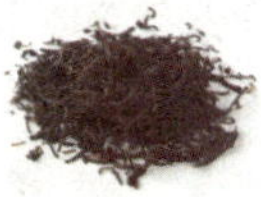

红茶适量

做法 ①将梅干去核，切细丝，与红茶一起入锅。②加适量清水煎煮5分钟后，待温即可饮用。

重点提示

1.感冒、醉酒后身体不适，饮服有效。
2.一般人群皆可食用。

茶效

◎梅干具有抗菌解毒、调整胃肠的功效；红茶能让大脑处于放松、清醒的状态，可以让人思维活跃，灵感无限。此款茶饮具有消食健胃的功效。

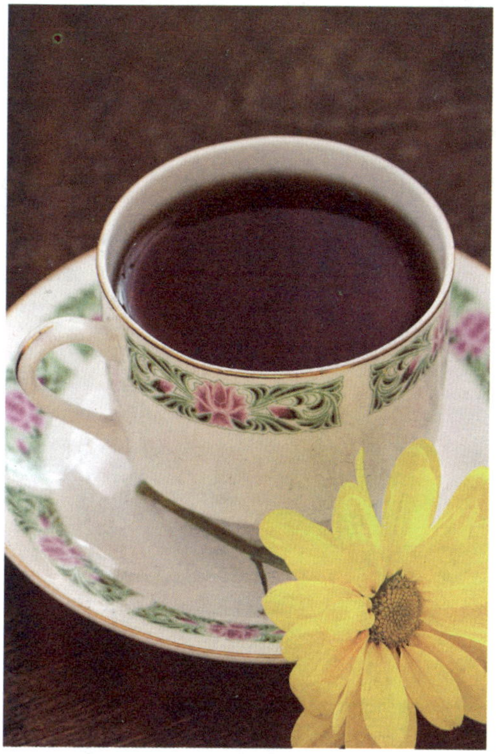

乌梅太子参茶

适应证：食欲不振、病后体虚

原料

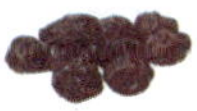 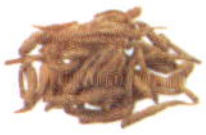 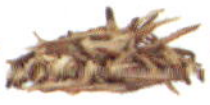 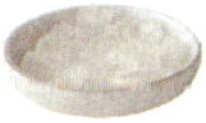

乌梅3枚 太子参5克 甘草3克 冰糖适量

做法 ①将所有原料同置于保温杯中。②加入开水冲泡，加盖静置7分钟即可饮用。

重点提示

1.食欲不佳者、儿童夜间惊泣者、病后体弱者宜饮用。
2.水肿者不宜饮用。

茶效

◎乌梅具有收敛生津、安蛔驱虫的功效；太子参有补肺、健脾等功效，治肺虚咳嗽、脾虚食少等症。此茶可健脾养胃，特别适合儿童饮用。

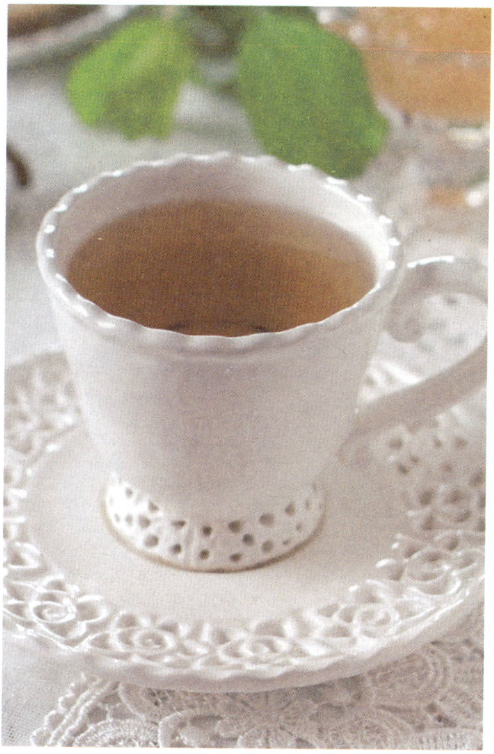

白梨绿茶

适应证：咽喉炎、小儿暑热症

原料

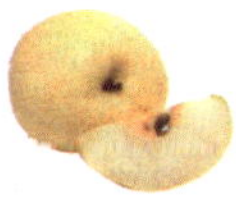 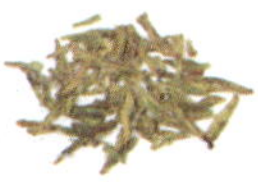

白梨250克 绿茶2克

做法 ①将白梨洗净，切片入锅。②加水1200毫升，煮沸后改用小火煮5分钟。③再加放绿茶，续煮片刻即可。

重点提示

1.有发热、口渴等暑热症的小儿饮用较佳。
2.脾虚便溏及寒嗽者忌服。

茶效

◎梨有止咳化痰、清热降火、养血生津、润肺去燥、润五脏、镇静安神等功效；绿茶可清热祛火，消炎杀菌。二者为茶，可清热生津、润肺祛痰。

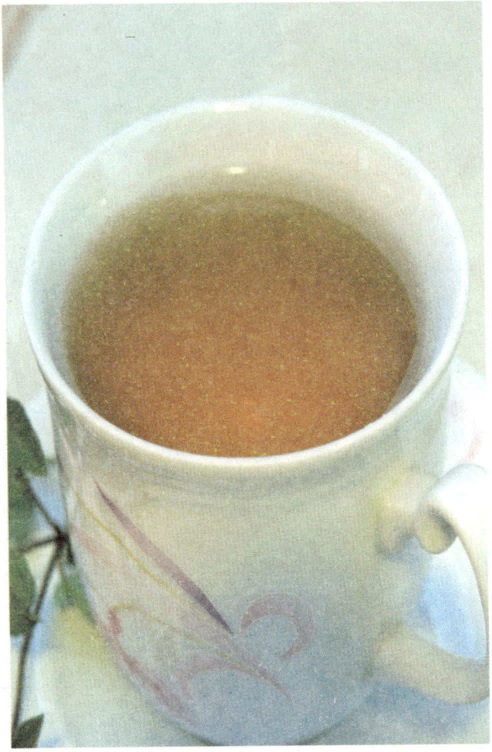

食醋绿茶

适应证：小儿腹泻

原料

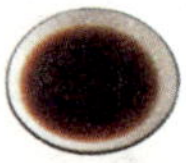

食醋适量

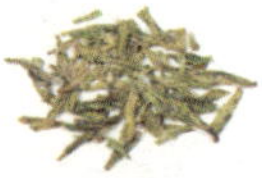

绿茶3克

做法 ①将绿茶放入茶壶内，再往茶壶中倒入沸水。②加盖浸泡，静置5分钟，加入食醋即可。

重点提示

1.肠胃不适的小儿饮用较佳。
2.胃溃疡和胃酸过多者不宜。

茶效

◎食醋具有一定的杀菌抑菌能力，可以防治腹泻、下痢；茶叶具有收敛固涩的作用，对细菌性腹泻具有抗菌止泻作用。二者为茶，可涩肠止泻、温中消食、清热解毒。

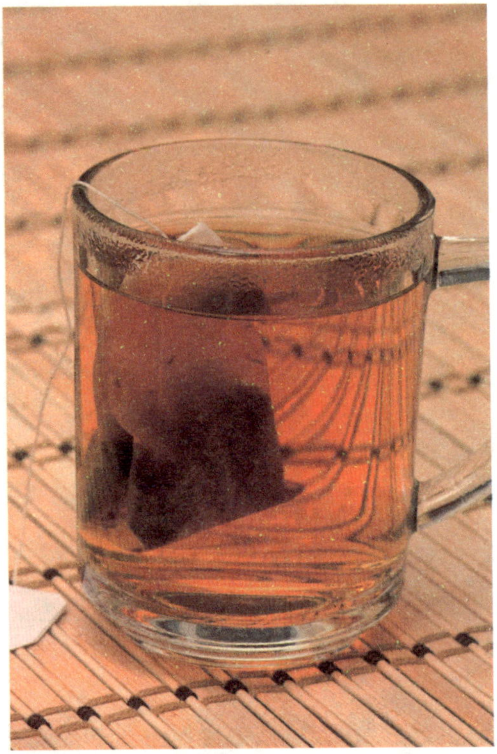

浮小麦饮

适应证：小儿夜间盗汗或白天睡着出汗

原料

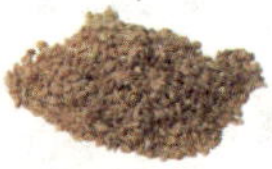

浮小麦15克

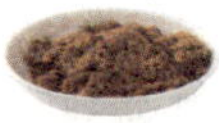

红糖适量

做法 ①锅内加水200毫升，放入浮小麦煎煮。②10分钟后，滤取浮小麦汁100毫升，加红糖调味即可。

重点提示

1.有盗汗及自汗的小儿饮用较佳。
2.无汗而烦躁或虚脱汗出者忌用。

茶效

◎浮小麦味甘，性凉，入心经，可治骨蒸劳热、自汗、盗汗等症；红糖具有活血补益的功能，可以治疗盗汗。二者为茶，可治小儿盗汗或白天睡着出汗。

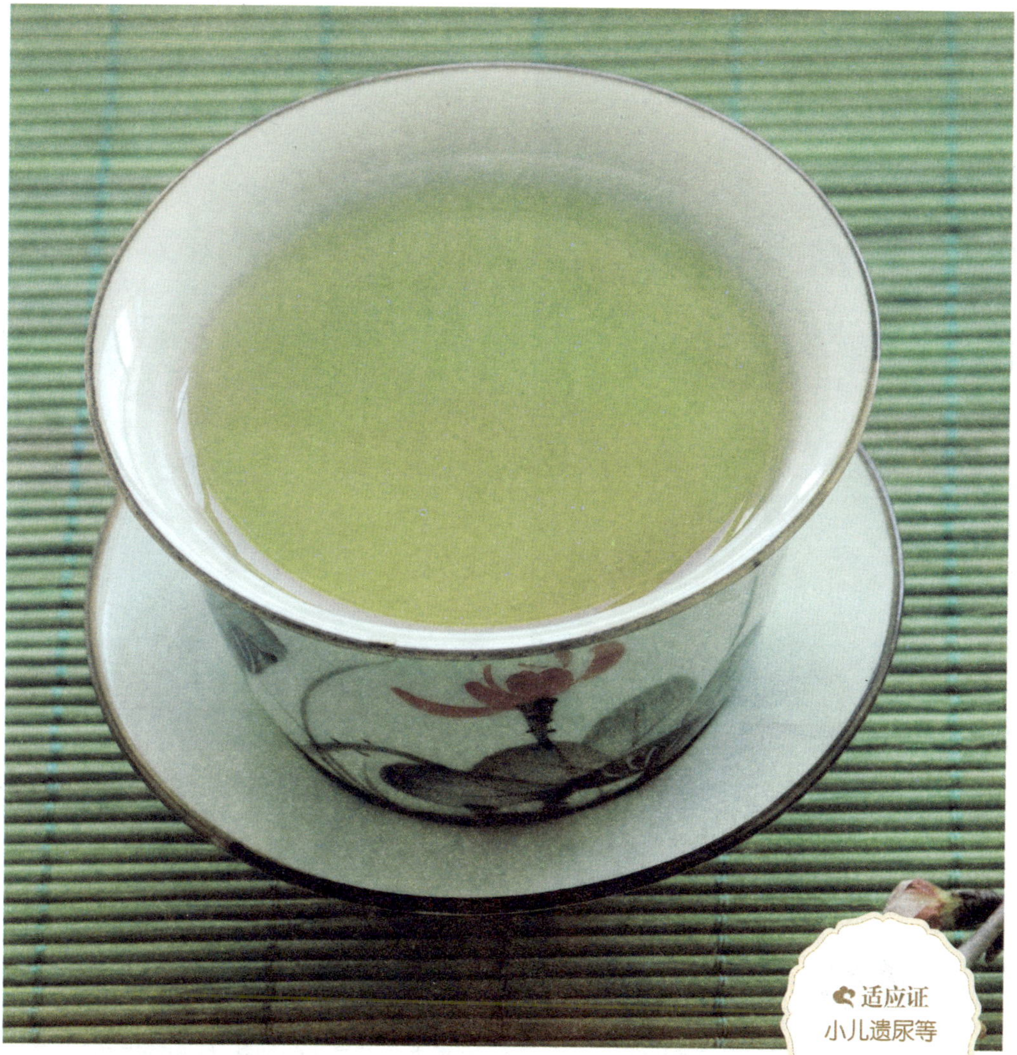

适应证
小儿遗尿等

李子茶

原料

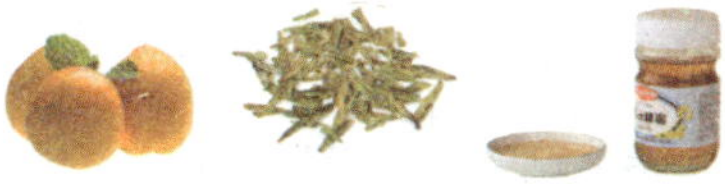

鲜李子150克　绿茶2克　蜂蜜25克

做法

①将鲜李子洗净，剖开后再放入砂锅中。
②往砂锅中加入适量清水，煮沸5分钟，再加入茶叶与蜂蜜，待沸后，起锅取汁即可饮用。

重点提示

1.肝经湿热小儿遗尿患者适宜饮用。
2.脾虚痰湿者不宜多用。

茶效

◎李子性平，味甘、酸，入肝、肾经，具有生津止渴、清肝除热、利水的功效；蜂蜜能滋阴、润燥、解毒、美白养颜、润肠通便。此款茶可清热利湿、柔肝散结。

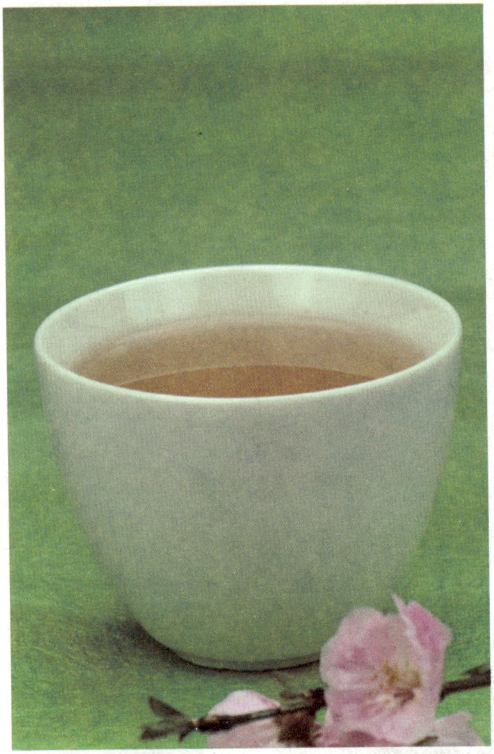

桃花蜜茶

适应证：便秘

原料

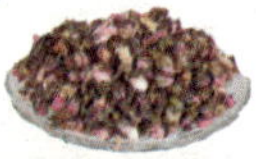

桃花5克

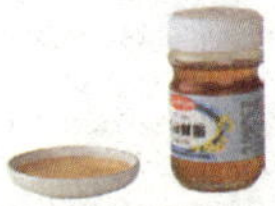

蜂蜜适量

做法 ①将桃花放入茶杯中。②倒入沸水，加盖浸泡5分钟，过滤取茶水。③待茶温热，加入蜂蜜调匀饮用。

重点提示

1.燥热便秘、小便赤短时饮用，效果颇佳。
2.孕妇、脾胃虚寒者不宜饮用。

茶效

◎桃花具有润燥滑肠、通便利水的功效；蜂蜜具有润肠通便的功效。此款茶饮具有清热润燥、泻下通畅的作用。

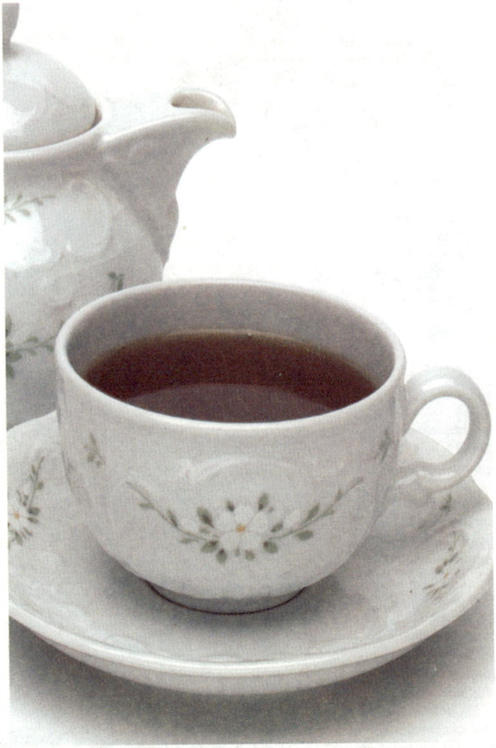

西洋参黑糖茶

适应证：小儿盗汗

原料

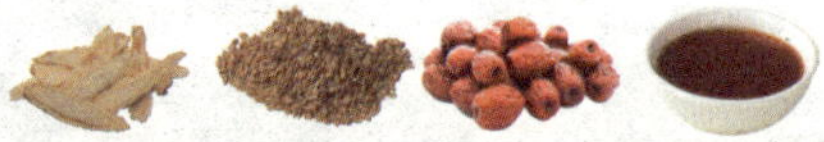

西洋参5克 浮小麦8克 红枣12粒 黑糖适量

做法 ①将诸药洗净入锅。②加600毫升水，大火煮沸改以中小火煮12分钟。③加入黑糖调味，再煮3分钟让黑糖充分溶解。

重点提示

1.体质虚弱有盗汗症状的小儿饮用较佳。
2.胃有寒湿、风寒咳嗽、消化不良者忌饮。

茶效

◎浮小麦味甘，性寒，有丰富的维生素和蛋白质，可以治疗盗汗和虚汗；西洋参有益肺阴、清虚火、生津止渴等功效。与红枣、黑糖四者为茶，可治疗体虚盗汗与神经衰弱。

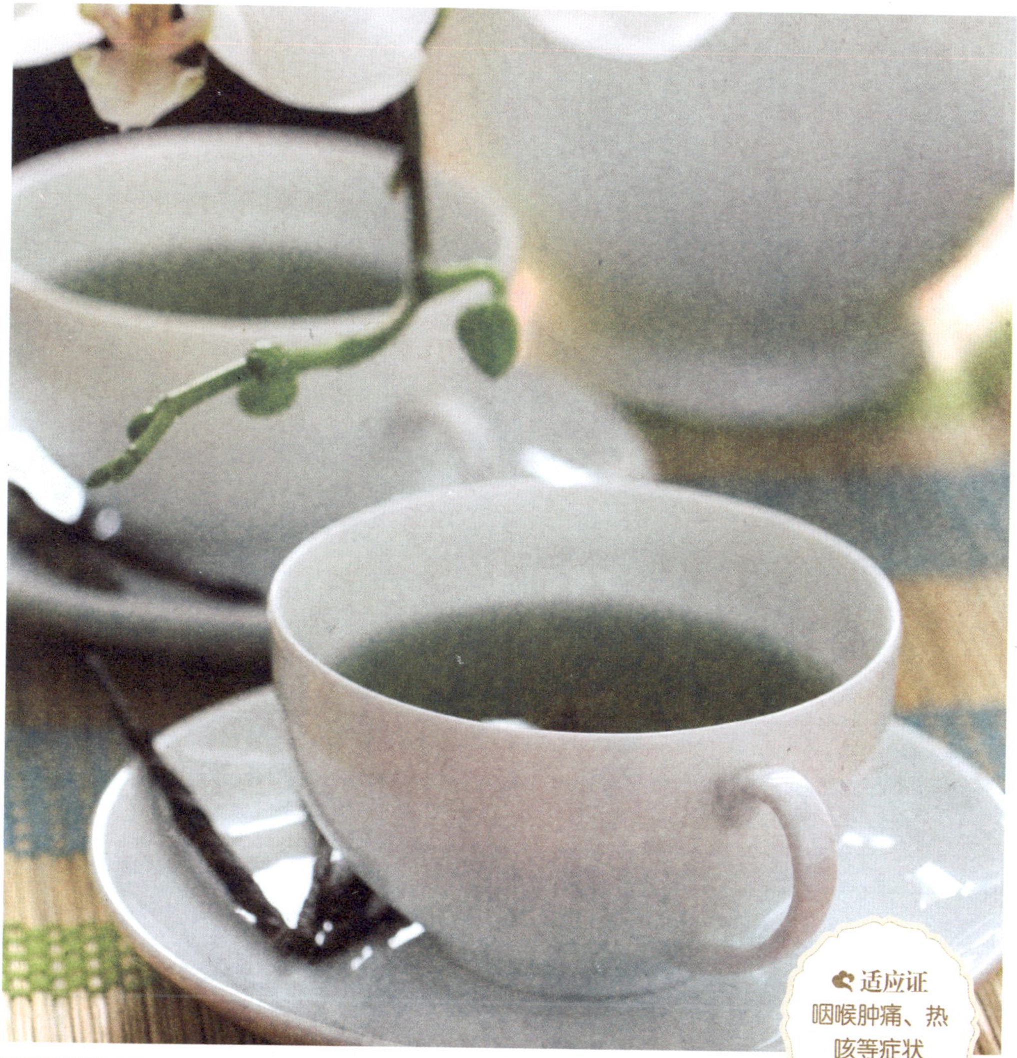

适应证
咽喉肿痛、热咳等症状

青茶绿豆冰糖茶

原料

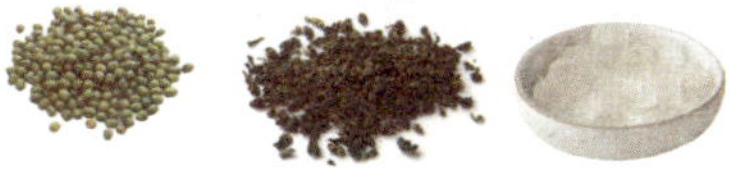

生绿豆50粒 青茶3克 冰糖12克

做法

①将绿豆洗净捣碎，与青茶叶、冰糖同放入茶杯。

②倒入沸水，加盖闷20分钟左右即可随时饮服。

重点提示

1.有流感症状的小儿饮用较佳。

2.寒凉体质的人忌用。

茶效

◎绿豆具有降压、降脂、保肝、清热解毒、消暑止渴、利水消肿的食疗作用；茶叶中的儿茶素具有抑制流感病毒活性的作用。二者与冰糖为茶，主治流感。

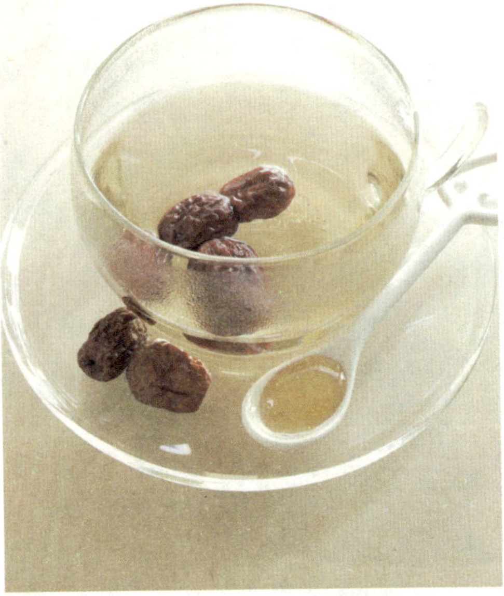

黄豆红枣茶

适应证：贫血

原料

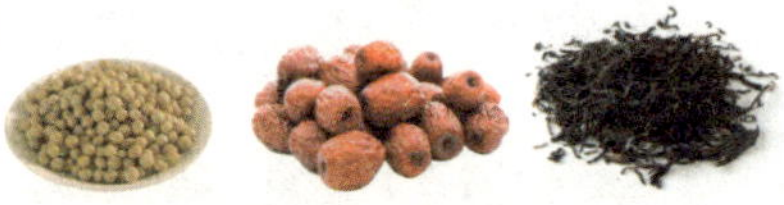

黄豆20克　红枣20克　红茶2克

做法 ①将红茶冲泡后，取茶汤备用。②将黄豆、红枣入砂锅煮熟。③将茶汤入砂锅，加盐调味饮用。

重点提示

1.缺铁性贫血儿童饮用此茶效果颇佳。
2.糖尿病患者尽量少饮。

茶效

◎黄豆具有健脾理气、润燥补血、降胆固醇、利水抗癌的功效；红枣有补脾和胃、益气生津的功效。此款茶饮有开胃消食、补血养血增强免疫力的作用。

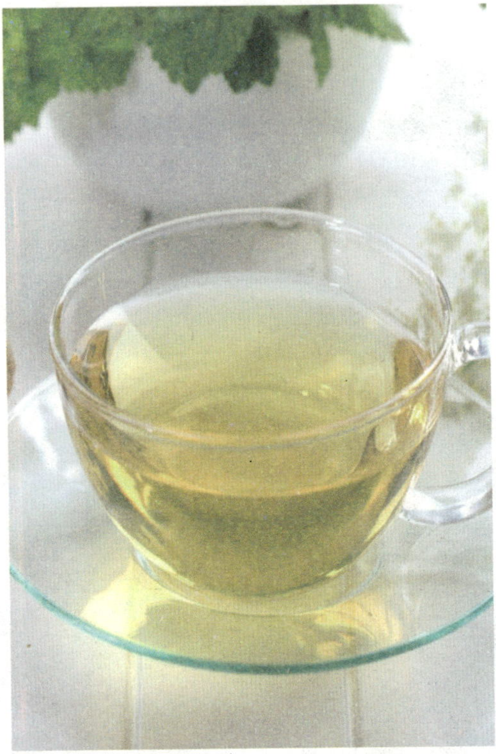

干姜红枣茶

适应证：吐泻、肢冷脉微、寒饮喘咳等症状

原料

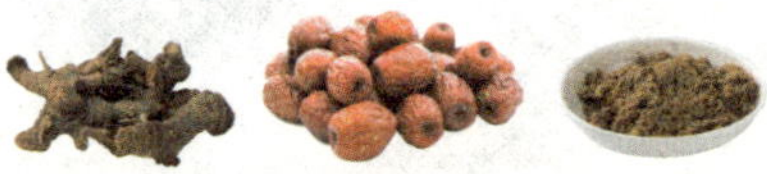

干姜15克　红枣10枚　红糖适量

做法 ①将干姜捣碎，红枣去核，一同放入砂锅中。②加水煎煮30分钟，调入红糖，即可饮用。

重点提示

1.肢冷胃满的儿童饮用较好。
2.阴虚内热、血热妄行者忌服。

茶效

◎干姜具有温中逐寒、回阳通脉的功效；红枣具有补脾和胃、益气生津的功效；此款茶饮具有温中和胃、驱寒补血的作用。

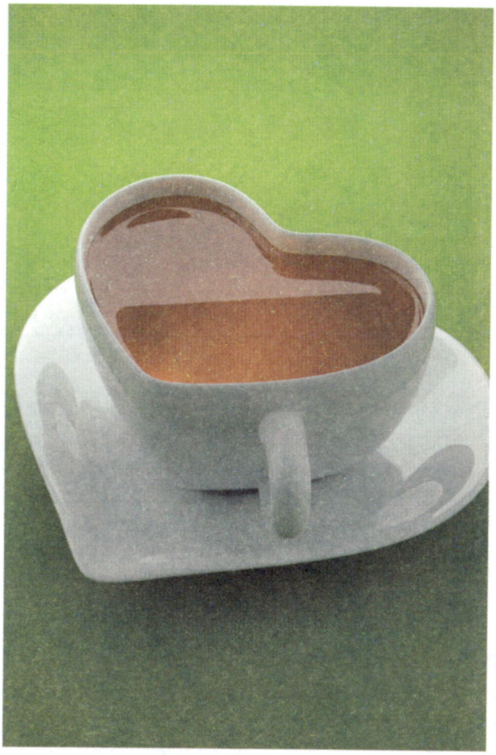

枣花蜜绿茶

适应证：细菌性痢疾、便秘、消化不良

原料

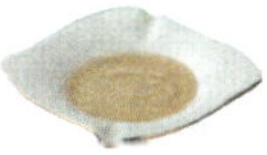

枣花蜜20克

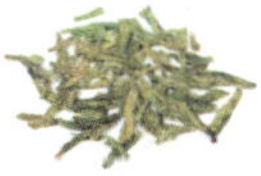

绿茶2克

做法 ①将绿茶放入茶壶中。②往茶壶中倒入沸水，加盖冲泡几分钟后倒入杯中，加入枣花蜜混匀饮用。

重点提示

糖尿病患者最好少饮用此款茶饮，否则对身体不利。

茶效

◎枣花蜜具有抗菌消炎、润肺通肠、补脾益肾、解毒保肝、调剂血压血糖、改善睡眠的特殊功效。此款茶饮具有清热解毒、和胃通便的功效。

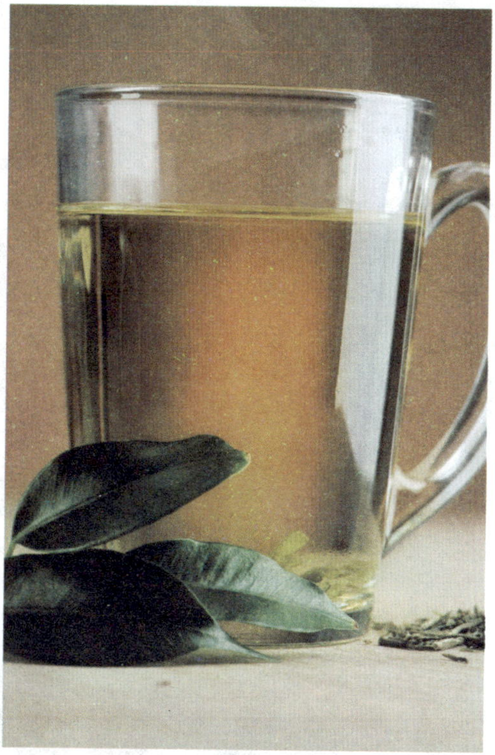

桂花绿茶

适应证：皮肤干燥、声音沙哑、牙痛等症状

原料

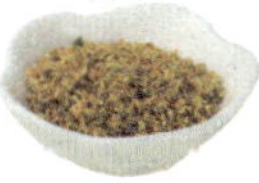

桂花3克

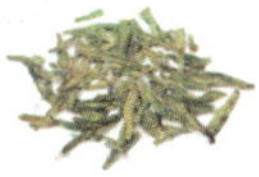

绿茶2克

做法 ①将桂花及绿茶放入茶杯中。②倒入沸水，加盖闷泡10分钟后待温即可饮用。

重点提示

1.此茶饮尤其适合儿童和女性饮用。
2.体值偏热、火热内盛者慎用。

茶效

◎桂花具有强肌滋肤、活血润喉的功效；绿茶粉具有消炎抗菌、防癌抗癌的功效。此款茶饮具有活血润肤、健胃化痰的作用。

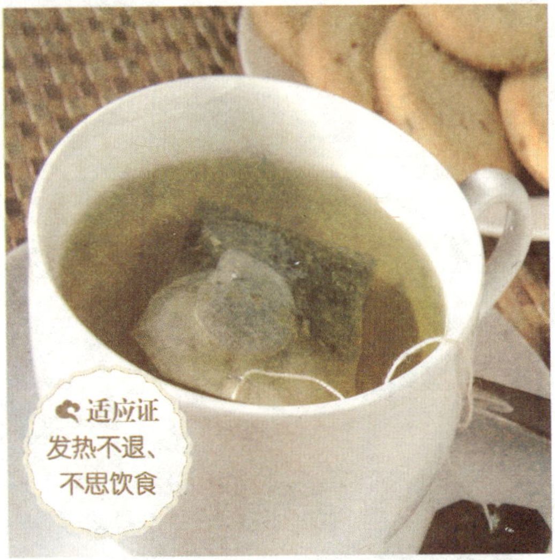
适应证
发热不退、不思饮食

三鲜茶

原料 鲜藿香30克，鲜荷叶50克，鲜芦根80克

做法 ①将上述材料洗净，再一起切碎。②煎水，滤汁代茶频饮。

茶效

◎荷叶、藿香，芳香辟秽、清暑解热；芦根有清热生津、止渴的功效。三者为茶，有芳香化浊，清凉解暑、和中化湿之功。

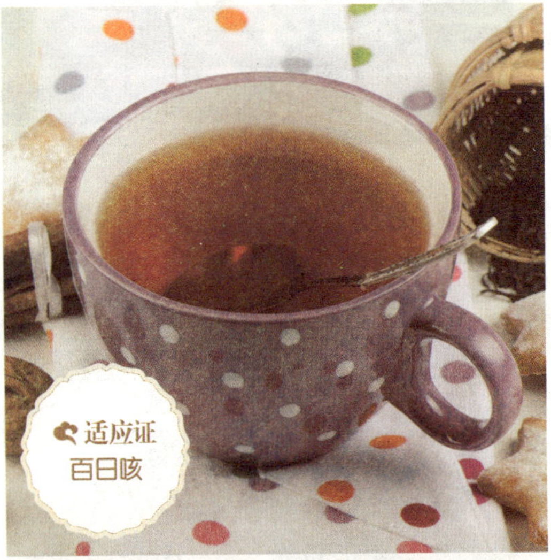
适应证
百日咳

花生冰糖茶

原料 花生米、西瓜子各5克，红花2克，冰糖30克，茶叶适量

做法 ①将西瓜子捣碎，诸料同入锅。②加水煮30分钟，花生米一并食之。

茶效

◎花生可以促进人体的新陈代谢、增强记忆力；西瓜子能清肺润肠，和中止渴；冰糖具有润肺、止咳、清痰、祛火的作用。此款茶饮能宣肺活血、化痰镇咳。

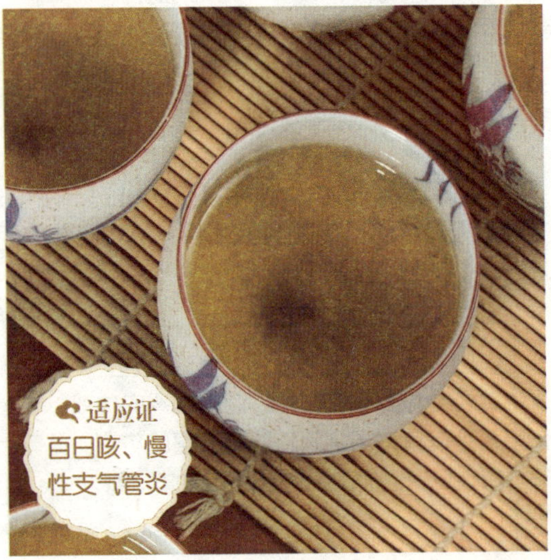
适应证
百日咳、慢性支气管炎

莱菔子绿茶

原料 莱菔子15克，绿茶2克，白糖适量

做法 ①莱菔子洗净，焙干研粉。②莱菔子粉与茶叶一起用开水冲饮，可加入适量白糖。

茶效

◎莱菔子具有消食除胀、降气化痰的功效，与消食化滞、清热下火的绿茶为茶，可下气定喘，消食化痰。

透疹甘胡茶

原料 甘蔗、马蹄、胡萝卜各100克，茶叶、洋甘菊适量

做法 ①将诸料切块入锅。②加水煎煮，小火煮15分钟，入茶叶稍煮即可。

茶效

◎甘蔗、马蹄有清热祛火、温中益气之功；胡萝卜有健脾和胃、补肝明目、清热解毒、壮阳补肾、透疹、降气止咳等功效。三者与茶叶相配茶，可清热养阴、生津润燥。

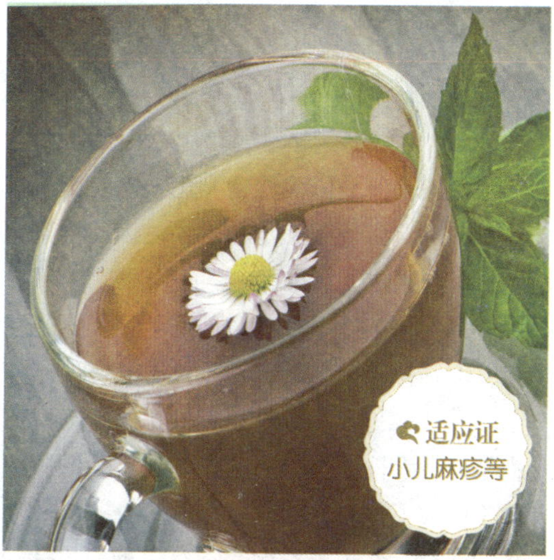
适应证
小儿麻疹等

二胡茶

原料 胡萝卜100克，胡荽60克，茶叶少许

做法 ①上两味切碎入锅。②加适量清水煎汁，加茶叶续煮3分钟，滤汁饮用。

茶效

◎胡萝卜有健脾和胃、补肝明目、清热解毒、透疹、降气止咳等功效；胡荽有发汗透疹、消食下气、开胃醒脾、调和中焦的作用。此款茶能发汗透疹、健脾化湿。

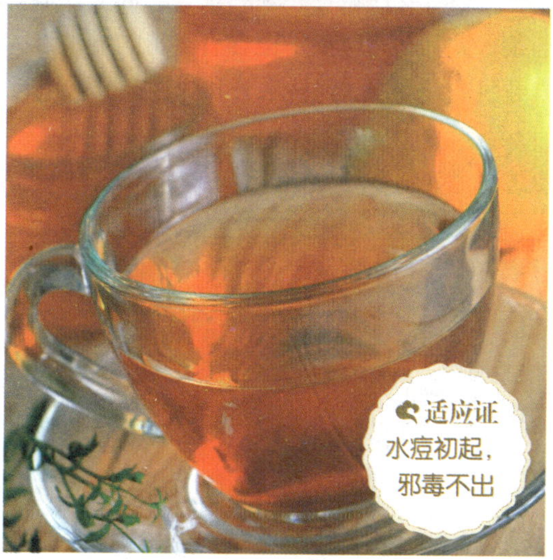
适应证
水痘初起，
邪毒不出

车前子红茶

原料 炒车前子10克，红茶1克，大米9克

做法 ①将上述材料共研为末，搅拌均匀备用。②每日取3克左右，以沸水冲泡后服用，每日2～3次。

茶效

◎车前子能利水清热、明目祛痰，可治小便不利、暑湿泻痢、目赤障翳、痰热咳嗽等；红茶能够暖胃，还能消炎、保护胃黏膜。此茶健脾利湿、清解解毒。

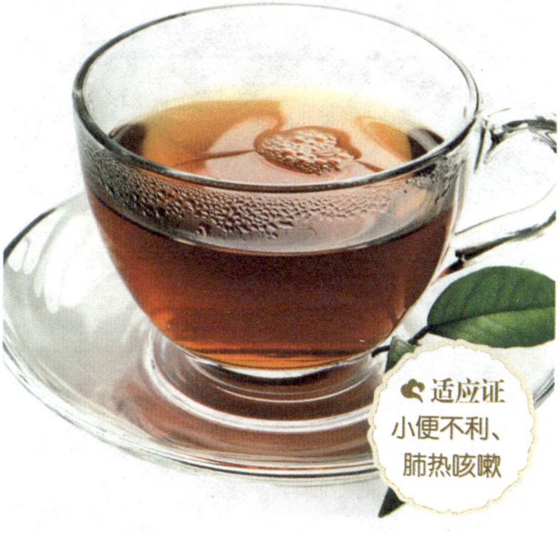
适应证
小便不利、
肺热咳嗽

女性养颜茶饮

喝茶不但是传统饮食文化，同时由于茶中含有多种抗氧化物质与抗氧化营养素，对于消除自由基有一定的效果。因此喝茶也能起到延缓衰老的作用，极具养生保健功能，可起到防老、排毒养颜的作用。

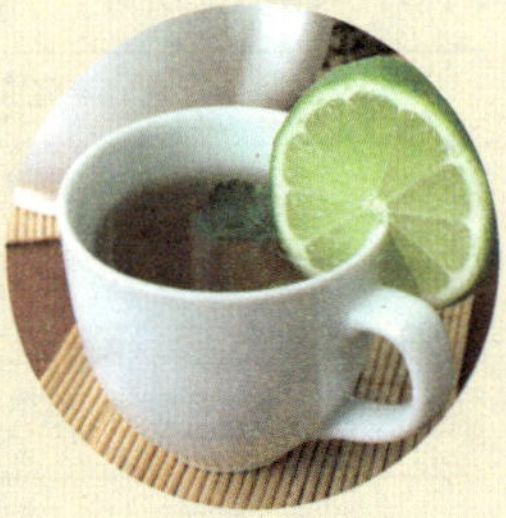

其次，茶叶中含有多种维生素和氨基酸，喝茶对于清油解腻，增强神经兴奋以及消食利尿也具有一定作用，效果甚佳。

女性在美容养颜方面，比男性更为讲究，也更愿意花心思去钻研，女性朋友也更愿意寻找更为健康便捷的方式，于是，饮茶就成了首选。

适合女性美容养颜的茶有多种，包括一般茶、药茶和花草茶。尤其是花草茶不但含有丰富的维生素，而且不含咖啡因与人造色素，能美白和紧致肌肤，使皮肤保持水分和弹性，非常适宜女性饮用。

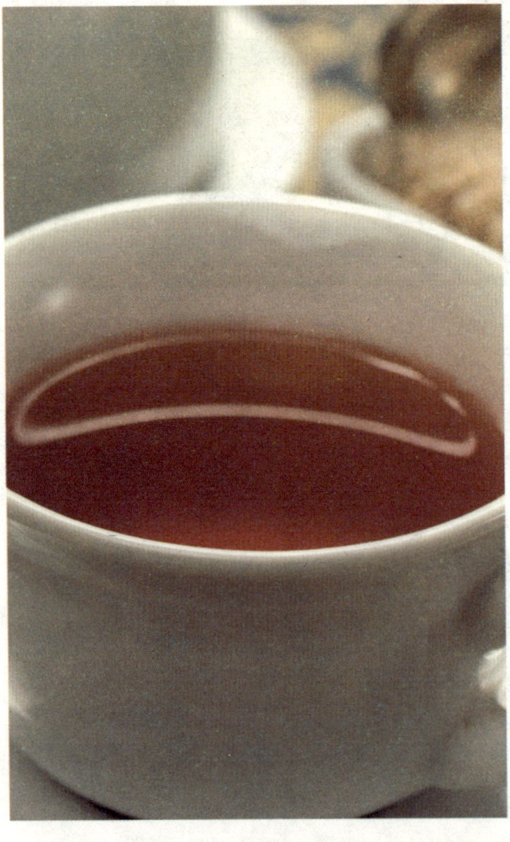

美肌润肤茶

适应证：头痛眩晕、心胸烦热、疔疮肿毒等

原料

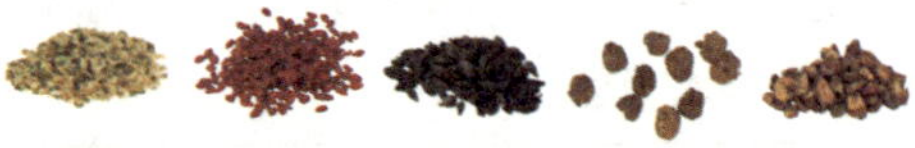

菊花5克　枸杞5克　橄榄5克　桂圆肉干5克　山楂5克

做法 ①菊花、枸杞、橄榄、桂圆肉干、山楂一起置于茶壶中。②用开水冲泡，静置5分钟即可滤取茶汁饮用，可重复回冲直到味淡。

重点提示

气虚胃寒、食少泄泻者不宜饮用此茶。

茶效

◎菊花具有散风、清热、明目、解毒的功效；枸杞具有补肾润肺、养肝明目的功效。此款茶饮具有清热润燥、嫩肤美白的功效。

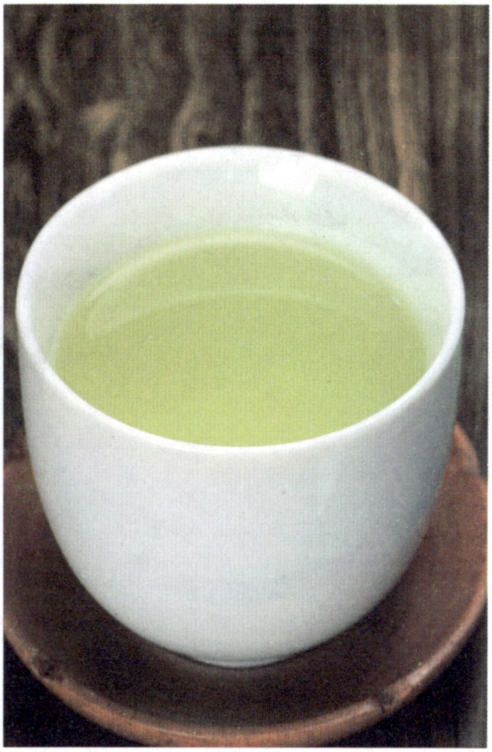

柳橙美颜茶

适应证：肌肤粗糙

原料

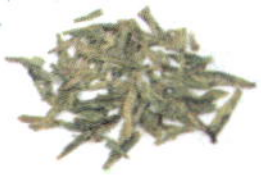
绿茶4克

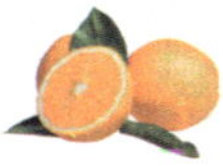
柳橙片适量

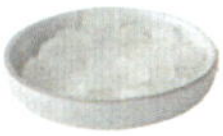
冰糖适量

做法 ①将绿茶放入杯中。②沸水冲泡绿茶3分钟，滤取茶汁，加入柳橙片、冰糖即可饮用。

重点提示

1.皮肤干燥，出现皱纹的女性饮用较好。
2.糖尿病患者忌用。

茶效

◎柳橙能帮助排便，美白，还能够抗氧化；绿茶中的营养成分可抚平皱纹，令肌肤恢复光滑柔软，富有弹性。二者为茶，可达到养颜美容、抗皱防衰的作用。

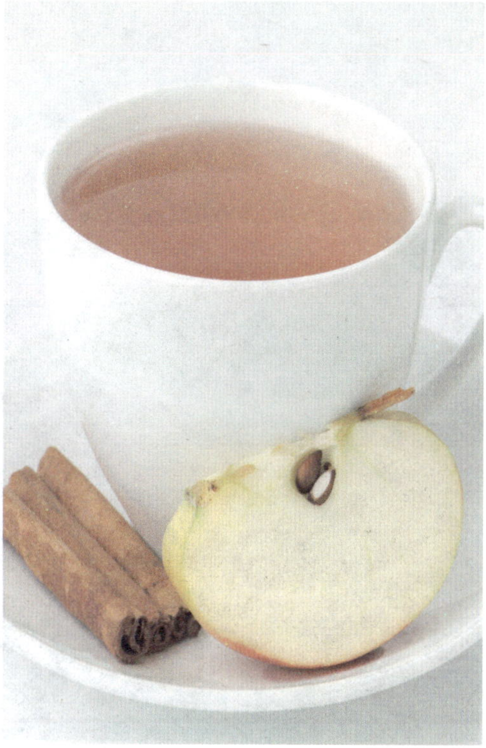

苹果红茶

适应证：皮肤粗糙，有暗斑

原料

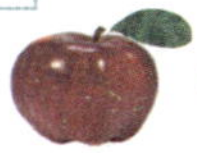
苹果1个

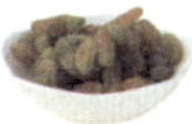
葡萄干15克

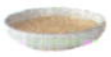
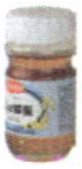
蜂蜜适量

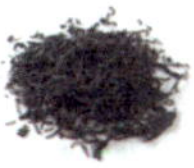
红茶3克

做法 ①苹果洗净切片去子，葡萄干洗净。②红茶用沸水冲泡5分钟左右，取汁，加入蜂蜜、苹果、葡萄干，拌匀即可。

重点提示

1.皮肤色素沉着、暗淡的女性饮用较佳。
2.糖尿病患者、孕妇慎用。

茶效

◎苹果中含有丰富的营养，被誉为“天然的美容护肤佳品”；“葡萄干”能祛病延年，是“自由基”的最佳克星。二者与红茶、蜂蜜为茶，可排毒、养颜、防便秘。

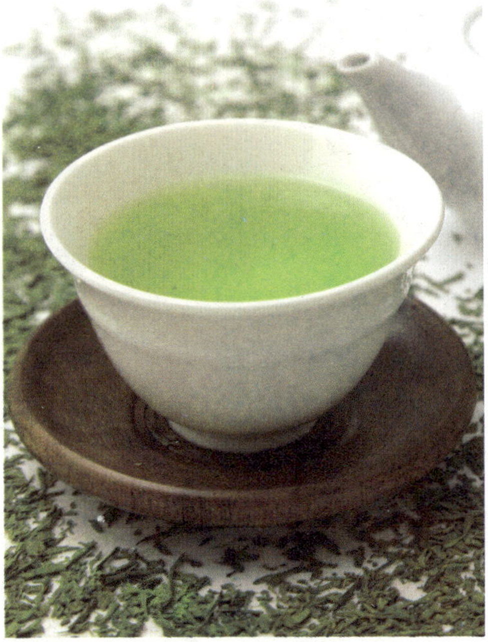

青橄绿茶

适应证：黑色素沉着，肌肤无光泽

原料

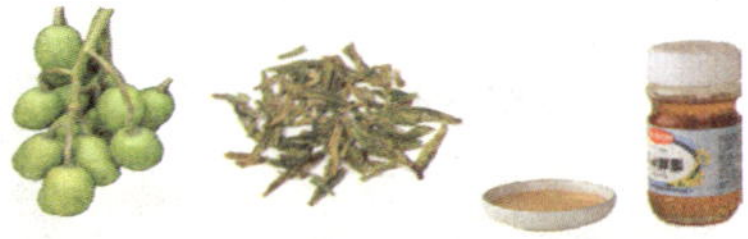

青橄榄2枚　绿茶5克　蜂蜜适量

做法 ①青橄榄、绿茶、蜂蜜一起放入茶杯中。②往茶杯中倒入开水，冲泡5分钟即可饮用。

重点提示

1.皮肤衰老、暗淡无光的女性饮用较好。

2.糖尿病人、孕妇慎用。

茶效

◎青橄榄长期食用可美容养颜、降脂减肥、抗菌解毒；绿茶有清热、美容、减肥、保健的功能。二者为茶可清热润肺，保养肌肤。

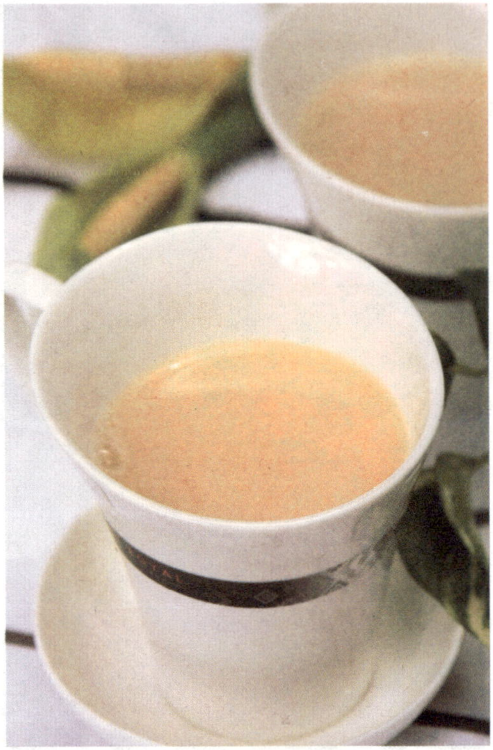

天然润白奶茶饮

适应证：肌肤暗淡、无光泽

原料

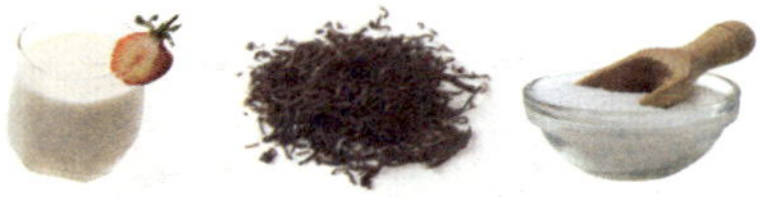

鲜牛奶100毫升　红茶5克　盐少许

做法 在泡好的红茶中倒入煮沸的牛奶，同时加入盐，拌匀即可。

重点提示

1.肤质不好的女性饮用较佳。

2.对牛奶过敏者及有腹泻便秘等肠胃问题者忌用。

茶效

◎牛奶具有天然保湿效果，能防止肌肤干燥，并可修补干纹，有洁肤、柔肤及漂白作用。红茶含有较多的微量元素，有美容护肤作用。二者为茶可以令人健美，皮肤红润。

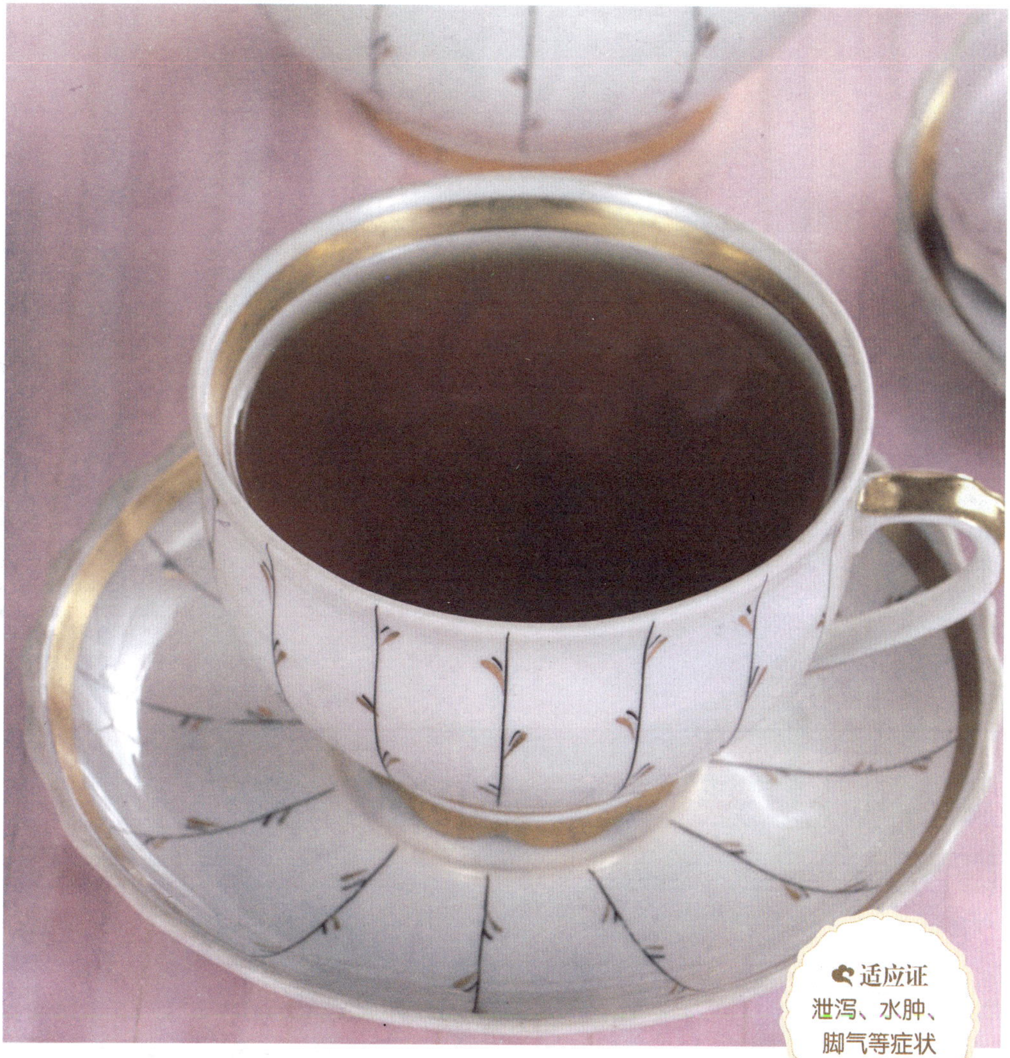

适应证
泄泻、水肿、脚气等症状

玫瑰薏米乌龙茶

原料

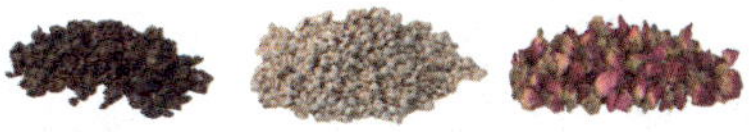

乌龙茶10克　薏米10克　玫瑰10克

做法

①将乌龙茶、薏米、玫瑰分别研碎，再一起放入杯中。

②往茶杯中倒入开水，加盖，稍泡10分钟后即可饮用。

重点提示

1.此茶饮常饮有效。

2.脾虚便难、妊娠期妇女忌服。

茶效

◎薏米具有健脾、补肺、清热、利湿的功效；玫瑰具有理气解郁、和血散瘀的功效。此款茶饮具有清热除郁、健脾利湿的作用。

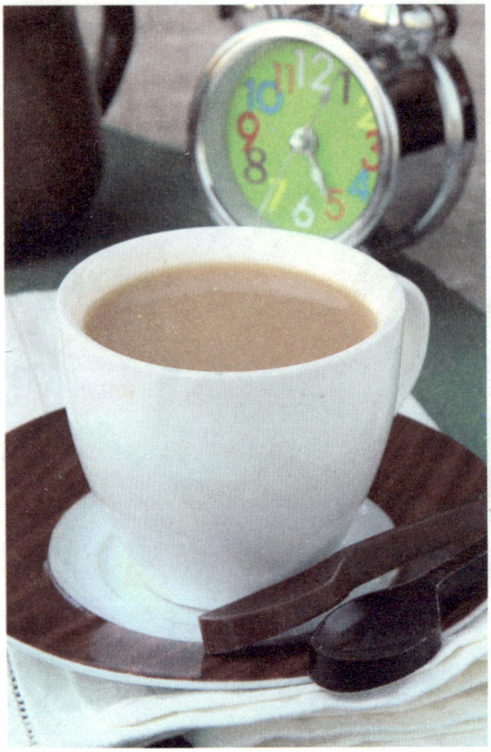

润肤红茶

适应证：肥胖症、病后体虚等症状

原料

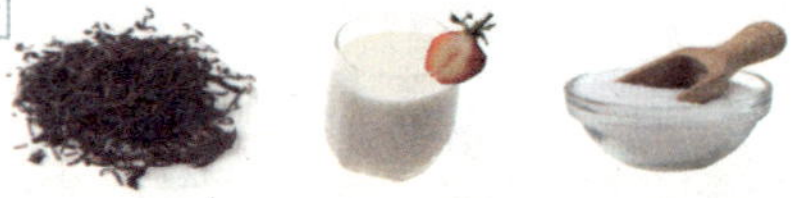

红茶3克　鲜奶100毫升　食盐少许

做法 ①红茶放入沸水，熬煮。②鲜奶入锅煮沸，入杯加茶汤与盐，拌匀饮用。

重点提示

1.经期、孕期、哺乳期、更年期女性以及正在服药者忌服。
2.切勿睡前空腹饮用。

茶效

◎红茶具有助消化、增食欲、利尿消肿的功效；鲜奶具有美容助眠的功效。此款茶饮具有消食养颜的作用。

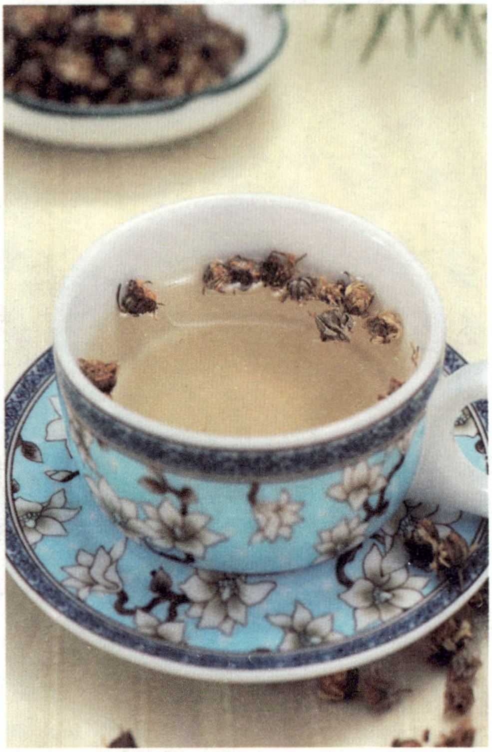

润肤茶

适应证：睡眠不佳导致皮肤暗淡

原料

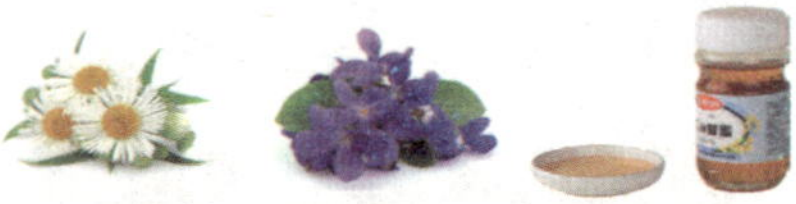

洋甘菊 2 克　紫罗兰 2 克　蜂蜜适量

做法 ①将材料洗干净，放入茶杯中备用。②倒入热开水，可依个人口味加适量蜂蜜，3分钟后可饮用。

重点提示

1.睡眠不好、心烦意乱的女性饮用较好。
2.有腹泻症状的人不宜饮用。

茶效

◎紫罗兰可以消除疲劳、清热解毒、清火养颜；洋甘菊能抗老化、润泽肌肤，有镇静作用。此款茶能为皮肤增加水分，增强光泽，防紫外线照射，除皱祛斑。

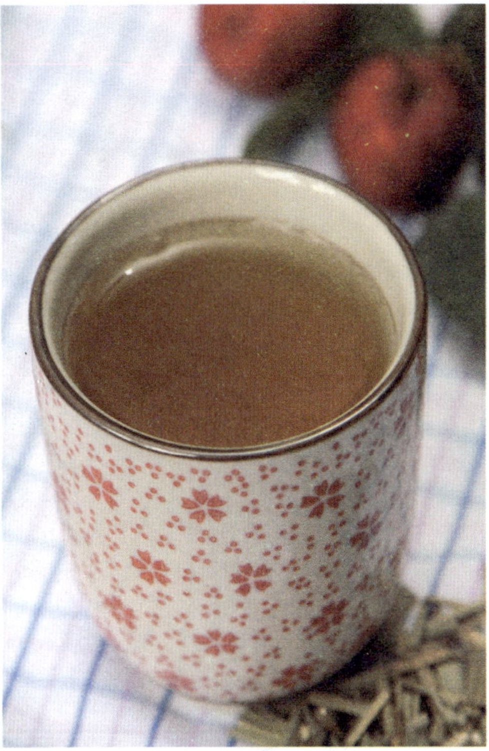

柠檬草瘦腿茶

适应证：肥胖、水肿

原料

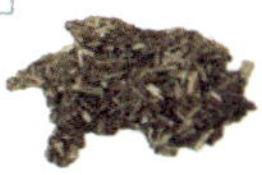
马鞭草适量

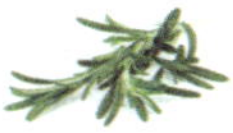
迷迭香适量

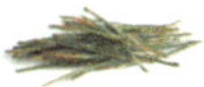
柠檬草适量

做法 ①将马鞭草、迷迭香、柠檬草一起放入茶杯中。②往茶杯中倒入适量开水进行冲泡，然后加盖，浸泡约3分钟后，即可饮用。

重点提示

肠胃虚寒者不宜多饮。

茶效

◎马鞭草茶具有提神宁心、消除呕心、促进消化的功效。此款茶饮具有消除下半身水肿、消除体内多余水分、美化双腿曲线的良好作用。

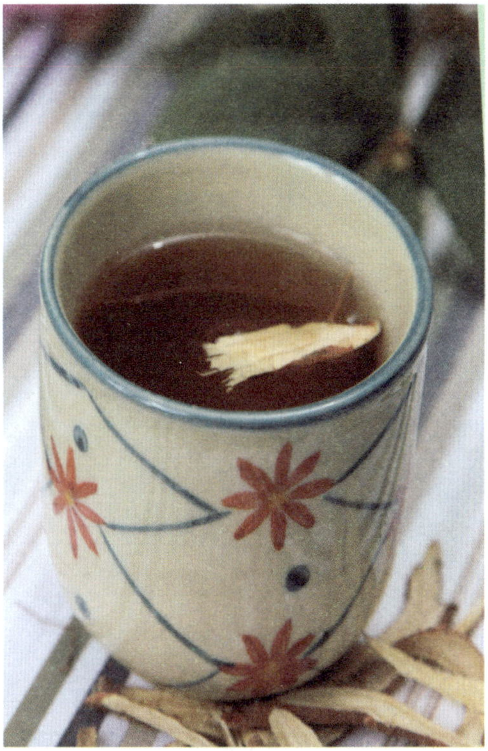

草本瘦身茶

适应证：肥胖

原料

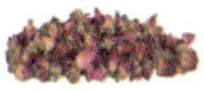
玫瑰花适量

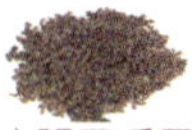
决明子适量

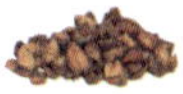
山楂适量

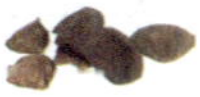
陈皮适量

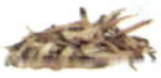
甘草适量

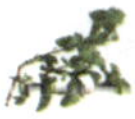
薄荷叶适量

做法 ①将以上所有材料一起放入茶杯中。②往茶杯中倒入沸水，冲泡15分钟后即可饮用。

重点提示

1.女性饮用，纤体瘦身效果颇佳。
2.脾虚、泄泻、低血压患者不宜饮用。

茶效

◎玫瑰花具有理气活血的功效；决明子具有清热明目、润肠通便的功效。此款茶饮具有排毒养颜、纤体瘦身的作用。

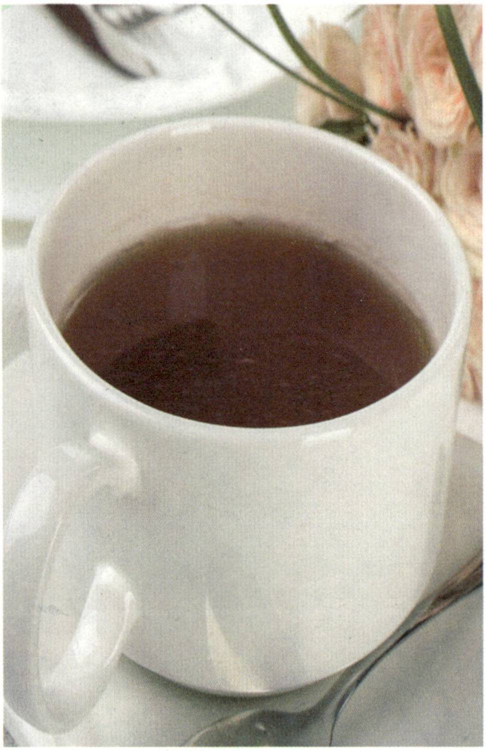

淡斑美白茶

适应证：月经不调、经闭腹痛、肤质暗沉等

原料

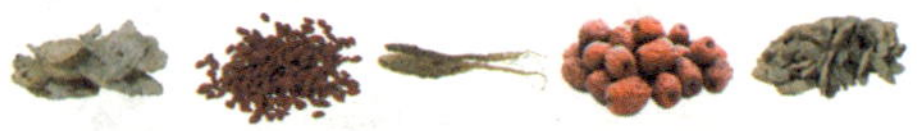

当归10克　枸杞10克　参须10克　红枣10克　黄芪10克

做法 ①将所有原料放入锅内，加适量清水煎煮20分钟。②滤取汤汁，待温即可饮用。

重点提示

1.月经不调、肤质不好的女性饮用较佳。
2.慢性腹泻、湿阻中满、大便溏薄、热盛出血者忌服。

茶效

◎当归具有补血活血、调经止痛、润燥滑肠的功效；枸杞具有补肾润肺、养肝明目的功效。此款茶饮具有活血调经、止痛补肾的作用。

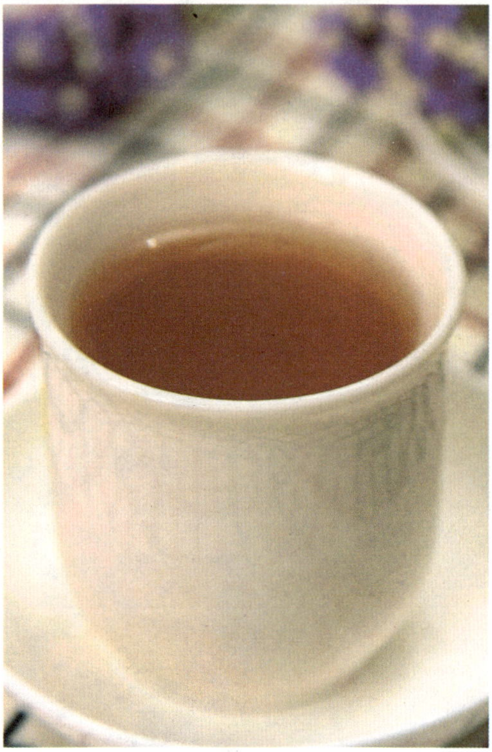

芦荟清心美颜茶

适应证：皮肤干燥、缺乏弹性

原料

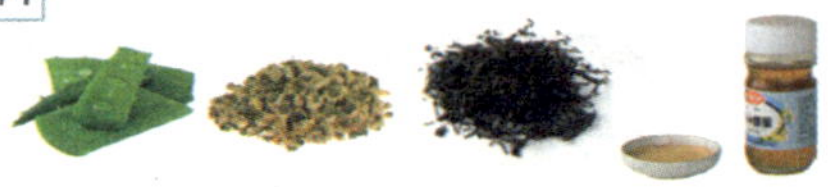

芦荟200克　菊花5克　红茶5克　蜂蜜少许

做法 ①将芦荟的绿色表皮削除后取内层白肉。②菊花、芦荟放入锅中，加40毫升水煮沸后倒入红茶中，加蜂蜜调味即可。

重点提示

1.皮肤暗沉、有炎症的女性饮用较佳。
2.月经来潮、妊娠、腹痛、脾虚者忌用。

茶效

◎芦荟具有清热、通便、杀虫的功效；红茶能消炎杀菌，清热解毒；菊花具有疏风、清热、明目、解毒的功效。三者为茶，可滋阴清火、安神静心，缓解皮肤干燥。

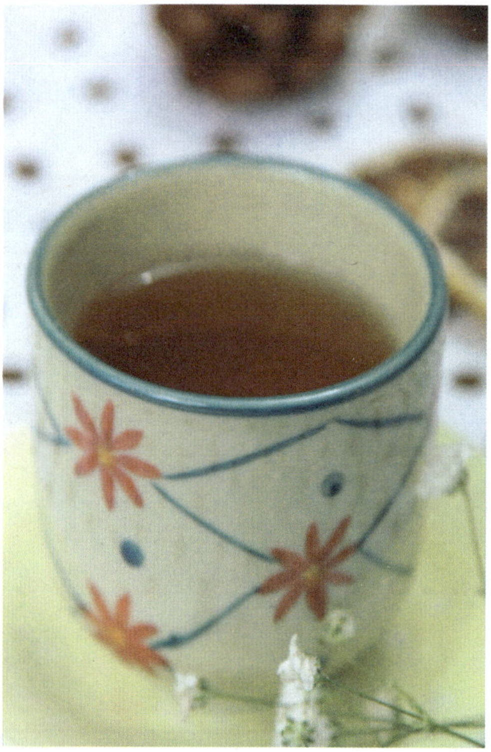

粉色甜味蜜桃茶

适应证：皮肤有黑斑、皱纹

原料

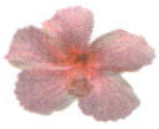
芙蓉花茶2克

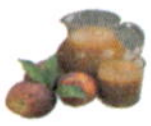
蜜桃汁10毫升

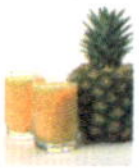
菠萝汁5毫升

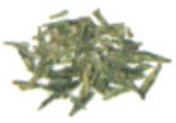
绿茶2克

做法 ①将芙蓉花茶、绿茶用约300毫升开水冲泡。②加入蜜桃汁、菠萝汁即可。

重点提示

1.内分泌失调、肤色暗淡的女性饮用较佳。
2.体质虚寒者勿服。

茶效

◎芙蓉花含有丰富的维生素C，能改善体质，滋润养颜，护肤美容。二者与桃汁、菠萝汁及绿茶为茶，可滋润皮肤，除皱祛斑。

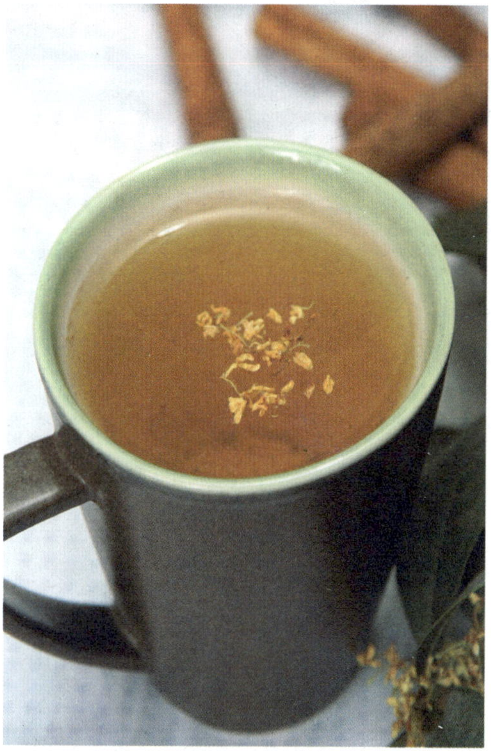

飘香桂花润肤茶

适应证：皮肤萎黄无光

原料

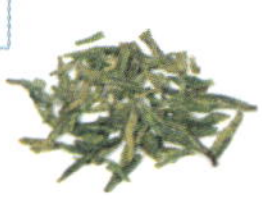
绿茶5克

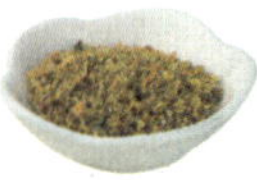
干桂花3克

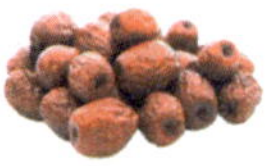
红枣3个

做法 ①用约300毫升的开水冲泡干桂花加茶叶5分钟。②将枣加水煎煮成汁，二者混合搅匀即可。

重点提示

腹部胀满、便秘、消化不良、咳嗽、糖尿病等患者不宜常用。

茶效

◎桂花芳香有行气之功，能够疏肝理气、散瘀止痛、安定神经、滋润皮肤；绿茶可清热毒、消脂祛滞；红枣能补气血，美容颜。三者为茶可补益气血，延缓皮肤衰老。

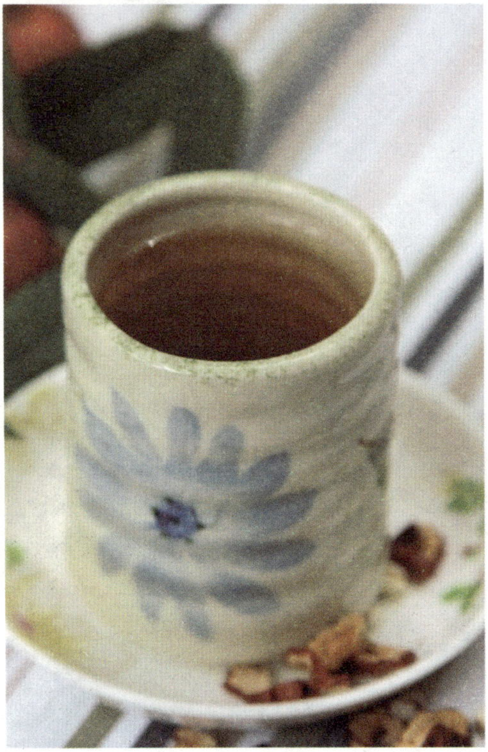

美白薏米茶

适应证：泄泻、湿痹、水肿、脚气、白带等

原料

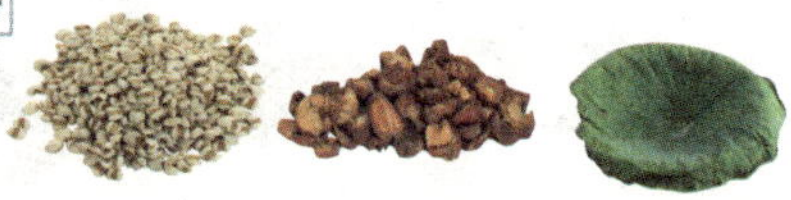

薏米10克　山楂5克　鲜荷叶5克

做法 ①将薏米、山楂、鲜荷叶一起放入茶杯中。②往茶杯中倒入沸水，冲泡，加盖闷泡15分钟即可。

重点提示

1.女性常饮，去湿养颜效果甚佳。

2.脾虚便难、妊娠期妇女忌服。

茶效

◎薏米具有健脾补肺、清热祛湿的功效；山楂具有消食化积、行气散瘀的功效。此款茶饮具有润脏理气的作用。

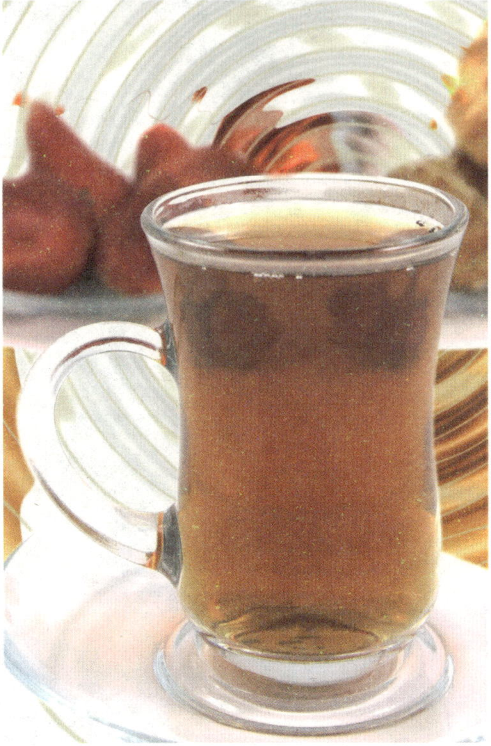

荷叶山楂减肥茶

适应证：食欲不振、消化不良、胃肠负担过重

原料

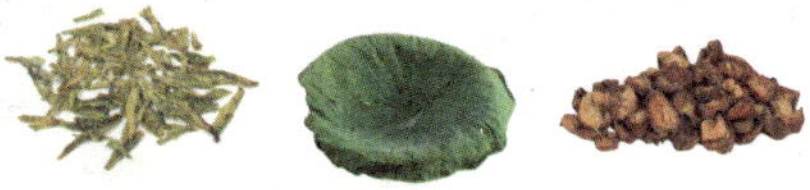

绿茶适量　荷叶适量　山楂适量

做法 ①将荷叶、山楂、绿茶全部切碎，混合均匀，分装成茶包。②每次取茶包冲饮即可。

重点提示

1.体重偏重者饮用较佳。

2.适量饮服即可，切勿过量。

茶效

◎荷叶具有清热解毒、凉血止血的功效；山楂具有消食化积、行气散瘀的功效。此款茶饮具有清热消食、降脂减肥的作用。

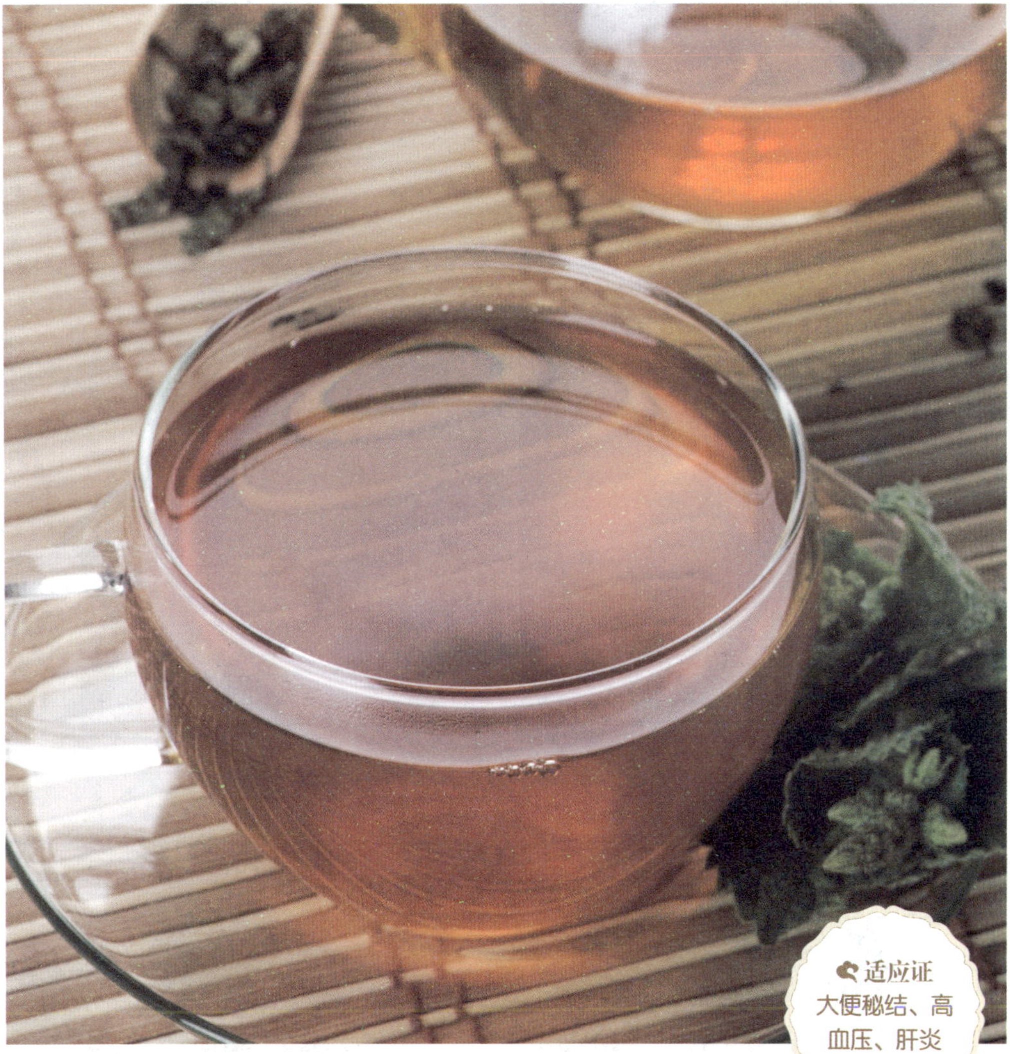

适应证
大便秘结、高血压、肝炎

山楂减肥茶

原料

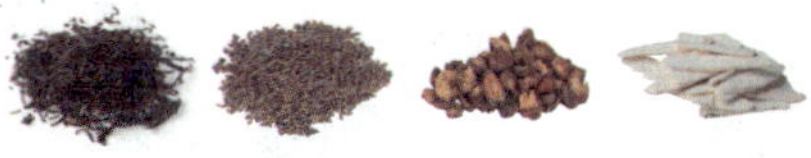

红茶适量 决明子适量 山楂适量 淮山适量

做法

①将以上材料混合均匀，分装成茶包，方便使用。

②每次取一个茶包放入茶杯中，倒入沸水浸泡，3分钟后即可滤取茶汁饮用。

重点提示

1.此茶饮常饮，降脂减肥效果甚佳。

2.脾虚、泄泻、低血压者忌服。

茶效

◎决明子具有清热明目、润肠通便的功效；山楂具有消食化积、行气散瘀的功效。此款茶饮具有清热消食、降脂降压的作用。

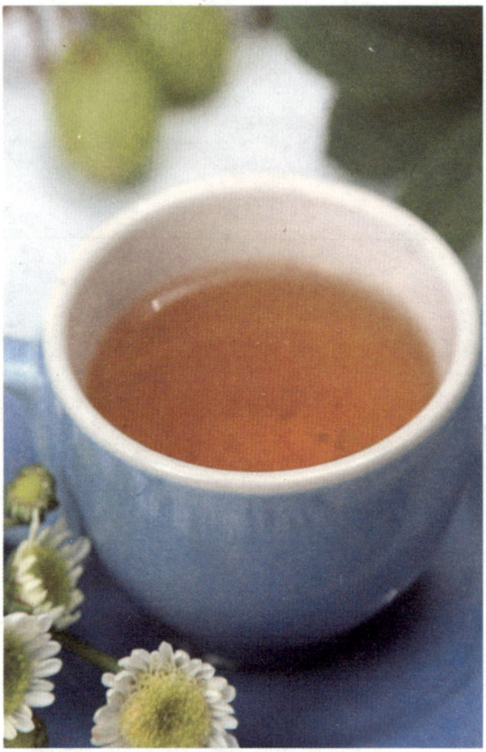

鲜活美颜茶

适应证：肌肤粗糙、发黑

原料

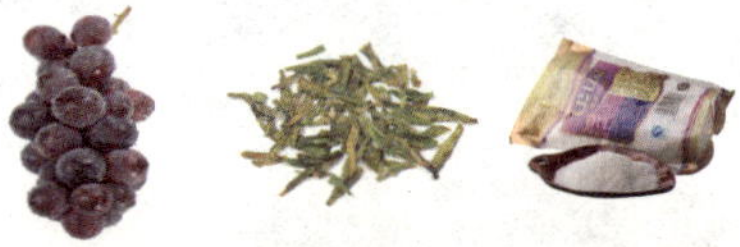

葡萄200克　绿茶3克　白砂糖适量

做法 将绿茶用开水泡开后加入葡萄、白砂糖、60毫升冷开水即可。

重点提示

1.皮肤皲裂、有色斑的女性饮用较佳。
2.糖尿病患者、便秘者、脾胃虚寒者应当少用。

茶效

◎葡萄具有滋补肝肾、养血益气、强壮筋骨、生津除烦、健脑养神的功效；绿茶富含可使肌肤白净的维生素C及能收缩肌肤的成分。二者为茶，可减少黑斑、雀斑。

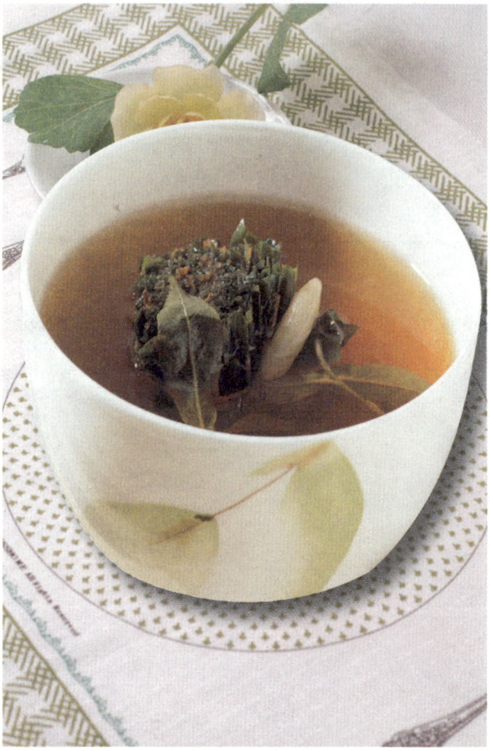

麦冬竹叶茶

适应证：皮肤粗糙、无弹性

原料

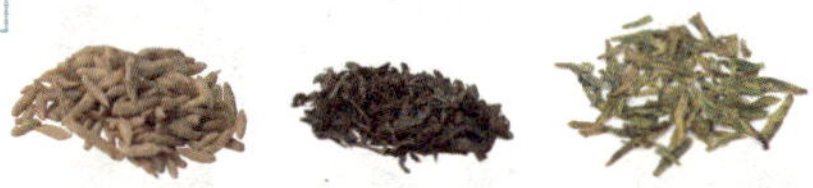

麦冬15克　淡竹叶2卷　绿茶3克

做法 用沸水600毫升将三者冲泡，并加盖闷20分钟，滤渣即可饮用。

重点提示

1.脸上有斑点、无光泽时饮用较佳。
2.脾胃虚寒、泄泻、胃有痰饮湿浊者均应当忌用。

茶效

◎麦冬有益阴养胃、润肺清心的功能； 竹叶提取物有效成分具有优良的抗自由基、抗衰老、抗疲劳、美化肌肤等功效。二者为茶，可美白护肤，抗衰老。

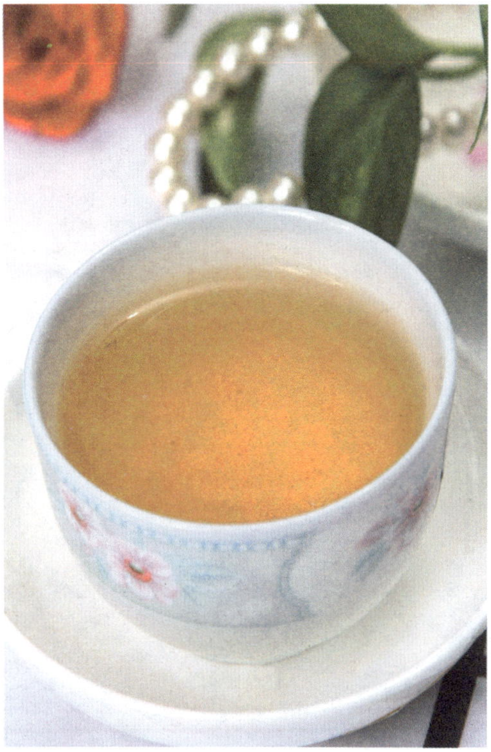

秘制珍珠净颜茶

适应证：皱纹、色斑，脸部干燥

原料

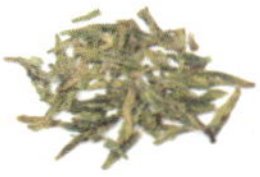

绿茶2克

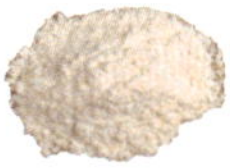

珍珠粉1克

做法 将绿茶放入茶杯中，再用300毫升开水冲泡绿茶，随后倒入珍珠粉搅匀，即可饮用。

重点提示

1.皮肤干燥、有斑点时女性饮用较佳。
2.血压极低者勿用。

茶效

◎绿茶富含可使肌肤白净的维生素C及能收缩肌肤的成分；珍珠粉富含维生素和蛋白质，可消除皱纹，使肌肤光洁。二者为茶，可以使肌肤白嫩，富有质感。

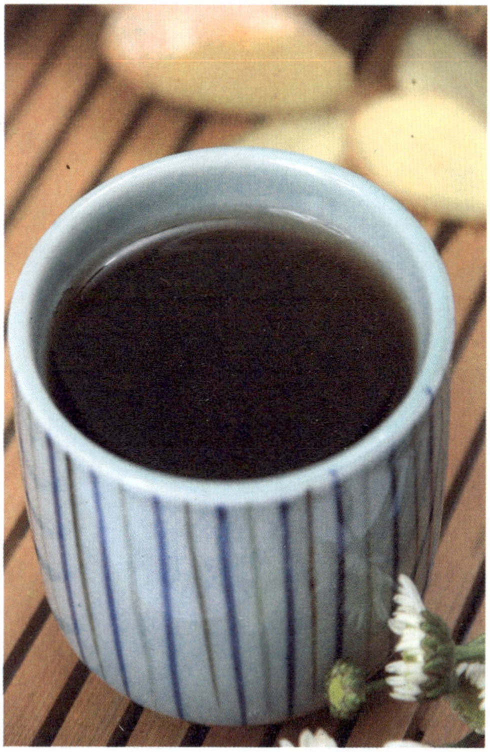

蜜醋润颜散寒茶

适应证：气血不足导致皮肤暗淡

原料

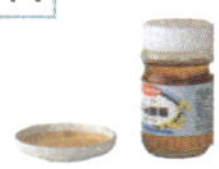

蜂蜜5克

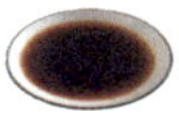

醋10克

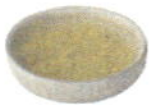

姜汁2克

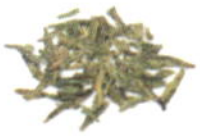

绿茶2克

做法 ①蜂蜜、姜汁、醋放入杯中搅拌均匀后，倒入5倍量的纯净水。②绿茶用开水冲泡，随后两者合并即可饮用。

重点提示

1.气血不畅导致皮肤问题的女性饮用较佳。
2.正在服用某些西药者不宜饮用。

茶效

◎蜂蜜具有滋补护肤的作用；醋能减少体内的过氧化脂质，使颜面肌肤润泽；老生姜含一种类似水杨酸的化合物，可防衰老。三者为茶能使粗糙的皮肤变得细嫩润泽。

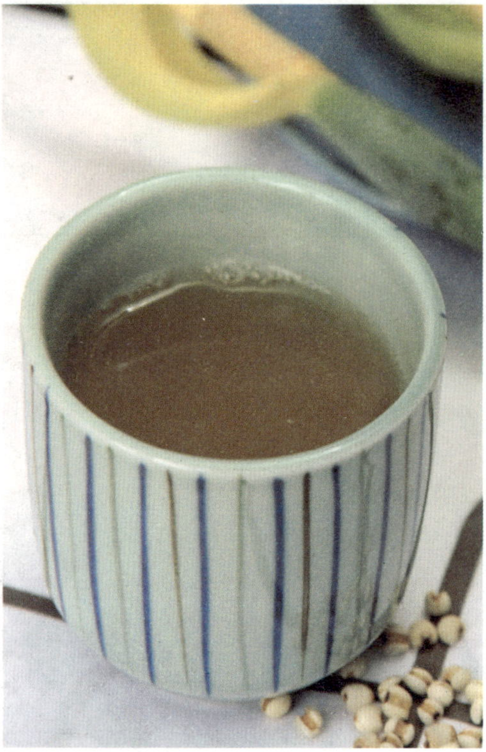

薏米焕彩茶

适应证：皮肤老化、无光泽

原料

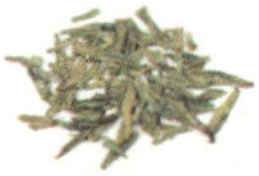

绿茶5克

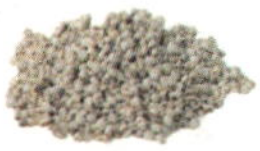

薏米粉4克

做法 ①将薏米粉炒熟，再将绿茶倒入杯中。②往杯中冲入开水后，加入炒熟的薏米粉即可。

重点提示

1.内分泌失调、有色斑的女性饮用较佳。
2.妊娠期妇女慎用。

茶效

◎薏米有健脾益胃、淡化黑斑、美白肌肤的功效；绿茶有美容、减肥、保健的功能，能增进肌肤抵抗力。二者为茶可补充皮肤流失的水分，美白与紧实肌肤。

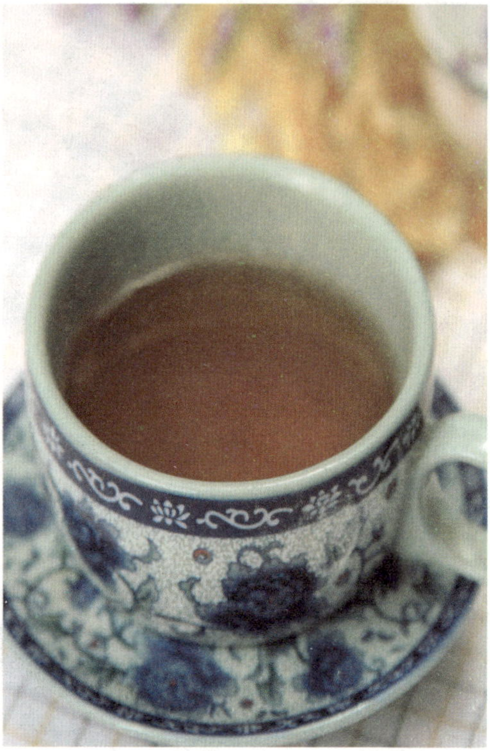

养颜茶

适应证：肌肤粗糙、无光亮

原料

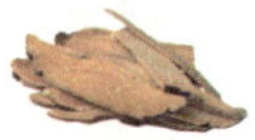

灵芝适量

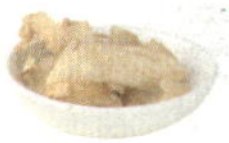

玉竹适量

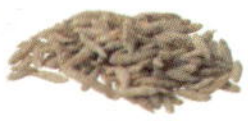

麦冬适量

做法 ①将灵芝、玉竹、麦冬一起放入杯中。②往杯中加入沸水，冲泡10分钟后即可饮用。

重点提示

1.肤色不好、出现暗斑的女性饮用较好。
2.脾胃虚寒、泄泻者不宜饮用。

茶效

◎灵芝具有益气血、安心神、健脾胃等功效；玉竹能养阴润燥、除烦止渴；麦冬具有养阴生津、润肺清心的功效。三者为茶，可补气生血、养颜美容。

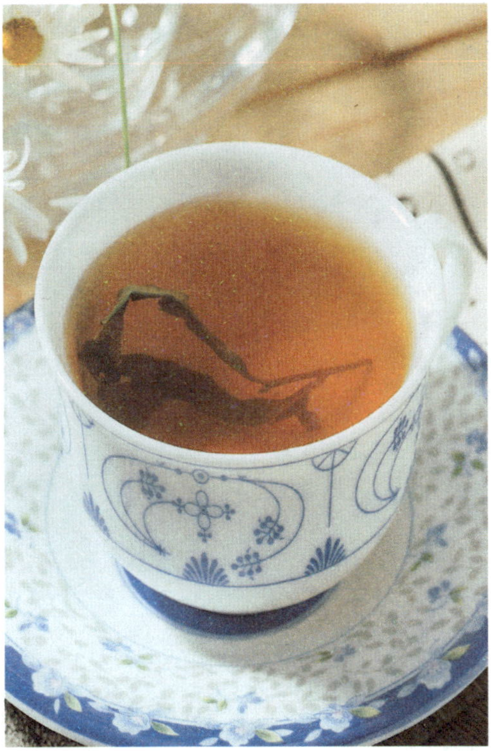

绿茶

适应证：皮肤无光泽、无弹性

原料

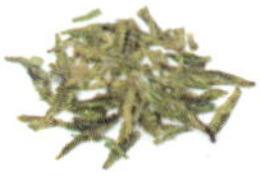

绿茶3～6克

做法 ①将绿茶放入保温杯，先用沸水泡1分钟，将水倒掉，借此去除茶叶中的污秽灰尘。②再冲沸水，泡20分钟后即可饮用。

重点提示

失眠、胃寒、孕妇及产妇在哺乳期者忌饮绿茶。

茶效

◎绿茶具有抗氧化的作用，能使肌肤更紧实而有弹性。它含有的丰富的维生素C，具有防止皮肤老化、清除肌肤不洁物的功能。此茶美容养颜、洁肤护肤。

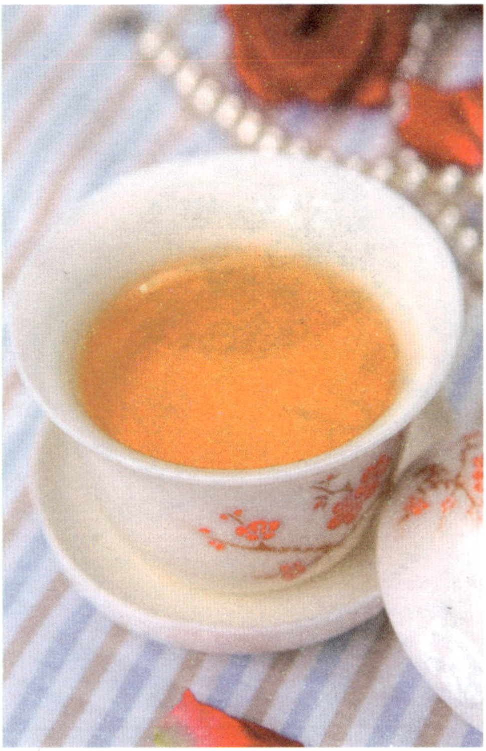

珍珠茶

适应证：皱纹、肤质暗沉

原料

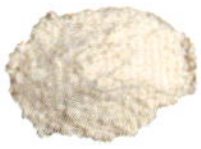

珍珠粉少许

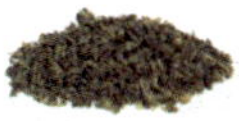

茶叶少许

做法 ①将茶叶放入茶杯中。②往茶杯中倒入沸水，冲泡茶叶。③每次饮用时，用茶汁送服珍珠粉即可。

重点提示

1.女性适当常饮，美容效果颇佳。

2.孕妇，老人，过敏、虚寒体质者不宜饮用。

茶效

◎珍珠粉具有安神定惊、清热解毒、润肤美白、消炎止痒、抗氧化的功效。此款茶饮具有消除活性氧、保持肌肤细致白皙的作用。

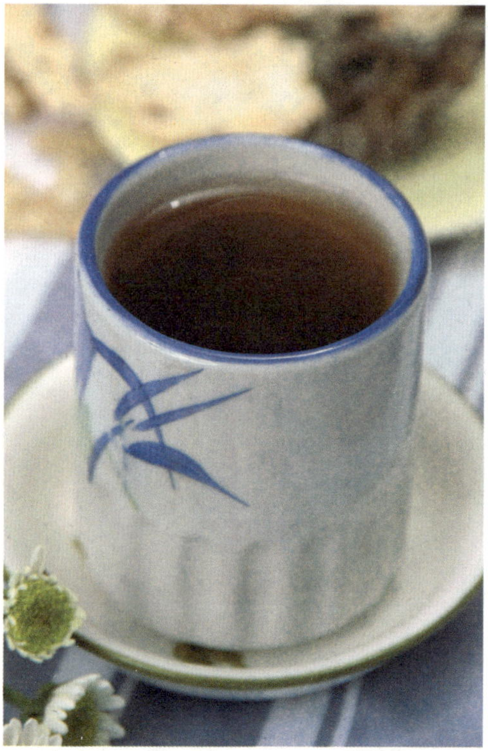

银耳美白润颜茶

适应证：体虚、咳嗽、头晕、月经不调等

原料

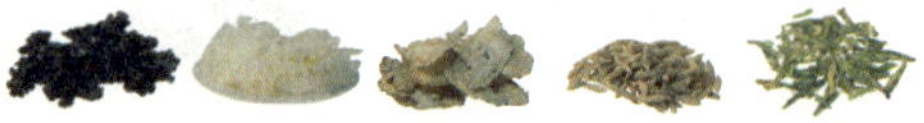

黑木耳10克 银耳10克 当归3克 麦冬3克 绿茶5克

做法 ①将黑木耳、银耳洗净泡开后去蒂，撕成片状。②将当归研碎，与麦冬一起装入纱布袋；将纱布袋、绿茶、黑木耳、银耳放在杯中，以开水冲泡。

重点提示

外感风寒者忌服。

茶效

◎银耳具有滋补生津、润肺养胃的功效；当归具有补血活血、调经止痛、润燥滑肠的功效。此款茶饮具有补血润肠、美白肌肤的作用。

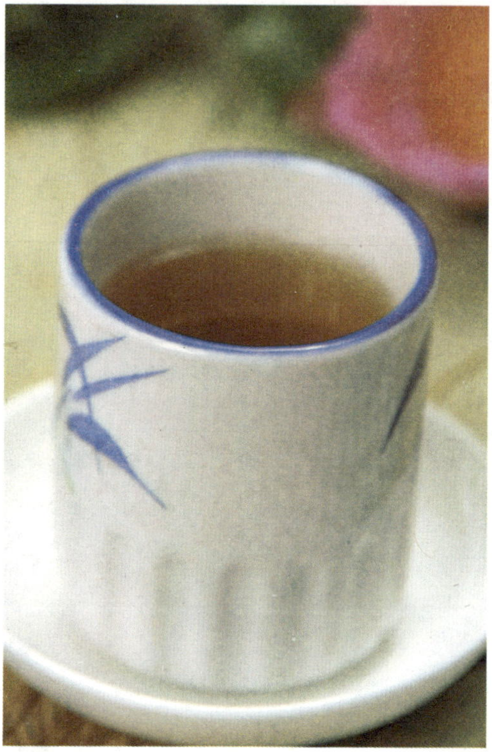

菊枣养颜茶

适应证：肤质暗沉

原料

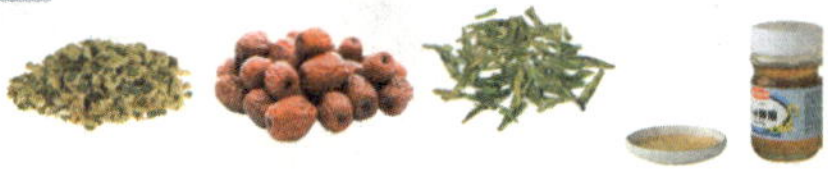

菊花瓣10克 红枣6个 绿茶150毫升 蜂蜜少许

做法 ①将红枣去核后捣烂，加菊花瓣和600毫升水煮沸5分钟。②然后加入蜂蜜、绿茶即可。

重点提示

1.女性常饮，美容养颜效果颇佳。

2.气虚胃寒、食少泄泻者不宜饮用。

茶效

◎菊花具有疏风明目、清热解毒的功效；红枣具有治疗胃虚食少、脾虚便溏、心慌失眠、神经衰弱的功效。此款茶饮具有美白嫩肤的良好作用。

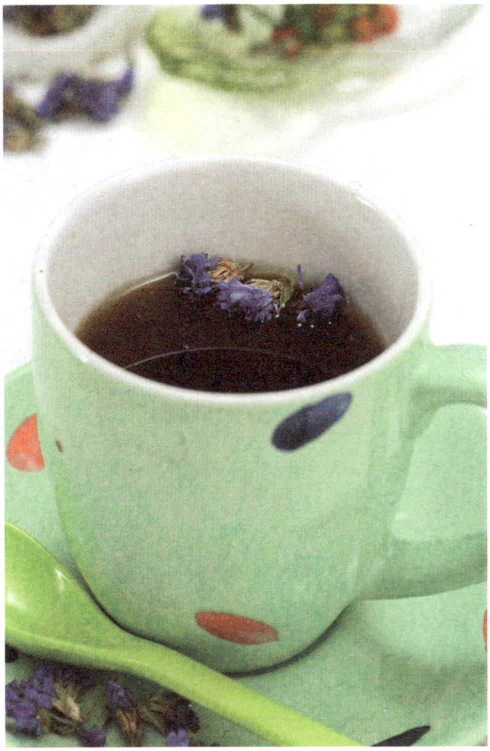

勿忘我花茶

适应证：雀斑、粉刺、皮肤粗糙

原料

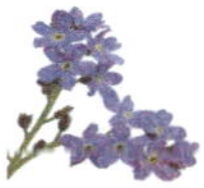

勿忘我5克

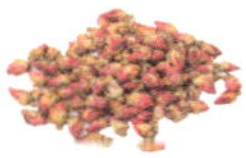

玫瑰花5克

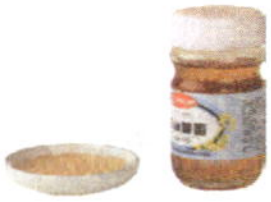

蜂蜜适量

做法 ①将勿忘我、玫瑰花同入茶杯中。②倒入沸水，加盖闷泡5分钟，取汁。③将茶水凉至温热，加入蜂蜜调匀饮用。

重点提示

1.女性内分泌失调时饮用，效果颇佳。
2.体质虚寒者不宜饮用。

茶效

◎勿忘我具有滋阴补肾、预防雀斑的功效；玫瑰花具有促进黑色素代谢、补脾理气的功效。此款茶饮具有消炎美肤、祛斑嫩白的良好作用。

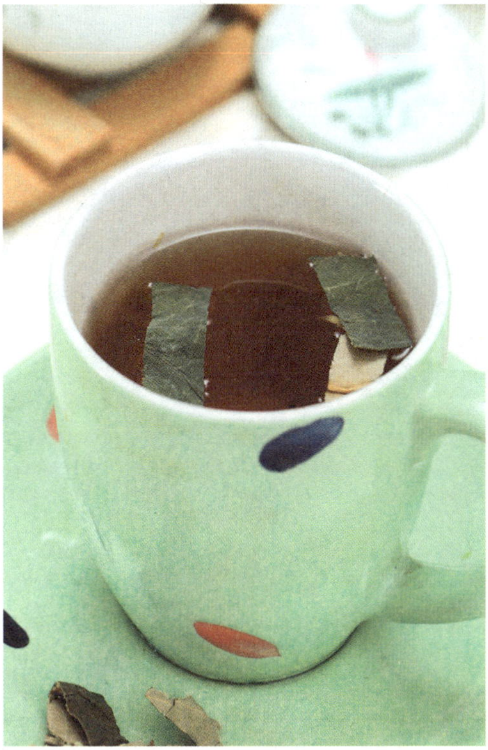

荷叶减肥茶

适应证：肥胖

原料

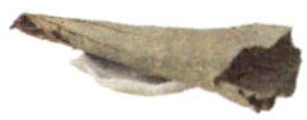

荷叶干品5克

做法 ①将干荷叶洗干净，放入锅中，加水煮沸后熄火，加盖闷泡10～15分钟。②滤出茶渣后即可饮用。

重点提示

1.女性饮用减肥瘦身效果佳。
2.荷叶最好先用温水浸泡一下。

茶效

◎荷叶具有清热解暑、除湿祛瘀、利尿通便的作用。饮用荷叶茶之后可以使人体肠壁上形成一层脂肪隔离膜，从而有效阻止脂肪的吸收，因此可以达到排毒瘦身的效果。

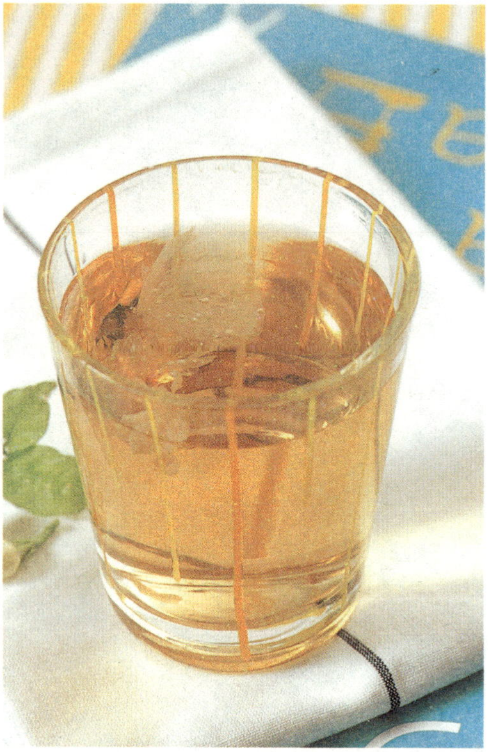

茉莉紫罗兰茶

适应证：皮肤衰老、目赤肿痛、疮疡肿毒等

原料

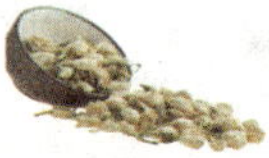

干燥茉莉2小匙

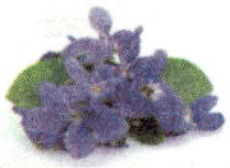

干燥紫罗兰3～5朵

做法 ①将所有干燥花用热开水浸泡再冲净。②将做法1中的材料放入壶中，冲入热开水。③浸泡约3分钟即可饮用。可回冲2次，回冲时需浸泡5分钟。

重点提示

孕妇忌饮此茶。

茶效

◎茉莉具有理气和中、开郁辟秽的功效；紫罗兰具有清热解毒、美白祛斑、清除异味的功效。此款茶饮具有美容养颜的作用。

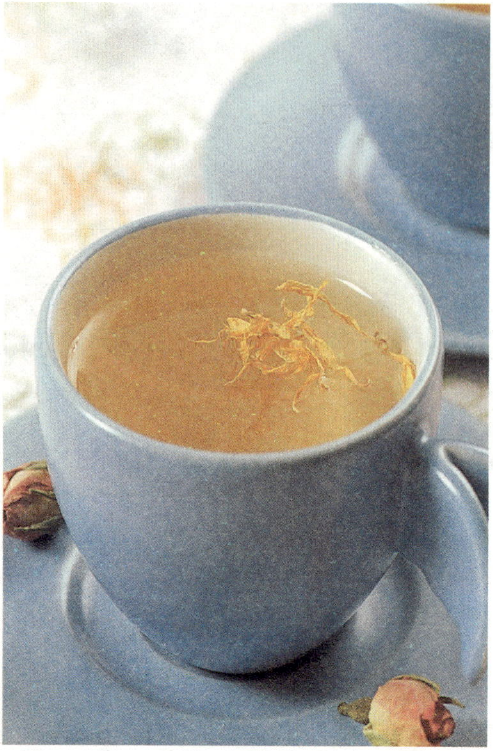

莲花心金盏茶

适应证：肤质暗沉

原料

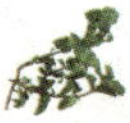

新鲜薄荷2枝

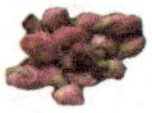

莲花心1朵

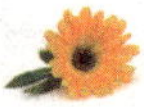

金盏花1小匙

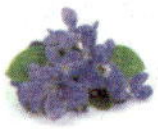

紫罗兰1小匙

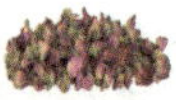

粉红玫瑰花3朵

做法 ①将新鲜薄用热开水冲一遍；将所有干燥花先用热开水浸泡30秒再沥干。②将做法1材料放入壶中，冲入500～600毫升热开水。③浸泡约3分钟即可饮用。

重点提示

气虚胃寒、食少泄泻者不宜饮用。

茶效

◎莲花心具有清热止血、固精涩精、安神宁心的功效；金盏花具有消炎抗菌的功效。此款茶饮具有美白嫩肤、宁心安神的作用。

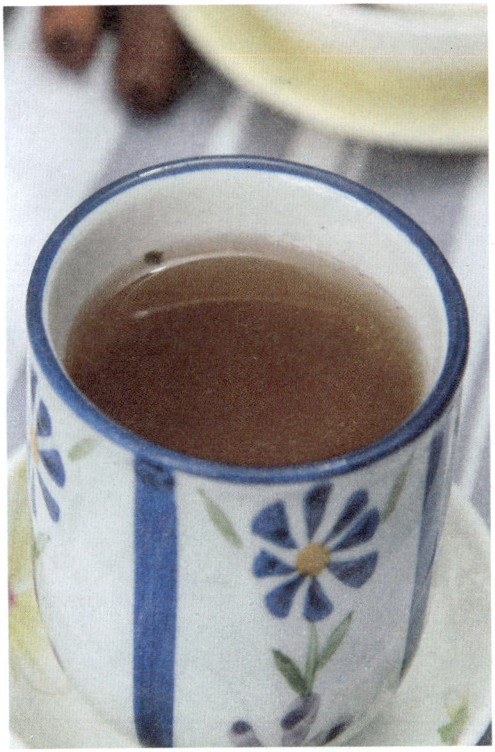

驻颜绿药茶

适应证：肤质暗淡

原料

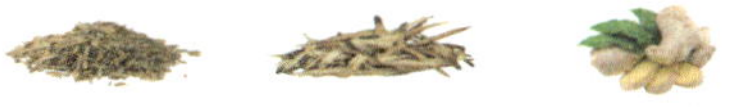

小茴香9克 甘草9克 生姜9克

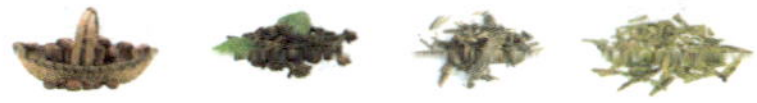

红枣9克 丁香5克 沉香5克 绿茶3克

做法 ①将上述材料（除绿茶）全都研成粗末，加水1000毫升煎煮成汁。②将绿茶用150毫升开水冲泡，两者混合搅匀即可饮用。

重点提示

1.女性常饮，美容效果颇佳。

2.热病及阴虚内热者不宜饮用。

茶效

◎红枣有补脾和胃、益气生津的功效；丁香具有温中暖肾、降逆的功效。此款茶饮具有美白嫩肤的功效。

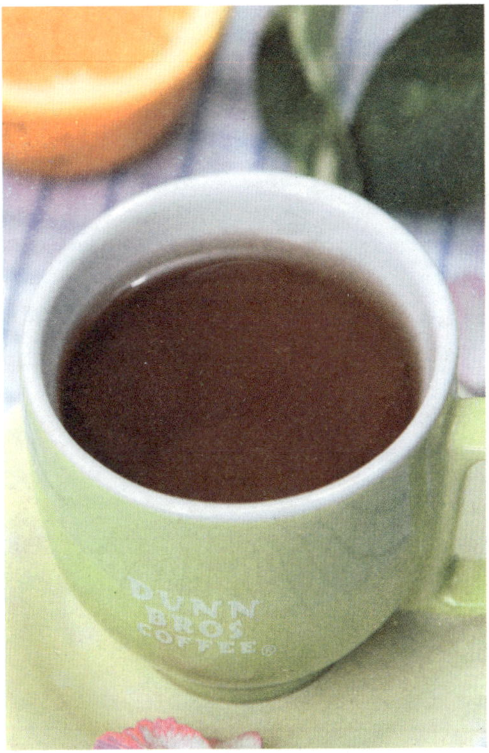

橙香美颜茶

适应证：肤质暗沉、色斑

原料

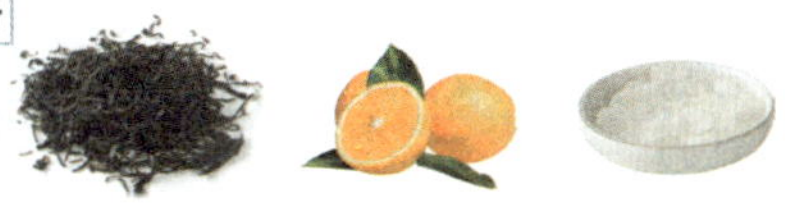

红茶1包 柳橙半个 冰糖或蜂蜜适量

做法 ①将红茶包置于杯中或冲茶器中，以热水冲泡。②加入适量的冰糖或蜂蜜。③将柳橙切片，直接加入即可。

重点提示

1.女性常饮，肤质改善效果颇佳。

2.阴虚内热者不宜饮用。

茶效

◎橙子具有化痰、健脾和胃、助消化、增食欲、降低血脂等功效。此款茶饮具有美白嫩肤的功效。

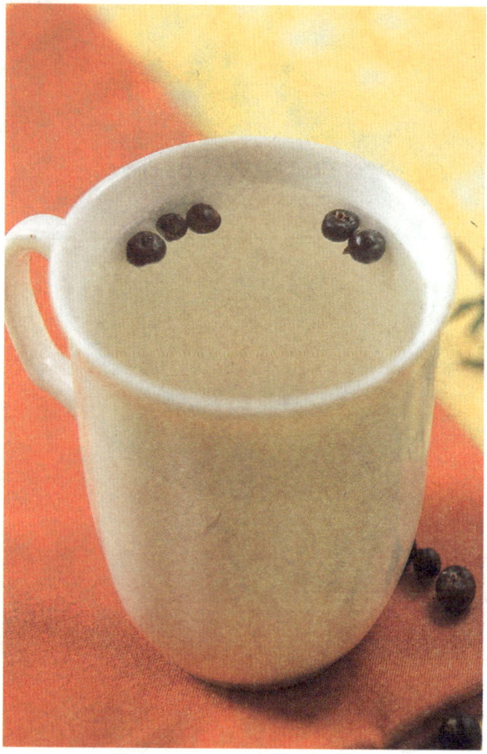

迷迭杜松果茶

适应证：肤质暗沉

原料

新鲜迷迭香2枝　干燥杜松果10颗

做法 ①将迷迭香以开水冲洗，杜松果用热开水浸泡再冲净、压碎。②将①中的材料入壶，冲入热开水。③浸泡约3分钟即饮。

重点提示

1.女性饮用，排毒瘦身效果颇佳。
2.孕妇不宜饮用。

茶效

◎迷迭香具有消胀祛痛、增强记忆的功效；杜松果具有改善肤质的功效。此款茶饮具有排毒瘦身的作用。

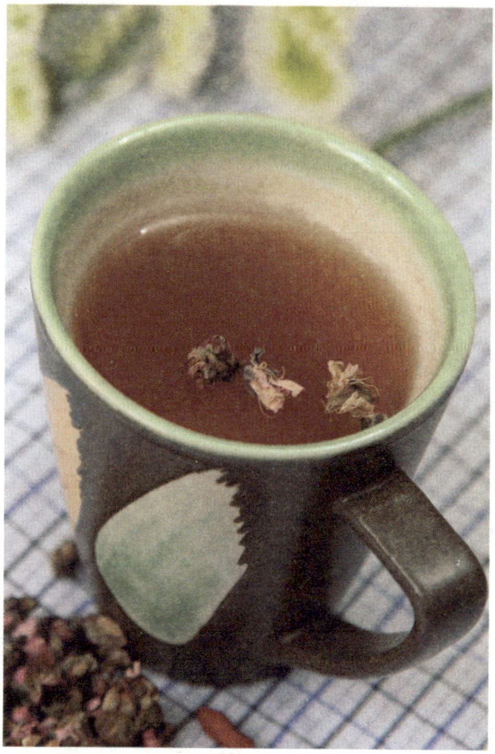

减腹茶

适应证：消化不良、食欲不振等症状

原料

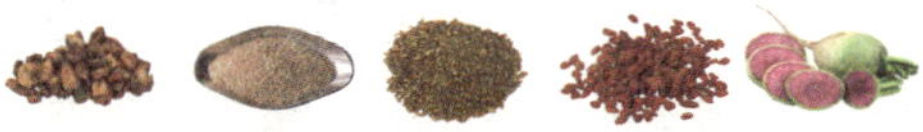

山楂2克　麦芽3克　槐花2克　枸杞6克　萝卜1条

做法 ①萝卜削皮切小块，将1500毫升的水煮沸后，放入萝卜煮熟。②最后加入山楂、麦芽、槐花、枸杞再煮15分即可。

重点提示

1.便秘时常饮，效果甚佳。
2.哺乳期妇女慎服。

茶效

◎山楂具有消食化积、行气散瘀的功效；麦芽具有消食利中、降火下气的功效；此款茶饮具有理气消食的作用。

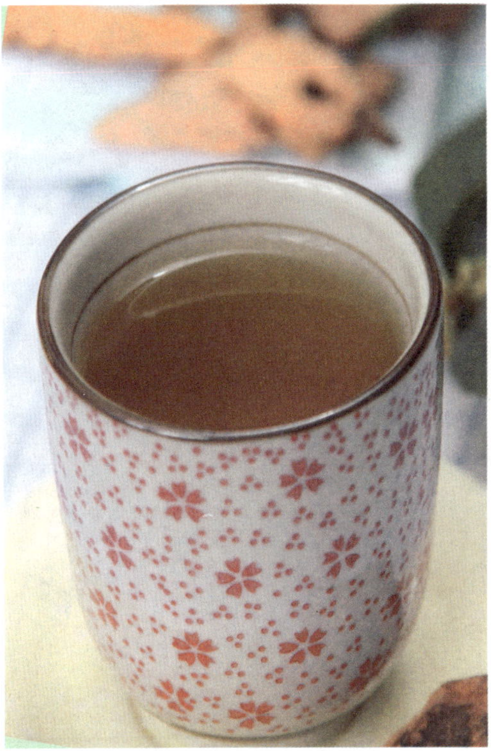

降压茶

适应证：头晕目眩等高血压症状

原料

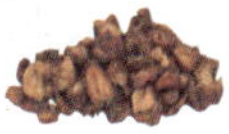
山楂30～50克

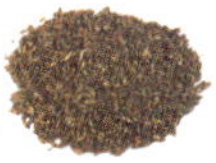
槐花6克

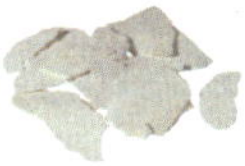
茯苓10克

做法 ①将山楂连同茯苓一起放入砂锅中，煮沸10分钟左右滤去渣，取汁备用。②再用茶汁冲泡槐花，温服。

重点提示

1.尤其适合老年人饮用。
2.气虚胃寒、食少泄泻者最好不用饮用此款茶饮。

茶效

◎山楂消食化滞、减脂降压缩；茯苓有利水除湿、益脾和胃之功。槐花能凉血止血、疏散风热。三者为茶，可降压减脂、清热解毒。

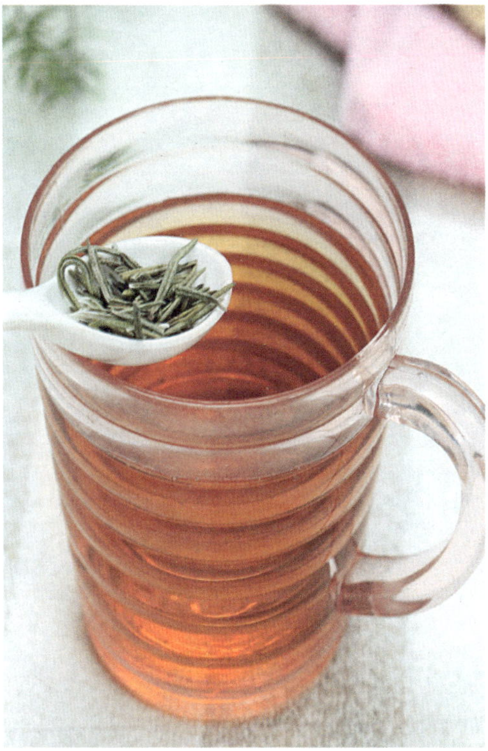

迷迭香茶

适应证：肥胖

原料

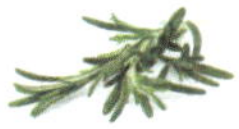
迷迭香5克

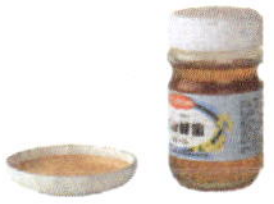
冰糖或蜂蜜适量

做法 ①将迷迭香放入茶壶中，再往茶壶中倒入热开水冲泡。②加入冰糖或蜂蜜，调匀即可。

重点提示

1.女性饮用，消脂减肥效果颇佳。
2.孕妇不宜饮用。

茶效

◎迷迭香具有消胀祛痛、增强记忆的功效；冰糖或蜂蜜能调节味道。此款茶饮具有排毒养颜、纤体瘦身的功效。

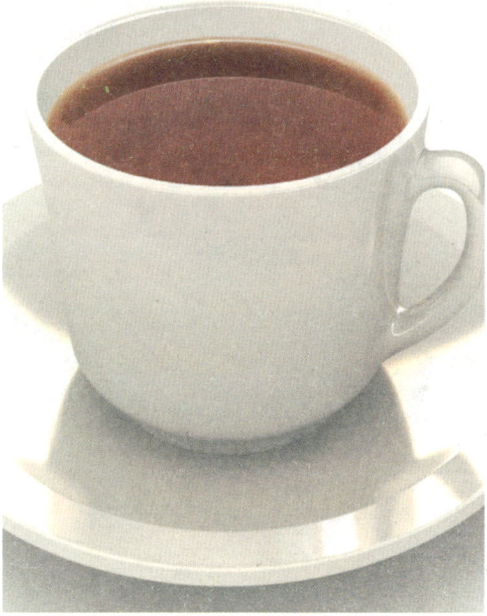

红豆养血茶

适应证：气血不足、神经衰弱、失眠健忘等

原料

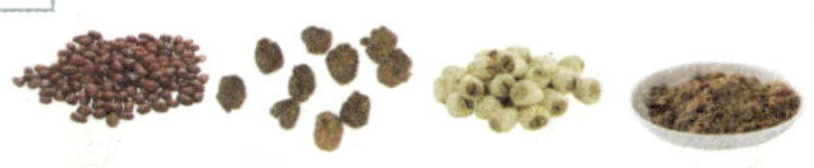

红豆20克　桂圆肉干12克　莲子9克　红糖适量

做法 ①将莲子、红豆洗净、泡发备用。②将红豆入锅，加水煮沸，转小火再煮1小时，入莲子、桂圆煮熟，调入红糖即可。

重点提示

1.孕妇常饮，补血安神效果甚佳。
2.痰多火盛、大便滑泻者忌服。

茶效

◎红豆具有解毒消肿、利尿止泻、健脾养胃、抗菌消炎的功效；桂圆具有养心宁神、健脾止泻的功效。此款茶饮具有解毒止泻、养心和胃的作用。

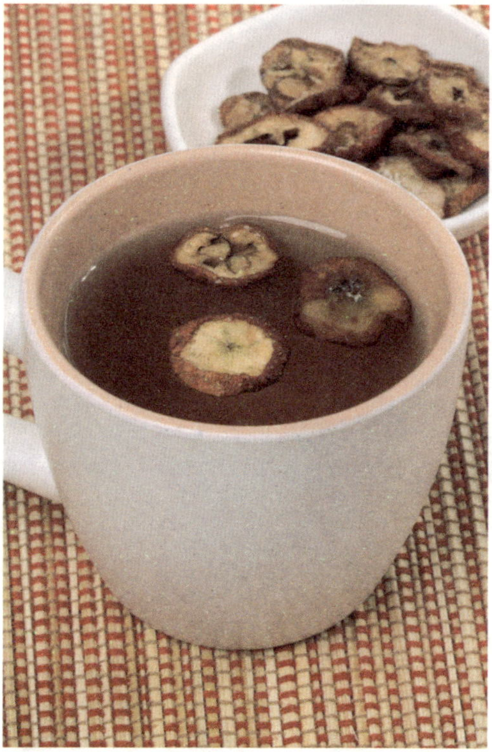

山楂陈皮茶

适应证：食积、胃痛、高血脂等症状

原料

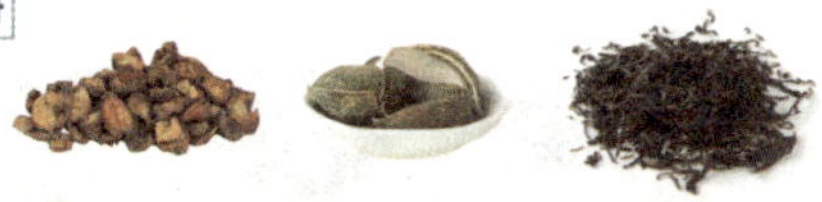

生山楂及炒山楂各6克　炒陈皮8克　红茶适量

做法 ①将上述材料同入茶壶中。②冲入沸水，盖紧盖子，静置10分钟即可滤取茶水饮用。

重点提示

1.适量饮服即可，切勿过量。
2.脾胃虚弱、胃酸过多者忌服。

茶效

◎山楂具有消食化积、行气散瘀的功效；炒陈皮具有理气健脾、燥湿化痰的功效。此款茶饮具有消食理气的作用。

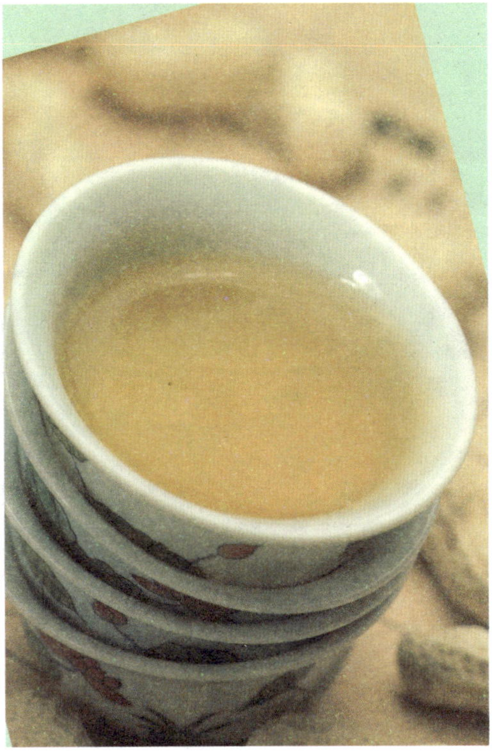

花生壳茶

适应证：久咳气喘、咳痰带血等症状

原料

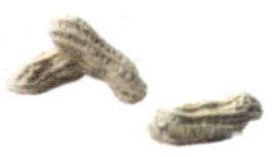
花生壳30克

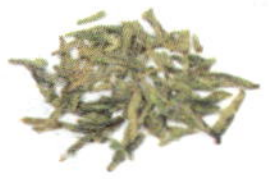
绿茶10克

做法 ①将花生壳制为粗末，与绿茶一起放入杯中。②用沸水冲泡10分钟，过滤取汁，即可饮用。

重点提示

1.食多油腻时饮用，可除腻消脂，效果甚佳。
2.一般人群皆可饮用。

茶效

◎花生壳具有敛肺止咳的功效；绿茶具有消炎抗菌、防癌抗癌的功效。此款茶饮具有排毒消炎的功效。

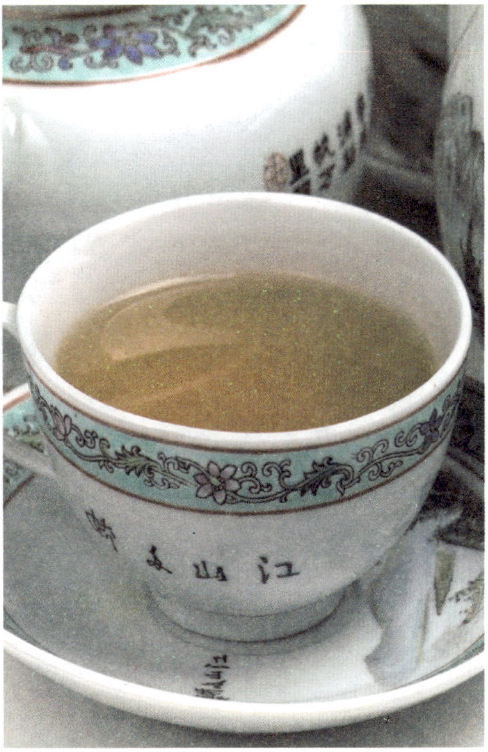

党参陈皮麦芽茶

适应证：食积不消、脘腹胀满

原料

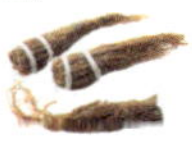
党参3克

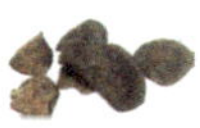
陈皮3克

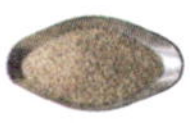
炒麦芽2克

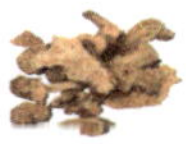
白术3克

做法 ①将党参、陈皮、白术洗净，与炒麦芽一同放入保温杯内。②倒入沸水冲泡，盖上杯盖，静置15分钟左右即可。

重点提示

1.消化不良者饮用此款茶饮效果甚佳。
2.热证、实证者及哺乳期女性忌用。

茶效

◎党参具有补中益气、健脾益肺的功效；白术可祛湿利水；陈皮具有理气、健脾、调中、燥湿、化痰之功；麦芽是疏肝醒脾、退乳的常用药。此茶可调理肠胃、健脾祛湿。

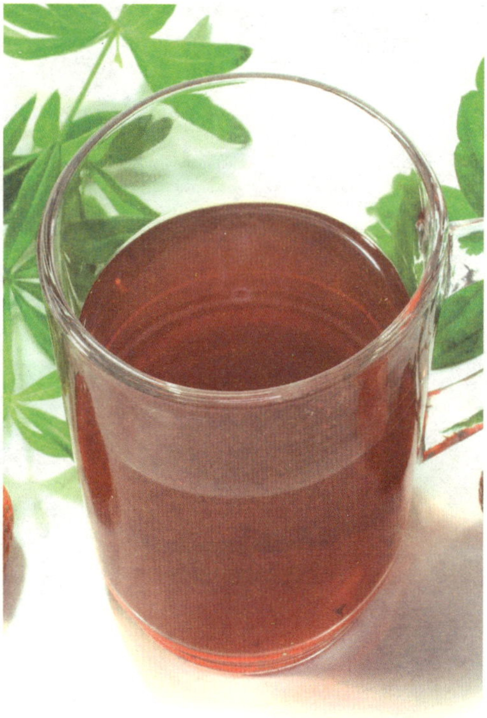

草莓红茶

适应证：食积腹胀、小便浊痛

原料

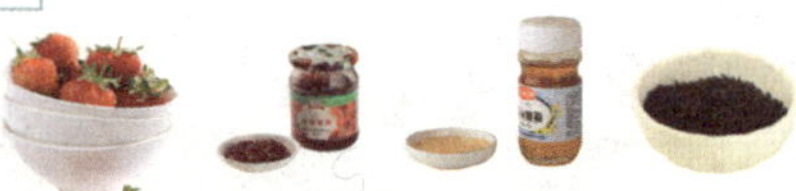

新鲜草莓15颗　草莓果酱15克　蜂蜜10克　红茶适量

做法 ①草莓去蒂捣泥，加水煮沸。②入草莓酱与蜂蜜，再沸时入红茶即可饮用。

重点提示

1.女性适量常饮，对健康有效。

2.切勿睡前饮服。

茶效

◎草莓具有生津润肺、养血润燥、健脾解酒的功效；蜂蜜具有调补脾胃、润肺止咳、润肠通便的功效。此款茶饮具有润肺排毒、消食化积的作用。

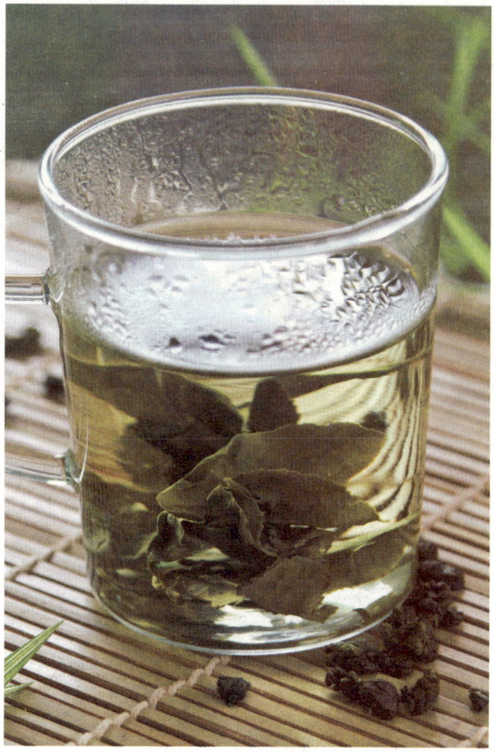

消脂乌龙茶

适应证：高血压、小便不利、干呕等症状

原料

乌龙茶5克　杜仲叶5克

做法 ①将乌龙茶、杜仲叶放入茶壶中。②往茶壶中倒入热开水，泡3～4分钟即可饮用。

重点提示

1.常饮可改善肤质，降脂效果甚佳。

2.女性用于减肥，可搭配饮用。

茶效

◎乌龙茶具有提神除倦、生津利尿、清热消暑、杀菌消炎、消食去腻的功效；杜仲叶具有补肝肾、强筋骨、降血压的功效；此款茶饮具有消食减肥、消脂降压的作用。

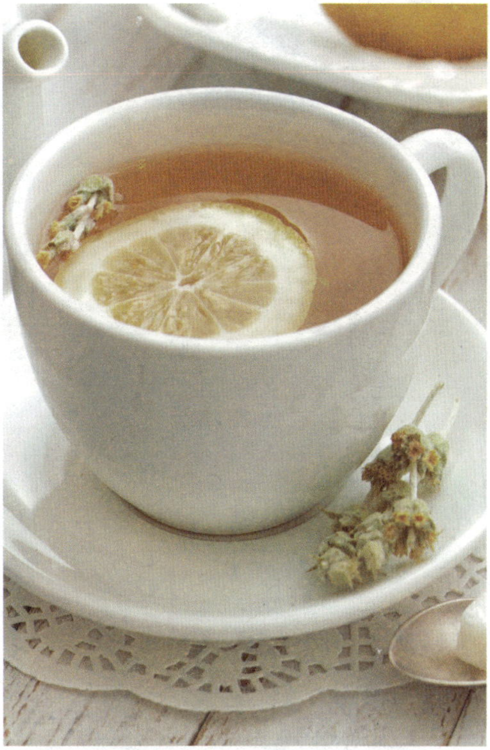

减肥祛湿茶

适应证：小便不利、咳嗽、食少脘闷、失眠

原料

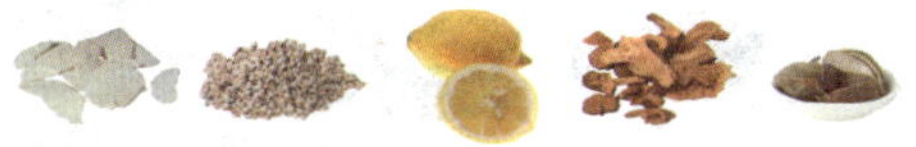

茯苓10克 薏米10克 柠檬1片 白术5克 陈皮5克

做法 ①锅内加适量清水煎煮上述材料。②至水沸后10～15分钟即可熄火，待茶温即可滤取茶汤饮用。

重点提示

1.一般人群皆可饮用。

2.虚寒精滑、气虚下陷者忌服。

茶效

◎茯苓具有利水祛湿、健脾和中、宁心安神的功效；薏米具有健脾、补肺、清热、利湿的功效。此款茶饮具有健脾祛湿的功效。

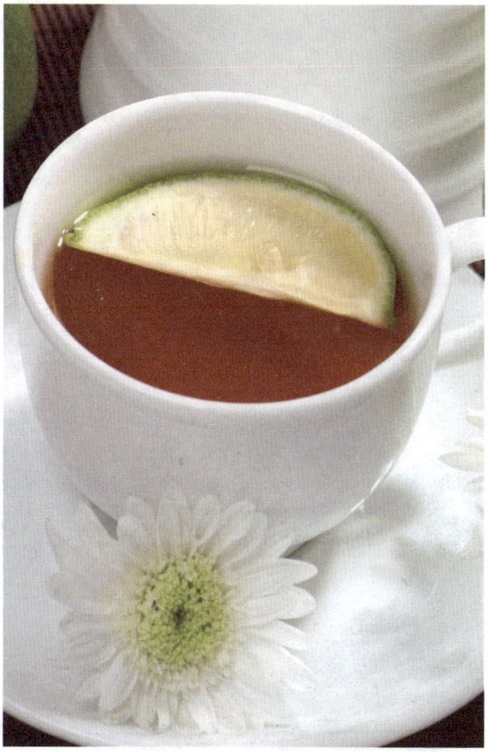

柠檬橙子茶

适应证：感冒、发热、头痛、高血压等症状

原料

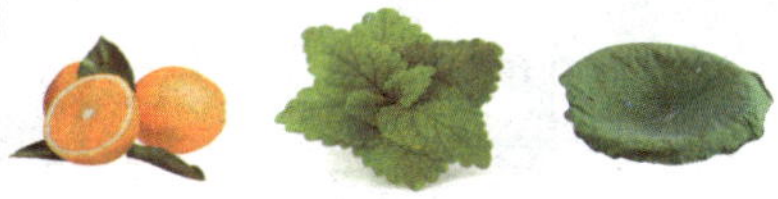

橙子2个 柠檬香蜂草干品4克 鲜薄荷叶5克

做法 ①将橙子榨汁，另一个取果肉。②将柠檬香蜂草、薄荷叶同入杯，加沸水冲泡。③待温热，入橙汁和果肉拌匀即可。

重点提示

1.一般人群皆可饮用。

2.体虚者慎用。

茶效

◎橙子有化痰消食、健脾和胃、降低血脂的功效；柠檬香蜂草具有助消化、减压镇静的功效；此款茶饮具有强身纤体的功效。

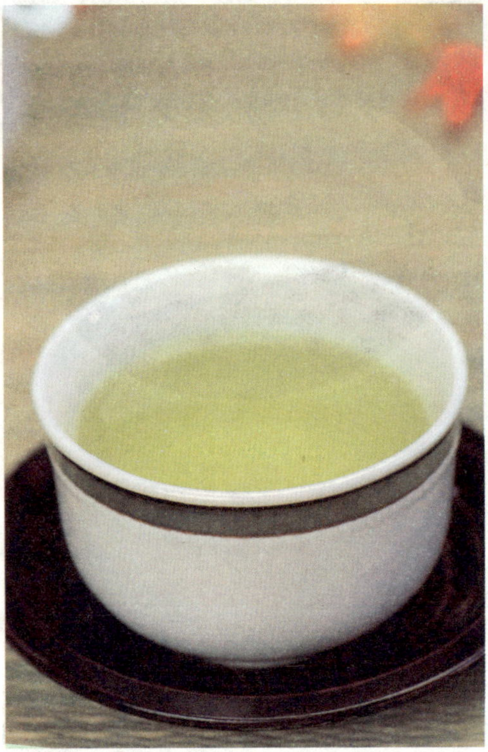

窈窕绿茶

适应证：胃脘胀满、产后瘀阻、高血脂等

原料

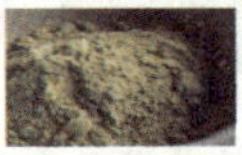

绿茶粉6克

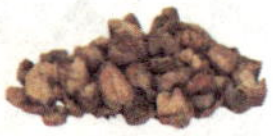

山楂5克

做法 ①将绿茶粉和山楂同置于锅中，加入适量清水煮沸。②煎煮5分钟，即可于饭后饮用。

重点提示

1.适量饮服可瘦身纤体，切勿过量。
2.脾胃虚弱、胃酸过多者忌饮此茶。

茶效

◎绿茶粉具有消炎抗菌、防癌抗癌的功效；山楂具有消食化积、行气散瘀的功效。此款茶饮具有消食解郁、降脂减压的作用。

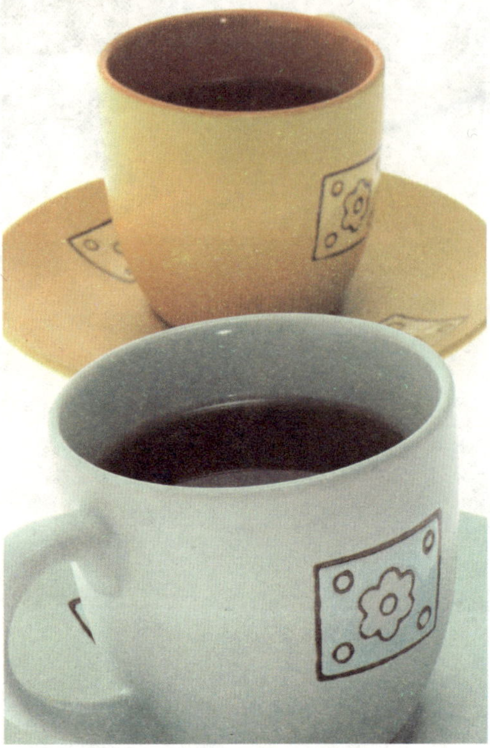

海带薏米茶

适应证：夜盲症、甲亢、水肿、脚气、泄泻

原料

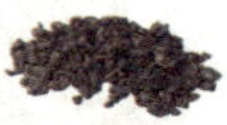

乌龙茶适量

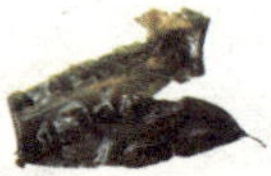

干海带适量

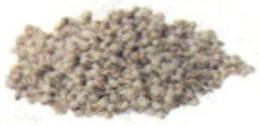

薏米适量

做法 ①将以上材料混匀后研成粉末，放入杯子中。②冲入沸水，盖紧盖子，静置10分钟即可滤取茶水饮用。

重点提示

1.此茶饮适宜久服，对健康有效。
2.脾虚便难、妊娠期妇女忌饮此茶。

茶效

◎干海带能化痰软坚、清热降压；薏米具有健脾、补肺、清热、利湿的功效。此款茶饮具有清热瘦身的功效。

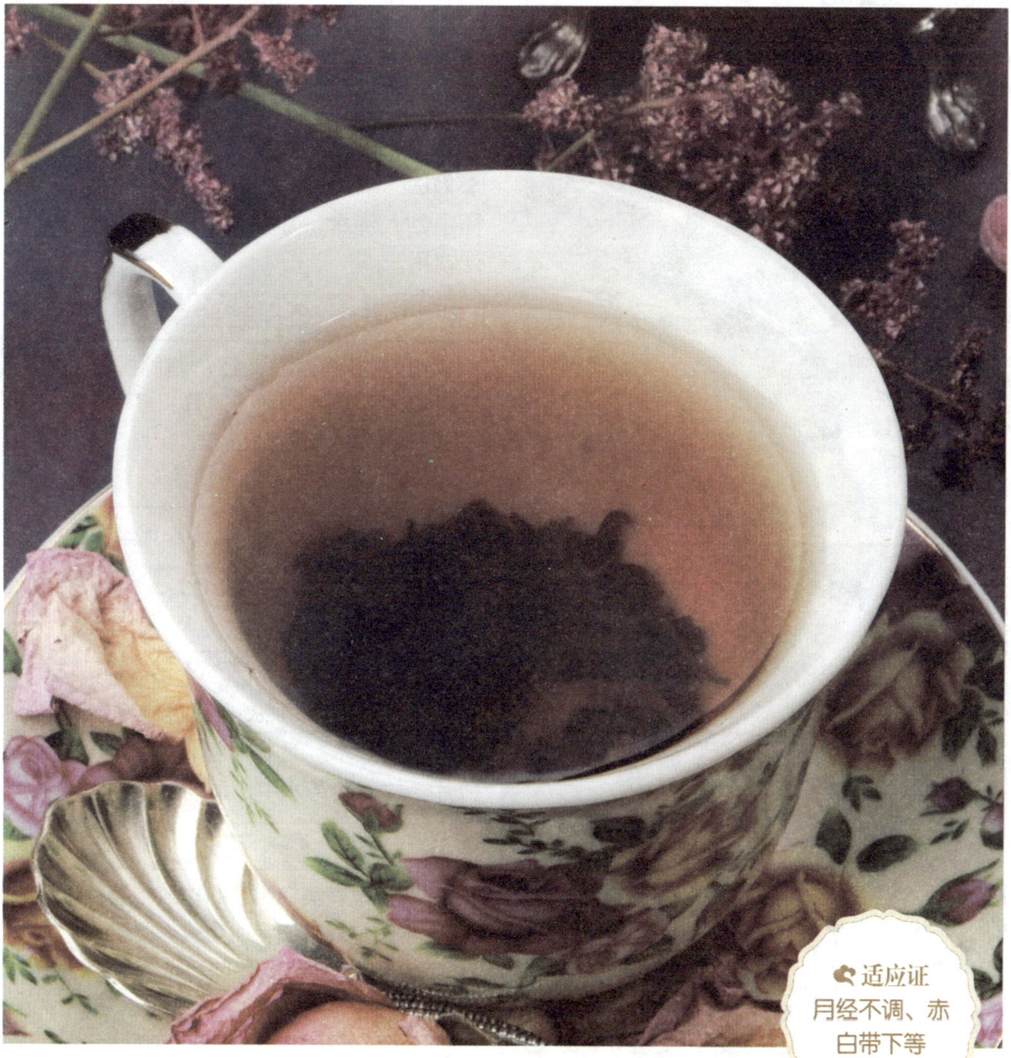

适应证
月经不调、赤白带下等

乌龙玫瑰茶

原料

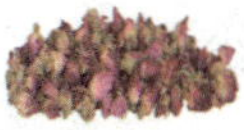

玫瑰花5克

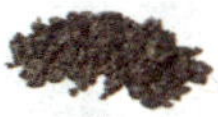

乌龙茶包1个

做法

①将玫瑰花和乌龙茶包一起放入茶壶中。

②往茶壶中冲入沸水，静置5分钟，待茶渣沉淀后，即可滤取茶水，倒入杯中饮用。

重点提示

1.女性常饮，对纤体排毒有效。

2.注意挑选专供内用的玫瑰花，以防农药。

茶效

◎玫瑰花具有理气解郁、和血散瘀的功效；乌龙茶具有清热消暑、消食祛腻的功效。此款茶饮有理气消食的作用。

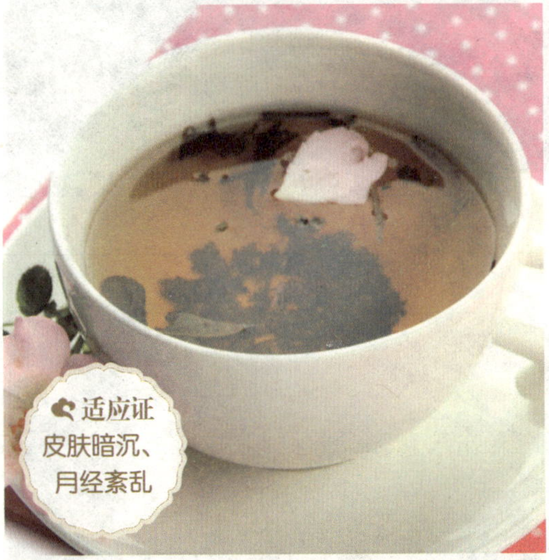
适应证
皮肤暗沉、
月经紊乱

月季花茶

原料 月季花5克

做法 ①将月季花放入茶杯中。②往茶杯中倒入沸水，加盖，浸泡3分钟后，取汁饮用。

茶效

◎月季花具有活血调经、消肿解毒的功效。此款茶饮具有活血理气、缓解皮肤干燥的作用。

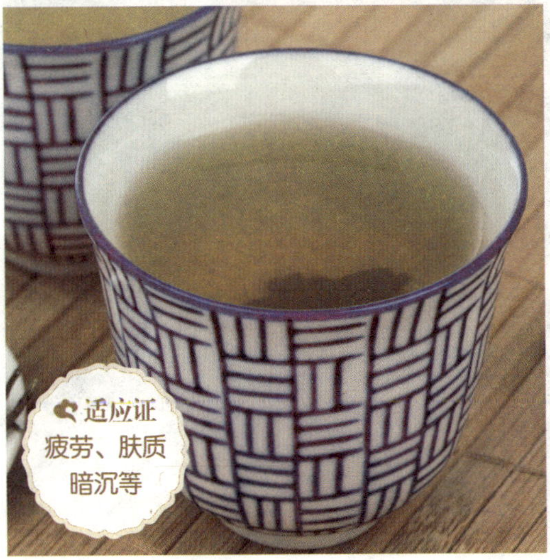
适应证
疲劳、肤质
暗沉等

西红柿绿茶

原料 西红柿1个，绿茶5克

做法 ①将绿茶加85摄氏度沸水浸泡3分钟，滤取茶水。②将西红柿烫后去皮，切薄片，放入热茶水中，调匀后饮用。

茶效

◎西红柿具有美白肌肤的功效；绿茶具有美容养颜、消除疲劳的功效。此款茶饮具有嫩肤美白、清热解暑的作用。

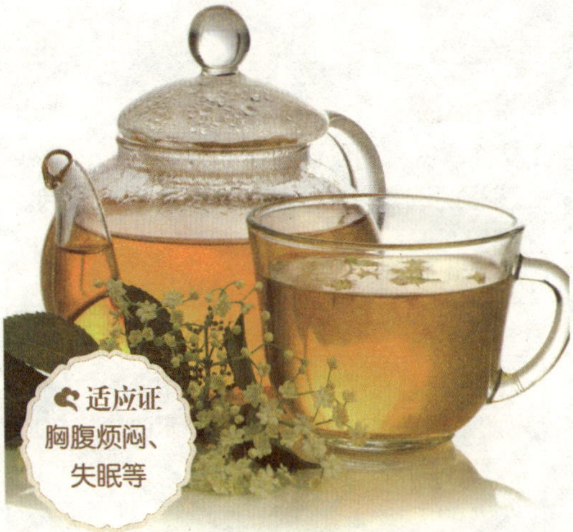
适应证
胸腹烦闷、
失眠等

洋菊银花茶

原料 洋甘菊12克，金银花、菊花各8克，绿茶5克，甜菊叶少许

做法 ①将所有原料用茶包包起来，入壶。②倒入热开水冲泡20分钟即饮。

茶效

◎洋甘菊具有美容护肤、养心安神的功效；菊花具有疏风清热、明目解毒的功效。此款茶饮具有排毒养颜、宁心安神的作用。

勿忘我美容茶

原料 勿忘我适量，绿茶2克，蜂蜜少许

做法 ①将勿忘我、绿茶放入茶壶。②倒入沸水，加盖浸泡10分钟后，加入蜂蜜即可饮用。

茶效

◎勿忘我具有滋阴补肾、祛皱消斑、补血抗衰老的功效；蜂蜜具有调补脾胃、润肺止咳、润肠通便的功效。此款茶饮具有美容养颜的作用。

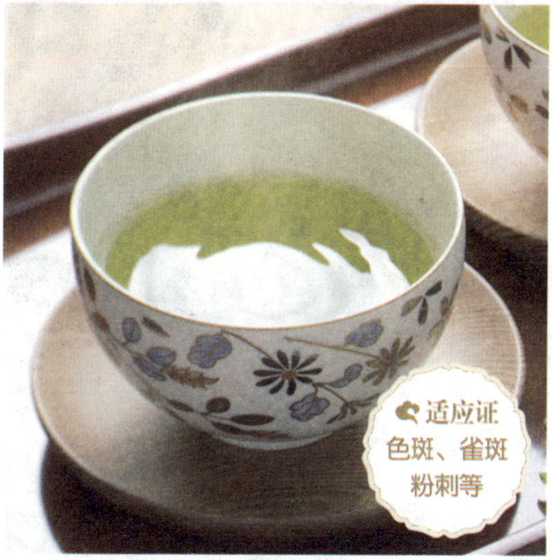
适应证
色斑、雀斑
粉刺等

桑叶桑葚茶

原料 桑叶15克，桑葚6粒，乌龙少许

做法 ①将桑叶、乌龙茶稍洗，用500毫升热开水冲泡10分钟，滤取汁。②桑葚压碎入茶包挤汁，入茶汁调匀即饮。

茶效

◎桑叶具有清热解毒的作用，可以改善身体内热引起的头痛、口渴、眼睛红肿等现象。桑葚具有补血养颜的功效。此款茶饮有美容养颜、调理补血的作用。

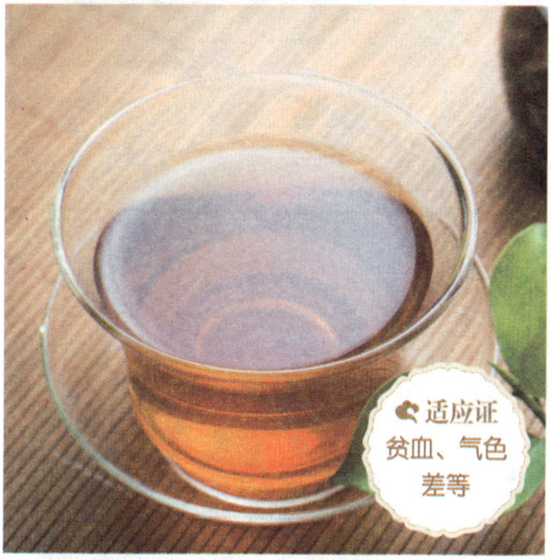
适应证
贫血、气色
差等

三叶瘦身茶

原料 荷叶5克，番泻叶5克，绿茶5克

做法 ①将荷叶、番泻叶撕碎后，与绿茶同放入茶杯中。②倒入沸水，浸泡5分钟后饮用。

茶效

◎荷叶具有清热减脂的功效；番泻叶具有通便利水的功效。此款茶饮具有改善便秘、通便排毒、减脂瘦身的作用。

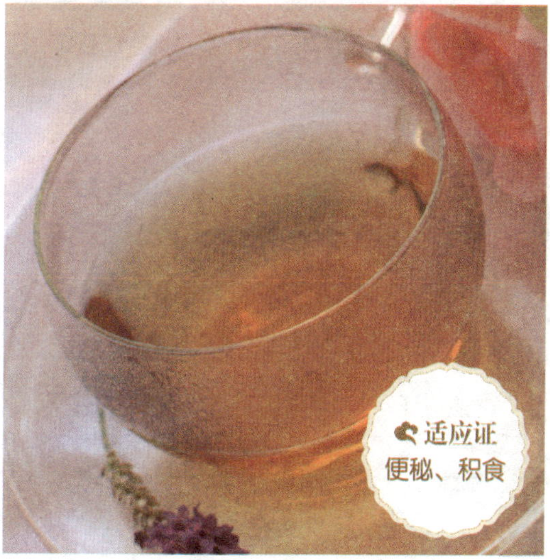
适应证
便秘、积食

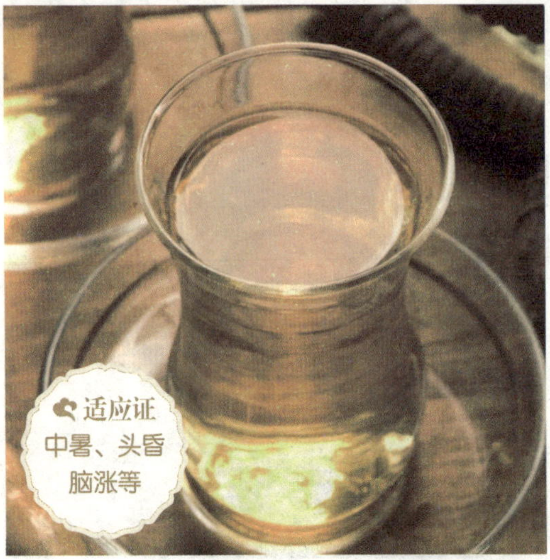
适应证
中暑、头昏
脑涨等

荷叶茵陈茶

原料 鲜荷叶1张，茵陈30克

做法 ①将荷叶洗净切条，与茵陈一同放入砂锅中。②加水煎煮15分钟，取汁，即可饮用。

茶效

◎荷叶具有清热解毒、凉血止血的功效；茵陈具有清湿热、退黄疸的功效。此款茶饮具有清热排毒的作用。

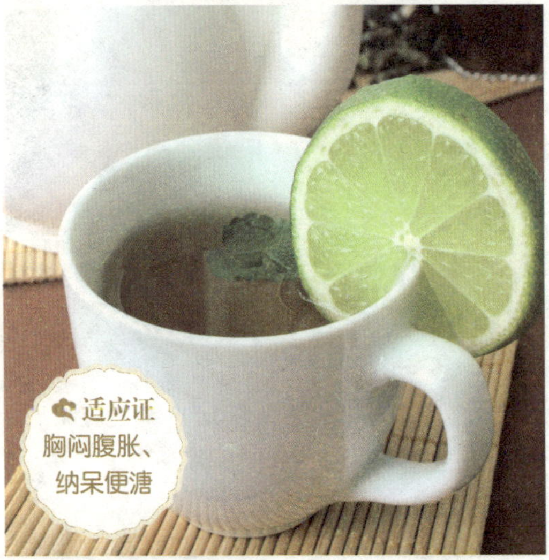
适应证
胸闷腹胀、
纳呆便溏

橘皮荷叶茶

原料 橘皮20克，荷叶、生麦芽各15克，炒山楂5克

做法 ①将以上4味放入茶壶中。②用沸水冲泡，取汁，即可饮用。

茶效

◎橘皮具有疏肝理气、散结消痰的功效；荷叶具有清热解毒、凉血止血的功效。此款茶饮具有理气瘦身的作用。

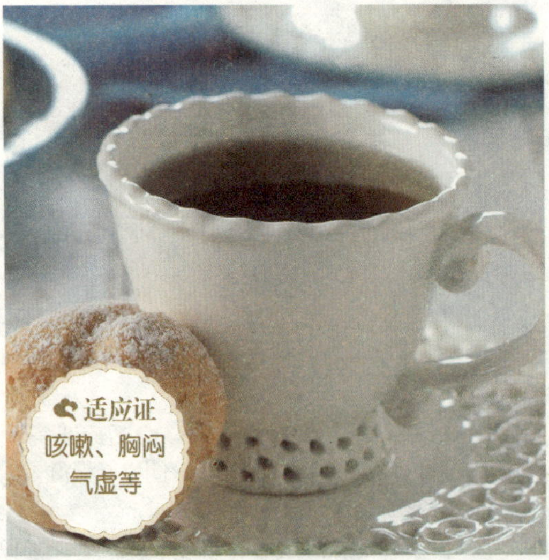
适应证
咳嗽、胸闷
气虚等

郁金川七茶

原料 郁金10克，七叶胆、丹参、甜菊叶、川七各5克

做法 ①将诸药过滤放入壶中。②用热开水冲泡，20分钟后即可饮用。

茶效

◎郁金具有疏肝解郁、清心开窍的功效；七叶胆具有降脂降压、消炎解毒、止咳化痰的功效。此款茶饮具有疏肝止咳、安神养颜的作用。

洋甘菊马鞭草茶

原料 迷迭香7克，洋甘菊10克，马鞭草10克，洛神花7克

做法 ①将诸料过滤。②用450毫升热开水冲泡10分钟后即可饮用。

茶效

◎迷迭香具有提神醒脑、收敛止痛的功效；洋甘菊具有美容护肤、养心安神的功效。此款茶饮具有安神润肤、止痛的作用。

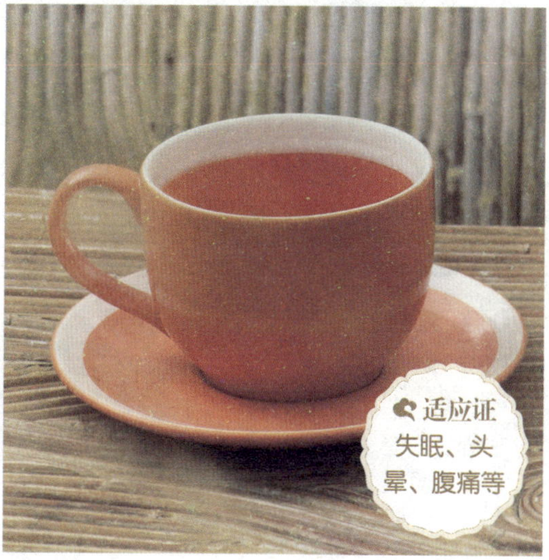
适应证
失眠、头晕、腹痛等

洛神牡丹茶

原料 牡丹皮20克，洛神花15克，铁马鞭10克，甜菊叶、铁观音各5克

做法 ①将诸料包好，过滤。②用450毫升热开水冲泡10分钟后即可饮用。

茶效

◎牡丹皮具有清热利水、凉血祛湿的功效；洛神花具有消除疲劳、通便利尿、促进代谢的功效；此款茶饮具有除倦祛湿、通便利水的作用。

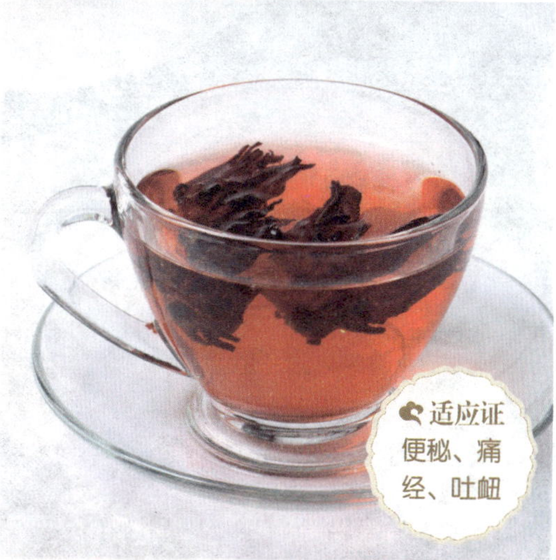
适应证
便秘、痛经、吐衄

玉米须茶

原料 玉米须30克

做法 ①将玉米须洗净，制为粗末，放入茶杯中。②往茶杯中倒入沸水冲泡，取汁，即可饮用。

茶效

◎玉米须具有利尿清热、平肝利胆的功效，对水肿、高血压、糖尿病等疾病有很好的辅助治疗作用。此款茶饮具有排毒瘦身、降压利胆的功效。

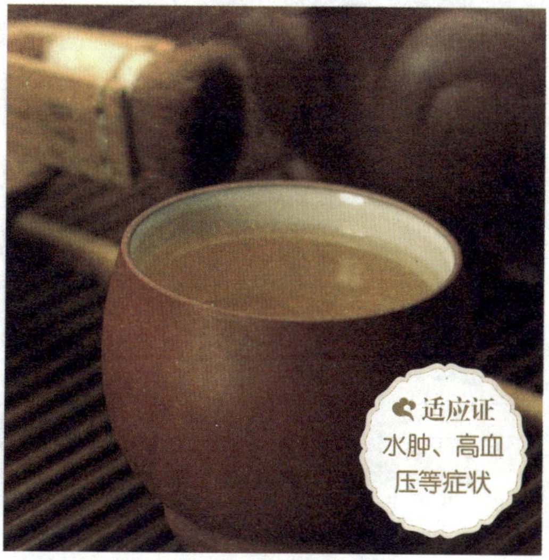
适应证
水肿、高血压等症状

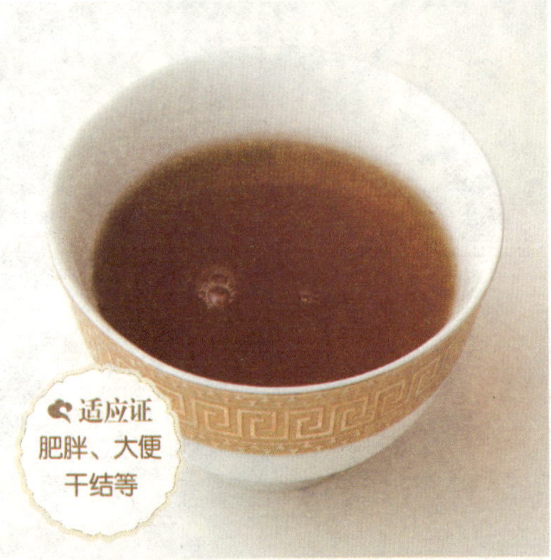
适应证
肥胖、大便干结等

乌龙金银花减肥茶

原料 乌龙茶3克，金银花2克，杭菊花3克，罗汉果8克

做法 ①将罗汉果拍碎，与诸料同入茶杯。②倒入沸水加盖闷泡8分钟后饮用。

茶效

◎金银花具有清热解毒的功效；乌龙茶能降脂减肥。此款茶饮具有祛腻减脂、减少肠道对胆固醇的吸收、清肠排毒的作用。

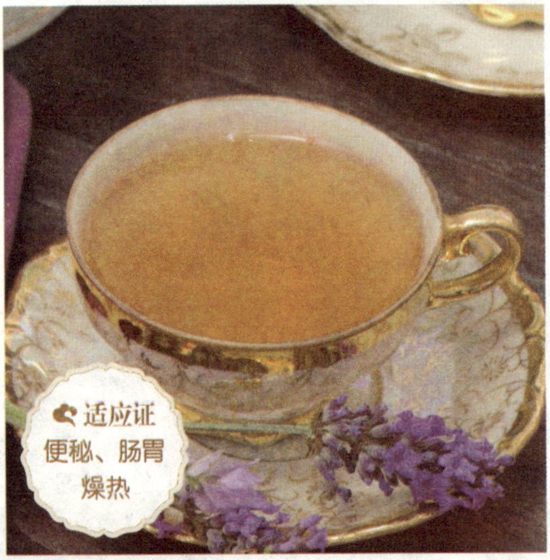
适应证
便秘、肠胃燥热

甘菊罗兰茶

原料 洋甘菊5克，紫罗兰5克，决明子3克

做法 ①将诸药同入茶杯中。②倒入沸水，加盖闷泡5分钟后饮用。

茶效

◎洋甘菊具有舒缓神经、改善睡眠的功效；紫罗兰具有清热解毒、清火养颜、润肤防辐射的功效。此款茶饮具有清肠热、退肝火、润肠排毒的功效。

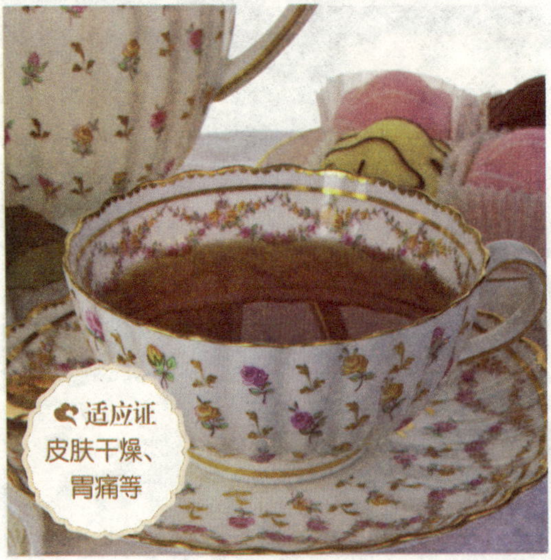
适应证
皮肤干燥、胃痛等

金盏马鞭草茶

原料 金盏花3克，马鞭草5克

做法 ①将金盏花和马鞭草一同放入保温杯中。②倒入沸水浸泡，3分钟后即可滤取茶汁饮用。

茶效

◎金盏菊具有消炎抗菌、清热降火、治痘消炎的功效；马鞭草具有抗炎、止痛、镇咳的功效。此款茶饮具有清热润肤、止痛的作用。

勿忘我番泻叶茶

原料 勿忘我5克，番泻叶3克

做法 ①将勿忘我、番泻叶同放入茶杯中。②倒入沸水，加盖闷泡5分钟后，滤取汁液即可饮用。

茶效

◎勿忘我具有祛斑抗皱的功效；番泻叶具有泻热行滞、通便利水的功效。此款茶饮具有清热解毒、减脂降火、润肠通便的良好作用。

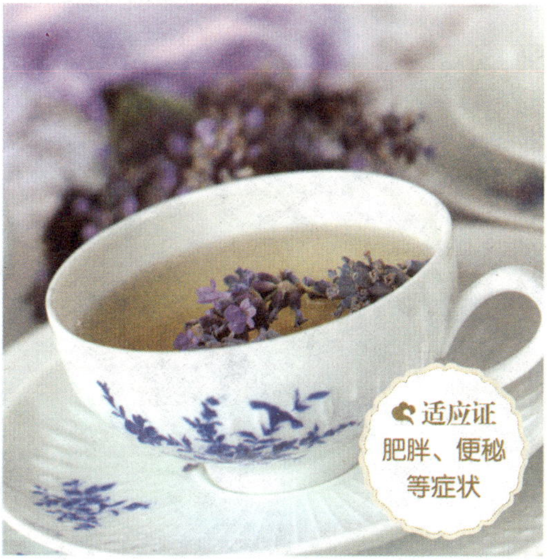

适应证 肥胖、便秘等症状

猕猴桃柠檬茶

原料 新鲜柠檬2～3片，猕猴桃半个，红茶包1包

做法 ①将水果入500毫升开水中煮1分钟。②倒入红茶饮用。

茶效

◎柠檬具有生津祛暑、化痰止咳、健脾消食的功效；猕猴桃具有调中下气、养颜抗衰老的功效。此款茶饮具有消食养颜、化痰止渴的作用。

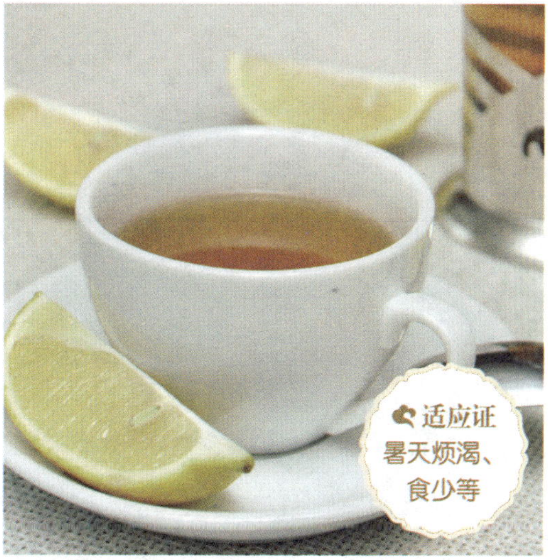

适应证 暑天烦渴、食少等

苹果普洱茶

原料 普洱2克，苹果2克

做法 ①将500毫升热开水倒入锅中，烧开。②加入普洱茶和苹果肉，浸泡5分钟，去渣取汁。

茶效

◎苹果肉具有润肺健胃、生津止渴、消食理气的功效。此款茶饮具有消食减肥的良好作用。

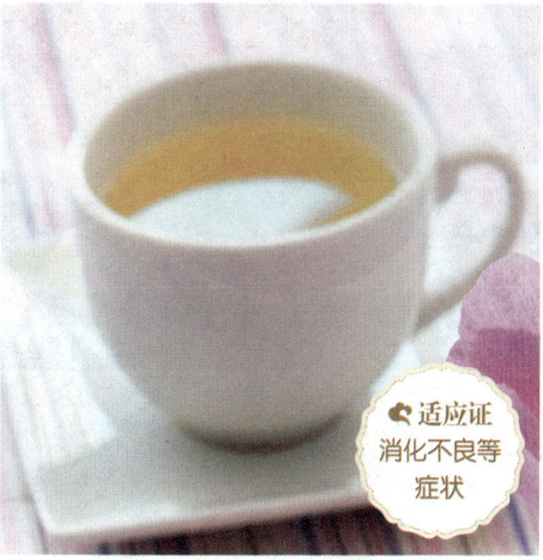

适应证 消化不良等症状

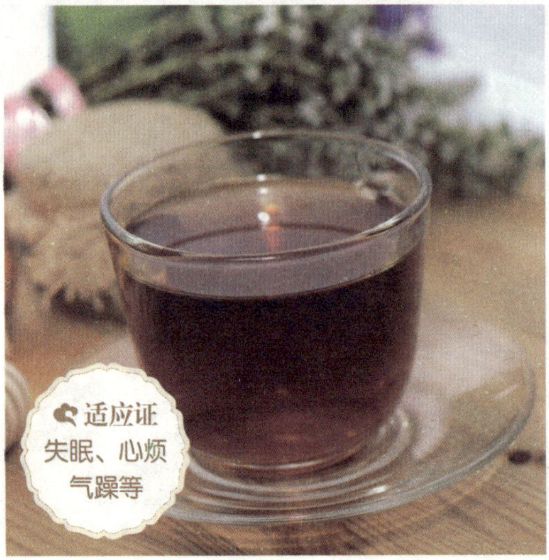
适应证
失眠、心烦
气躁等

灵芝车前草茶

原料 灵芝15克，铁马鞭7.5克，甜菊叶3.75克，百鹤灵芝7.5克，车前草7.5克

做法 ①车前草洗2次，滤余药。②诸药包好，用450毫升开水冲泡10分钟饮。

茶效

◎灵芝具有益气血、安心神、健脾胃的功效；铁马鞭具有散风活络、理气安神的功效。此款茶饮具有理气安神的作用。

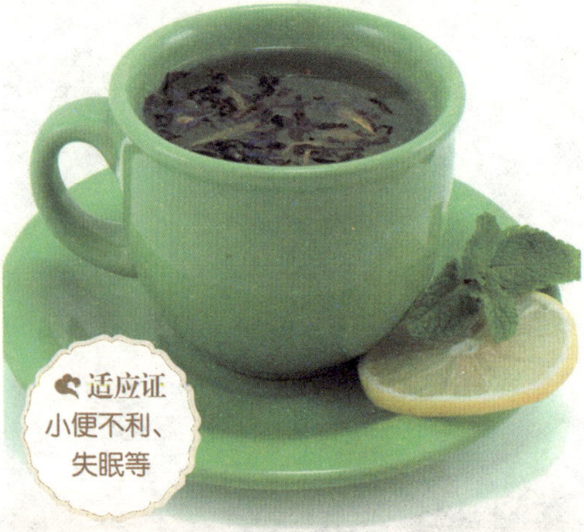
适应证
小便不利、
失眠等

荷叶纤体茶

原料 荷叶8克，淡竹叶5克，薄荷3克，绿茶6克

做法 ①将诸药入壶。②绿茶包好后入壶，用500毫升热开水冲泡10分钟即饮。

茶效

◎荷叶具有清热解毒、凉血止血的功效；淡竹叶具有清热除烦、利尿的功效。此款茶饮具有清热除烦、通利小便的作用。

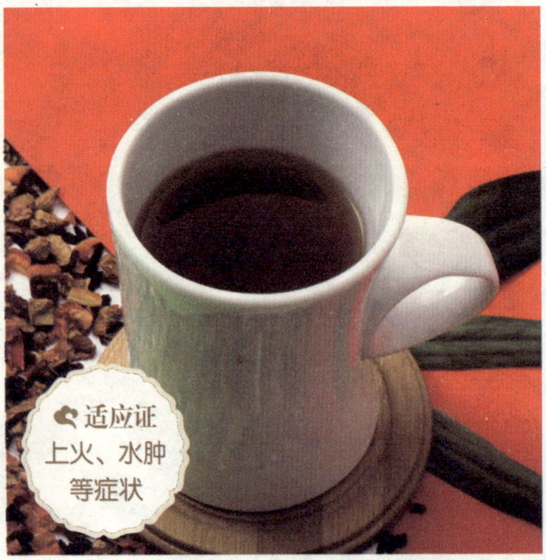
适应证
上火、水肿
等症状

清络茶

原料 丝瓜皮5克，干荷叶40克，乌龙茶5克，西瓜翠衣5克

做法 ①诸料包好，浸泡洗净。②加适量清水，放入诸药，煮到水沸，温饮。

茶效

◎干荷叶具有清热解毒、凉血止血的功效；丝瓜皮具有清热、消肿、解毒的功效。此款茶饮具有清热消食的作用。

丁茉绿茶

原料 丁香、茉莉花、绿茶适量

做法 ①将丁香、茉莉花、绿茶一起放入锅内。②加水适量，煮沸15分钟即可饮用。

茶效

◎丁香具有温中暖肾、降逆的功效；茉莉花具有理气和中、清热解毒的功效。此款茶饮具有温中解毒的作用。

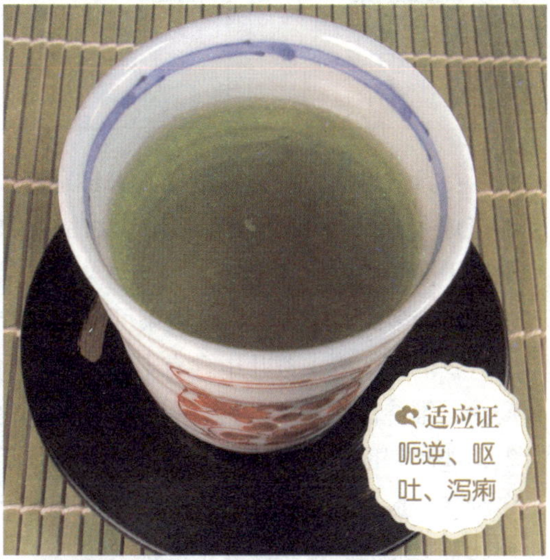
适应证
呃逆、呕吐、泻痢

枸杞知母茶

原料 枸杞子、知母各12克

做法 ①将上两味制为粗末，加入保温杯中。②冲入沸水，加盖温浸30分钟，即可饮用。

茶效

◎枸杞子具有补肾润肺、养肝明目的功效；知母具有清热泻火、生津润燥的功效。此款茶饮具有排毒瘦身的作用。

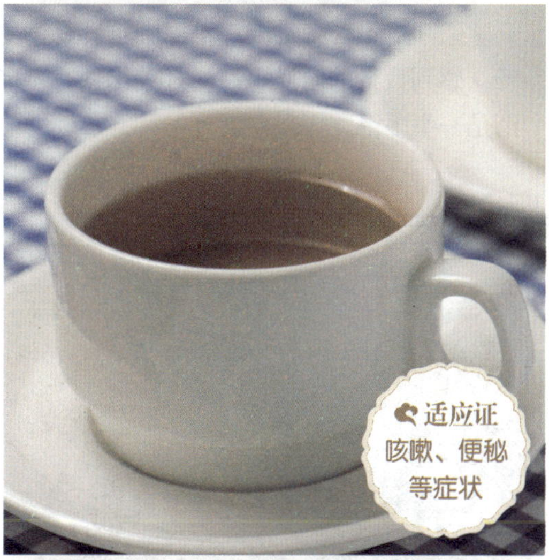
适应证
咳嗽、便秘等症状

代代花茶

原料 代代花5克

做法 ①将代代花放入茶杯中。②往茶杯中倒入沸水，加盖闷泡10分钟后即可饮用。

茶效

◎代代花具有行气宽中、消食化痰的作用。此款茶饮具有减脂瘦身、疏肝和胃、理气解郁、促进血液循环、安神宁心的良好功效。

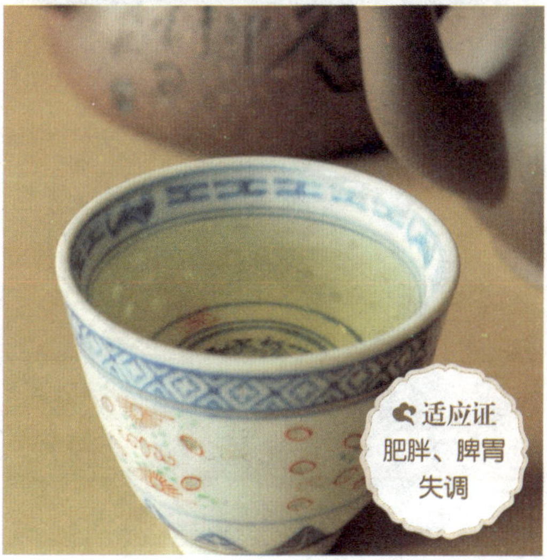
适应证
肥胖、脾胃失调

男性茶饮

在日常生活中，男性承受着来自家庭、工作等各方面的多重压力，对生理和心理都造成了极其严重的负担。比起女性，男性更应该学会如何调理身体，以此疏解压力，平衡身心。

在众多的减压方法中，饮茶可以说是较为简便的一种。

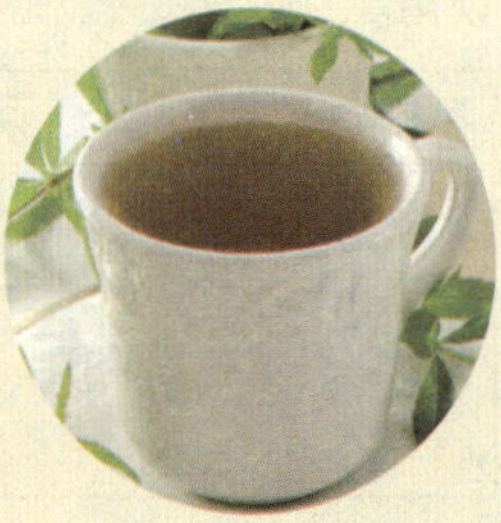

我们都知道，茶叶中含有丰富的矿物质，可以帮助增强免疫力，维持机体健康；其含有的多种抗氧化物质与抗氧化营养素，能够帮助消除自由基，帮助恢复机体活力；茶叶中还含有多种营养成分，可以补充人体缺失的营养，为身心疲惫的男性群体补充体力，使其恢复正常状态。

茶叶中不含咖啡因，不像咖啡容易产生副作用，男性朋友可以在加班或者心情不畅，感到疲倦的时候，冲一杯茶徐饮，就能轻松缓解身心，提高效率，恢复活力，可谓是一举多得。

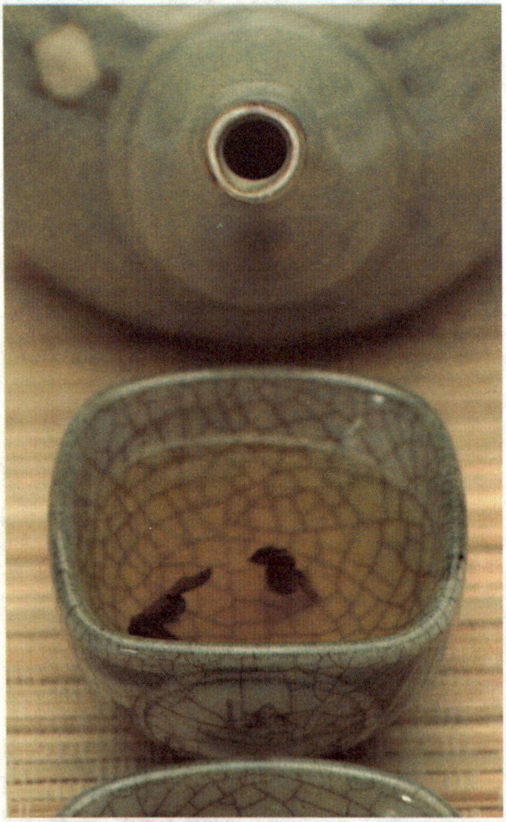

橘叶茶

适应证：胁痛、咳嗽、胸膈痞满等症状

原料

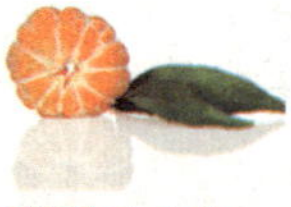

鲜橘叶500克

做法 ①将橘叶入沸水锅中烫一下，捞出晾干。②每次取出12克，放入杯中，用沸水冲泡即可饮用。

重点提示

1.一般人群皆可食用。

2.男性饮服，效果甚佳。

茶效

◎鲜橘叶具有疏肝理气、化痰消毒的功效，尤其可辅助治疗咳喘等症状。此款茶饮具有清热理气的作用。

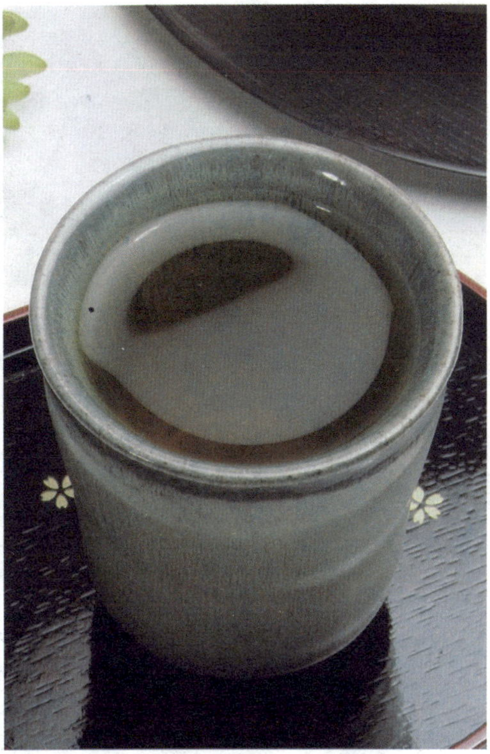

郁金丹参茶

适应证：脘腹疼痛、跌打损伤等症状

原料

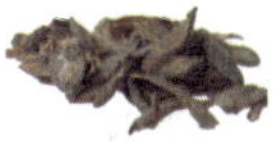

郁金5克

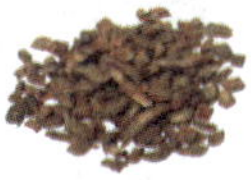

丹参5克

做法 ①砂锅中倒入500毫升的水，煮沸。②放入郁金、丹参，小火闷煮20分钟。③过滤将茶汁倒出，待凉后即可饮用。

重点提示

1.女性常饮，效果甚佳。
2.孕妇、阴虚失血、无气滞血瘀者忌服。

茶效

◎郁金具有疏肝解郁、清心开窍的功效；丹参具有活血化瘀、安神宁心的功效。此款茶饮具有疏肝止痛、清热解郁的作用。

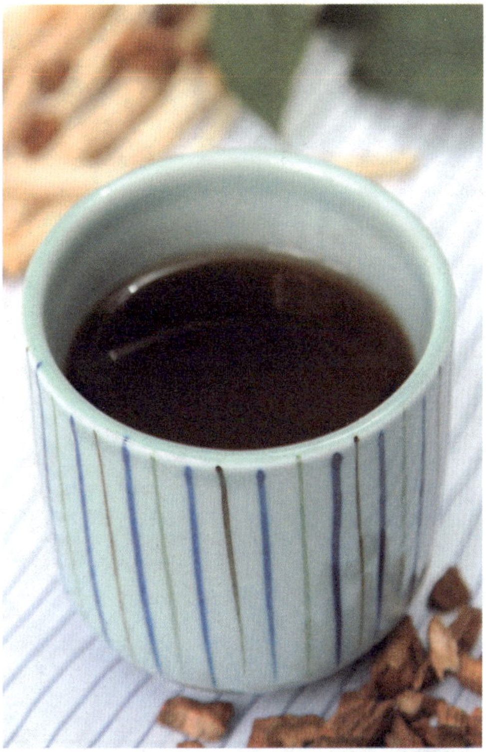

北沙参保健茶

适应证：骨节疼痛、失眠、恶疮肿毒等症状

原料

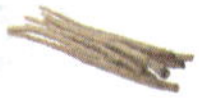

北沙参15克

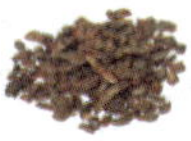

丹参15克

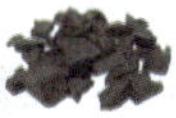

何首乌15克

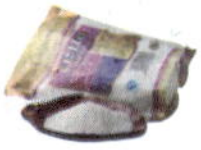

白糖少许

做法 ①将前3味药放入砂锅，加水1000克，煎沸15分钟，取汁倒入茶杯。②加放白糖，搅匀待温饮用。每日1剂，分2次饮服。

重点提示

1.若饮用后出现不良现象，应减少饮用量。
2.出血不停者忌服。

茶效

◎北沙参具有滋阴清肺、益胃生津、润泽皮肤的功效；丹参具有活血化瘀、安神宁心、排脓止痛的功效。此款茶饮具有滋润五脏、宁心安眠的作用。

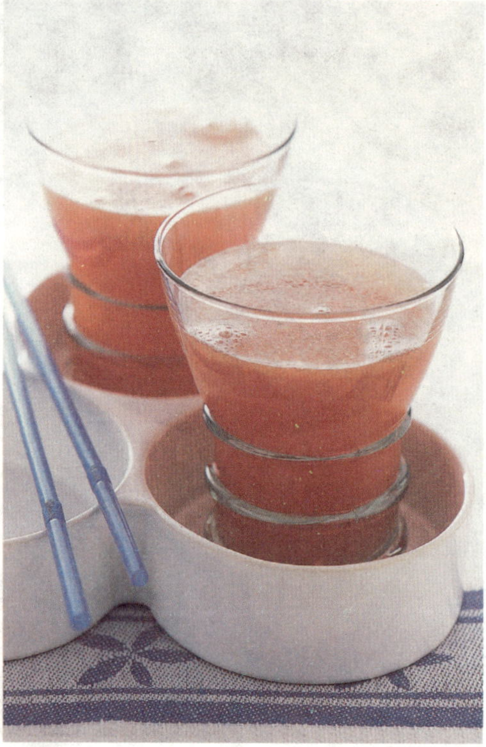

土牛膝川七茶

适应证：痛风

原料

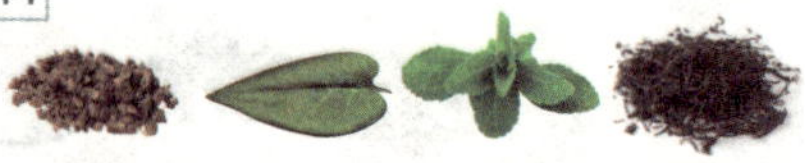

土牛膝20克 川七20克 甜菊叶8克 红茶8克

做法 ①将诸药材用水过滤，放入茶杯中。②将红茶放入茶杯中，倒入沸水，冲泡20分钟，过滤取汁饮用。

重点提示

1.应酬过多、酗酒时饮用，效果颇佳。
2.脾虚、孕妇、月经过多者不宜饮用。

茶效

◎土牛膝具有活血散瘀、祛湿利尿、清热解毒的功效；川七具有活血补血的功效。此款茶饮具有利尿排毒、止血止痛的作用。

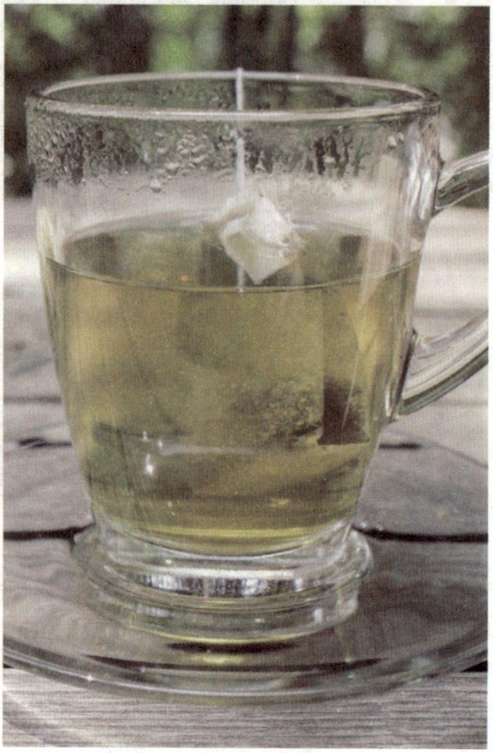

人参川七茶

适应证：心绞痛、高血压、高胆固醇

原料

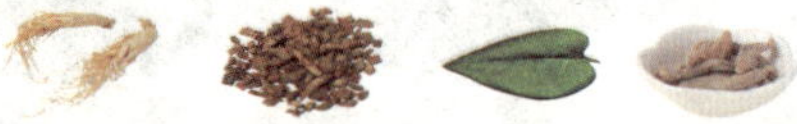

人参10克 丹参10克 川七10克 天麻5克

做法 ①将所有药材用水过滤。②将所有药材用450毫升的热开水冲泡10～20分钟后，将汤药倒出来过滤即可饮用。

重点提示

1.高血压、高胆固醇的老年人饮用甚佳。
2.孕产妇不宜饮用此款茶饮。

茶效

◎人参能帮助滋补，起到补气血的功效；川七具有活血化瘀的功效。此款茶饮可滋补活血，降低胆固醇。

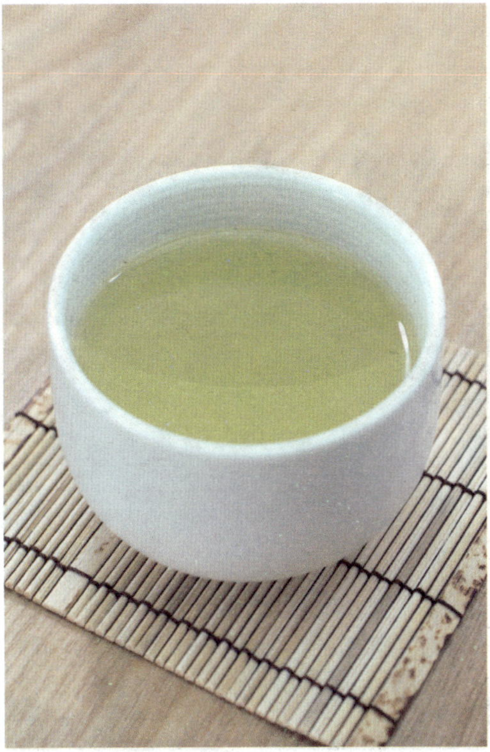

陈皮东洋参茶

适应证：宿醉

原料

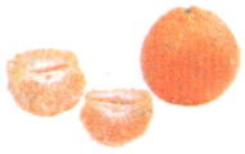

橘红20克

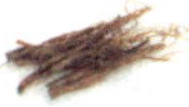

东洋参20克

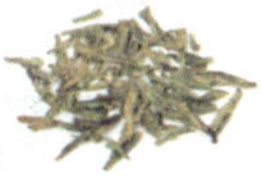

绿茶8克

做法 ①将橘红、东洋参用水过滤，放入茶杯中。②杯中入绿茶，倒入沸水，冲泡10分钟后即可饮用。

重点提示

1.醉酒时饮用，效果颇佳。
2.酒醒即可，适量饮用。

茶效

◎橘红具有化痰理气、健脾祛湿的功效；东洋参具有疏风散热、宣肺透疹、解毒利咽的功效。此茶提神醒脑、理心解毒。

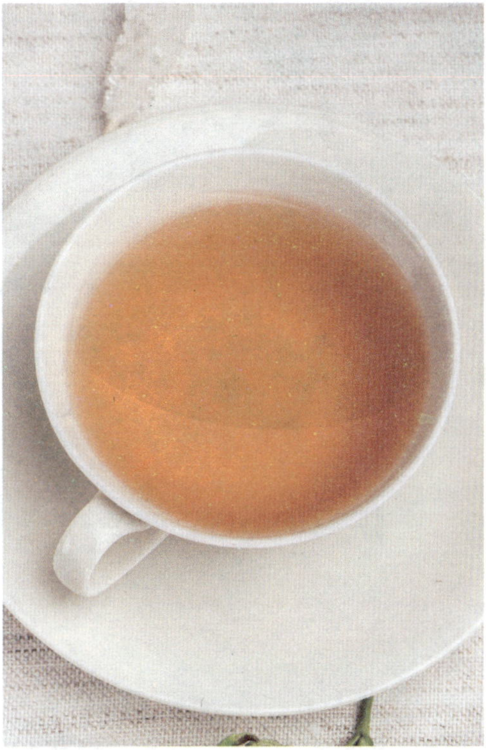

枸杞子槐花茶

适应证：头晕目眩、咽喉肿痛等症状

原料

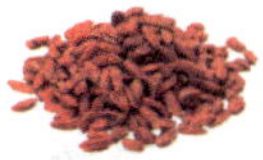

枸杞子15克

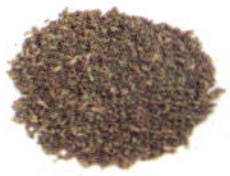

槐花12克

做法 ①将枸杞子、槐花一起放入杯中。②往茶杯中倒入沸水进行冲泡，取汁，即可饮用。

重点提示

1.应酬族适量常饮，保健效果甚佳。
2.脾胃虚寒、阴虚发热而无实火者忌服。

茶效

◎枸杞子具有补肾润肺、养肝明目的功效；槐花具有凉血止血、清肝泻火的功效。此款茶饮具有滋润五脏、清热解毒的功效。

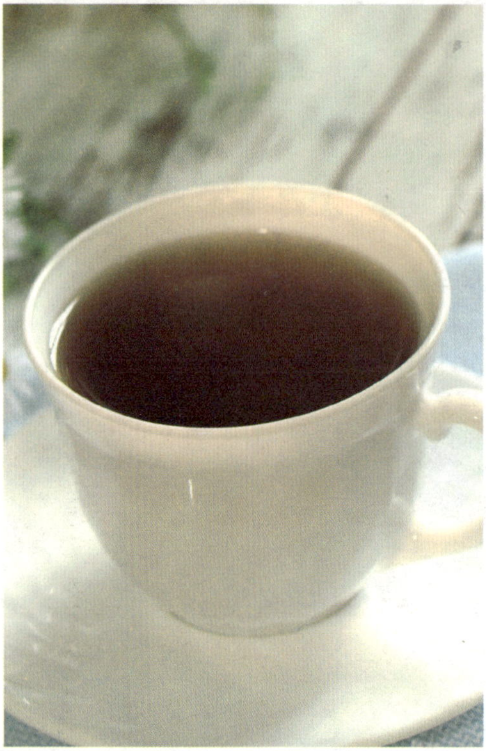

菖蒲天麻茶

适应证：头晕、头痛

原料

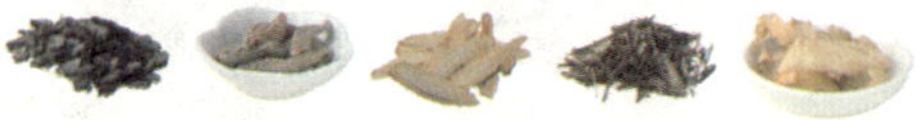

石菖蒲20克 天麻20克 西洋参15克 柴胡10克 玉竹10克

做法 ①将诸药材用水过滤，放入茶杯中。②倒入沸水，冲泡15分钟，过滤取汁饮用。

重点提示

1.应酬过多、酗酒时饮用，醒神效果颇佳。
2.阴虚阳亢、汗多精滑者不宜饮用。

茶效

◎石菖蒲具有开窍醒神、化湿和胃、宁神益志的功效；天麻具有熄风、定惊的功效。此款茶饮具有提神醒脑、镇静情绪的作用。

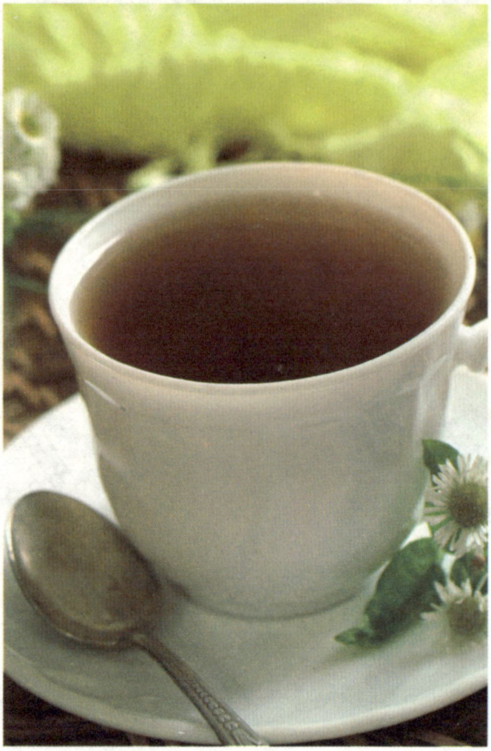

橄榄阿胶茶

适应证：声音嘶哑

原料

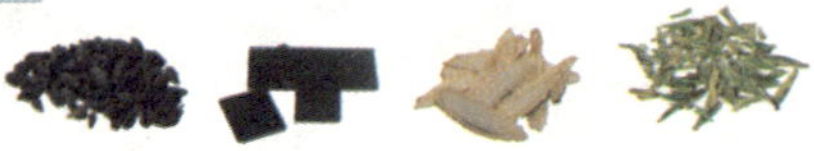

橄榄5粒 阿胶10克 西洋参10克 绿茶5克

做法 ①将诸药材一起放入茶杯中。②往茶杯中倒入沸水，冲泡10分钟后即可放心饮用。

重点提示

1.应酬过多导致声音嘶哑，饮用有益。
2.潮热盗汗者不宜饮用。

茶效

◎橄榄具有清热解毒、化痰的功效；阿胶具有滋阴润燥补血、止血安胎的功效。此款茶饮具有润肺止渴、生津化痰的作用。

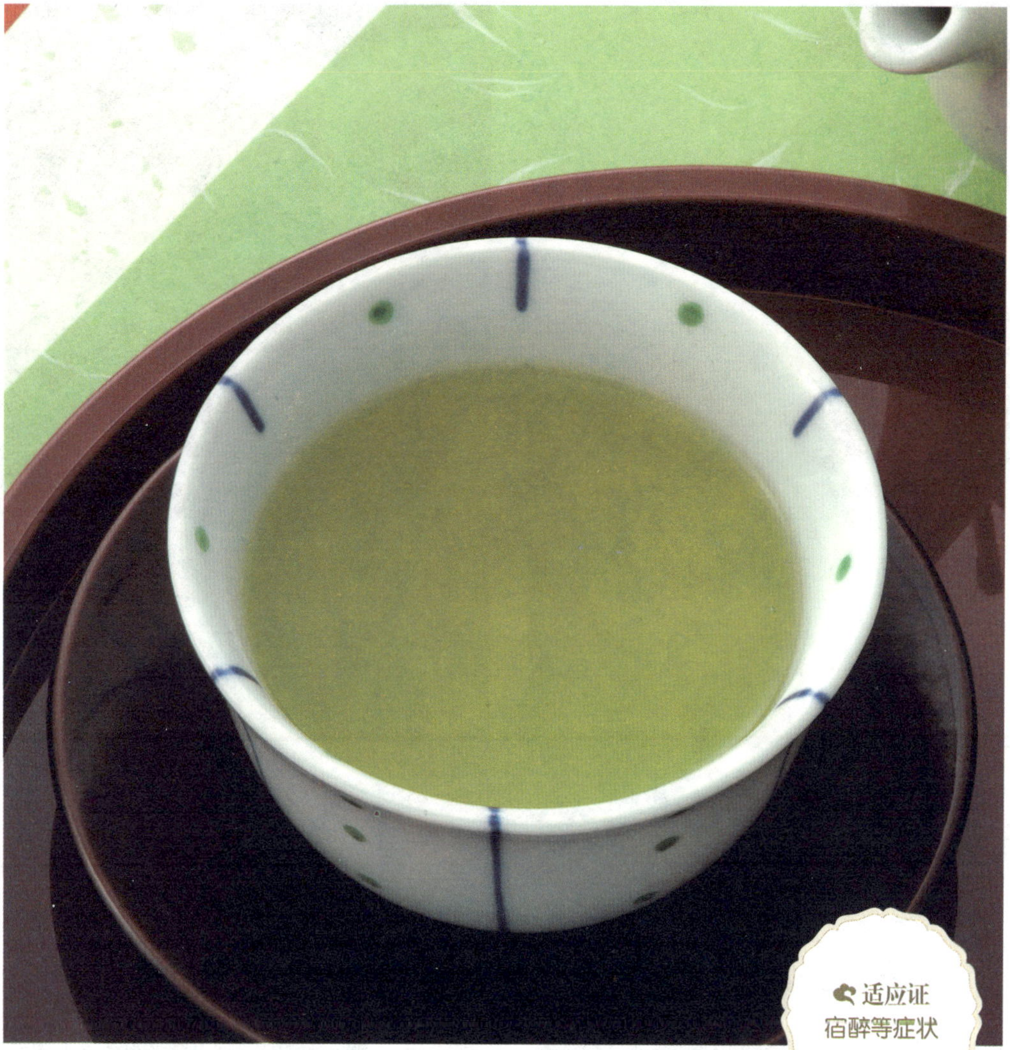

适应证
宿醉等症状

绿豆莲藕茶

原料

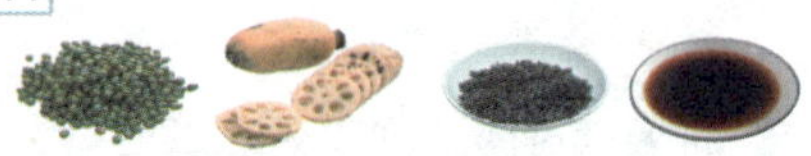

绿豆25克 莲藕25克 牛蒡12克 食醋少许

做法

①将莲藕、牛蒡切片，与绿豆同放入果汁机，加100毫升水打汁。
②将浆汁放入电饭锅内，加一碗水煮熟。
③调入食醋，混匀饮用。

重点提示

1.解酒时饮用对醒神非常有效。
2.酒醒即可，适量饮用。

茶效

◎绿豆具有降压降脂、滋补强身、清热解毒、消暑止渴、利水消肿的功效；莲藕味甘多液，清热凉血。此款茶饮具有缓解疲劳、消暑除烦的功效。

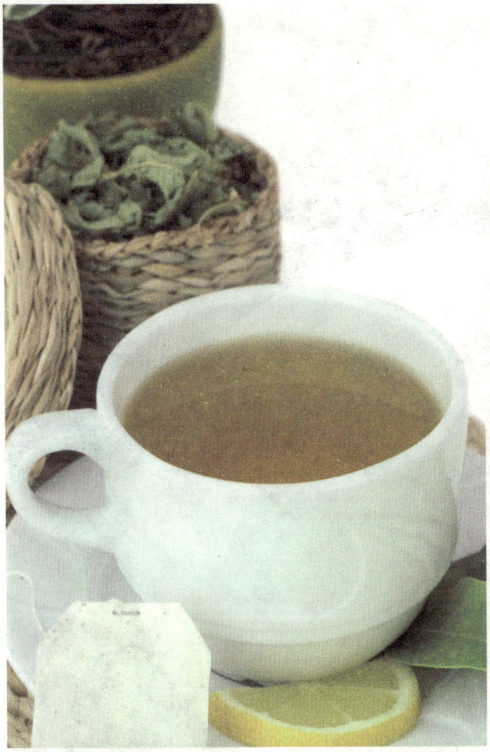

土牛膝车前草茶

适应证：痛风

原料

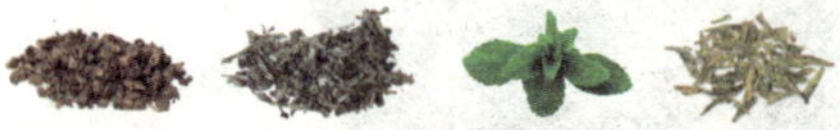

土牛膝15克　车前草8克　甜菊叶8克　绿茶5克

做法 ①将诸药材放入棉布袋，并用水过滤。②将棉布袋、绿茶放入茶杯中，倒入沸水，冲泡20分钟后饮用。

重点提示

1.应酬时喝酒过度及痛风者饮用有益。
2.脾虚泄泻者不宜饮用。

茶效

◎土牛膝具有活血散瘀、祛湿利尿、清热解毒的功效；车前草具有清热利湿、消肿化瘀的功效。此款茶饮具有清热消炎、降低尿酸的作用。

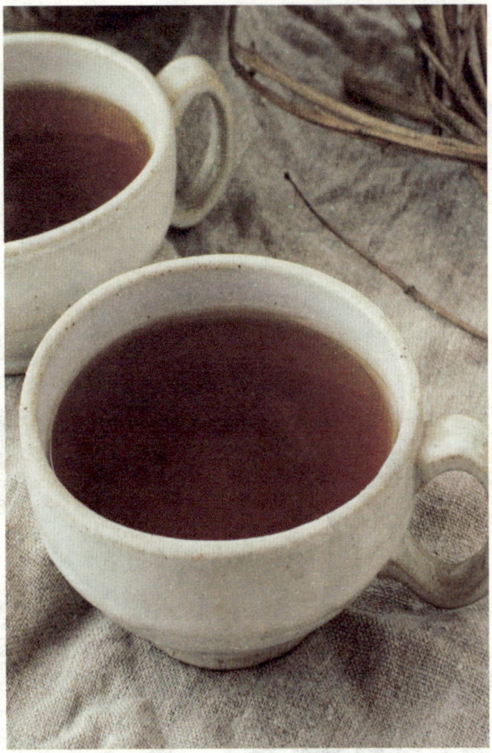

车前防己茶

适应证：体虚、醉酒

原料

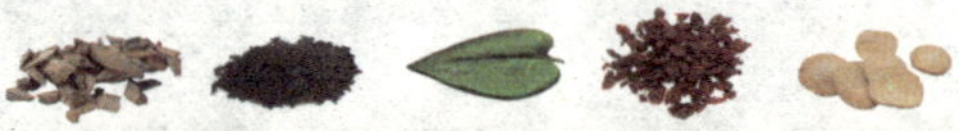

粉防己15克　车前子20克　川七10克　山茱萸10克　泽泻10克

做法 ①将车前子放入棉布袋，与其余诸药材用水过滤。②将诸药材放入茶杯中，倒入沸水，冲泡20分钟后饮用。

重点提示

1.应酬时喝酒过度，饮用对醒酒有益。
2.食欲不振、阴虚无湿热者不宜饮用。

茶效

◎车前子具有利水清热、明目祛痰的功效；粉防己具有利水消肿、祛风止痛的功效。此款茶饮具有消除水肿、缓解酸痛的作用。

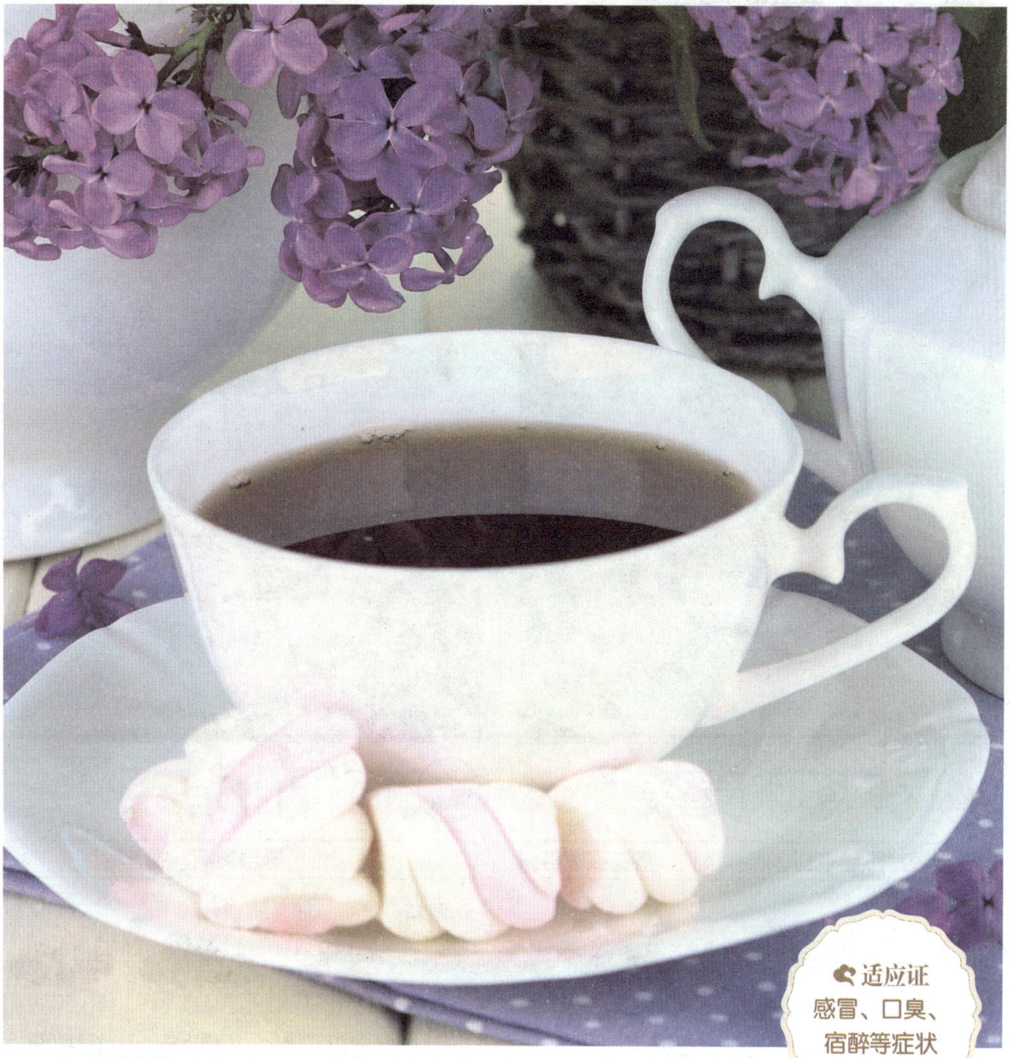

适应证
感冒、口臭、宿醉等症状

紫罗兰迷迭茶

原料

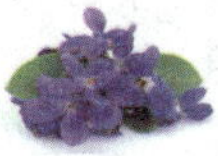

紫罗兰10克

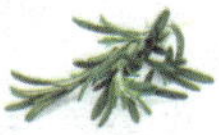

迷迭香10克

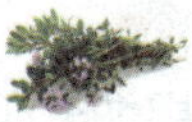

百里香10克

做法

①将所有芳香花草用水过滤。

②将芳香花草用450毫升的热开水冲泡10～20分钟，将汤药倒出来过滤后，即可饮用。

重点提示

1.男性常饮，提神效果甚佳。

2.切勿过量饮用。

茶效

◎紫罗兰具有清热解毒、美白祛斑、清除异味的功效；迷迭香具有提神醒脑、收敛止痛的功效；此款茶饮具有清热止痛的作用。

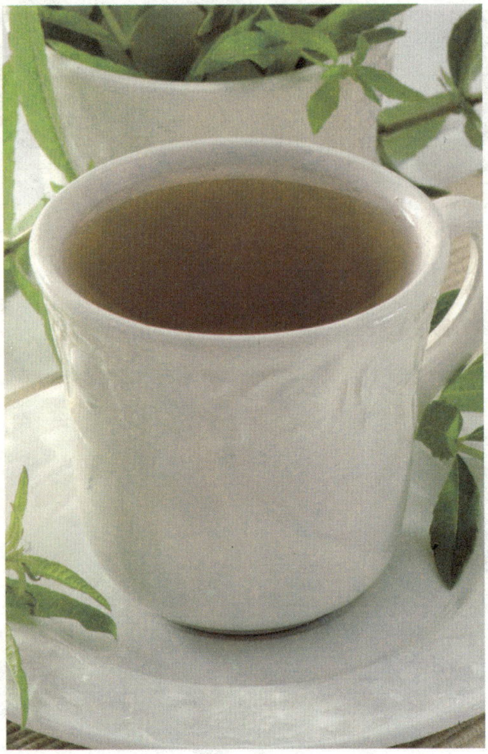

茯苓陈皮茶

适应证：小便不利、水肿胀满、痰饮咳嗽等

原料

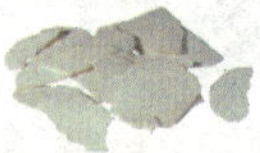

白茯苓30克

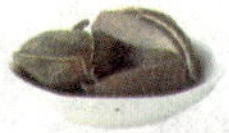

陈皮15克

做法 ①将白茯苓、陈皮制为粗末，一起放入茶壶中。②用沸水冲泡，取汁，即可饮用。

重点提示

1.心神不宁时饮服，效果甚佳。

2.虚寒精滑、气虚下陷者忌服。

茶效

◎白茯苓具有祛湿利水、健脾和胃、宁心安神的功效；陈皮具有理气健脾、祛湿化痰的功效。此款茶饮具有清热祛湿、和胃安神的功效。

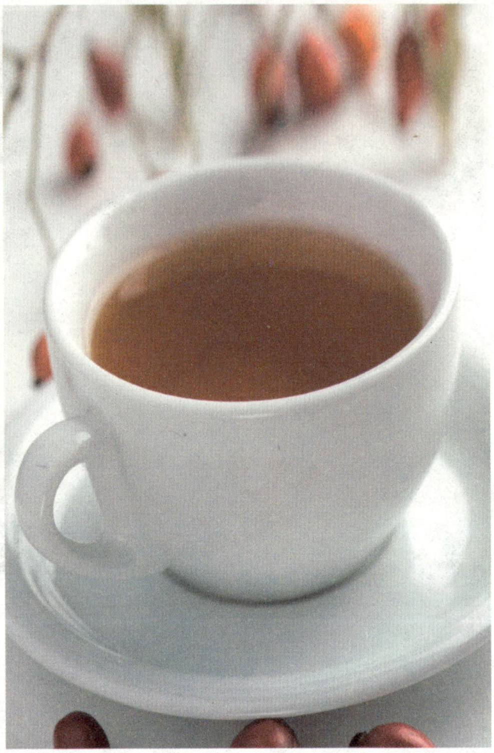

荷梗山楂茶

适应证：暑湿胸闷、肥胖等

原料

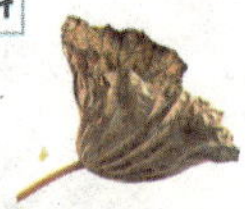

荷梗15克

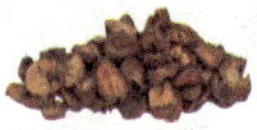

山楂15克

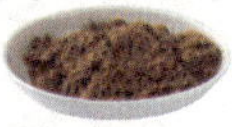

红糖10克

做法 ①将荷梗制为粗末，与山楂片、红糖一起放入保温杯中。②冲入沸水，加盖温浸30分钟，即可饮用。

重点提示

1.男性常饮，效果甚佳。

2.清热消食、胃酸过多者忌服。

茶效

◎荷梗具有清热消暑、理气祛湿、和胃安胎的功效；山楂具有消食化积、行气散瘀的功效。此款茶饮具有清热理气、和胃化积的作用。

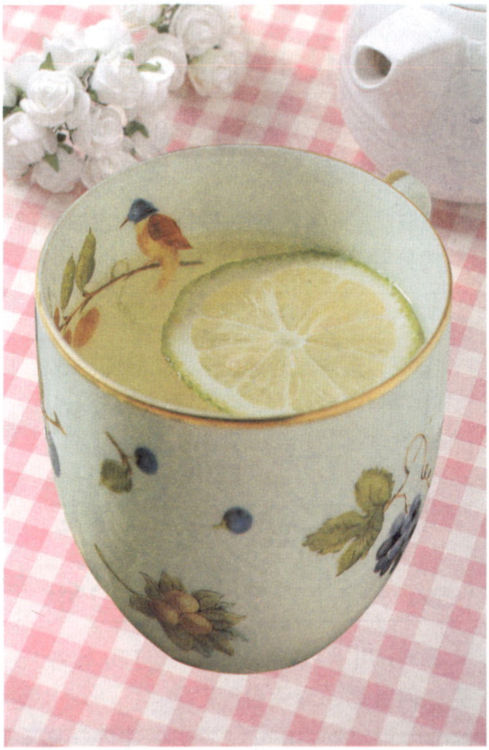

柠檬蜜茶

适应证：烦渴、高血脂

原料

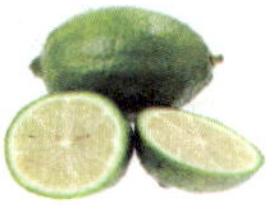

柠檬1个

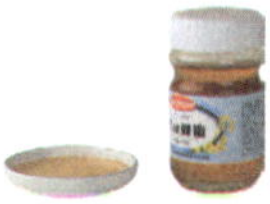

蜂蜜1匙

做法 ①将柠檬洗净，榨出原汁。②把柠檬原汁与蜂蜜放入500毫升的温开水中，调匀即可。

重点提示

1.多渴多饮、高血脂患者饮用较好。
2.柠檬不宜搭配海鲜食用。

茶效

◎柠檬具有生津祛暑、化痰止咳、健脾消食之功效，可用于暑天烦渴、孕妇食少、胎动不安、高血脂等症。此款茶可解热祛渴、降血脂。

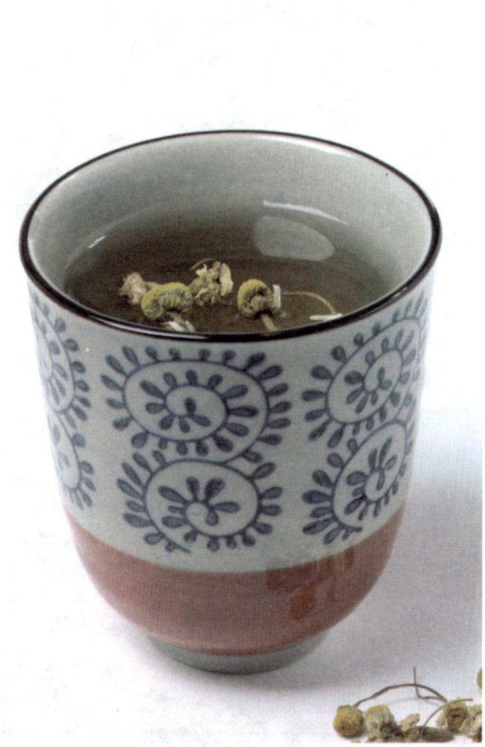

生地菊花茶

适应证：咽喉肿痛、头晕、吐血等症状

原料

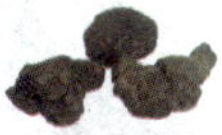

生地30克

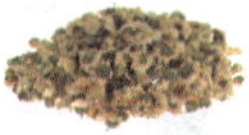

菊花12克

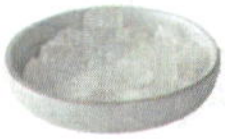

冰糖10克

做法 ①将生地切细，与菊花、冰糖一起放入保温杯中。②冲入沸水，加盖温浸30分钟，即可饮用。

重点提示

1.应酬繁多，常饮有保健之功。
2.脾虚湿滞、腹满便溏者忌服。

茶效

◎生地具有清热凉血、滋阴生津的功效；菊花具有散风、清热、明目、解毒的功效。此款茶饮具有清热解毒的作用。

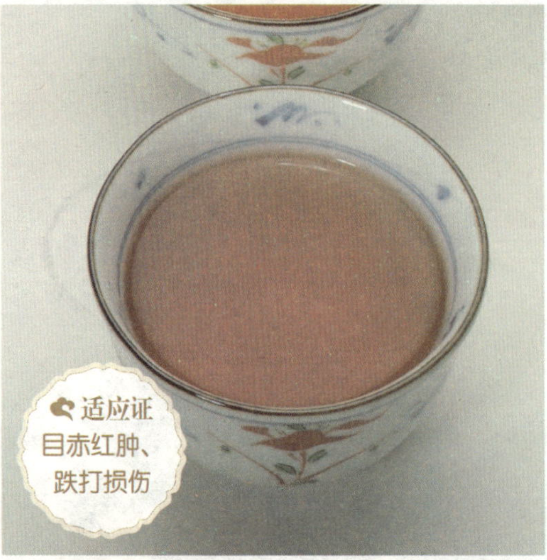
适应证
目赤红肿、
跌打损伤

红花山楂橘皮饮

原料 红花10克，山楂50克，橘皮12克，黄芪12克

做法 ①将诸药放入砂锅中。②加水煎煮15分钟，取汁，即可饮用。

茶效

◎红花具有活血通经、化瘀止痛的功效；山楂具有消食化积、行气散瘀的功效。此款茶饮具有活血化瘀的作用。

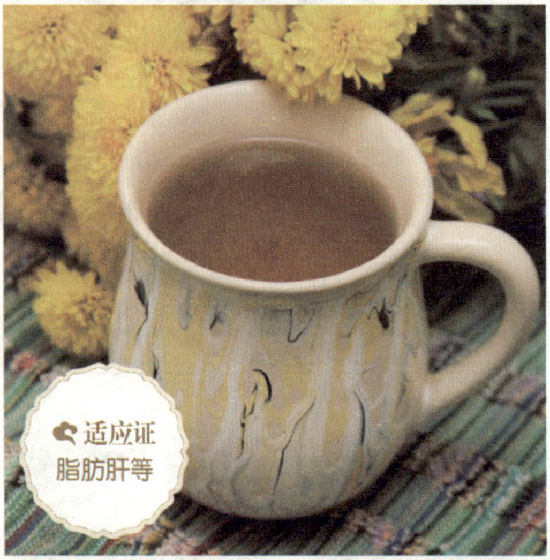
适应证
脂肪肝等

川七丹参泽泻茶

原料 川七20克，丹参、红田乌各15克，何首乌、泽泻各8克

做法 ①将诸药过滤，入茶杯。②倒入沸水，冲泡20分钟，过滤取汁饮用。

茶效

◎川七具有活血补血的功效；丹参具有活血化瘀、安神宁心、排脓止痛的功效。此款茶饮具有降低血糖、改善脂肪肝的良好作用。

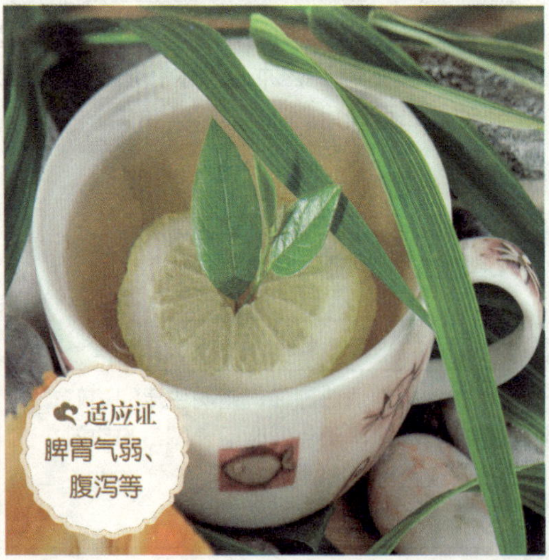
适应证
脾胃气弱、
腹泻等

白术茶

原料 白术15克，柠檬1片

做法 ①将白术制为粗末，放入茶包中，与柠檬片一同放入茶壶中。②冲入沸水，加盖闷泡15分钟后即可。

茶效

◎白术具有健脾益气、燥湿利水、止汗安胎的功效。此款茶饮具有清热补脾的良好作用。

芹荷茶

原料 芹菜根50克，荷叶30克

做法 ①将上述材料放入锅内。②往锅中加水，煎煮10～15分钟后，取汁，即可饮用。

茶效

◎芹菜根具有清热、利尿、降血压的功效；荷叶具有清热解毒、凉血止血的功效。此款茶饮具有清热凉血、降压利尿的作用。

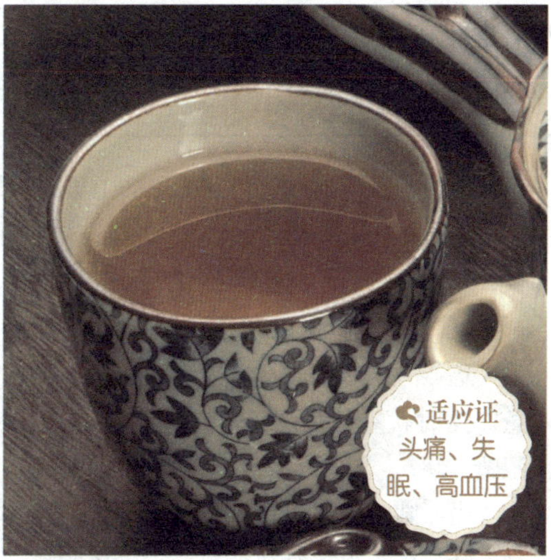
适应证
头痛、失眠、高血压

郁金枸杞茶

原料 郁金15克，枸杞子30克，川七19克，白鹤灵芝、东洋参、牡丹皮各11克

做法 ①将诸药过滤。②用450毫升热开水冲泡10～20分钟后滤汁即可饮用。

茶效

◎郁金具有疏肝解郁、清心开窍的功效；枸杞子具有补肾润肺、养肝明目的功效。此款茶饮具有清热养肝的作用。

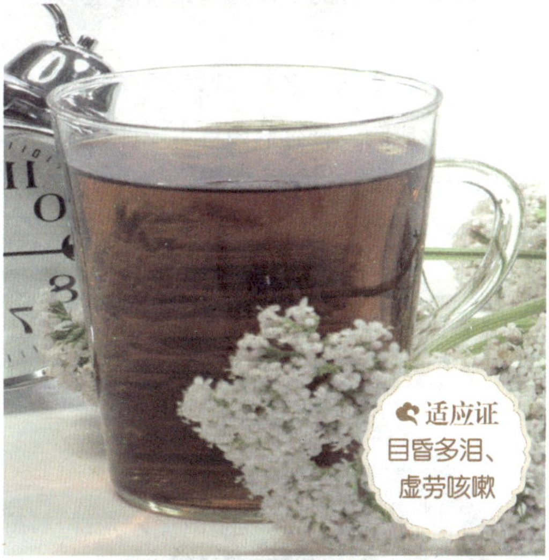
适应证
目昏多泪、虚劳咳嗽

龙井菊花茶

原料 菊花10克，金线莲、龙井茶各5克

做法 ①将上述3味用水过滤。②将龙井茶、金线莲、菊花用热开水冲泡10分钟后，去渣取汁即可饮用。

茶效

◎菊花具有散风、清热、明目、解毒的功效；金线莲具有清热凉血、祛风利湿的功效。此款茶饮具有清热散风的作用。

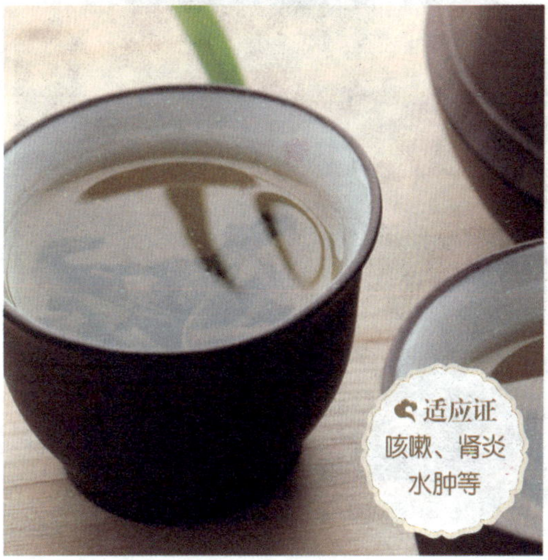
适应证
咳嗽、肾炎水肿等

上班族茶饮

最适合日出而作、日落而息的上班族饮用的茶是花茶、绿茶、枸杞茶、普洱茶。

上班族大部分为“久坐”一族。“久坐”者面临压力就常常烦躁易怒，心火上炎，肝火上升，引起心态变化。而花茶性微凉，味甘，入肺、肾、经，有平肝理气、润肺养颜之功效。

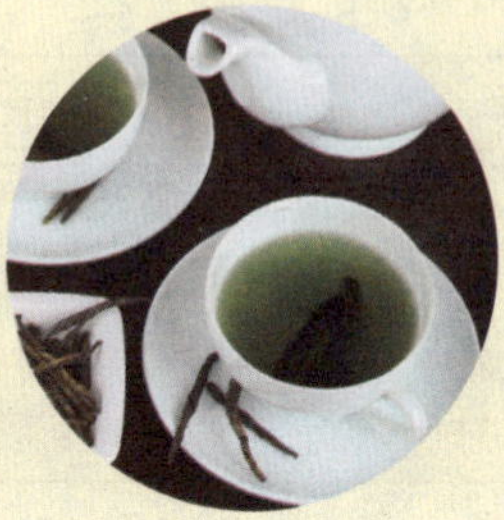

这族人需要好眼力，但用眼过度长此以往，眼睛却很疲惫。这时就宜饮用绿茶。绿茶性凉，能祛除肝火，进而养护眼睛。

当眼睛疲劳时，可拈枸杞而绿茶泡之，能清心养眼。枸杞是一味口碑很好的补血药材，可降压明目。但枸杞易上火，与凉性的绿茶最配搭。

普洱茶是消除多余脂肪的高手，其中含有大量茶多酚、叶绿素、维生素C等，发酵过程形成的多种有益菌群可以减少小肠对三酰甘油和糖的吸收、提高酵素分解腰腹部脂肪，促进肠胃蠕动功能。

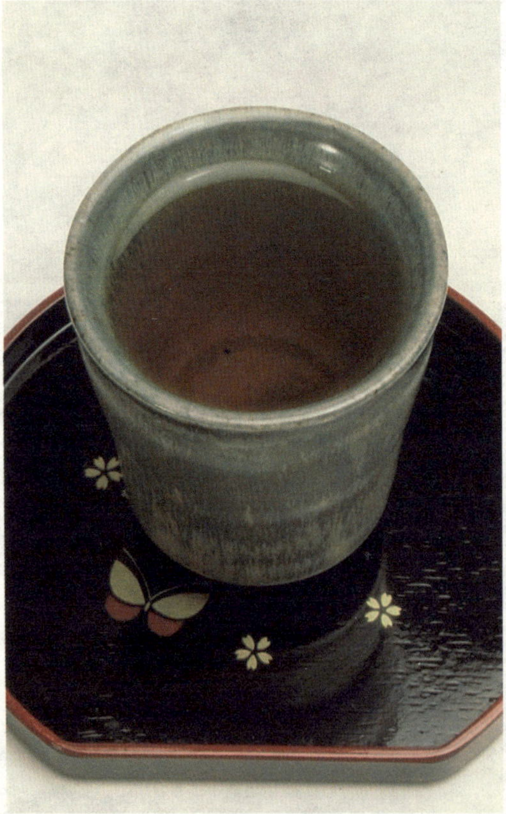

杂锦果茶

适应证：消化不良、失眠健忘、神经衰弱等

原料

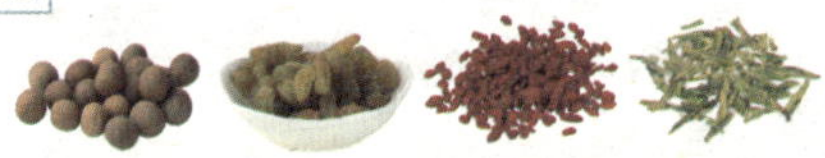

桂圆肉5克 葡萄干3克 枸杞子3克 绿茶3克

做法 ①将上述材料一起放入茶杯中，再往茶杯中倒入开水，冲泡。②加盖泡3分钟，即可饮用。

重点提示

1.孕妇平日常饮，效果颇佳。

2.痰多火盛、大便滑泻、慢性胃炎者忌服。

茶效

◎桂圆肉具有养血宁神、健脾止泻、利尿消肿的功效；葡萄干具有滋补肝肾、生津除烦的功效。此款茶饮具有健脑养神、养血除烦的作用。

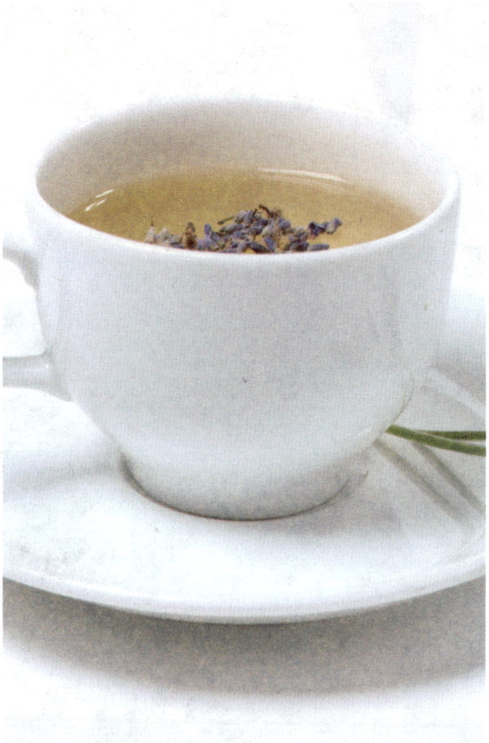

薰衣茉莉茶

适应证：心烦不安、失眠

原料

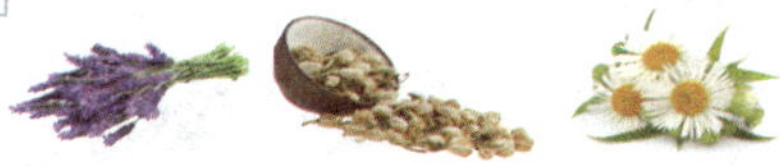

薰衣草10克 茉莉花15克 洋甘菊8克

做法 ①将薰衣草、茉莉花、洋甘菊放入棉布袋，并用水过滤。②将棉布袋放入茶杯中，倒入开水冲泡20分钟后饮用。

重点提示

1.因加班劳累导致失眠时饮用，效果颇佳。
2.孕妇不宜饮用。

茶效

◎薰衣草具有舒缓压力、松弛神经、改善睡眠的功效；茉莉花具有理气解郁的功效。此款茶饮具有清热除烦、润肺助眠的作用。

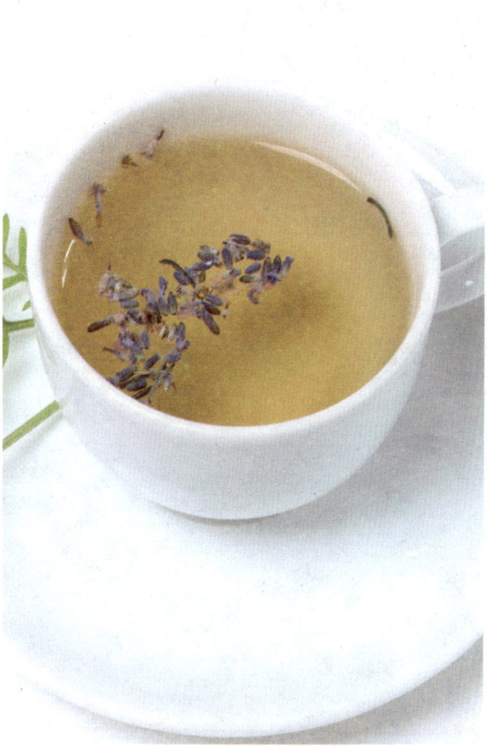

薰衣草橙花茶

适应证：精神过度紧张

原料

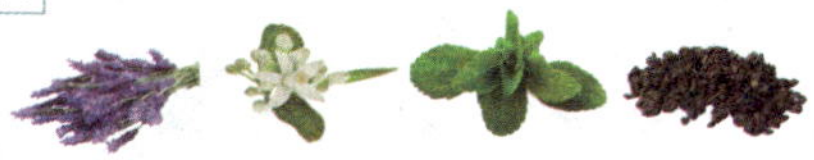

薰衣草10克 橙花10克 甜菊叶4克 乌龙茶5克

做法 ①将花草放入棉布袋，再放入茶杯中。②将乌龙茶放入茶杯中。③倒入沸水，冲泡10分钟，拿掉棉布袋后饮用。

重点提示

1.压力大、精神紧张时饮用，效果颇佳。
2.如需注意力集中时，不宜饮用。

茶效

◎薰衣草具有舒缓压力、松弛神经、改善睡眠的功效；橙花具有镇静解郁、舒缓压力的功效。此款茶饮具有放松身心、预防痉挛的作用。

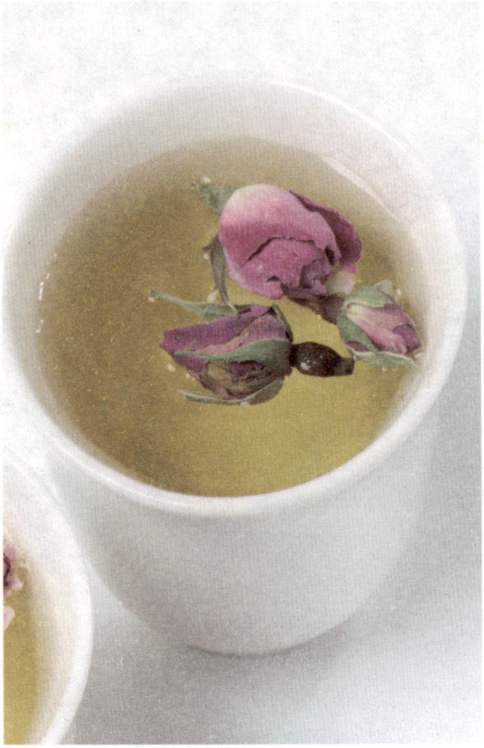

玫瑰薰衣茶

适应证：疲劳、失眠

原料

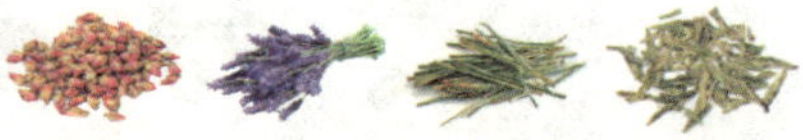

玫瑰花15克 薰衣草10克 柠檬草8克 绿茶5克

做法 ①将玫瑰花、薰衣草、柠檬草放入棉布袋，再放入茶杯中。②将绿茶放入茶杯中，倒入沸水，冲泡20分钟后饮用。

重点提示

1.因工作过度紧张而疲乏时饮用，效果颇佳。
2.阴虚火旺者不宜饮用。

茶效

◎玫瑰花具有理气解郁、和血散瘀等功效；薰衣草具有舒缓压力、松弛神经、改善睡眠的功效。此款茶饮具有安神助眠、缓解忧郁的作用。

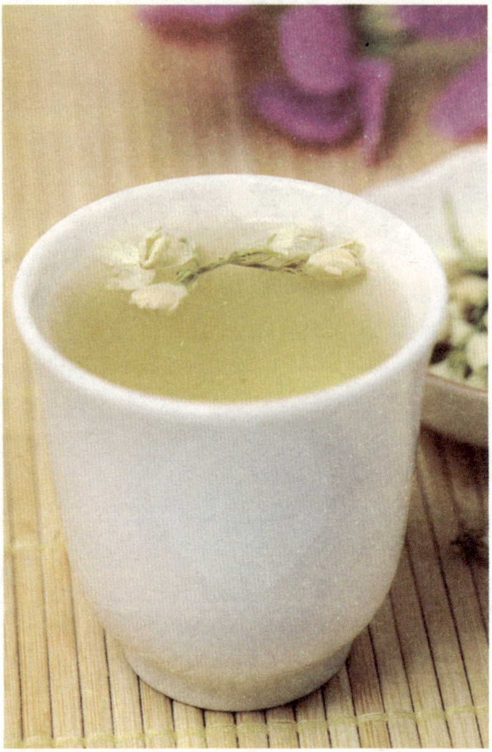

茉莉醒脑茶

适应证：健忘、注意力不集中

原料

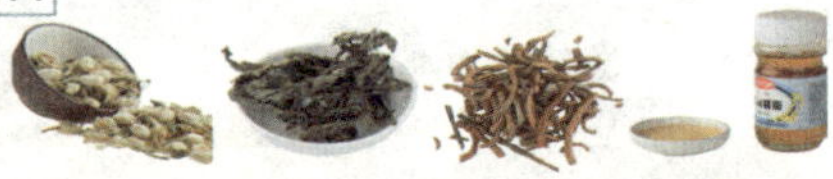

茉莉花15克 薄荷10克 肉桂8克 蜂蜜适量

做法 ①将茉莉花、薄荷、肉桂用水过滤，放入茶杯中。②倒入沸水，冲泡20分钟，加蜂蜜调味饮用。

重点提示

1.疲乏健忘时饮用，效果颇佳。
2.肺虚咳嗽、阴虚发热者不宜饮用。

茶效

◎茉莉花具有理气解郁的功效；薄荷具有疏风散热、辟秽解毒的功效。此款茶饮具有消除疲劳、清新解郁、提神醒脑的作用。

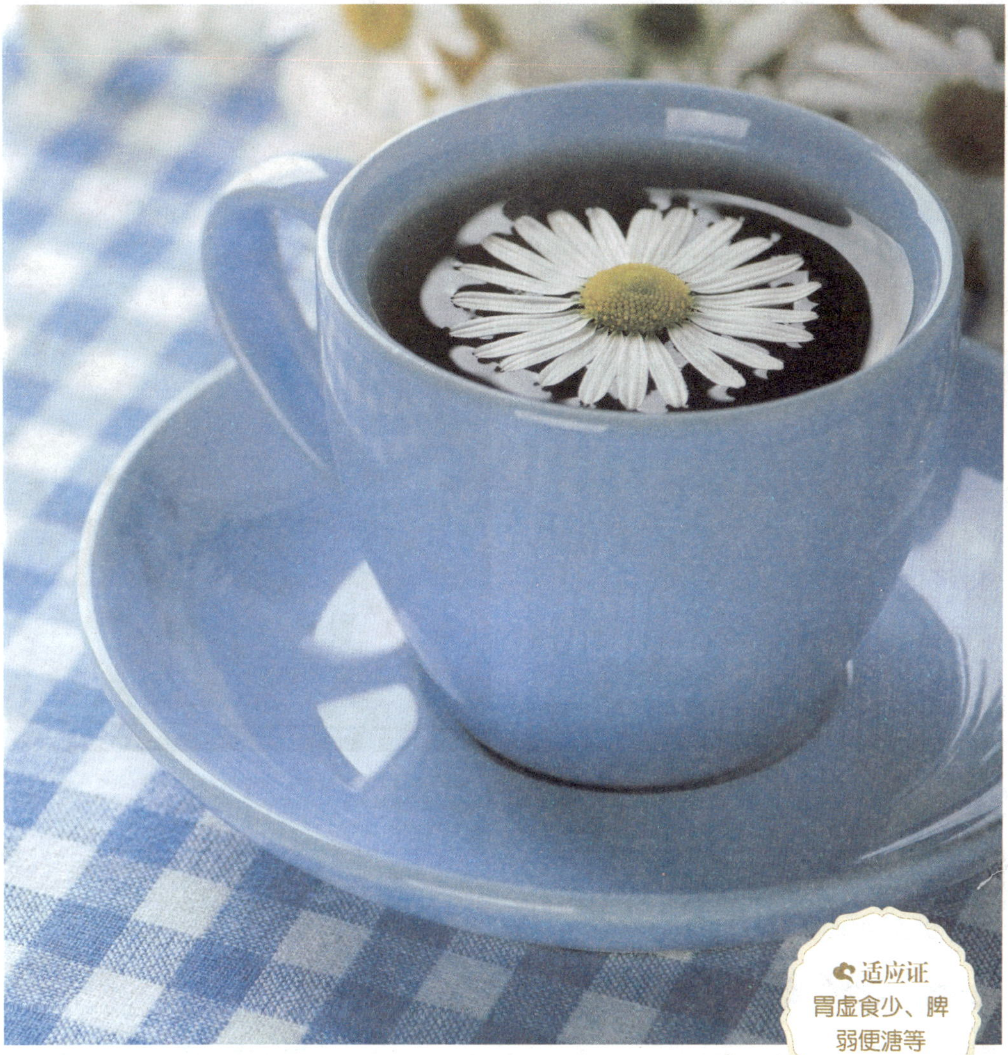

适应证
胃虚食少、脾弱便溏等

红枣菊花绿茶

原料

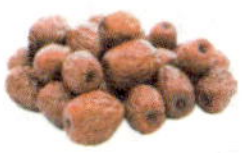

红枣20克

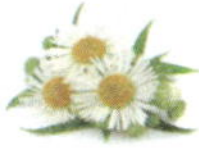

洋甘菊10克

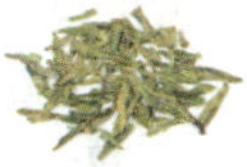

绿茶5克

做法

①红枣去核洗净。

②将红枣、洋甘菊、绿茶一起放入杯中，再往杯中倒入开水冲泡，并加盖泡15分钟，即可饮用。

重点提示

1.长期食欲不振饮用此茶，效果甚佳。

2.龋齿疼痛、腹部胀满、便秘、消化不良、咳嗽、糖尿病患者忌服。

茶效

◎红枣具有补脾和胃、益气生津、调卫解毒的功效；洋甘菊具有散风明目、清热解毒的功效。此款茶饮具有滋润五脏、清热散风的良好作用。

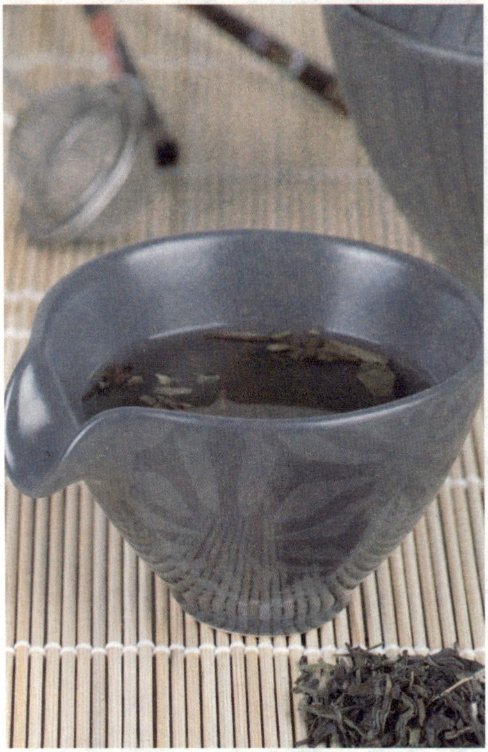

夏枯草枸杞茶

适应证：用眼过度、辐射

原料

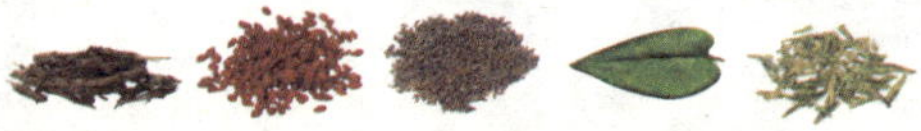

夏枯草12克 枸杞12克 决明子12克 川七8克 绿茶3克

做法 ①将诸药材用水过滤，放入茶杯中。②倒入沸水，加盖闷泡10分钟，过滤取汁饮用。

重点提示

久坐电脑前，皮肤干燥、眼睛疲劳时饮用，效果颇佳。但脾胃虚弱者不宜饮用。

茶效

◎夏枯草具有清肝散结的功效；枸杞具有滋肾润肺、补肝明目的功效。此款茶饮具有养肝滋补、美容抗老的作用。

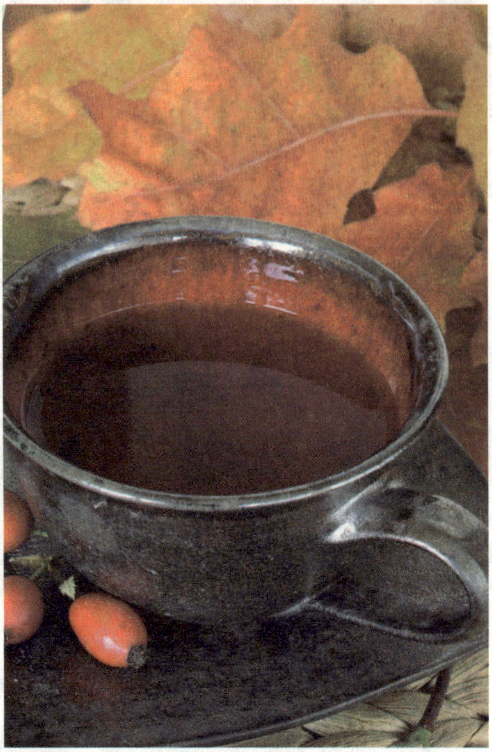

丹菊山楂茶

适应证：头痛、头晕、眼酸等症状

原料

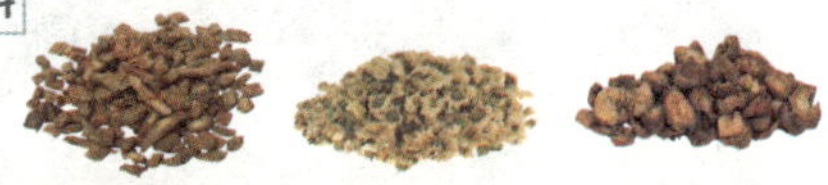

丹参9克 菊花6克 山楂9克

做法 ①将丹参、山楂切薄片。②将三者用沸水冲泡，取汁，即可饮用。

重点提示

1.久坐电脑前，容易头晕目眩，常饮此茶，效果甚佳。

2.出血不停者忌服。

茶效

◎丹参具有活血化瘀、安神宁心、排脓止痛的功效；菊花具有散风明目、清热解毒的功效。此款茶饮具有活血散风、养心除烦的良好作用。

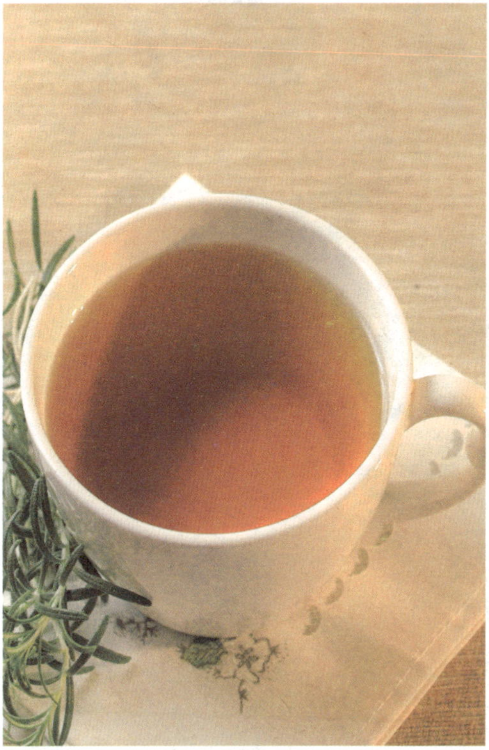

迷迭紫苏茶

适应证：压力大、失眠

原料

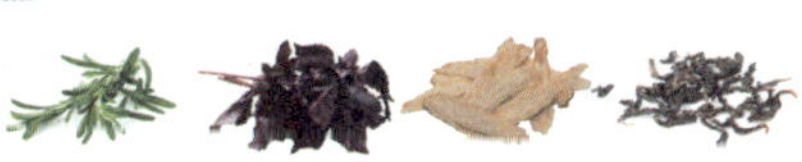

迷迭香12克 紫苏10克 西洋参10克 包种茶8克

做法 ①将迷迭香、紫苏放入棉布袋，并用水过滤。②将棉布袋和其余诸药材放入茶杯中。③倒入沸水，冲泡20分钟后饮用。

重点提示

1.因工作压力大时饮用，提神醒脑效果颇佳。
2.风热感冒、高热气弱者不宜饮用。

茶效

◎迷迭香具有消胀祛痛、增强记忆力的功效；紫苏具有解表、散寒、理气的功效。此款茶饮具有镇静安神、止咳助眠的作用。

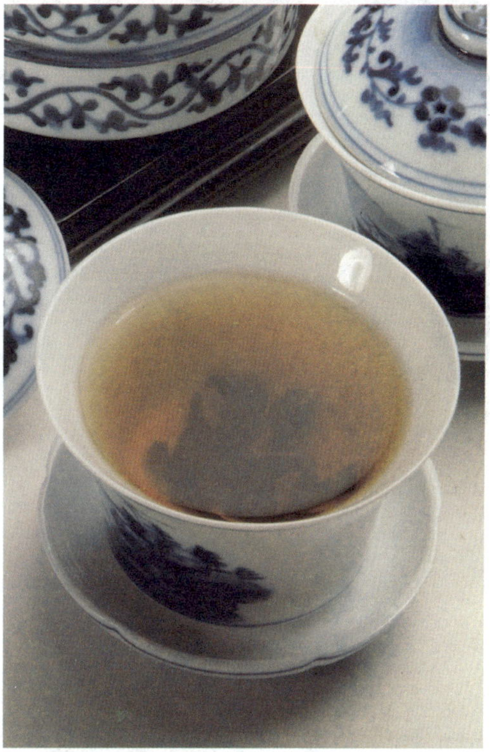

普洱提神茶

适应证：目涩、脾胃虚弱、失眠等症状

原料

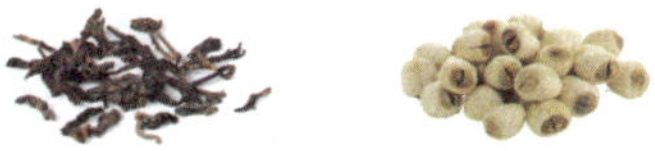

普洱茶10克 莲子3颗

做法 ①莲子洗净、沥干，与普洱茶一起放入壶中，先以70毫升热开水冲去杂质。②续入热开水，约2分钟即饮。

重点提示

1.适当饮用此茶，可消除疲劳，改善身心。
2.中满痞胀、大便燥结者忌服。

茶效

◎莲子具有养心醒脾、补脾止泻、安神明目、健脾补胃的功效。此款茶饮具有养心润肺、滋补身心、补脾明目的作用。

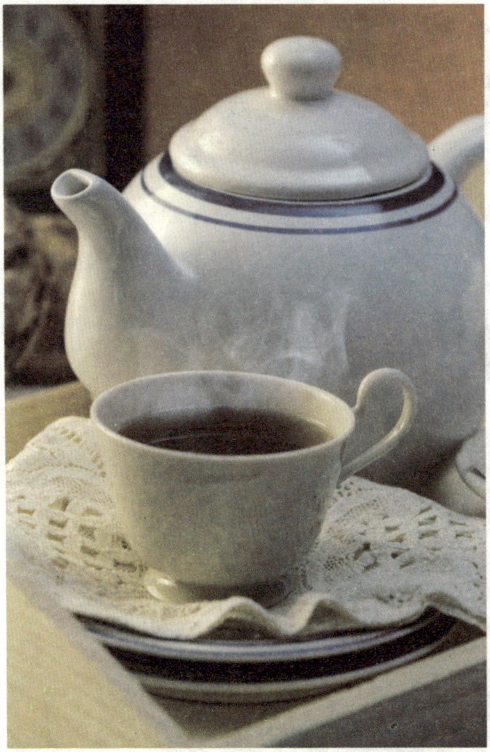

浮小麦洋参茶

适应证：失眠、心烦

原料

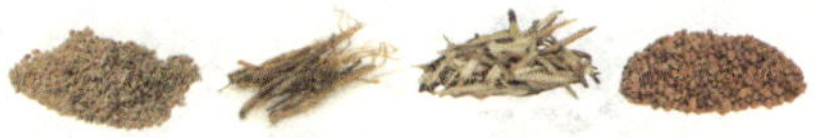

浮小麦20克 东洋参10克 甘草8克 酸枣仁10克

做法 ①将东洋参、甘草过滤，酸枣仁炒透敲碎。②将浮小麦、甘草、酸枣仁包好再入茶杯。③倒入沸水冲泡20分钟，再放入东洋参浸泡5分钟后饮用。

重点提示

无汗而烦躁、出虚汗者不宜饮用。

茶效

◎浮小麦具有止汗、镇静、止泻的功效；东洋参具有疏风散热、宣肺透疹、解毒利咽等功效。此款茶饮具有养心安神、舒缓情绪的作用。

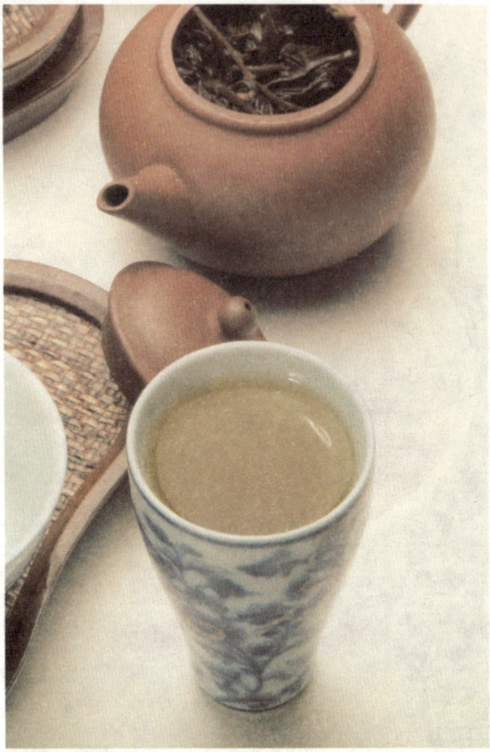

花旗参蜂蜜绿茶

适应证：咽干口渴、虚热烦倦等症状

原料

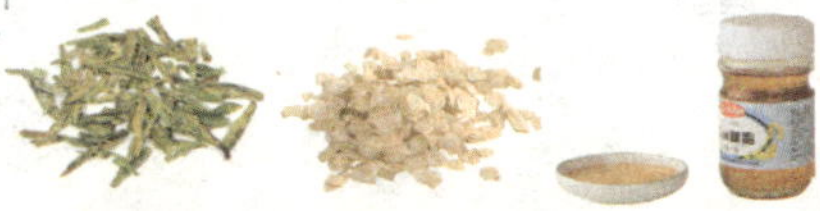

绿茶3克 花旗参3克 蜂蜜适量

做法 ①将绿茶、花旗参一同放杯中。②用开水冲泡，加盖稍候片刻，待茶水稍凉调入蜂蜜即可饮用。

重点提示

1.平日小饮，能调理身心，对上班族人群有益。
2.体虚胃寒、风寒咳嗽、消化不良者忌服。

茶效

◎花旗参具有滋阴润肺、清热降火、生津止渴的功效。此款茶饮具有清热解毒、消暑除烦的作用。

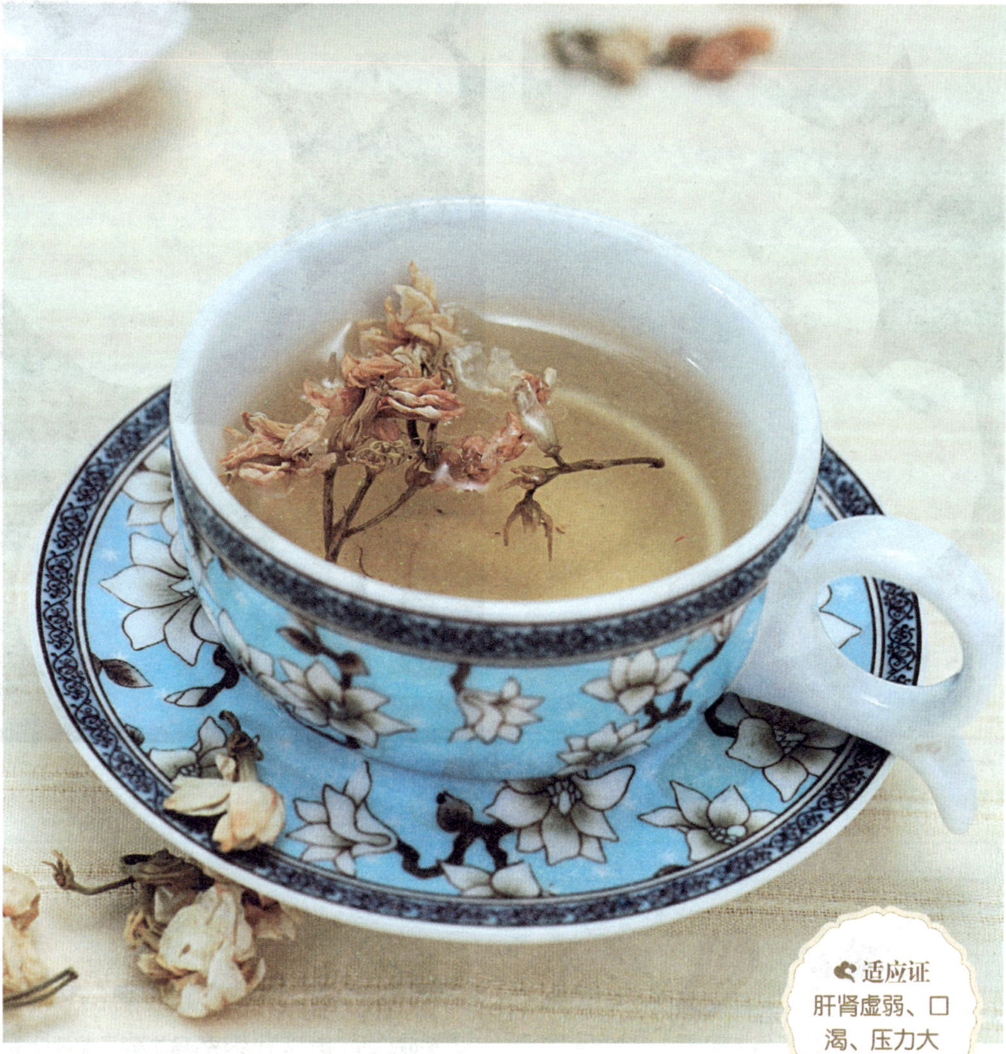

适应证
肝肾虚弱、口渴、压力大

清香安神茶

原料

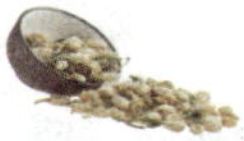
茉莉5克

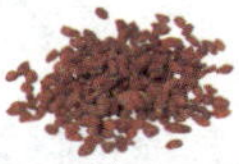
枸杞10克

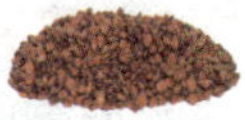
生、熟酸枣仁各6克

做法

①先将生、熟枣仁压碎，装入纱布袋中备用。
②将纱布袋、茉莉、枸杞放入杯中，用热水冲泡。
③约10分钟后过滤取汁，即可饮用。

重点提示

1.压力大时饮，对疏肝解郁颇有良效。
2.脾胃有湿及泄泻者忌服。

茶效

◎茉莉具有理气和中、抗菌消炎的功效；枸杞具有养肝护肾、润肺降压的功效。此款茶饮具有安神宁心、清热舒郁的作用。

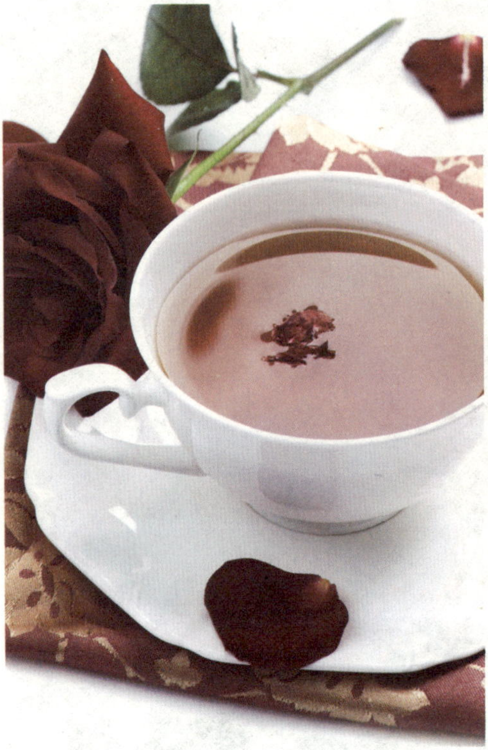

玫瑰佛手柑茶

适应证：抑郁症、头晕胸闷等症状

原料

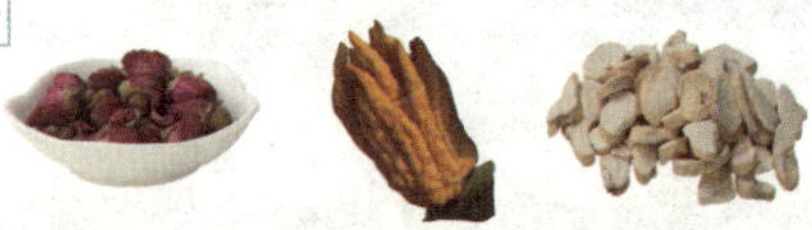

玫瑰花15克　佛手柑11克　浙贝母11克

做法 ①将上述材料用水过滤。②将上述所有药材用热开水冲泡10～20分钟后滤汁即可饮用。

重点提示

1.压力大时饮，对疏肝解郁颇有良效。
2.勿与动物肝脏、螃蟹同食。

茶效

◎玫瑰花具有理气解郁、和血散瘀的功效；佛手柑具有疏肝解郁、理气和中、化痰止咳的功效。此款茶饮具有活血和中、理气解郁的作用。

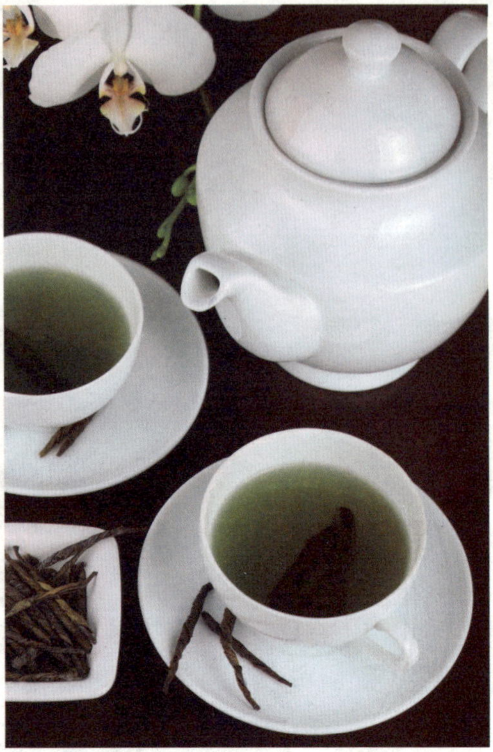

柴胡洋参茶

适应证：疲劳、压力大

原料

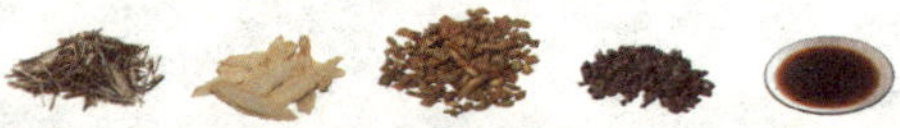

柴胡6克　西洋参6克　丹参3克　乌龙茶3克　食醋少许

做法 ①将柴胡、西洋参、丹参分别研粉，放入茶杯中。②将乌龙茶、食醋放入茶杯中。③倒入沸水，冲泡10分钟后饮用。

重点提示

1.上班族常饮，提神解乏效果颇佳。
2.体质虚寒、风寒咳嗽者不宜饮用。

茶效

◎柴胡具有和解表里、疏肝、升阳等功效；西洋参具有益肺阴、清虚火、生津止渴等功效。此款茶饮具有增强免疫力、抗压解郁的作用。

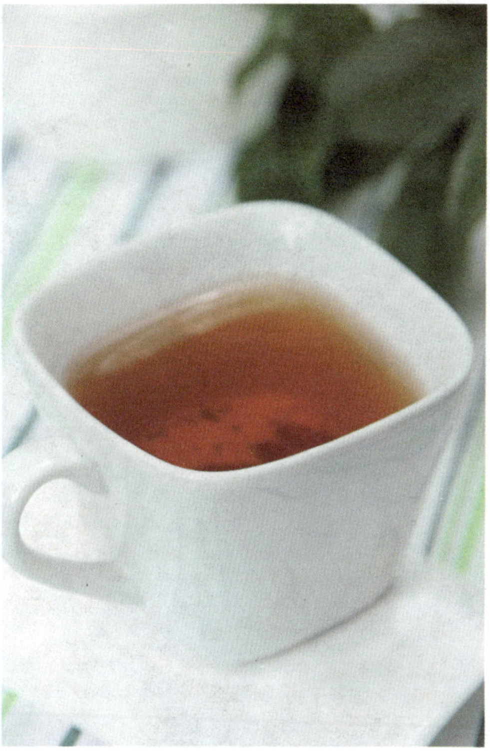

牛蒡子清热祛脂茶

适应证：咳嗽、咽喉肿痛、压力大等症状

原料

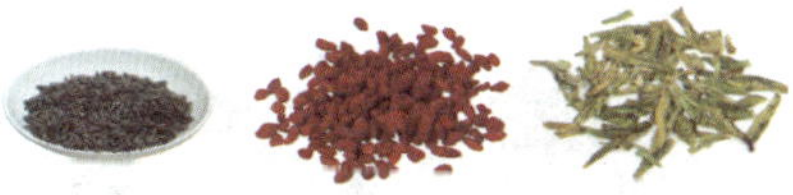

牛蒡子10克 枸杞5克 绿茶20毫升

做法 ①枸杞洗净后与牛蒡子一起放入锅中，加500毫升水用小火煮至沸腾。②倒入杯中后，再加入绿茶汁搅匀即可饮用。

重点提示

1.久坐电脑前，常饮有益。
2.大便溏泻、出痘疹、气血虚弱者忌服。

茶效

◎牛蒡子具有疏散风热、润肺透疹、消肿解毒的功效；枸杞具有滋肾润肺、补肝明目的功效。此款茶饮具有清热消肿的作用。

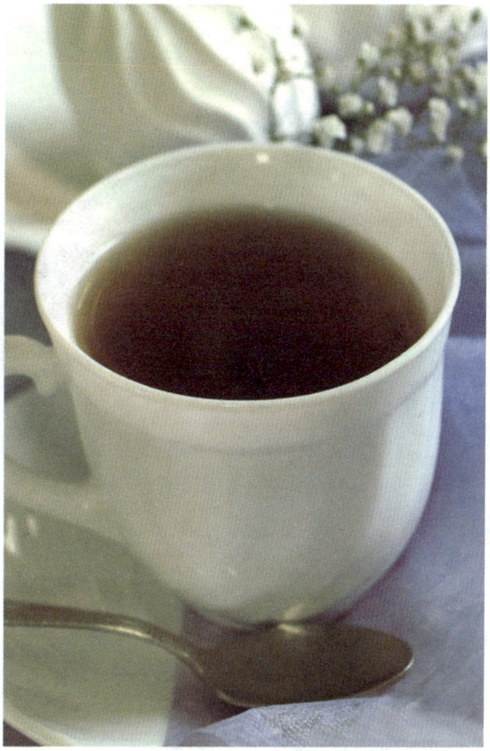

菖蒲苁蓉茶

适应证：耳鸣、头痛

原料

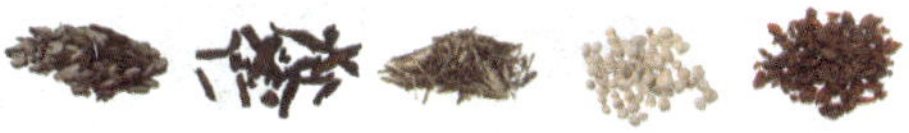

石菖蒲15克 肉苁蓉15克 柴胡10克 半夏10克 山茱萸10克

做法 ①将诸药材用水过滤，放入砂锅中。②加4碗水，用大火煮开，转小火续煮30分钟，过滤取汁饮用。

重点提示

1.久用耳机致头晕耳鸣时，常饮有益。
2.胃弱便溏、实热便秘者不宜饮用。

茶效

◎石菖蒲具有开窍醒神、化湿和胃、宁神益志的功效；肉苁蓉具有补肾阳、益精血、润肠通便的功效。此款茶饮具有缓解头痛、改善耳鸣的作用。

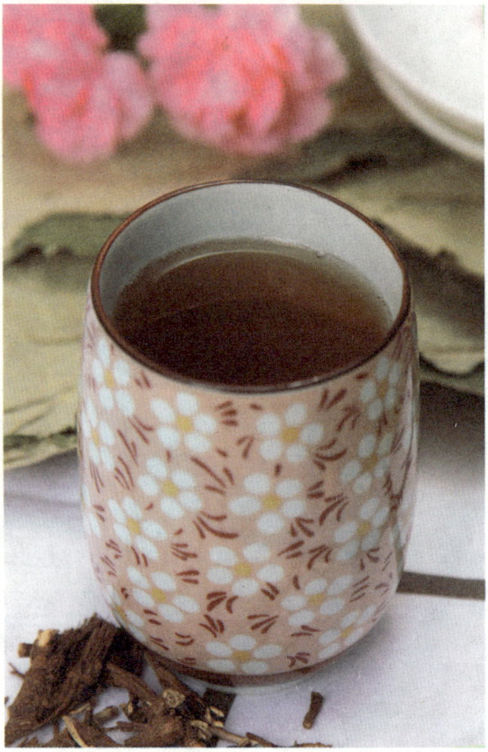

柴胡绿茶

适应证：流感、头晕目眩

原料

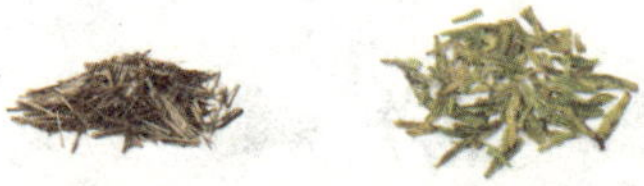

柴胡3克　绿茶2克

做法 ①将以上材料一起放入茶壶中。②往壶中倒入适量开水冲泡3分钟后，将茶汤倒入杯中即可饮用。

重点提示

1.流感患者常饮此茶可尽早恢复健康。

2.凡阴虚所致的咳嗽、潮热不宜用柴胡。

茶效

◎柴胡有和解表里、疏肝、升阳等功效。现代医学证明，柴胡对流感病毒有强烈的抑制作用。柴胡还可以治疗头晕目眩。此茶解热镇痛；镇静降压。

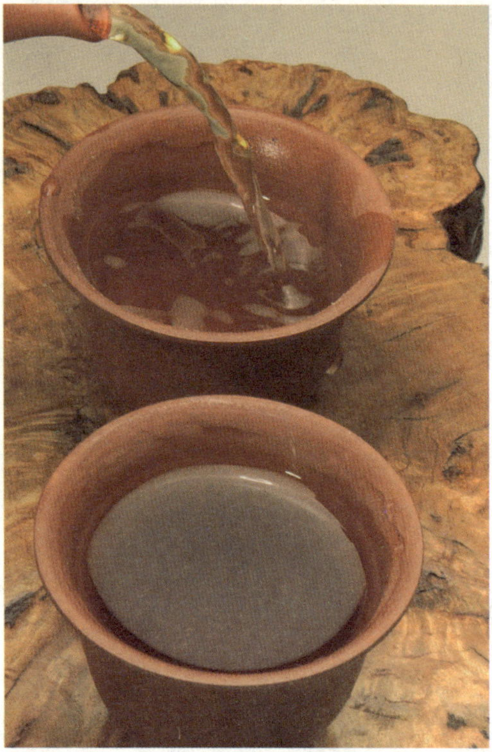

枣仁洋参茶

适应证：失眠、精神不济等

原料

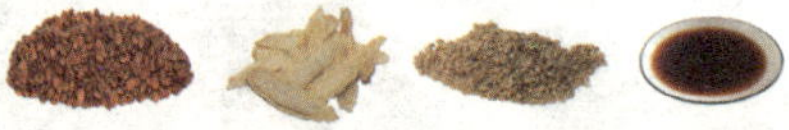

酸枣仁6克　西洋参6克　浮小麦3克　食醋少许

做法 ①将酸枣仁、西洋参、浮小麦分别研粉，放入茶杯中。②将食醋倒入茶杯，倒入沸水冲泡10分钟后饮用。

重点提示

1.因心烦而失眠时饮用，效果颇佳。

2.实邪郁火、有滑泄症者不宜饮用。

茶效

◎酸枣仁具有养肝、宁心安神、敛汗的功效；西洋参具有补气生津、清热除烦、养阴润肺的功效。此款茶饮具有清热除烦、润肺助眠的作用。

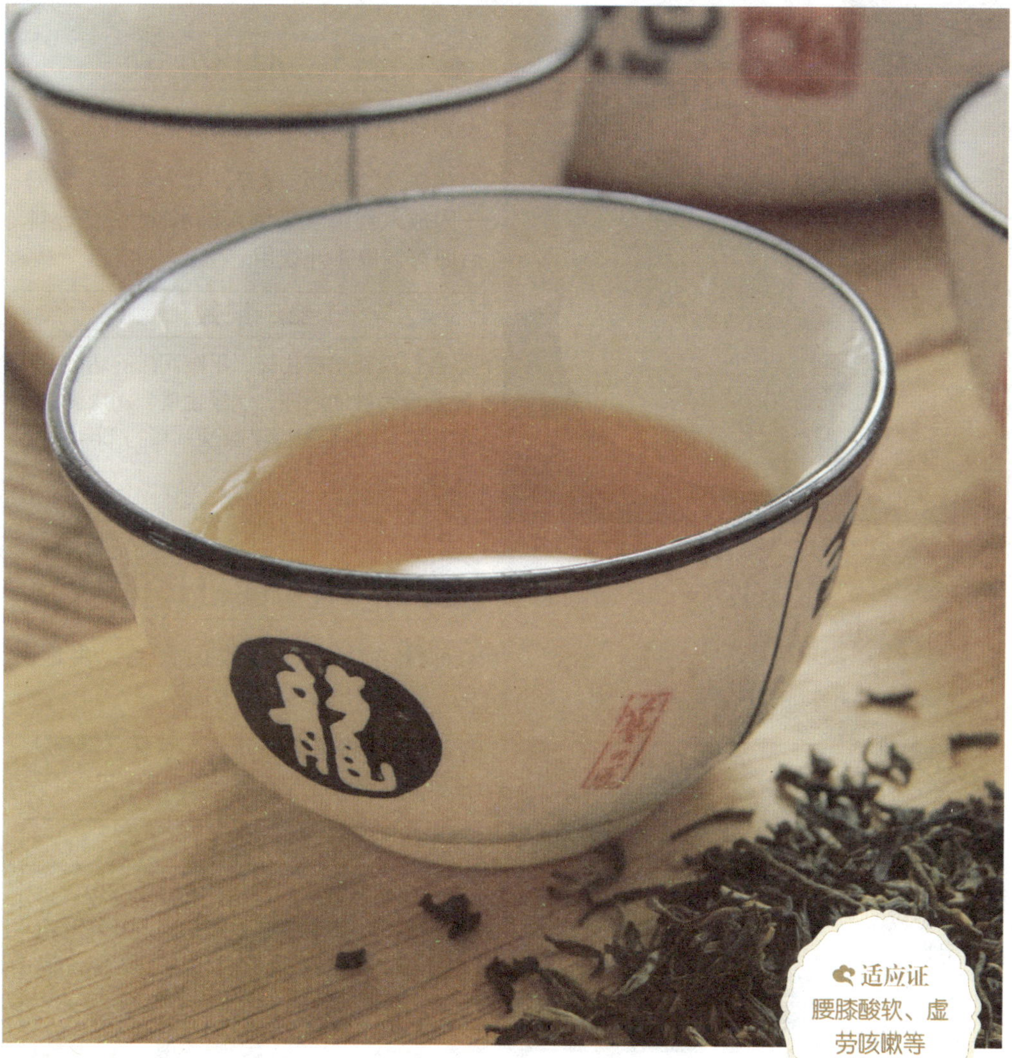

适应证
腰膝酸软、虚劳咳嗽等

菊花枸杞子红茶

原料

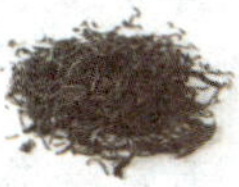
红茶1克

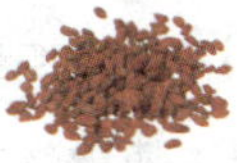
枸杞子10克

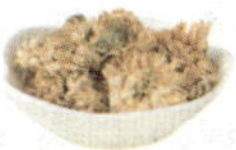
白菊花10克

做法

①将红茶、枸杞子、白菊花备好，一起放入茶壶中。

②往茶壶中冲入沸水，加盖，闷泡10分钟后即可饮用。

重点提示

1.久坐不动，常饮此茶，能治疗各种亚健康疾病。

2.外邪实热、脾虚泄泻者忌服。

茶效

◎枸杞子具有补肾润肺、养肝明目的功效；白菊花具有平肝明目的功效。此款茶饮具有滋润五脏、明目养神的作用。

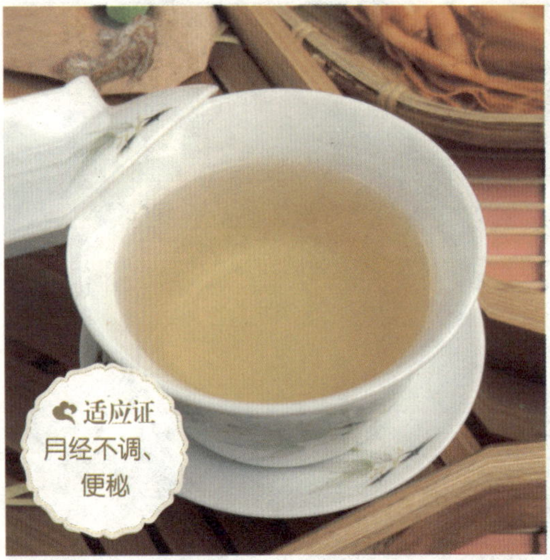
适应证
月经不调、便秘

杏仁润肠茶

原料 杏仁2克，人参须6克，当归6克

做法 ①将杏仁弄碎，与人参须、当归一同放入壶中。②倒入沸水冲泡，5分钟后即可滤取茶汁饮用。

茶效

◎杏仁具有祛痰止咳、平喘润肠的功效；当归具有补血活血、调经止痛、润燥滑肠的功效。此款茶饮具有降火润燥的作用。

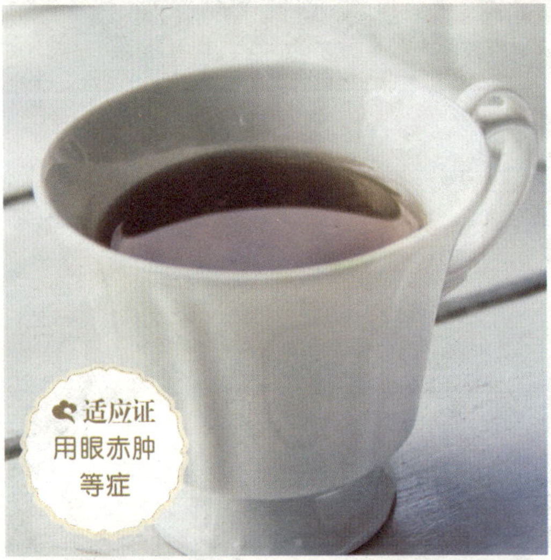
适应证
用眼赤肿等症

枸杞淮山茶

原料 枸杞10克，淮山10克，生地5克，牡丹皮5克，鹿茸胶3克

做法 ①将诸药过滤，入茶杯。②倒入沸水，冲泡15分钟，过滤取汁饮用。

茶效

◎枸杞具有滋肾润肺、补肝明目的功效；淮山具有补脾养胃、生津益肺、补肾涩精等功效。此款茶饮具有补血护眼、帮助消化的作用。

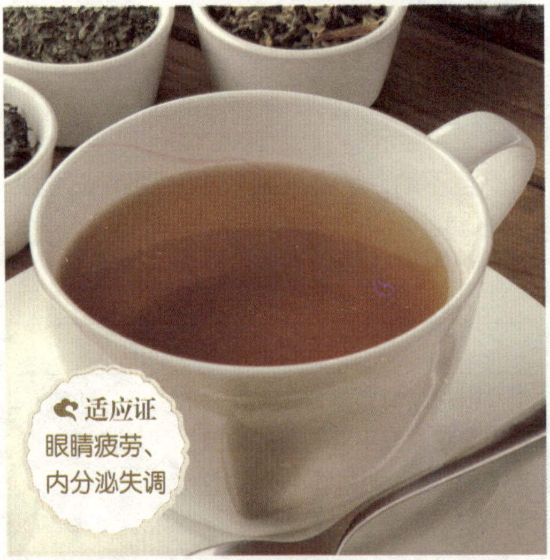
适应证
眼睛疲劳、内分泌失调

甘菊洋参茶

原料 洋甘菊10克，西洋参10克，菊花10克，香椿8克，枸杞15克，乌龙茶8克

做法 ①将上述茶材包好，过滤。②倒入沸水冲泡20分钟，过滤后饮用。

茶效

◎洋甘菊具有养颜美容、调节内分泌失调的功效；西洋参有益肺阴、清虚火、生津止渴等功效。此款茶饮具有改善近视、消除眼睛疲劳的作用。

玫瑰奶茶

原料 红茶、玫瑰花各5克，牛奶100毫升

做法 ①将红茶加沸水，5分钟后滤取茶汤。②将玫瑰花加到茶汤中，再泡5分钟，调入牛奶，即可饮用。

茶效

◎红茶具有助消化、增食欲、利尿消肿的功效；玫瑰花苞具有理气解郁、和血散瘀的功效。此款茶饮具有理气解郁、消食润脏的作用。

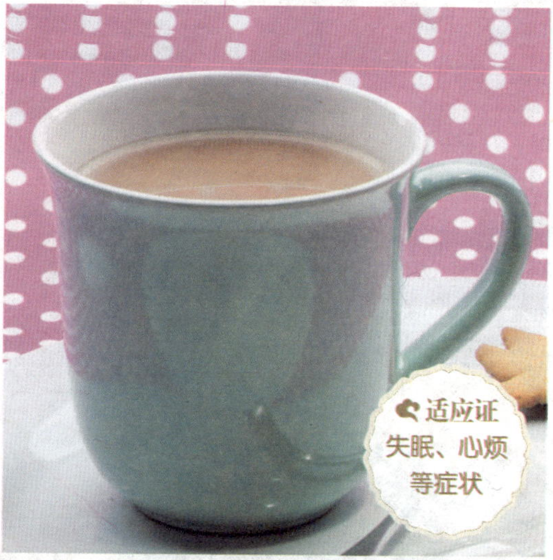
适应证
失眠、心烦
等症状

玫瑰百里香茶

原料 玫瑰5朵，柠檬百里香1枝，混合果粒茶1匙，50毫升开水及冷开水各两份

做法 ①混合果粒茶泡茶，待凉制冰块。②余料泡茶，配果粒茶块食用。

茶效

◎玫瑰花苞具有理气解郁、和血散瘀的功效；柠檬百里香具有祛痰止咳、助消化的功效。此款茶饮具有宁心养颜的作用。

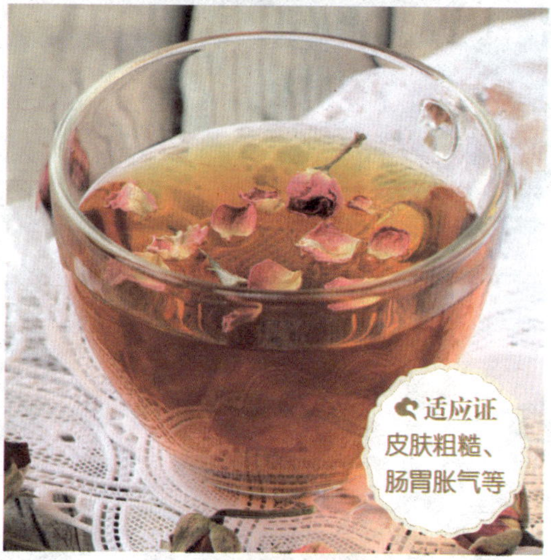
适应证
皮肤粗糙、
肠胃胀气等

玫瑰红花茶

原料 玫瑰花12克，红花、鹿茸胶各5克

做法 ①将玫瑰花包好，过滤。②用450毫升热开水冲泡茶材10分钟，取汁饮用。

茶效

◎玫瑰花具有理气解郁、和血散瘀的功效；红花具有活血通经、化瘀止痛的功效。此款茶饮具有理气活血、安眠的作用。

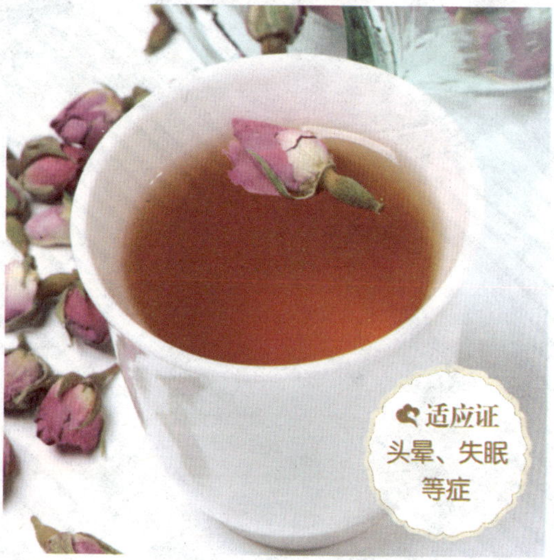
适应证
头晕、失眠
等症

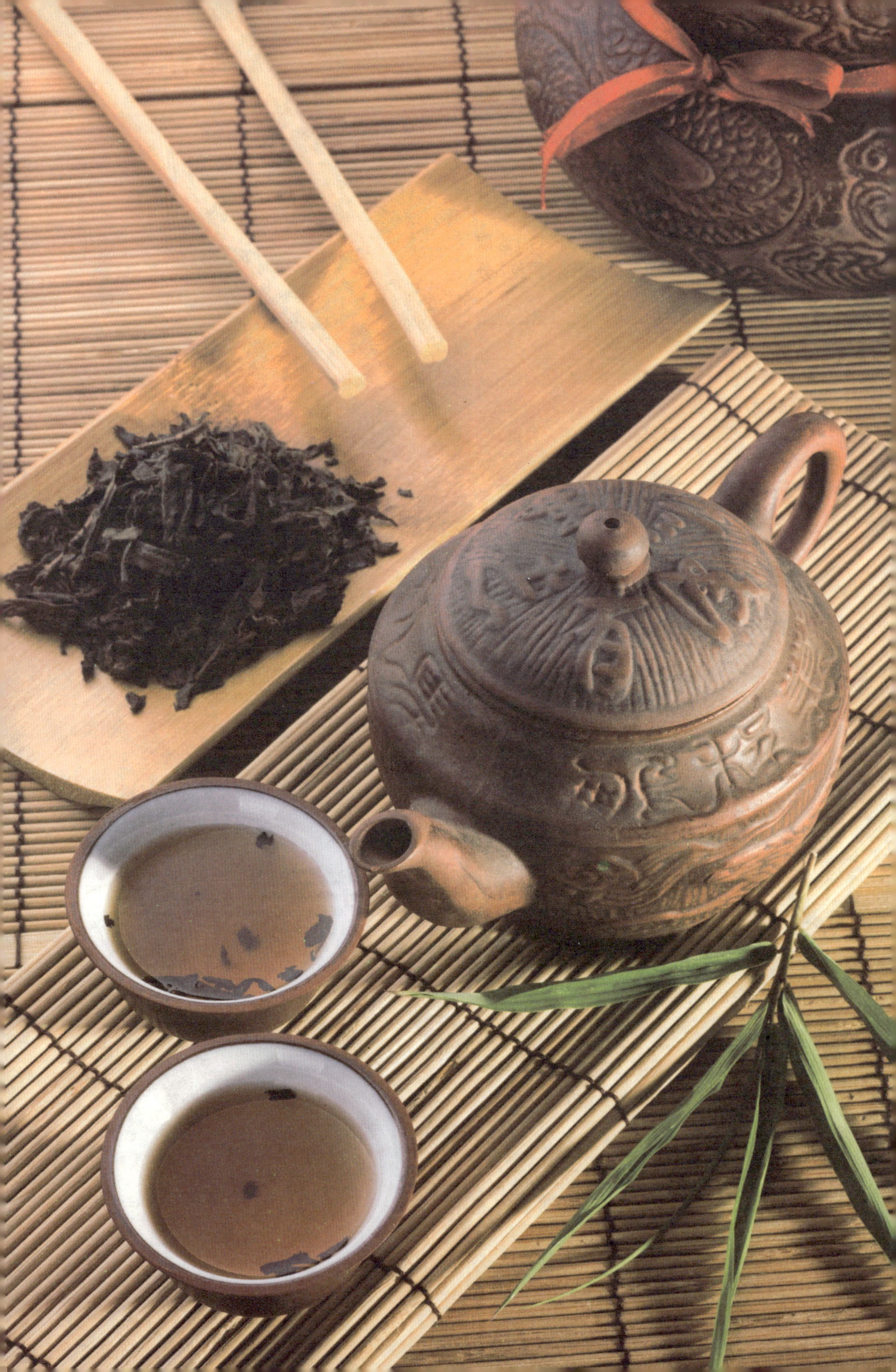

第三篇

四季茶饮

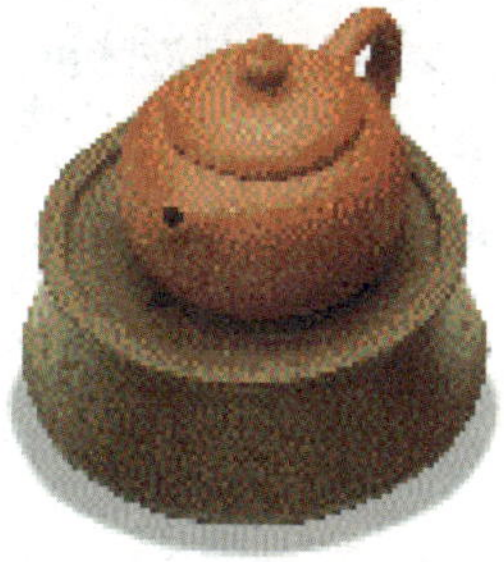

饮茶有益于人的身体健康，已为大众所认可，但饮茶也有四季之别。一年因有四季轮回，所以有春夏秋冬之别，而茶叶也因产地、品种不同，而有寒热温凉四性之分，而且不同的季节，人的生理需求也不同，因此饮茶对人体的功效、作用也就各异。茶的功效随季节的变化而变化，因此不同的季节不同的人宜选用不同性味的茶饮，这样才能对身体更有益。

我国大部分地区都属于四季分明的季风性气候区：春季花开，温暖宜人；夏季树木繁茂，相对较为炎热；秋季天高云淡，秋高气爽；冬季万物凋零，则相对较为寒冷。而我国历来有春饮花茶、夏饮绿茶、秋饮乌龙茶、冬饮红茶的说法。这种四季养生茶饮的理论就是从中医学的观点分析和理解茶疗与四季养生的关系，更好地运用茶这一古老的养生形式来呵护现代人的健康。

春季茶饮

春天万物复苏，生机待展，人体却因阳气升发，新陈代谢旺盛，导致身体不堪负荷，容易感到困倦乏力、无精打采。

春季宜饮花茶和绿茶、红茶。

春天喝花茶，首先可以解“春困”。花茶中花气芳香袭人，不仅可以提神醒脑，清除睡意，使“春困”自消，也利于驱除冬天积聚在人体内的寒邪，令人神清气爽。

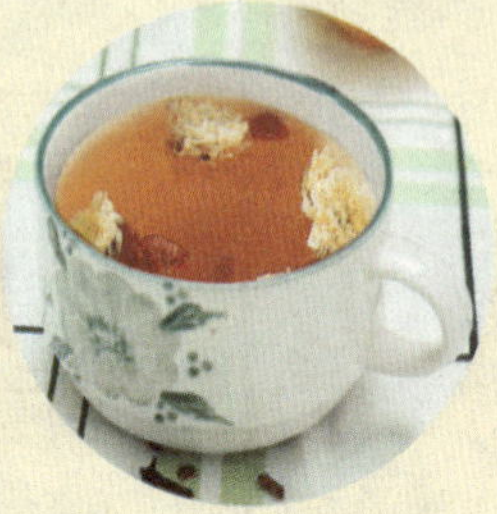

最宜春天饮用的花茶为茉莉花、菊花、玫瑰花、金银花、槐花等。

春季的绿茶，集天露之华，大地之阳，因其滋味鲜爽、香气浓烈，历来备受追捧，中外皆然。

又因春茶富含维生素C和多种氨基酸，饮之能促进人体阳气的生发，有益健康，所以春季可多饮绿茶。

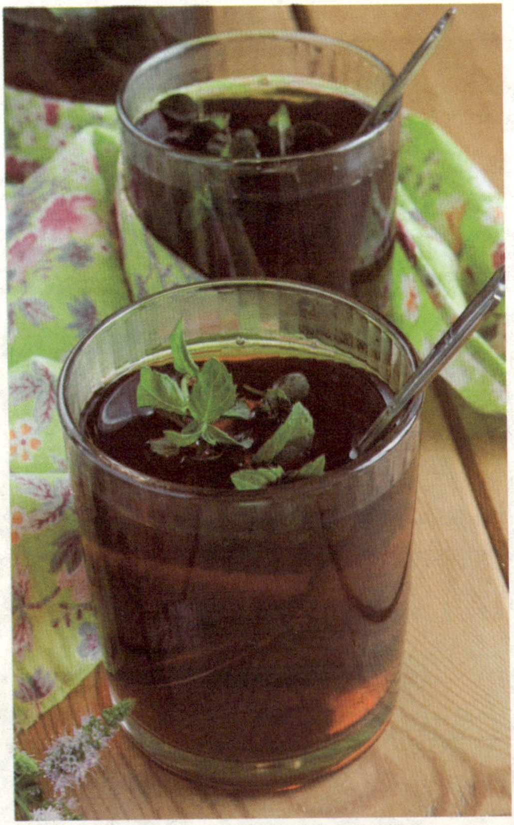

甘蔗红茶

适应证：咽干口渴、喉痒咳嗽

原料

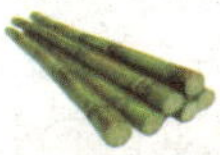
甘蔗500克

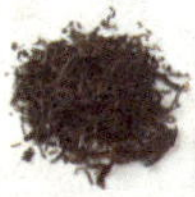
红茶5克

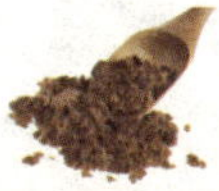
红糖少许

做法 ①甘蔗洗净削皮，切碎。②锅内加清水，放入甘蔗、红茶和少许红糖煎煮，取汁饮用。

重点提示

1.热病伤津、心烦口渴者宜饮用此茶。
2.有胃寒、便泻等症的病人慎用。

茶效

◎甘蔗具有清热、生津、下气、润燥及解酒等功效，对肺燥咳嗽、大便燥结、醉酒等有食疗作用。此茶能清热生津，是理想的保健茶饮。

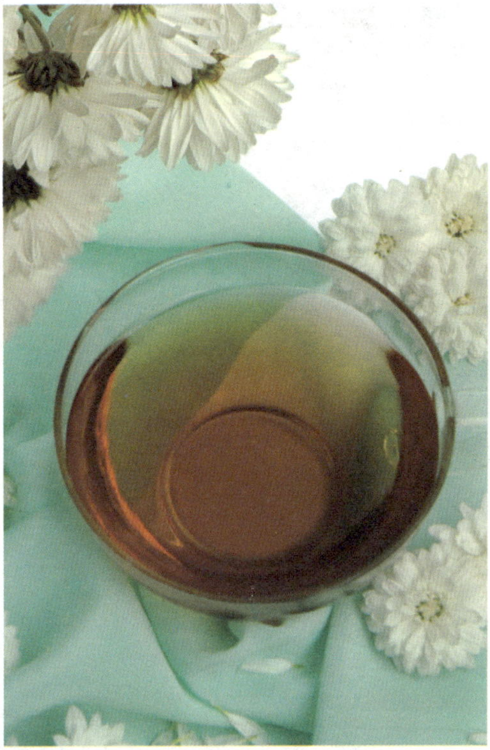

菊杞药茶

适应证：清肝明目、滋阴润燥

原料

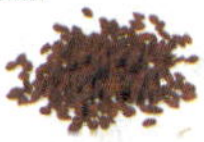
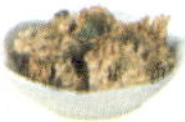
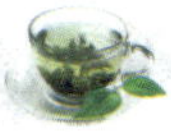
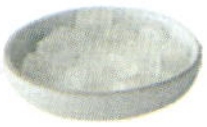

枸杞9克 白菊花9克 绿茶9克 冰糖9克

做法 ①把上述材料同置于保温杯中。②用沸水泡浸，静置10分钟，即可饮用。

重点提示

1.视力不好、口干、头晕目眩者适合服用。
2.手足冰冷、脾虚、易腹泻者不适合饮用。

茶效

◎菊花味甘苦，有清肝明目的功效；枸杞甘平，滋阴润燥。绿茶清热祛火、消炎杀菌。三者与冰糖配用为茶，可清肝明目、润燥止渴。

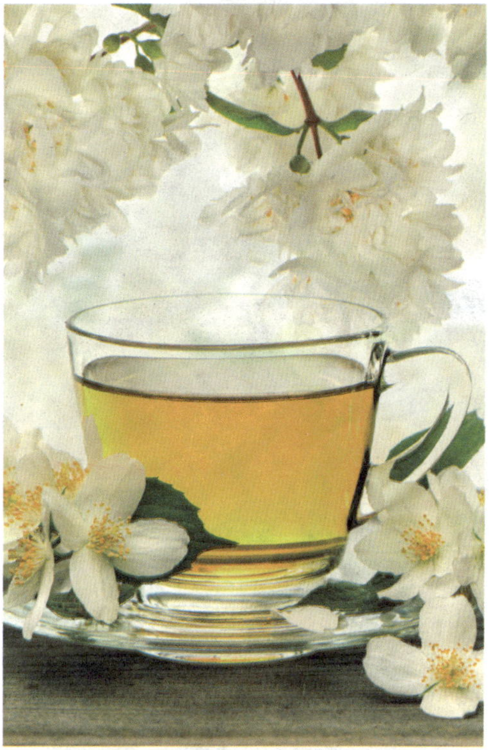

茉莉金银花茶

适应证：咽喉不适、感冒咳嗽

原料

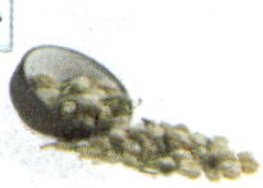
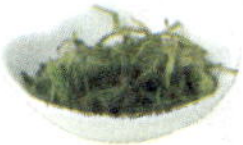
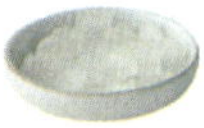

茉莉花6克 金银花9克 冰糖适量

做法 ①将茉莉花、金银花放入茶杯中，以热开水冲开。②再加入冰糖搅拌均匀即可。

重点提示

1.春季用于预防病毒性感冒效果较好。
2.脾胃虚寒及气虚、疮疡患者忌服。

茶效

◎金银花具有清热解毒、疏利咽喉的功效；茉莉花有解郁散结、行气止痛的作用。二者为茶，可解毒化湿、利咽护胃，咽喉不适、感冒咳嗽可多饮用。

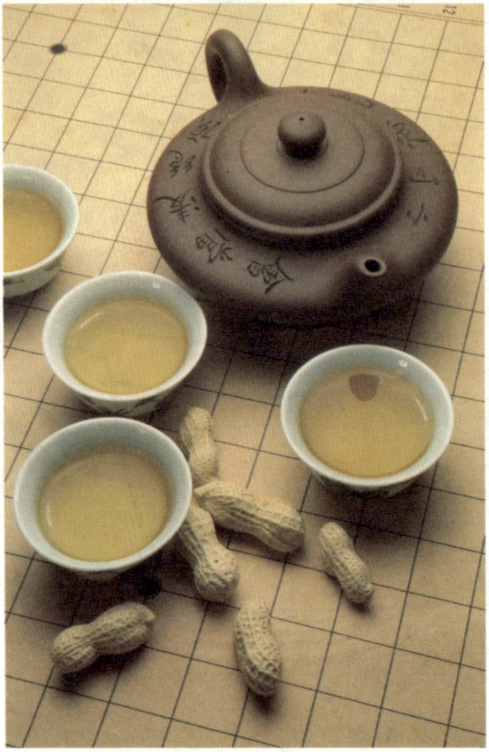

蒲公英龙井茶

适应证：风热感冒、咽喉肿痛

原料

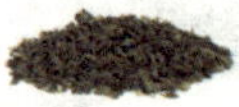

龙井茶3克

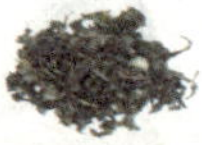

蒲公英20克

做法 ①将蒲公英洗净，与龙井茶一起放入茶壶中。②以沸水冲泡，静置5分钟，即可代茶饮之。

重点提示

1.春季心火过旺之失眠、头痛者饮用较佳。
2.阳虚外寒、脾胃虚弱者忌用。

茶效

◎蒲公英具有清热解毒、利尿散结的功效。龙井茶能抗菌杀菌、益思健脑。二者为茶，可清热消炎，健脑明目，有风热感冒、咽喉肿痛者可多饮用。

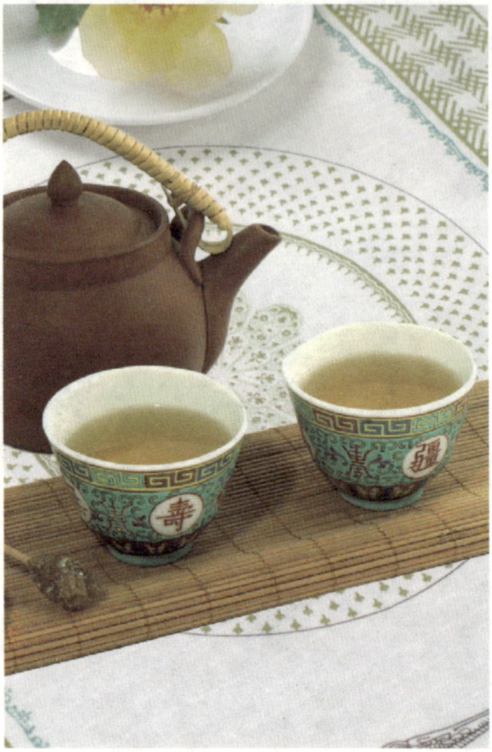

枇杷叶百合茶

适应证：肺热痰多、咳嗽呕吐

原料

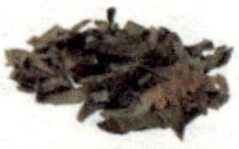

枇杷叶6克

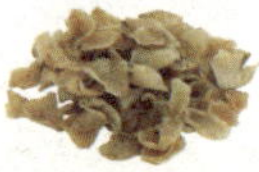

干百合5克

做法 ①将百合、枇杷叶一起放入保温杯中。②加入沸水冲泡，静置10分钟左右即可饮用。

重点提示

1.咳嗽痰多者饮用此款茶饮效果甚佳。
2.体质虚寒者最好不要饮用。

茶效

◎枇杷叶能平喘、镇咳、祛痰；百合有润肺止咳、清热解毒之功。此茶可清热养阴、润肺祛燥，肺热痰多、咳嗽呕吐者可经常饮用。

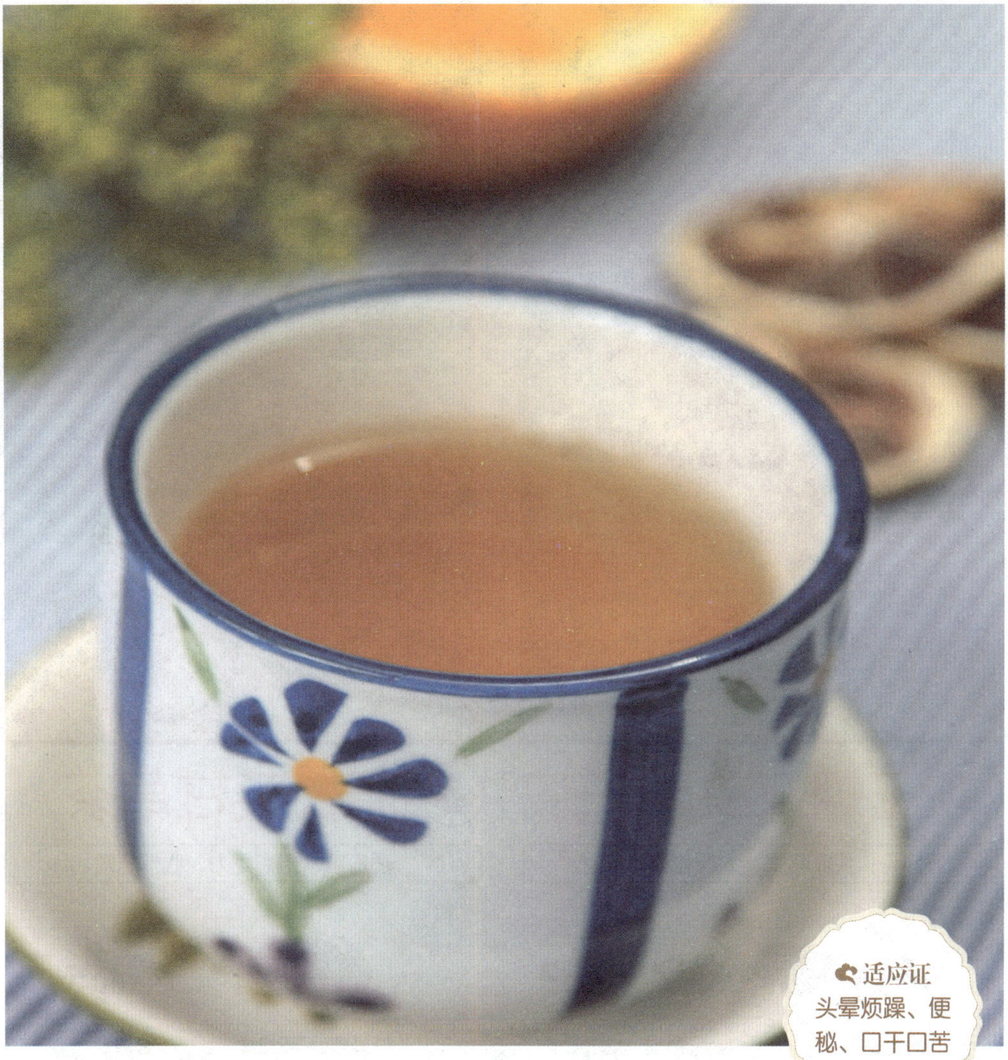

适应证
头晕烦躁、便秘、口干口苦

决明子柠檬茶

原料

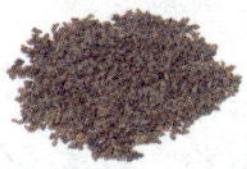

决明子5克

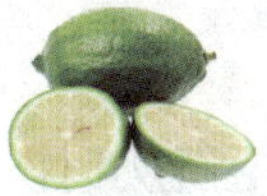

柠檬半个

做法

①将决明子、柠檬一起放入茶杯内。
②加入沸水，冲泡10分钟即可饮用。

重点提示

1.春季易头晕、心烦郁闷者宜饮用。
2.腰酸尿频、肾阳虚弱者，不适合饮用。

茶效

◎决明子具有清热明目、润肠通便的功效，用于目赤涩痛、头痛眩晕、目暗不明、大便秘结、风热赤眼、高血压、肝炎、肝硬化腹水等病症。此茶散热明目，润肠通便。

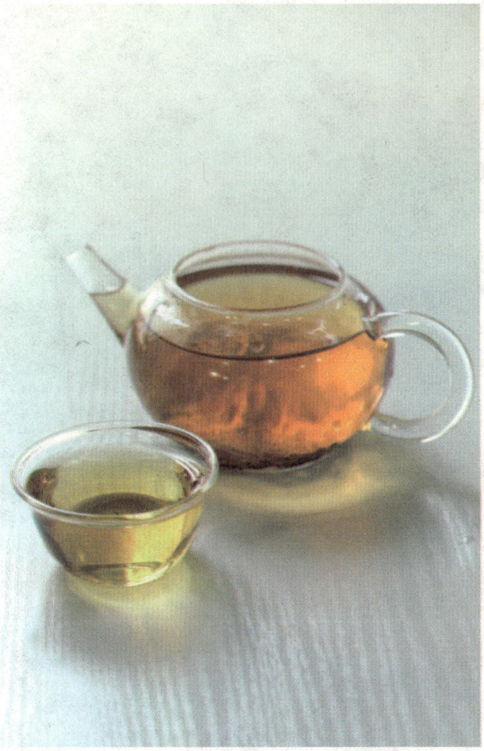

玉蝴蝶决明子茶

适应证：头痛眩晕、大便秘结等症状

原料

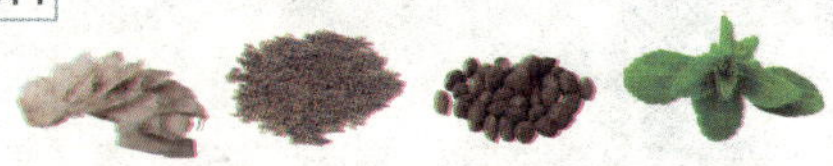

玉蝴蝶2片 决明子8克 胖大海1颗 甜菊叶2片

做法 ①将上述材料全部放入茶壶中，冲入沸水浸泡。②盖上壶盖静置15分钟即可滤取茶汤饮用。

重点提示

1.便秘的老年人常饮，效果甚佳。

2.脾虚、泄泻、低血压者不宜饮用。

茶效

◎玉蝴蝶具有滋阴润肺、疏肝、和胃的功效；决明子具有清热明目、润肠通便的功效。此款茶饮具有清热润肺、和胃通便的作用。

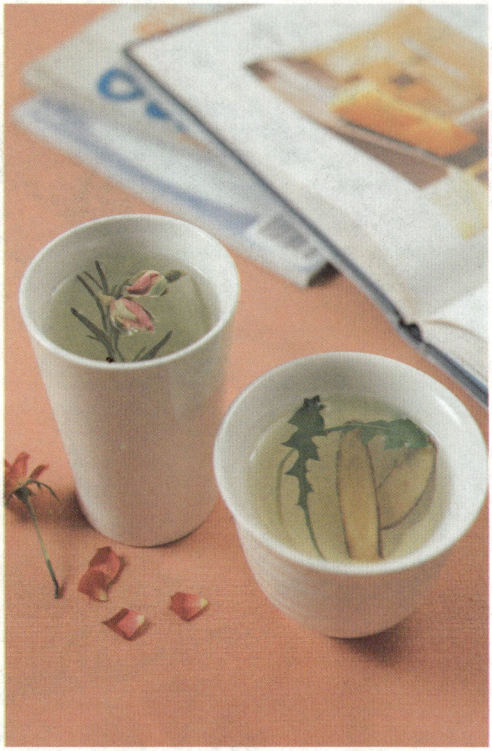

蒲公英甘草茶

适应证：倦怠乏力、心悸气短

原料

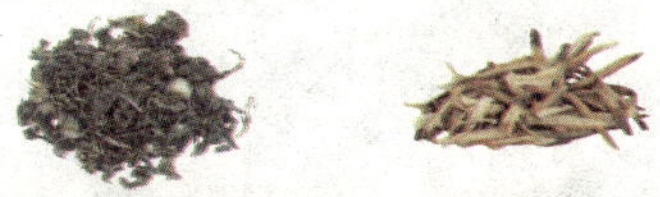

新鲜蒲公英叶3片 甘草2片

做法 ①将蒲公英及甘草洗净，用热开水冲一遍。②滤净水后放入壶中，冲入500毫升热开水，浸泡3分钟即可饮用。

重点提示

1.春困无力时饮用较好。

2.脾胃虚弱者忌用。

茶效

◎甘草有补脾益气、清热解毒、祛痰止咳、缓急止痛等功效；蒲公英具有清热解毒、利尿散结、宁心安神的功效。此茶有清热解毒、镇静心神的作用。

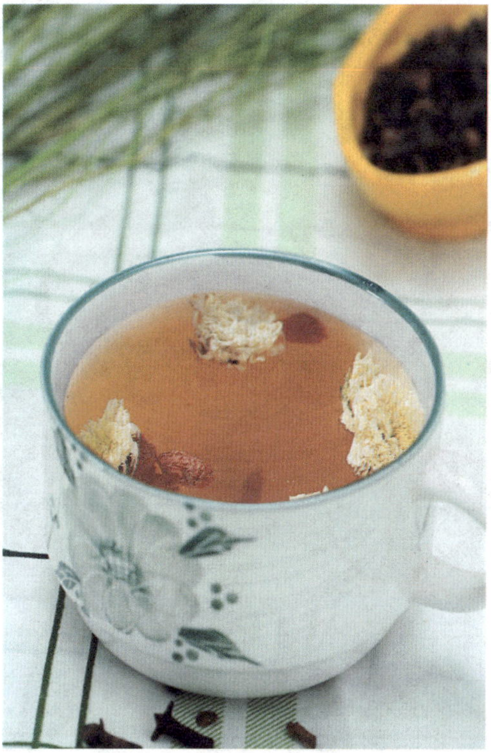

乌龙杞菊养肝茶

适应证：头昏耳鸣、视力模糊等

原料

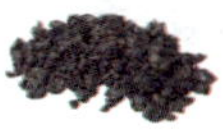
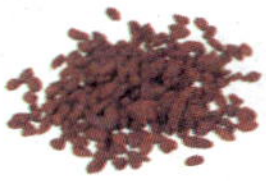
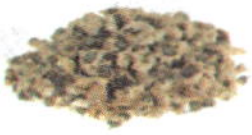

乌龙茶4克　枸杞3克　菊花3克

做法 ①将所有原料一起放入杯中。②加沸水冲泡，盖盖子，静置4分钟左右即可饮用。

重点提示

1.一般人均可饮用，尤其适合男性饮用。
2.消化不良者、脾胃虚弱者不宜饮用。

茶效

◎乌龙茶可降脂保肝；枸杞性平，味甘，归肝、肾经，具有清肝明目的功效；菊花能疏风清热、消肿解毒、清肝火。此茶养肝清火，是春季养肝佳品。

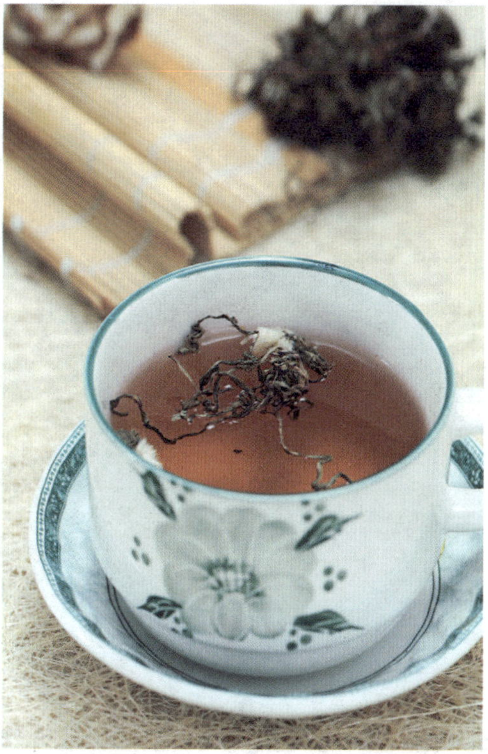

蒲公英清凉茶

适应证：感冒发热、胃炎、肝炎等

原料

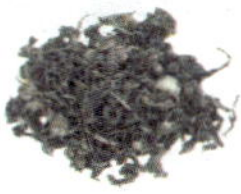

蒲公英75克

做法 ①蒲公英洗净，加水煮沸，转小火再煮1小时。②去除茶渣，凉后即可饮用。

重点提示

1.饮用此茶，可舒缓病痛，达到辅助治疗的功效。
2.脾胃虚弱者忌服。

茶效

◎蒲公英具有清热解毒、利尿散结的功效。此款茶饮具有增强免疫力、清热解郁的作用。

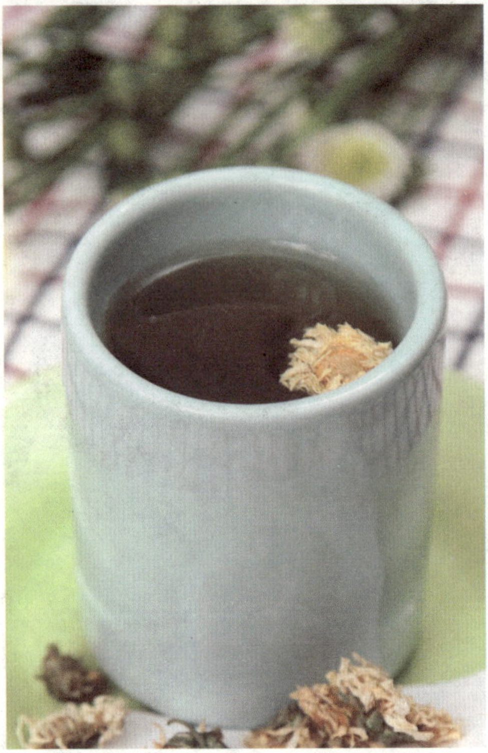

茯苓清菊消肿茶

适应证：感冒咳嗽、免疫力低下等症状

原料

菊花5克　茯苓7克　绿茶2克

做法 ①将茯苓磨粉后，混合菊花、绿茶拌匀。②用300毫升左右的开水冲泡即可饮用。

重点提示

1.女性常饮此茶，能起到调理身心的作用。
2.无湿热或阴液亏损者，不宜长期饮用。

茶效

◎菊花有疏风消肿、健脑明目等功效；茯苓具有祛湿解毒、通利关节的功效。此款茶饮具有清热解毒、祛湿消肿、健脑明目的作用。

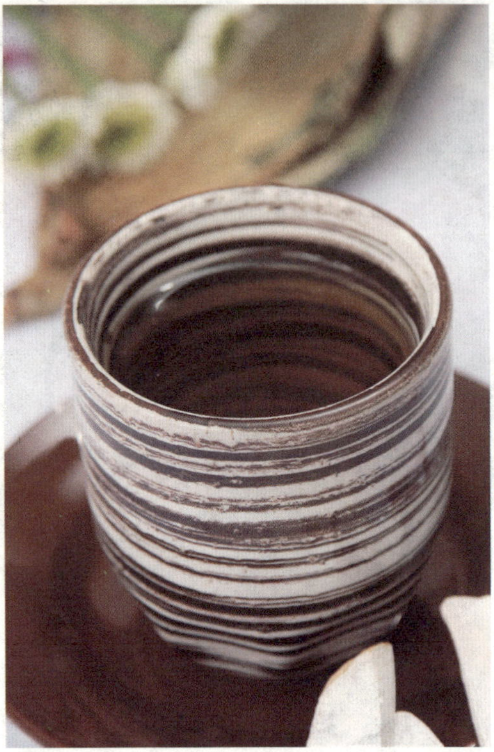

两山柳枝茶

适应证：脾虚食少、久泻不止、尿频等症状

原料

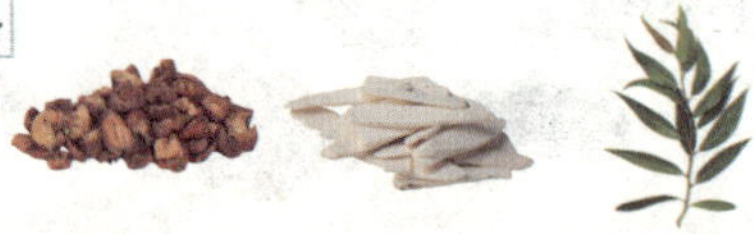

山楂10克　淮山10克　鲜柳枝(带叶)90克

做法 将鲜柳枝（带叶）洗净，切碎，与山楂、淮山一同放入砂锅内，用水煎2次，去渣，取汁后混匀，代茶饮用。

重点提示

1.不宜与碱性药物共服。
2.感冒、发热者忌服。

茶效

◎山楂具有健胃消食、行气散瘀的功效；淮山具有补脾养胃、生津益肺、补肾涩精的功效。此款茶饮具有滋润五脏、养脾补胃的作用。

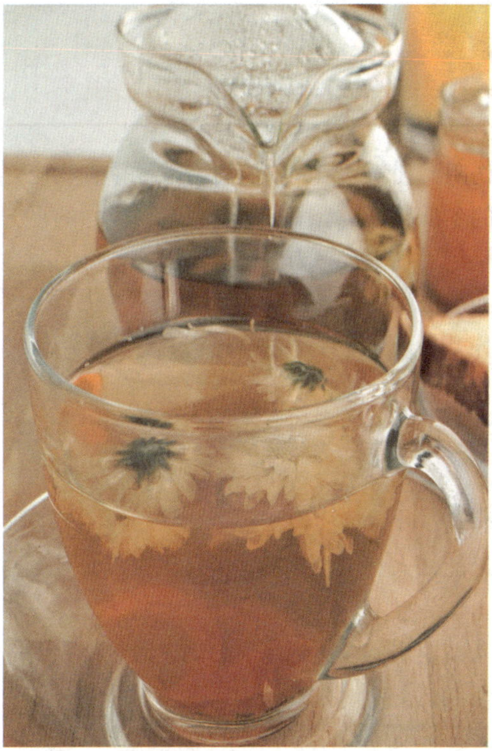

荷楂菊茶

适应证：肝火上炎、肺热咳嗽

原料

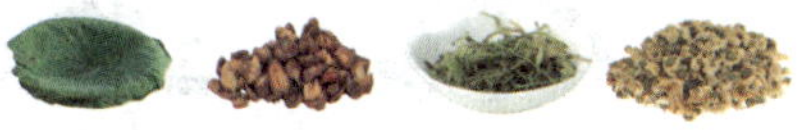

荷花6克　山楂12克　金银花3克　菊花10克

做法 ①把所有原料放入锅内，加入500毫升的清水中煮开。②煮沸滤汁即可饮用。

重点提示

1.春季肝火及肺热太盛者饮用较好。
2.容易疲倦、溏便、脸色苍白者，不适合饮用。

茶效

◎荷花性平温味甘，清肺热，祛湿消肿；山楂味酸甘，行瘀血；金银花味甘性寒，清热；菊花性微寒，味甘，清肝明目。四者为茶，清热祛火，滋阴润燥。

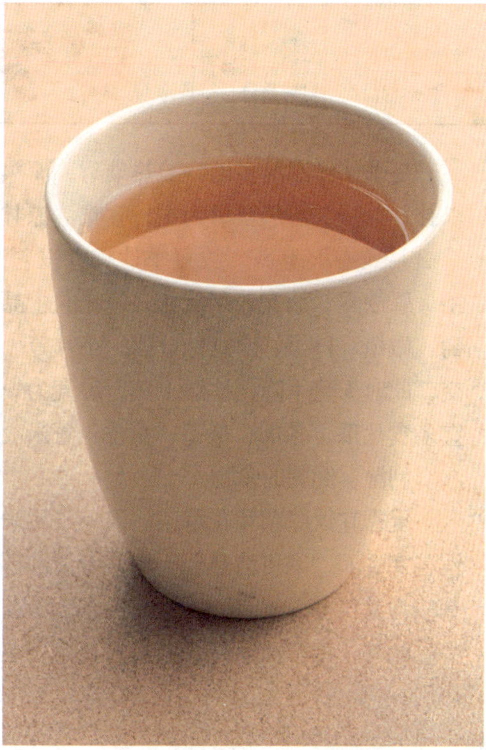

生姜葱白茶

适应证：感冒头痛

原料

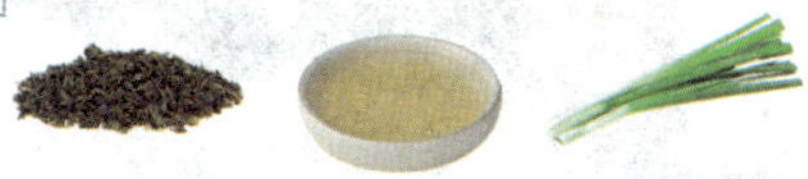

茶叶10克　生姜汁1匙　葱白适量

做法 ①将葱白洗净切细，放锅内加适量清水烧开。②放入茶叶，倒入生姜汁，煎煮3分钟，即可趁热饮用。每日1剂。

重点提示

1.春季预防感冒，用来保健养生较好。
2.阴虚、内有实热或患痔疮者忌用。

茶效

◎葱白其气味辛辣，性温，有发汗解表、散寒通阳的功效；生姜汁温中止呕、发汗解表、润肺止咳。此款茶可温通阳气、清利头目、消食下气。

夏季茶饮

夏季气候潮湿多雨，暑热难耐，而热多伤阴、耗气，最宜伤脾胃，故夏季食物应以补气养阴、清热祛暑为主，宜吃清凉甘润的冬瓜、苦瓜、菊花、绿豆等。炎热的夏季最易致心火上炎，故夏季饮食宜以苦寒泻火，补肝养心为主。肝欲酸，故宜选用酸味、苦味的食品，如山楂、杨梅、葡萄、橄榄、柠檬、西红柿、醋、茶叶等。此外，长夏为夏秋之交，此时天热下降，地湿上蒸，湿气为一年之中最盛，故长夏宜多食丝瓜、冬瓜、茯苓、藿香、薏米、莲子、山药、扁豆等渗水利湿、健脾的食物。

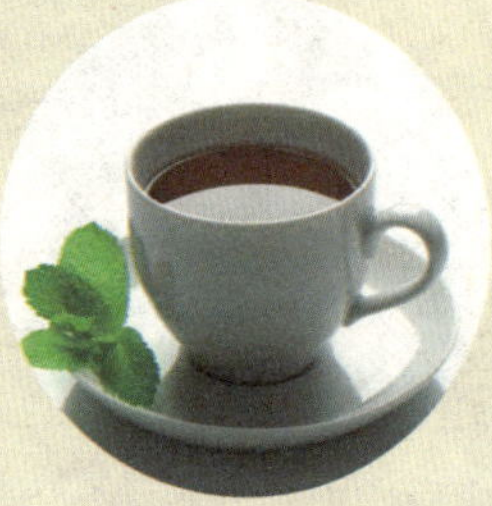

夏季宜饮绿茶和花草茶。因绿茶属未发酵茶，叶绿汤清，性苦寒，而“寒可清热”。绿茶有清凉感，最能祛火、生津止渴、消食化痰，而且氨基酸含量较多，故能清热解毒、消暑降温。

此外，带有清凉感、质重的花草茶也可入茶使用，以达到涤烦除渴、清热祛火的作用。

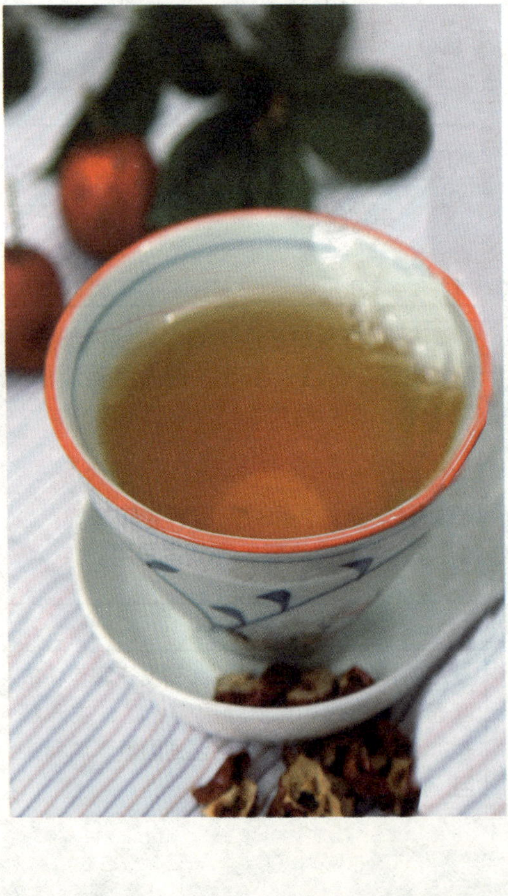

麦芽山楂茶

适应证：纳差、便溏或成人高血脂

原料

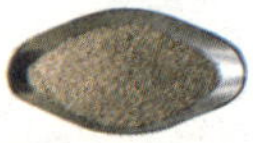

炒麦芽5克

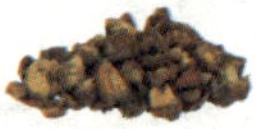

山楂5克

做法 ①将炒麦芽、山楂一起放入杯内。②加入适量沸水，冲泡静置10分钟即可饮用。

重点提示

1.夏季食欲不振、脾胃不健者饮用较佳。

2.哺乳期妇女不宜服用。

茶效

◎麦芽是疏肝醒脾、退乳的常用药，具有消食、和中、下气的功效；山楂是消食健胃的好帮手，具有消食化积、行气散瘀的作用。二者为茶可疏肝健胃、消食下气。

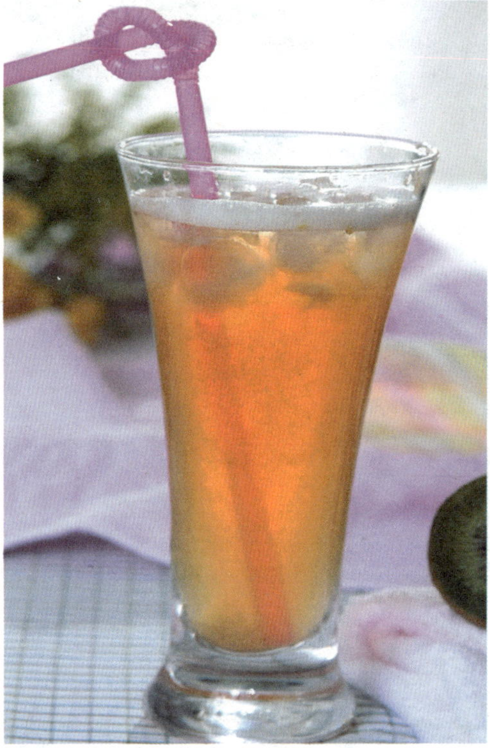

泡沫绿茶

适应证：食欲不振、暑热口渴

原料

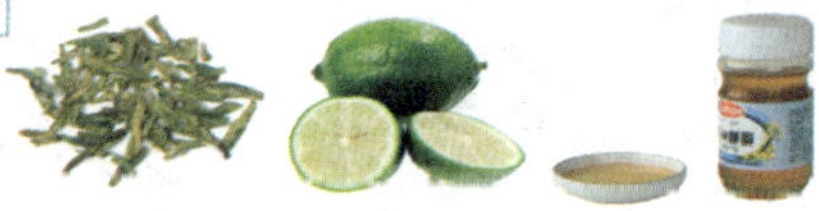

泡开后的绿茶250毫升 柠檬汁15毫升 蜂蜜30毫升

做法 ①将冰块放入雪克杯内约2/3满。②绿茶放凉后倒入雪克杯内。柠檬汁倒入杯内，再加入蜂蜜，摇匀即可。

重点提示

1.夏季儿童无食欲、烦躁不安时饮用较好。
2.胃酸过多者忌用。

茶效

◎柠檬具有生津祛暑、健脾消食之功效，可用于暑天烦渴、孕妇食少、胎动不安、高血脂等症，与具有消脂减肥作用的绿茶相配，可起到生津止渴、提神醒脑的作用。

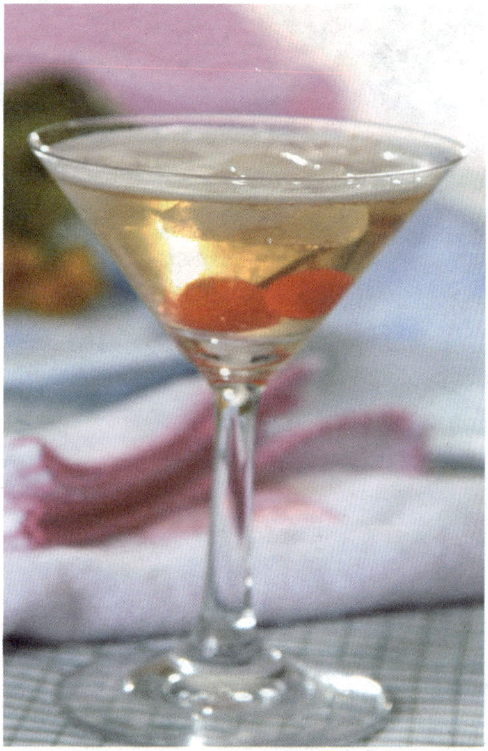

薄荷绿茶

适应证：感冒引起的发热、头痛、咽喉肿痛

原料

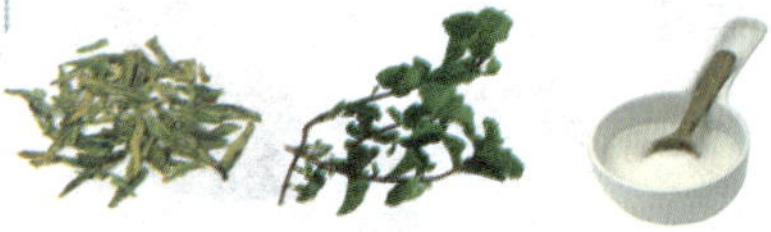

绿茶250毫升 薄荷叶15毫升 果糖15克

做法 ①将冰块放入雪克杯内约2/3满。②绿茶放凉，倒入杯内。③加入果糖、薄荷汁，摇匀即可食用。

重点提示

1.夏季风热感冒引起身体不适时饮用效果较佳。
2.肺虚咳嗽、阴虚发热者不宜用。

茶效

◎薄荷能消除夏日的火气与胃肠郁积，而且绿茶能清热祛火，消炎抗菌，二者与果糖配用成茶，可清火祛燥，消除胃热。如果夏季风热感冒，这是一道很不错的饮品。

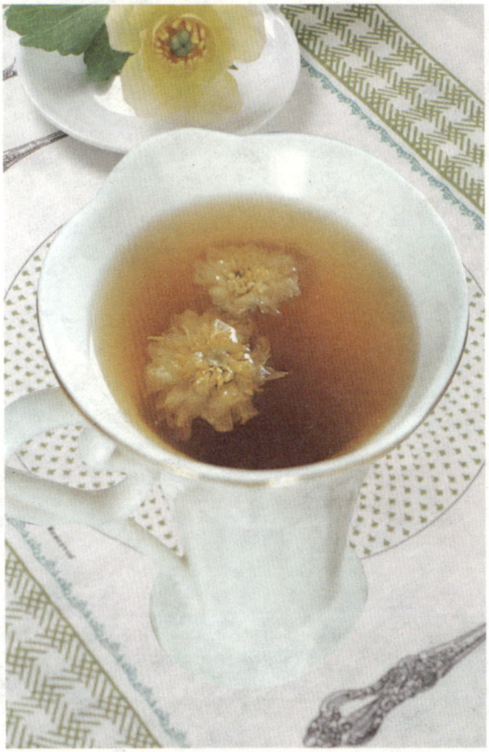

菊花山楂茶

适应证：食欲不振、食积等

原料

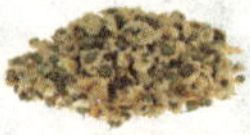

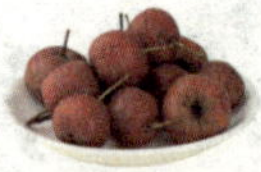

菊花15克　生山楂20克

做法 ①将菊花、生山楂洗净。②将原料放入煲锅内，水煎10分钟。③滤出茶水即可。

重点提示

1.夏季胃口不开时饮用此款茶饮较好。
2.脾胃虚弱者慎用。

茶效

◎菊花清热解毒、平肝明目；山楂健胃消食、行气散瘀。菊花山楂茶有健脾消食、清热降脂的功效。

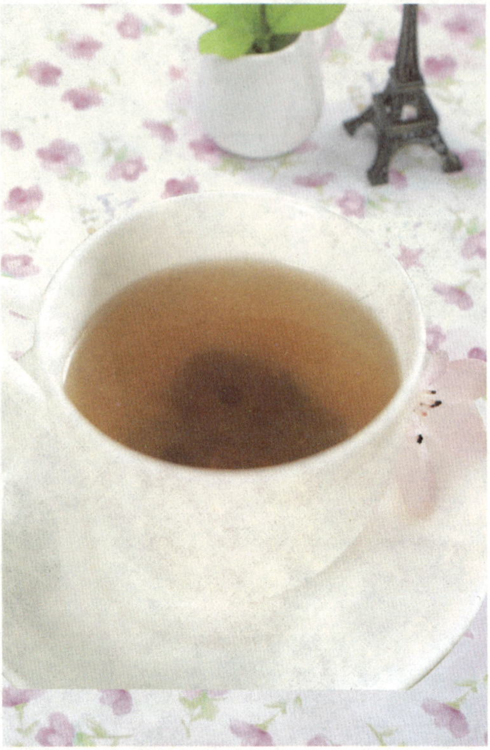

山楂绿茶饮

适应证：胸闷、食欲不振

原料

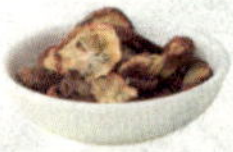

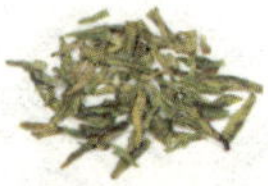

山楂片25克　绿茶2克

做法 ①将山楂片洗净。②将绿茶、山楂片入锅，加水煮沸即可。

重点提示

1.夏季食欲不振、心烦气躁的老年人饮用较好。
2.脾胃虚弱者慎饮此茶。

茶效

◎山楂具有消食化积、行气散瘀的功效；绿茶能消脂降压。二者为茶，可消食健胃、解毒降脂、减肥轻身，夏季经常胸闷、食欲不振、心悸者可经常饮用。

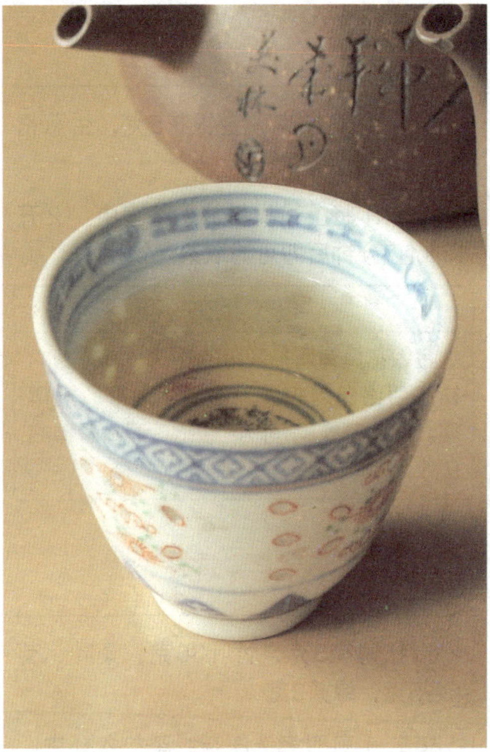

藿香茶

适应证：感冒、头痛、呕吐、泄泻等症

原料

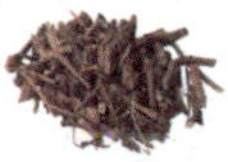

藿香5克

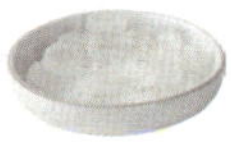

冰糖10克

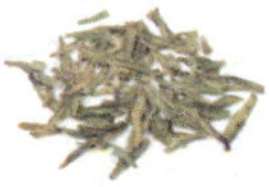

绿茶3克

做法 ①将上述材料放入茶壶中。②开水冲泡7分钟，待温可饮用。

重点提示

1.中暑或消化不良致腹胀、腹泻、腹痛者，服用此茶，效果甚佳。
2.阴虚火旺、邪实便秘者忌服。

茶效

◎藿香具有利气、快膈、和中、祛湿的功效。此款茶饮具有消暑理气、清热祛湿的作用，有感冒、头痛、呕吐、泄泻等症状的人夏天可多饮用。

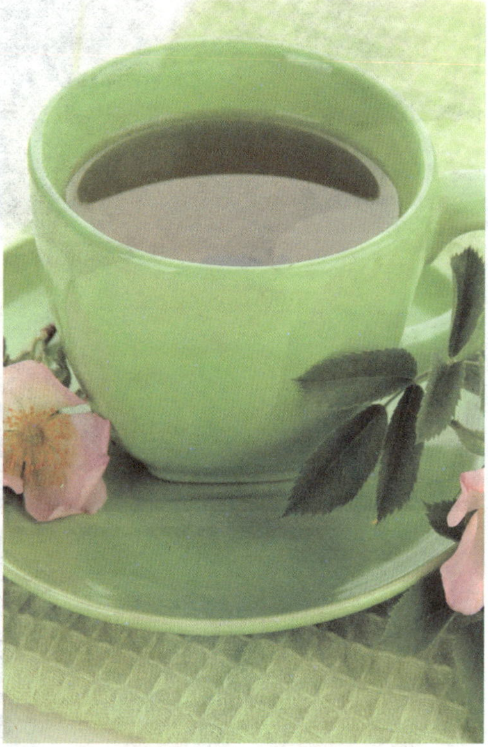

薄荷罗汉果凉茶

适应证：咽喉炎、失音、暑热烦渴

原料

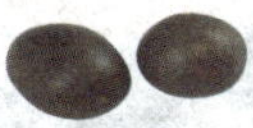

罗汉果25克

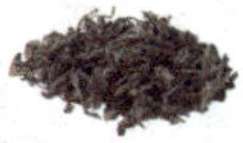

薄荷10克

做法 ①先将罗汉果切薄片，薄荷切小段。②将上述材料一同入锅内水煎取汁饮用。

重点提示

1.咽喉不爽、暑热烦渴者饮用较好。
2.肺虚咳嗽、阴虚发热者不宜用。

茶效

◎罗汉果有清热润肺、止咳化痰、润肠通便之功效；薄荷具有疏散风热、止痒、健胃、祛风、消炎等作用。罗汉果薄荷茶有生津润燥、利咽润喉之功效。

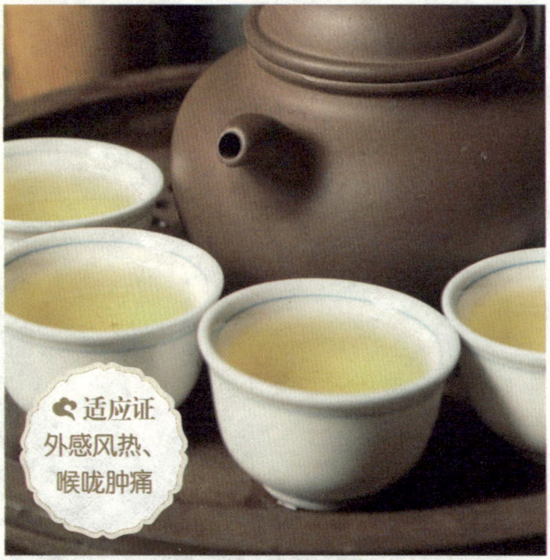
适应证
外感风热、
喉咙肿痛

生葱茶

原料 绿茶10克，金银花5克，生葱根3根

做法 ①将上述材料放入茶壶中。②开水冲泡7分钟后即可滤取茶汁饮用。

茶效

◎金银花具有清热解毒的功效，其花藤的祛风活络作用较强，可用于治疗风湿痹痛。此款茶饮具有散风通络、清热解毒的功效。

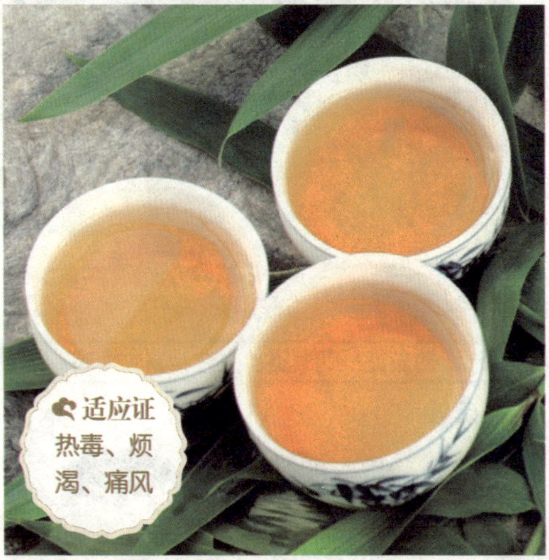
适应证
热毒、烦
渴、痛风

薄竹桑菊茶

原料 薄荷3克，竹叶30克，桑叶、菊花各5克，绿茶9克

做法 ①前四者洗净与绿茶放入杯中。②以沸水冲泡，静置5分钟，即可饮之。

茶效

◎薄荷具有散风清热、健胃消炎的功效；竹叶具有清热除烦、利尿止痒的功效。此款茶饮具有清热解毒、止痒消炎、除烦解渴的作用。

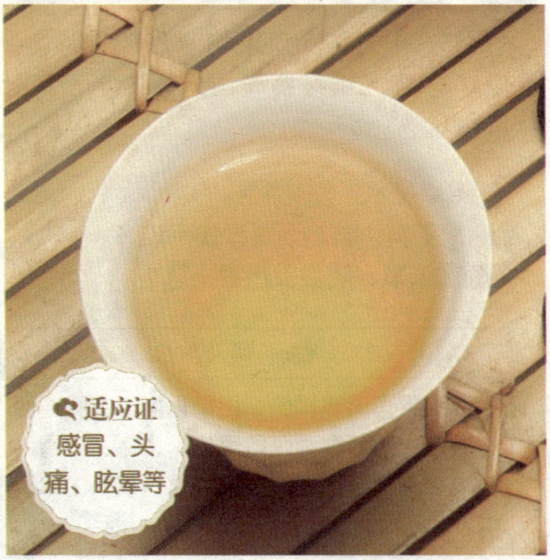
适应证
感冒、头
痛、眩晕等

绿菊茶

原料 绿豆、菊花各15克，绿茶10克，糖适量

做法 绿豆捣烂，与绿茶、菊花入锅加清水煎煮10分钟，加糖拌匀即可。

茶效

◎绿豆具有清热解毒、消暑止渴、利水消肿的功效；菊花具有散风、明目的功效。此款茶饮具有清热散风、消暑消肿的作用。

薄荷茶

原料 薄荷3克，绿茶10克，冰糖适量

做法 ①将薄荷、绿茶、冰糖放入保温杯中。②冲入沸水浸泡5分钟后即可饮用。

茶效

◎薄荷具有疏风散热、辟秽解毒的功效。此款茶饮具有清热解毒、散风除湿的作用，适合患皮肤瘙痒、湿疹、皮疹的人群夏天饮用。

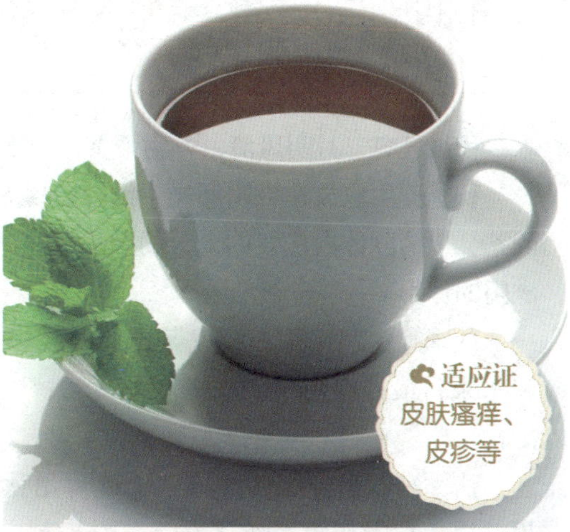
适应证
皮肤瘙痒、
皮疹等

百合红枣茶

原料 干百合20克（或鲜百合45克），红枣20枚，白糖少许

做法 ①百合片浸泡3小时后入锅煮沸。②加入红枣、白糖，煮5分钟即可。

茶效

◎百合具有润肺止咳、清心安神的功效；红枣补脾和胃、益气生津。二者与白糖相配为茶，具有养阴润肺、安心宁神的作用。

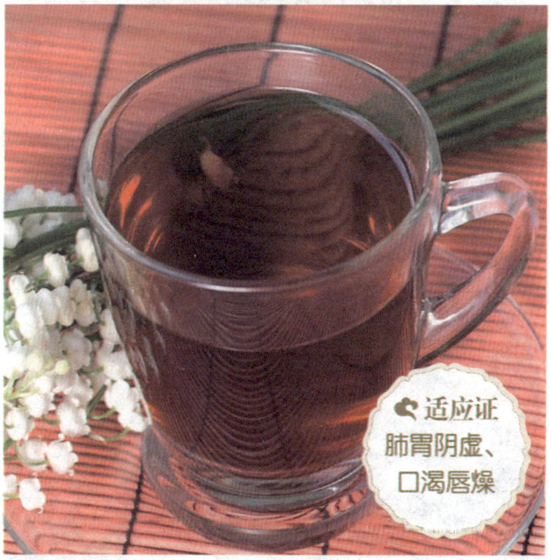
适应证
肺胃阴虚、
口渴唇燥

西瓜皮凉茶

原料 西瓜皮、白糖各适量

做法 ①将西瓜外皮绿色的那一层瓜皮利用起来，洗净后切碎去渣取汁。②再加入少量白糖搅拌均匀。

茶效

◎西瓜皮又叫“西瓜翠衣”，是清热解暑、生津止渴的良药；白糖除了具备红糖的一些功效外，还具有润肺、生津的功能。二者为茶，有祛暑利尿、解毒之功。

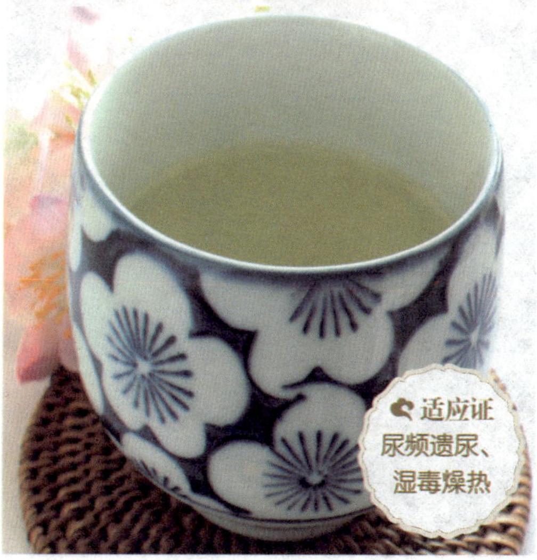
适应证
尿频遗尿、
湿毒燥热

秋季茶饮

秋高气爽，月明风清，万物萧条，天干气燥，这是秋季最显明的特点。

秋季养生应放在滋阴润燥、润肺益胃方面。因此这个季节宜饮用茶质沉重、收敛的茶，以清除体内残留的夏天的余热，并达到祛痰止咳、润肺滋阴的作用。

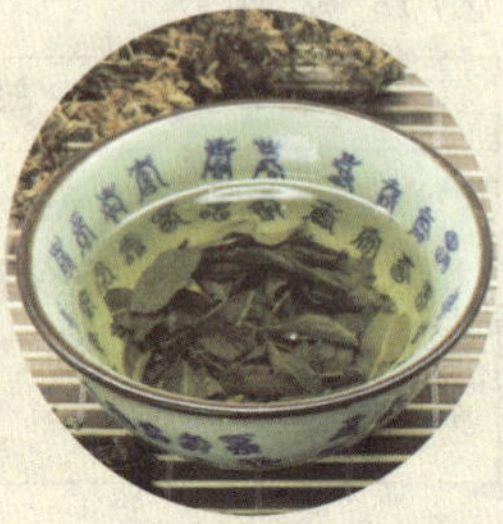

秋季宜饮蔬果茶和乌龙茶；同时要多吃养阴润燥的蔬菜和水果；最好少吃辛燥、油腻的食物；同时还应该忌吃冷饮冷食。

秋季茶饮讲究滋阴润燥，因此可用秋天的蔬果类入茶饮用，以免秋燥伤阴。如秋天盛产的萝卜、百香果、金橘、香蕉、罗汉果等。

此外，乌龙茶也很适合秋天饮用。因为乌龙茶介于绿茶和红茶之间，既有绿茶的清香，也有红茶的醇厚，茶汤绿润，温凉适中，内质馥郁，有清热除燥、润肺生津的功效。

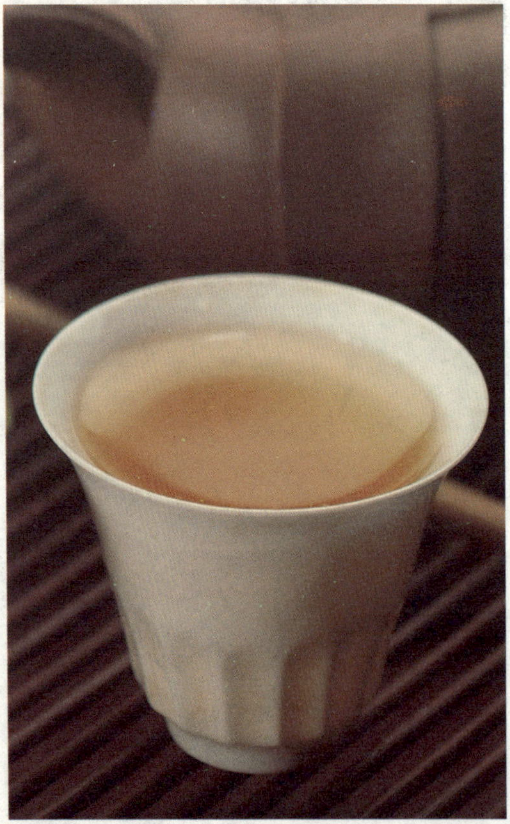

萝卜茶

适应证：咳嗽痰多、纳食不香

原料

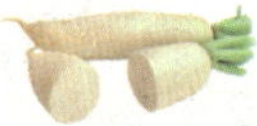

白萝卜90克

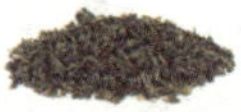

茶叶5克

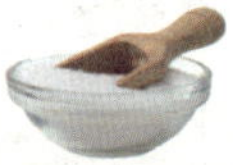

食盐少许

做法 ①白萝卜切片，加少量食盐煮烂。②再将茶叶以开水冲泡，5分钟后倒入萝卜汁内服用，每天2次，不拘时限。

重点提示

1.秋天天气燥，咽喉不利时饮用较好。

2.脾胃虚弱者，如大便较稀者慎食。

茶效

◎白萝卜含钙且有药用价值，营养丰富，可清热化痰，配茶饮用，能清肺热、化痰湿，稍加食盐可清肺消炎。此茶有清热化痰、理气开胃之功。

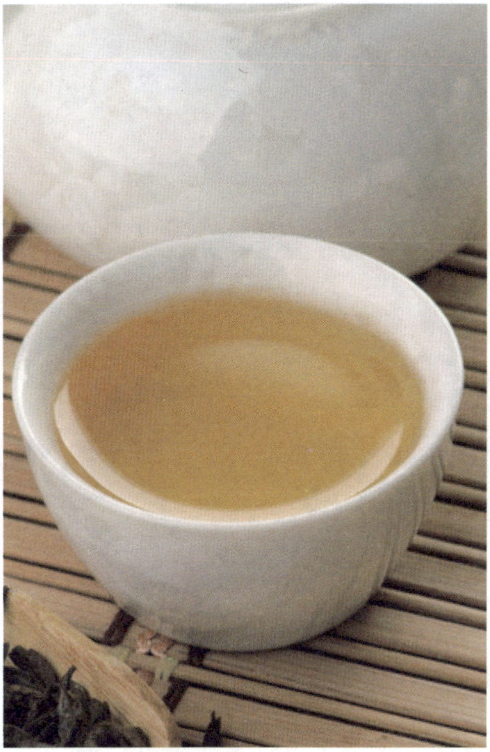

养生姜茶

适应证：预防流感、伤寒、咳嗽

原料

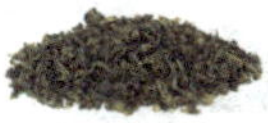

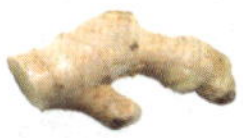

茶叶7克　生姜10片

做法 ①将去皮的姜片与茶叶放入锅内。②加适量清水煎煮成汁，饭后饮服。

重点提示

1.秋季流感、伤寒、咳嗽患者饮用颇有疗效。
2.风热感冒者忌用。

茶效

◎姜可温暖胃部，帮助食物吸收，抑制恶心感。姜茶可发汗解表、温肺止咳，有辛辣的刺激性香味，能促进肢体末端的血液循环，建议怕冷的人多喝。

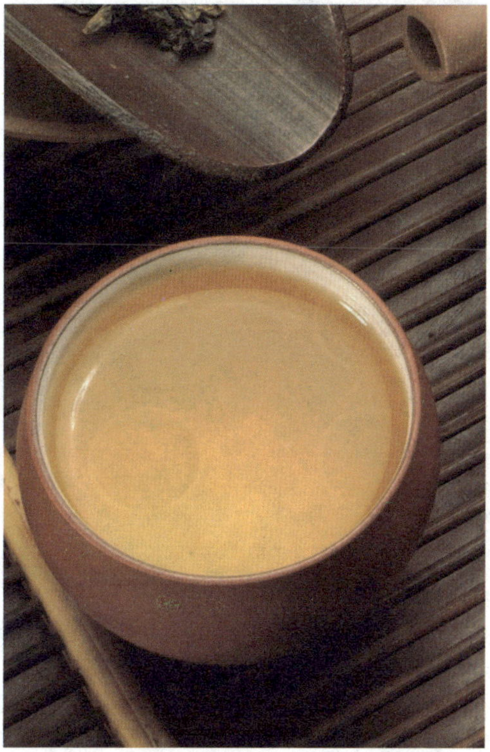

养生盐茶

适应证：感冒咳嗽、火眼、牙痛

原料

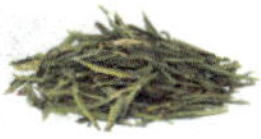

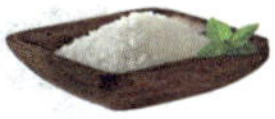

茶叶　盐

做法 ①将茶叶和盐一起放入茶壶中。②加入开水冲泡7分钟即可饮用，每天4～6次。

重点提示

1.秋季天干气燥引起上火症状时饮用较好。
2.水肿忌服。

茶效

◎食盐可清火，凉血，解毒；茶叶有清热解毒、消炎抗菌之功。二者为茶，可明目消炎、化痰降火，适合感冒咳嗽、牙痛等患者饮用。

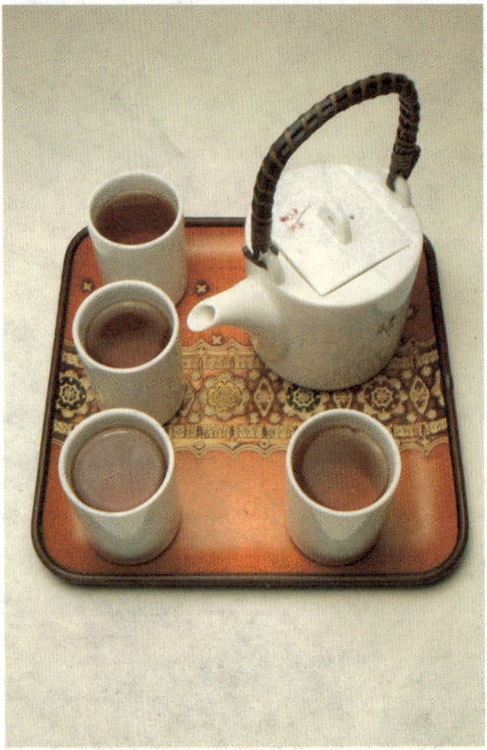

养生糖茶

适应证：大便不通、小腹冷痛、妇女经痛

原料

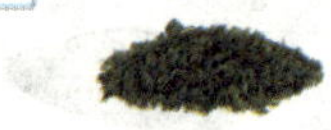

茶叶3克

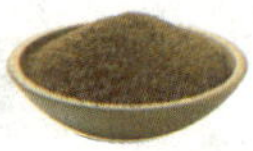

红糖10克

做法 ①将茶叶与糖放杯中。②用开水冲泡，加盖静置5分钟左右即可饮用。

重点提示

1.秋燥引致便秘及月经期痛经者饮用较佳。
2.糖尿病患者忌用。

茶效

◎每日饭后一杯，有和胃暖脾、补中益气之功效，非常适合大便不通、小腹冷痛、妇女痛经等患者饮用。

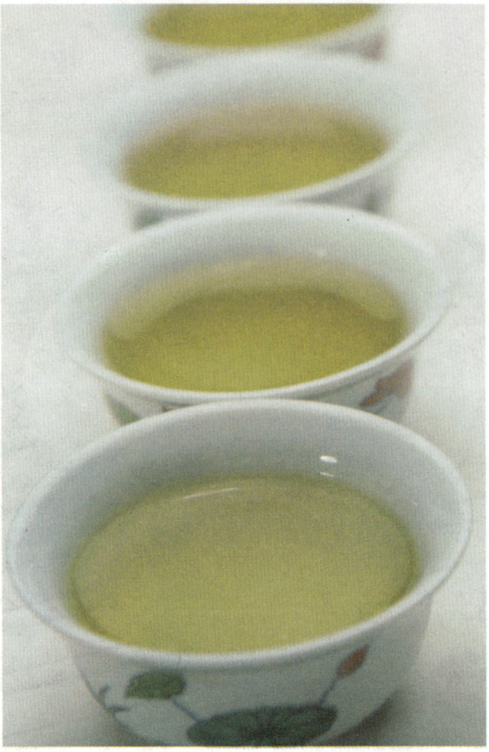

银耳茶

适应证：阴虚咳嗽

原料

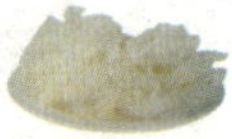

银耳20克

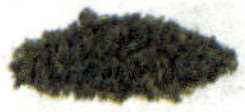

茶叶5克

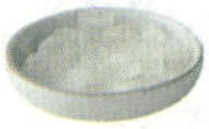

冰糖20克

做法 ①先将银耳洗净，锅中加水与冰糖炖熟。②再将茶叶泡5分钟，滤取汁和入银耳汤，搅拌均匀服用。

重点提示

1.秋季痰多咳嗽者饮用此款茶饮效果甚佳。
2.外感风寒者忌用。

茶效

◎银耳配冰糖可得滋养润肺、止咳化痰之功，配茶叶取其消痰火于利湿之中，兼有消炎之功效。此款茶有润肺止咳、滋阴降火的作用。

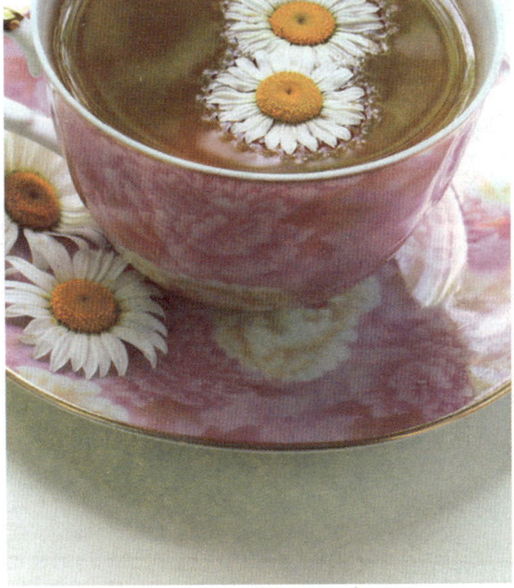

菊花茶

适应证：感冒风热、头痛

原料

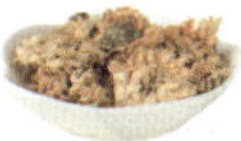

杭白菊5　6朵

做法 ①将杭白菊放入玻璃杯中。②将85摄氏度的开水冲入玻璃杯中，3分钟后即可饮用。

重点提示

1.眩晕、头痛、耳鸣者饮用有较好的疗效。
2.脾虚胃寒者包括容易腹泻者不宜饮用。

茶效

◎菊花味甘苦，性微寒，有散风清热、清肝明目和解毒消炎等作用，对口干、火旺、目涩有一定的疗效。秋天喝菊花茶可清肝明目，有缓解眼睛劳损、养阴防燥的效用。

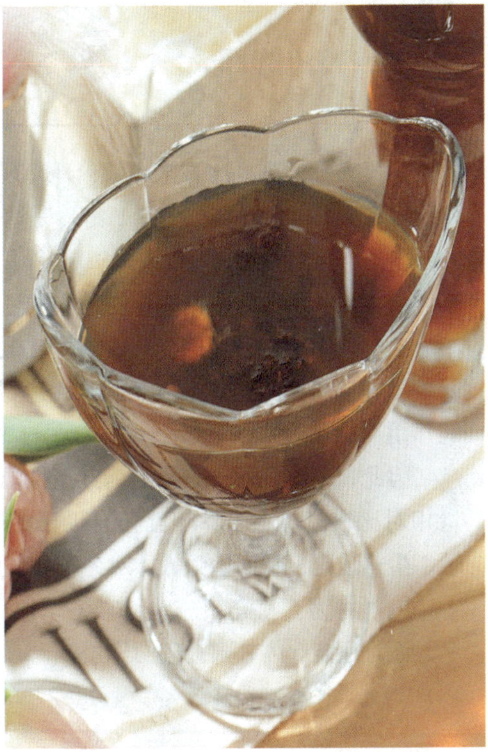

罗汉果胖大海茶

适应证：干咳无痰、喉痛、音哑

原料

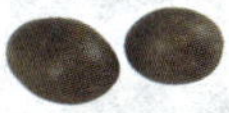

罗汉果1个

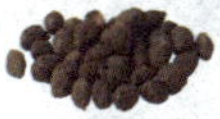

胖大海5个

做法 ①罗汉果洗净拍碎。②胖大海洗净后与罗汉果放入1500毫升水中，煮沸后用小火再煮20分钟，滤渣，可加冰糖调味。

重点提示

1.秋天咽喉不适、肺燥心烦者饮用较佳。
2.便溏者忌服。

茶效

◎罗汉果有清热润肺、止咳化痰、润肠通便的作用；胖大海有清热、润肺、利咽、解毒等功效。二者为茶，可滋阴润肺、清咽利嗓。

冬季茶饮

冬天天气寒冷，冰霜来袭，大地呈现一片凋零之色。冬季是万物闭藏、蓄势待发的阶段，阳气闭藏，阴气旺盛。寒冷是这个季节最大的特点。

冬季养生最主要是防寒驱寒，在饮食上可以多吃富含维生素、矿物质和蛋白质的食物，同时应该忌生冷食物。

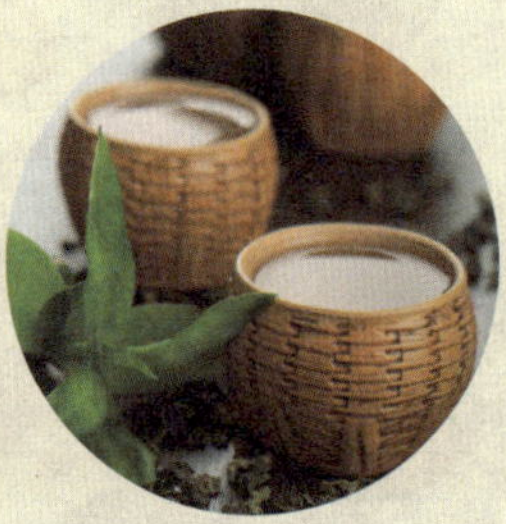

冬季人体适应季节的变化，阳气收藏，气血趋向于里。因此茶质宜温热，茶气宜辛散，并以此达到驱寒补阳、补益身体的作用。

因此，冬季宜饮红茶。因为红茶性温热，蛋白质及糖分含量相对比较高。冬天饮用红茶有助于滋养阳气，具有增热添暖、生热暖腹，从而增强人体对冬季气候的适应能力功效。

以下将为大家介绍一些适宜冬季饮用的茶饮，让你在寒冬时节不仅可以防寒驱寒，而且还能起到补阳补气的作用。

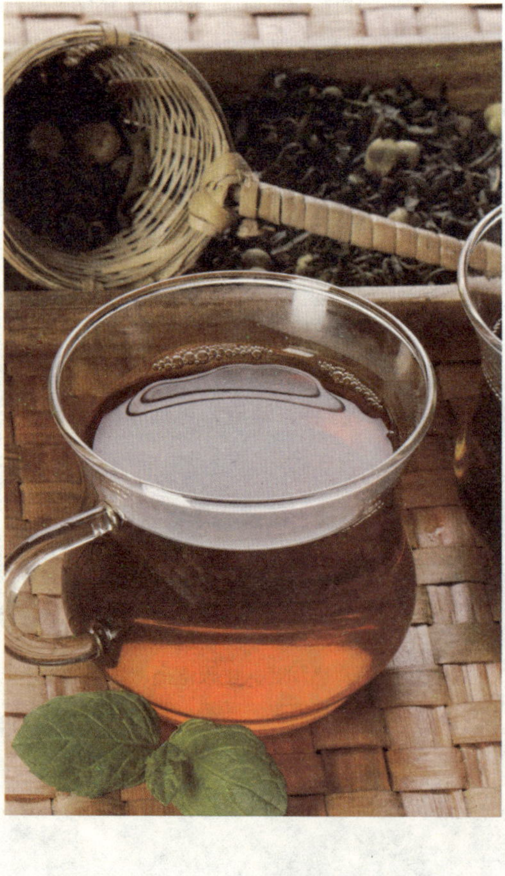

糯米红茶

适应证：身体虚弱

原料

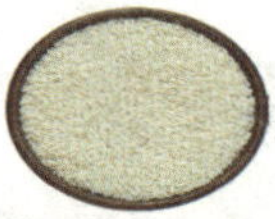

糯米50克

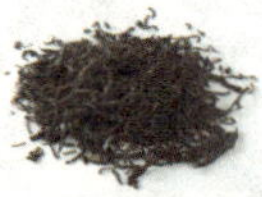

红茶5克

做法 ①糯米洗净，放入锅中。②加入清水煮熟。③加入红茶，即可饮用。

重点提示

1.贫血、腹泻、脾胃虚弱者饮用较佳。
2.腹胀、咳嗽、痰黄、发热及糖尿病患者不宜用。

茶效

◎糯米具有温补脾胃、益气养阴的作用，能够缓解盗汗，腰腹坠胀等症。与具有帮助胃肠消化，可利尿、消肿的红茶配用，能益气养血，改善劳损后气短乏力等症状。

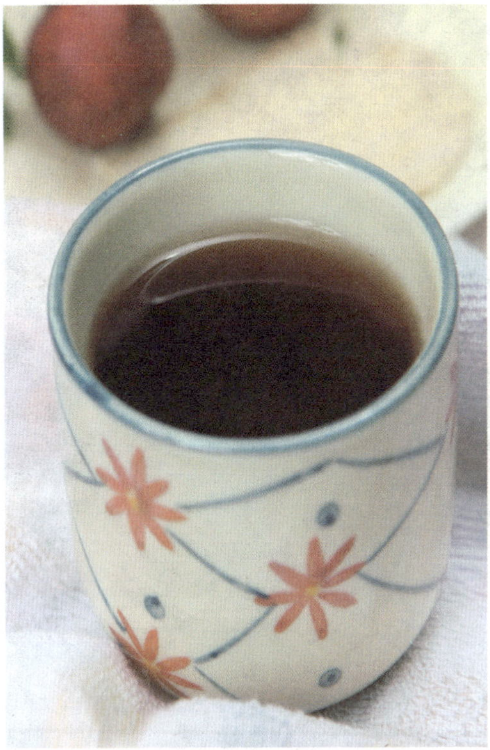

黄芪红茶

适应证：身体虚弱等症状

原料

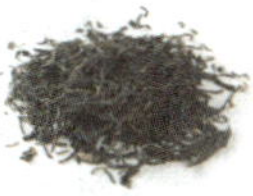
红茶1克

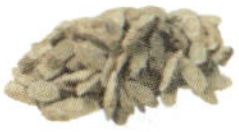
黄芪15克

做法 把黄芪加入水中，沸腾5分钟左右，加入红茶即可。分3次温饮，每日服1剂。

重点提示

1.食欲不佳、心烦意乱时饮用较好。

2.高血压、面部感染等患者应慎用。

茶效

◎黄芪味甘性平，有补气生阳、调和脾胃、润肺生津、祛痰之功效，可改善身体虚弱症状；红茶可以帮助胃肠消化、利尿、消除水肿。此款茶饮可安神益阴，补虚弱。

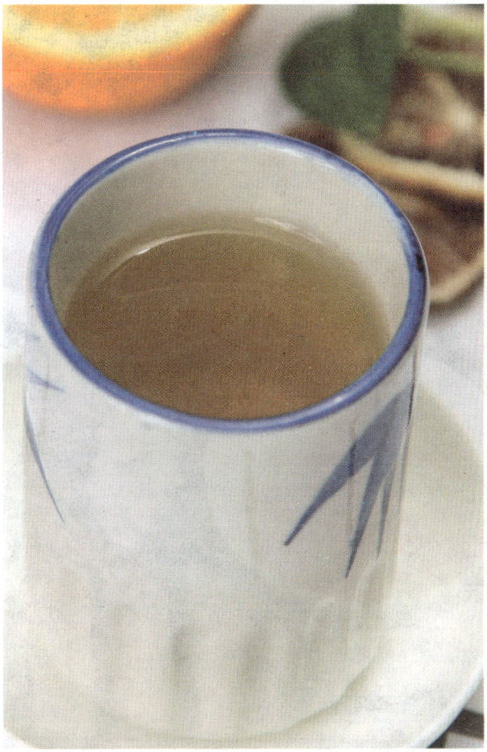

加味绿茶

适应证：肌肤黑色素沉着

原料

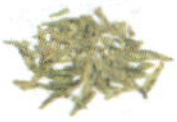
绿茶1小包

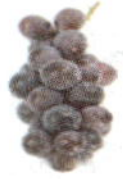
葡萄9粒

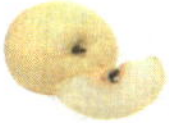
雪梨2片

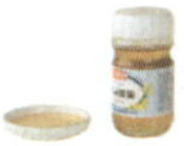
蜂蜜1小匙

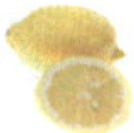
柠檬2片

做法 ①绿茶包放在杯中以开水浸泡7分钟。②雪梨片与葡萄粒榨成汁。③将所有材料同时倒入杯中拌匀即可饮用。

重点提示

1.冬天皮肤暗淡、有黑斑者饮用较佳。

2.脾胃虚弱者慎用。

茶效

◎绿茶有抗衰老、抗菌、美白、防紫外线作用。绿茶与具有滋补肝肾、养血益气的葡萄等水果配成茶，能促进肌肤新陈代谢，加强血液循环，分解表皮层的黑色素。

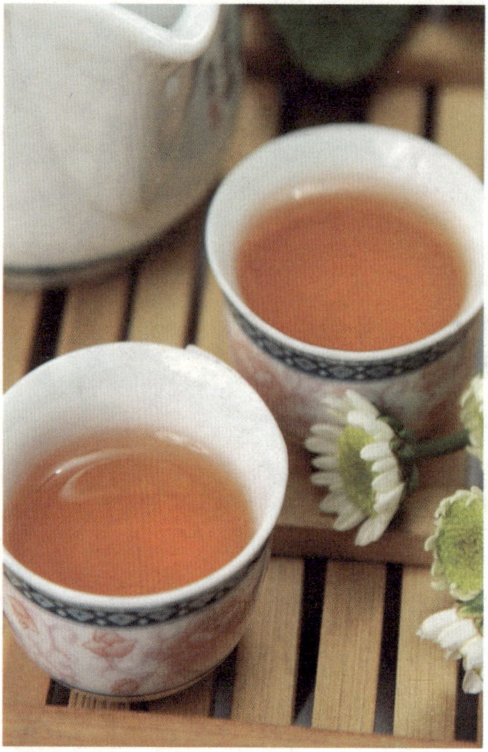

芦荟红茶

适应证：皮肤粗糙、大便秘结

原料

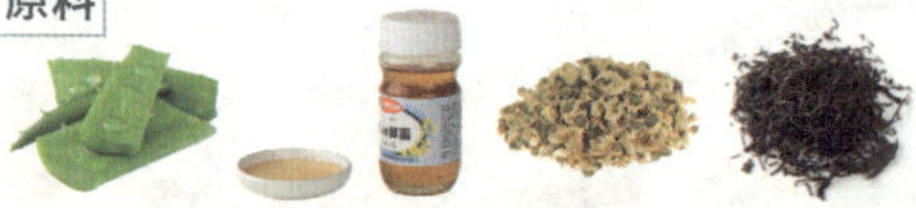

芦荟一段　蜂蜜少许　菊花少许　红茶少许

做法 ①芦荟洗净，去皮，只取内层白肉。②锅中加清水，将芦荟和菊花放入小火慢煮。③水沸后加红茶包和蜂蜜即可。

重点提示

1.冬季便秘、皮肤干燥者饮用效果更佳。
2.月经来潮、妊娠者忌饮此茶。

茶效

◎芦荟是兼有美容效果的润肠药品，具有清热、通便的功效。与红茶配用，可提高细胞活力，加速脂肪消化，减慢皮肤老化，是冬季美白养颜的良方。

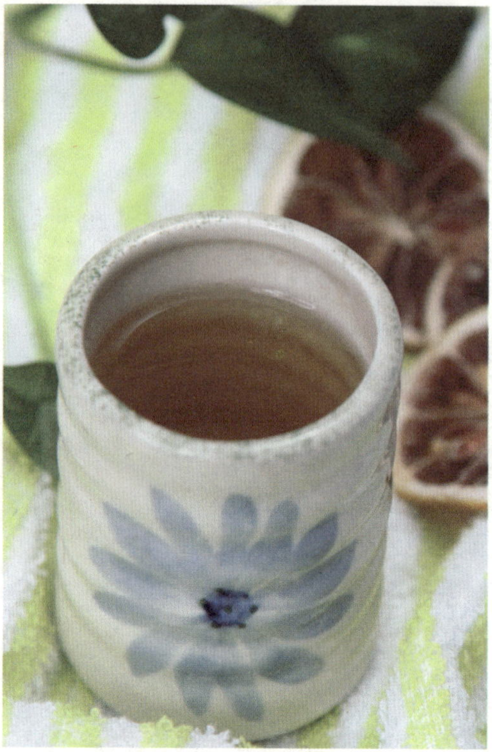

柠檬蜜糖茶

适应证：肠燥便秘、风疹瘙痒、手足皲裂等

原料

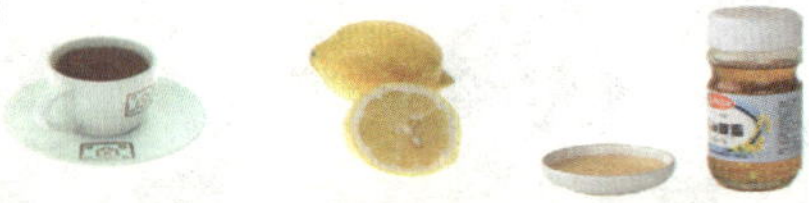

茶末煎浓汁10克　柠檬半只　蜂蜜10克

做法 ①柠檬洗净，粉碎成汁，倒入预先放有浓茶汁的杯中。②用长匙调匀，冲开水，待水温后再加进蜂蜜混合即可饮用。

重点提示

1.冬季适当饮服，滋阴润燥效果甚佳。
2.低血糖、过敏者及儿童忌服。

茶效

◎柠檬具有生津消暑、化痰止咳、健脾消食的功效；蜂蜜具有补脾养胃、润肺止咳、润肠通便的功效。此款茶饮具有健脾和胃、润肠通便的作用。

补血养生茶

原料 绿豆、红枣各25克，红糖适量

做法 ①绿豆和红枣洗净后沥干。②绿豆和红枣下入锅中，加入清水，大火煮熟后转小火，至豆烂，加入红糖即可。

茶效

◎绿豆具有清热消暑、利尿、润喉止渴、明目降压的作用；红枣有补脾和胃、益气生津、调营卫、解药毒等功效。二者与红糖为茶，可补益气血、美容养颜。

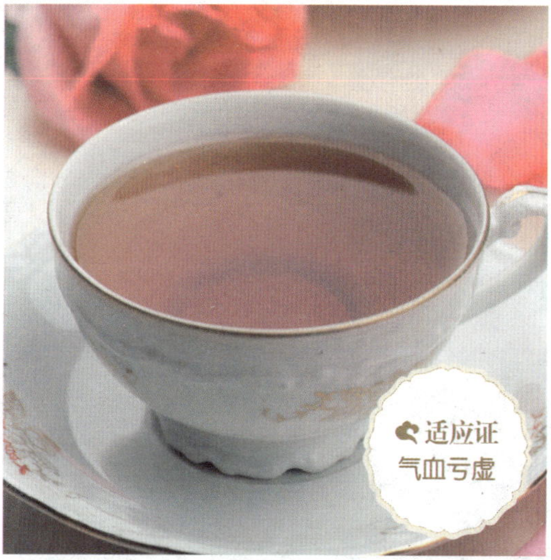
适应证
气血亏虚

桑菊银花茶

原料 桑叶、金银花各5克，菊花、甘草各4克，薄荷2克

做法 ①将所有原料装于滤袋中。②用沸水冲泡5分钟，温服。

茶效

◎桑叶具有散风清热、凉血明目的功效；金银花具有清热解毒的功效。此款茶饮具有清热明目、美肤消肿的作用。

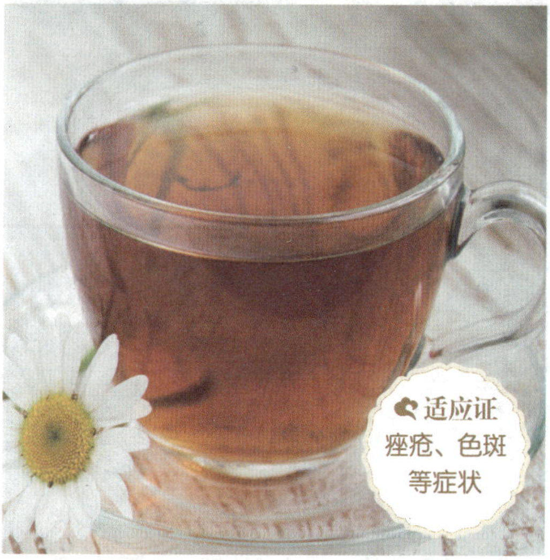
适应证
痤疮、色斑
等症状

脾胃保健茶

原料 松子2颗，花生米4颗，核桃3颗，乌龙茶2克

做法 花生米炒熟去皮，与松子、核桃磨成粉，倒入乌龙茶壶中泡浸即可。

茶效

◎松子、核桃、花生具有防癌、抗老、增强身体抵抗力的作用。三者配乌龙茶为茶，具有健脾胃功效，对于脾胃虚弱之人有调理改善作用。

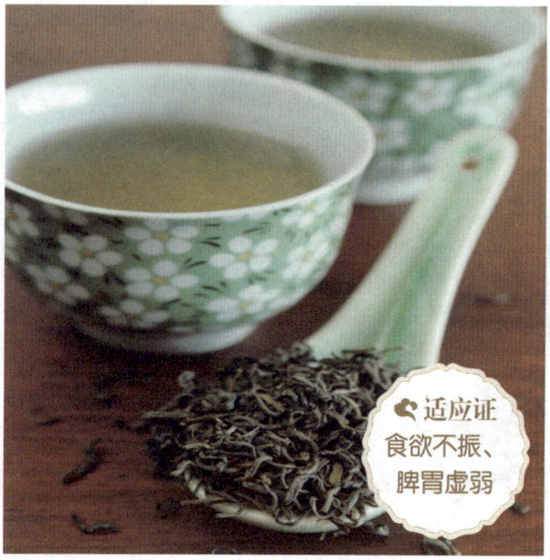
适应证
食欲不振、
脾胃虚弱

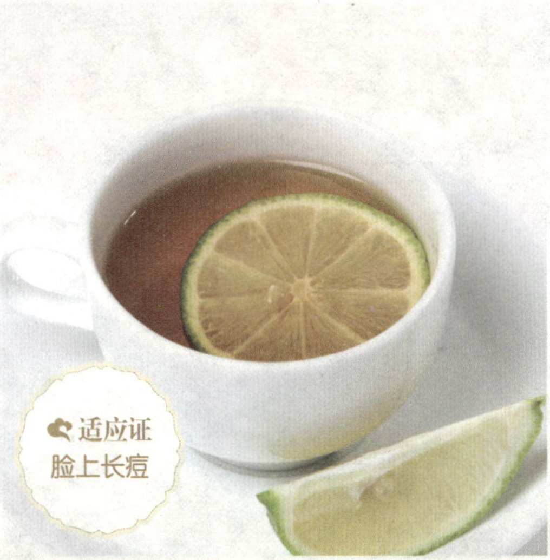

绿豆菊花柠檬茶

原料 绿豆25克，菊花10克，柠檬6克，蜂蜜少许

做法 ①前二者放入锅中煮沸，滤汁。②柠檬榨汁一起注入杯中加蜂蜜搅拌。

茶效

◎绿豆具有保肝、清热解毒、消暑止渴、利水消肿的食疗作用。与清热排毒的菊花、柠檬等配用为茶，可排毒养颜，平整脸上粗孔，使肌肤光洁，是去痘的妙方。

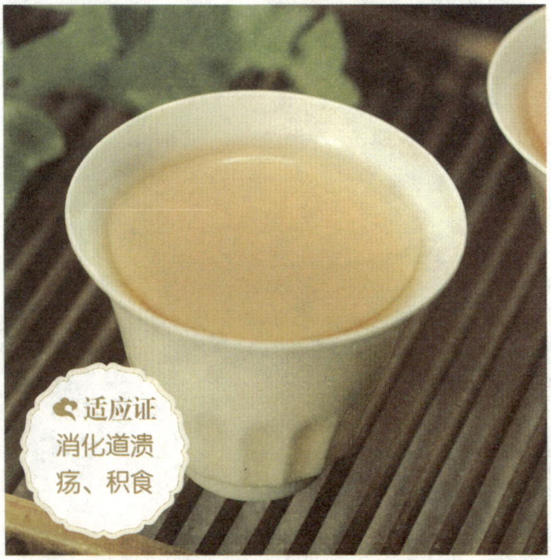

大麦茶

原料 大麦茶20克

做法 ①大麦茶放入保温杯内。②冲入沸水加盖闷5分钟即可饮用。

茶效

◎大麦茶具有止咳利尿、降压降脂、祛油解腻的功效。此款茶饮具有健脾胃、助消化的功效，适合小儿积食、消化道溃疡者饮用。

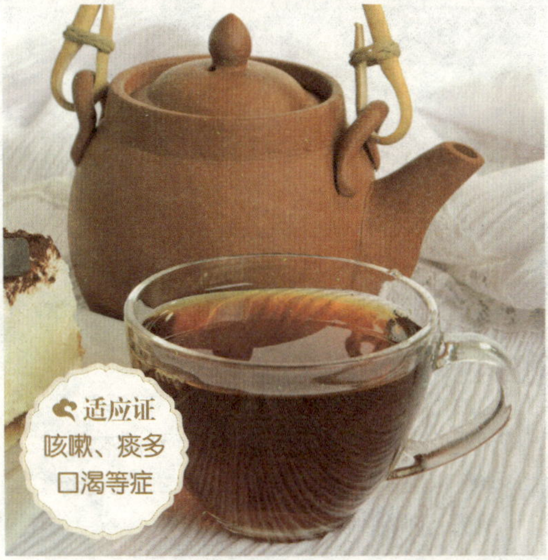

银耳山楂茶

原料 山楂20克，银耳18克

做法 ①银耳用温水泡发；山楂洗净。②锅内放入清水，将山楂和银耳放入锅内，煮半个小时，盛出即可。

茶效

◎山楂具有健胃消食的功效；银耳具有滋补生津、润肺养胃的功效。此款茶饮具有和胃生津、健胃消食、清热祛湿的作用，适合咳嗽痰多、口渴者饮用。

虾仁乌龙茶

原料 虾仁12粒，乌龙茶3克

做法 ①将适量虾仁和乌龙茶一同放入较大的茶壶中。②倒入适量沸水冲泡，加壶盖静置10分钟即可。

茶效

◎虾仁具有补肾、壮阳、通乳的功效。此款茶饮具有滋阴补肾、祛湿除燥的作用，阳痿、失眠者可多饮用。

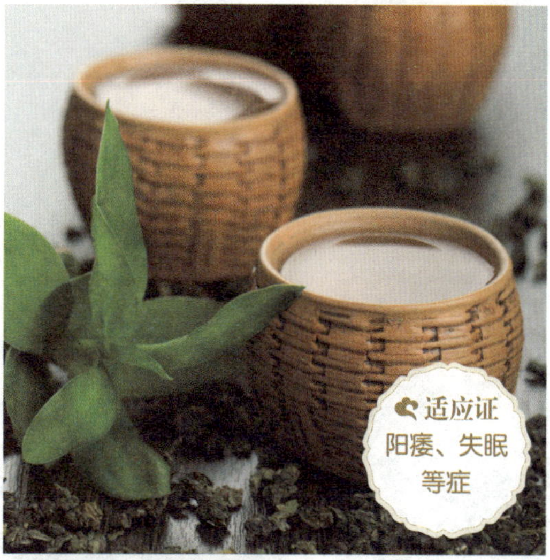

清热解毒养生茶

原料 丝瓜200克，茶叶5克，食盐少许

做法 ①将丝瓜洗净切片，加食盐、水各适量煎煮。②将茶叶以沸水冲泡5分钟后取汁，倒入丝瓜汤内即可饮用。

◎丝瓜有清暑凉血、解毒通便、祛风化痰、润肌美容、通经络、行血脉、下乳汁等功效。配用具有解毒功能的食盐为茶，则可清热解毒，止咳化痰，利咽。

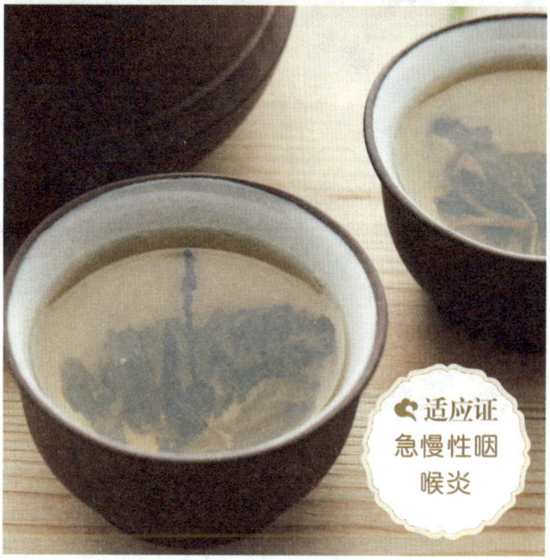

党参黑枣茶

原料 党参30克，黑枣10枚

做法 ①将党参、黑枣洗净，加适量水煎煮，水沸改用小火再煮40分钟。②熄火后即可盛出饮用。

茶效

◎党参具有补中益气、健脾益肺的功效；黑枣具有滋润心肺、生津止渴、抗老化的功效。此款茶饮具有和胃补中、健脾生津的作用。

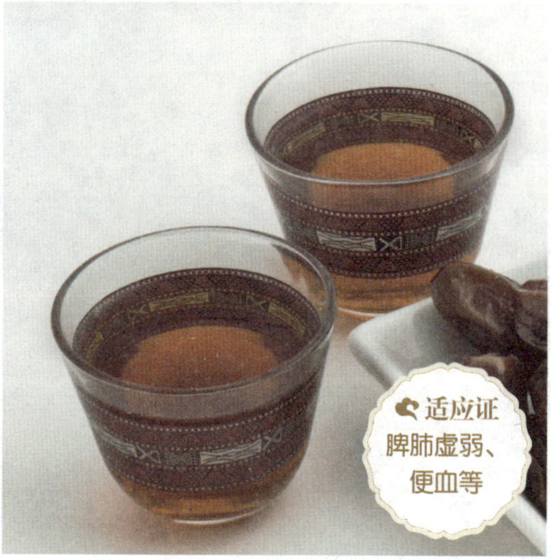

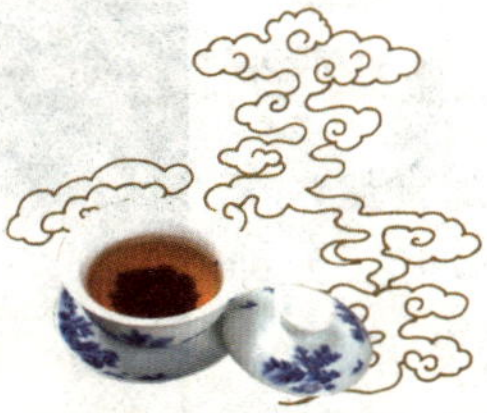